よくわかる

子どものための
形成外科

PLASTIC SURGERY IN INFANCY AND CHILDHOOD

編集　慶應義塾大学教授 中島龍夫

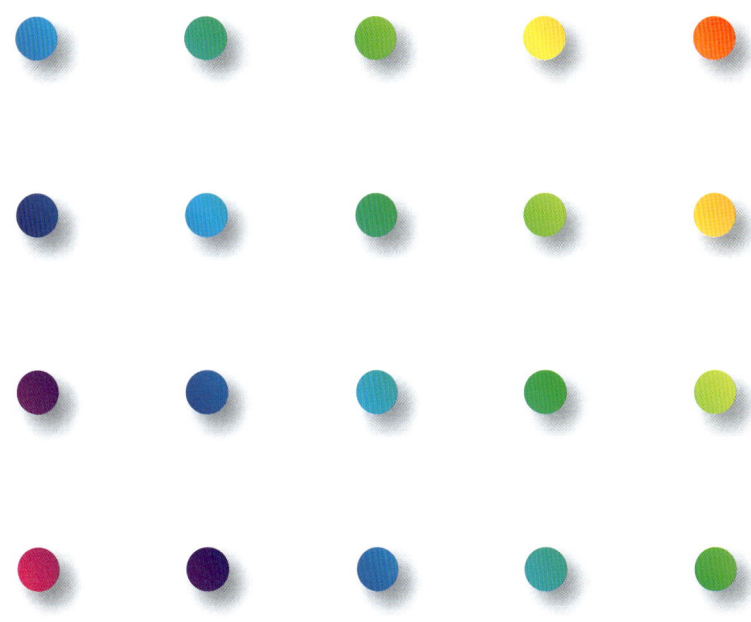

永井書店

●執筆者一覧

◆編集
中島　龍夫（慶應義塾大学医学部形成外科　教授）

◆執筆者（執筆順）
佐藤　明弘（慶應義塾大学医学部小児科）
小崎健次郎（慶應義塾大学医学部小児科　助教授）
森　　文子（慶應義塾大学医学部形成外科）
貴志　和生（慶應義塾大学医学部形成外科　講師）
大脇　　明（東京都立清瀬小児病院麻酔科　医長）
永竿　智久（慶應義塾大学医学部形成外科）
田中　一郎（慶應義塾大学医学部形成外科　講師）
福積　　聡（国家公務員共済組合連合会立川病院形成外科　部長）
緒方　寿夫（慶應義塾大学医学部形成外科）
中島　龍夫（慶應義塾大学医学部形成外科　教授）
小林　正弘（慶應義塾大学看護医療学部　教授）
矢澤　真樹（栃木県立がんセンター形成外科）
松本　　直（慶應義塾大学医学部産婦人科）
宮越　　敬（慶應義塾大学医学部産婦人科）
田中　　守（慶應義塾大学医学部産婦人科　講師）
中野　洋子（東京歯科大学口腔外科第二講座　講師）
金子　　剛（国立成育医療センター形成外科　医長）
後藤　慶子（元慶應義塾大学医学部耳鼻咽喉科　言語聴覚士）
佐藤美奈子（慶應義塾大学医学部耳鼻咽喉科　講師）
小川　　郁（慶應義塾大学医学部耳鼻咽喉科　教授）
浅野　和海（慶應義塾大学医学部耳鼻咽喉科　言語聴覚士）
早川　　龍（東京都立清瀬小児病院小児歯科、早川歯科医院（東京都板橋区））
宮崎　晴代（東京歯科大学水道橋病院矯正歯科　講師）
坂本　輝雄（東京歯科大学歯科矯正学講座　講師）
一色　泰成（東京歯科大学矯正学　名誉教授）
中嶋　英雄（慶應義塾大学医学部形成外科　助教授）
佐藤　博子（独立行政法人国立病院機構東京医療センター形成外科　医長）
高野　淳治（埼玉社会保険病院形成外科　部長）
宮本　純平（慶應義塾大学医学部形成外科）
小山　太郎（慶應義塾大学医学部形成外科）

木村　章子（慶應義塾大学医学部形成外科）
佐久間　恒（大田原赤十字病院形成外科　副部長）
大西　文夫（東京都立清瀬小児病院形成外科）
大城　貴史（慶應義塾大学医学部形成外科、大城クリニック　副院長（東京都））
島田　卓治（平塚市民病院形成外科　医長）
玉田　一敬（慶應義塾大学医学部形成外科）
松田　就人（国立成育医療センター形成外科）
陳　建穎（川崎市立川崎病院形成外科　副医長）
曽根　清昭（済生会宇都宮病院形成外科　部長）（宇都宮市）
大原　博敏（慶應義塾大学医学部形成外科）
田中　宝（静岡赤十字病院形成外科　副部長）
服部　典子（慶應義塾大学医学部形成外科）

序　文（いかに診察し、治療するか）

　本書は当初口唇口蓋裂の治療に重点をおいて作製する予定でしたが、永井書店の高山編集長より"小児の形成外科疾患全体の解説書の方が読者のためになりますよ"との助言を頂き、そのため、小児形成外科の成書が少ないことも考慮して、題名を「子どものための形成外科」と変更し、内容を大幅に拡充して刊行することとなりました。

　小児の形成外科疾患はすぐ治療を開始しないと重大な後遺症を残すもの、なるべく新生児期に治療を行った方がよい結果が得られるもの、手術しなくてもよくなってしまうもの、あるいは身体の成長を待ってから治療を行った方がよい場合、などさまざまです。その治療法は形成外科だけでなく、小児科、小児外科、耳鼻咽喉科、皮膚科、歯科、麻酔科、ソーシャルワーカーなどの専門医によるチーム医療が必要とされます。また小児の治療で忘れてはならないことは患児とその家族の心理を十分考慮しなければならないということです。

　患児が幼稚園、小学校と進むにつれ、次第に身体の形態異常を意識し始め、「いじめ」につながることもあります。そのため、できれば就学前にできる限りの治療を終了するのが望ましく、それが不可能な場合は患児の負担をできるだけ少なくし、頻回の治療を避け、手術侵襲を最小限に留めた治療を行う必要があります。

　傷が目立たないのは、①創の縫合法、②患児の体質、③創にかかる緊張、などに左右されますが、胎児では皮膚に傷をつけても出生時には傷があとかたもなく治ることが知られています。またイチゴ状血管腫などでは、生後6ヵ月頃までは急速に増大しますが、それ以降は次第に縮小し、4～6歳までには皮膚の膨隆を残して消失します。このように新生児や乳児は成人と違った特異な体質をもっているため、治療する医師はこの点を十分考慮に入れる必要があります。

　本書の執筆は、慶應義塾大学形成外科とその関連病院医師に担当してもらいました。また、本書を作製するいきさつから口唇口蓋裂の項目が充実していることはいうまでもありませんが、その項目では慶應義塾大学口唇口蓋裂診療班のメンバーである関連各科の先生と東京歯科大学の先生にも貴重な経験を記載して頂きました。

　小児の形成外科診療にはマニュアルどおりに治療を行えば無事に治療が終了するものも多くあります。しかし、医療のレベルは急速に進歩しているので、常に新しい時代に即した治療を心がけないと"井の中の蛙"の状態に陥ります。そのため、よりよい治療を目指して治療法、手術手技の改善を行い、患児の将来を予測した治療計画を立てなくてはなりません。

これらの事項を念頭におき作製された本書「子どものための形成外科」は、現時点では最新の治療水準を網羅していると考えられますが、その一方では関連各科の医師、専門外の医師、医学部学生、コメディカルの皆様にも御理解頂くために図、写真を豊富に載せ、ビジュアルでわかりやすい内容としました。本書が小児形成外科診療の場に常備され、適切な指針と助言を与えることができれば幸いです。

　本書を刊行するにあたり小児の形成外科治療に御協力頂いた慶應義塾大学病院と関連病院のスタッフ、それに編者の前任地である藤田保健衛生大学病院の医療スタッフに感謝の意を表します。

　また、慶應義塾大学形成外科学教室開設以来、われわれ医局員一同を時にはあたたかく、時には厳しく御指導頂いた故伊藤盈爾初代教授、藤野豊美現名誉教授ならびに諸先輩に深く感謝致します。

　最後に本書のスムーズかつスピーディーな刊行に惜しみない御協力を頂いた永井書店編集長の高山静氏と山本美恵子氏に心から御礼申し上げます。

　　平成17年4月吉日

　　　　　　　　　　　　　　　　　　　　　　　　　　　　　　　　　中島龍夫

目　次

総　論

I 先天性形態異常児をもつ家族への対応 — 3
①先天性形態異常について　(3)
②形態異常児をもつこと……告知から悲哀の受容について　(4)
③慢性的な悲嘆　(6)
④子どもの受容ができない場合　(7)

II 先天性形態異常の遺伝と合併疾患への対応 — 8
①問診・診察・検査の実際　(9)
②遺伝カウンセリング　(11)
③先天性形態異常の合併疾患への対応　(12)

III 小児皮膚の特殊性 — 14
①皮膚の構造と生理　(14)
②小児皮膚の特性　(16)
③創傷治癒　(17)

IV 傷を綺麗に治すための形成外科的工夫 — 18

各論1　治療法

I 形成外科の麻酔 — 23
①口唇口蓋裂手術の全身麻酔　(23)
②局所麻酔　(25)

II 皮膚表面外科 — 28
①腋臭症　(28)
②いぼ・魚の目・たこ　(30)
③脂腺母斑　(32)
④外傷性刺青　(32)

III 形成外科的皮膚縫合法 — 34
①形成外科の基本的手術器械　(34)
②皮膚の切開・縫合法　(34)
③術後処置　(38)
④マイクロサージャリー　(39)

IV その他手術手技 I（植皮、皮弁、ティシューエキスパンジョン） ─── 40
①植皮 (40)
②皮弁 (45)
③ティシューエキスパンジョン (49)

V その他手術手技 II（骨・軟骨移植、骨延長治療など） ─── 53
①骨移植 (53)
②軟骨移植 (55)
③骨延長術 (56)

VI 培養組織、再生医学 ─── 59
①培養皮膚 (59)
②Scarless wound healing (60)
③骨の再生医学 (60)
④軟骨、神経の再生 (61)
⑤問題点 (61)

VII 手術シミュレーション ─── 63
①形成外科と手術シミュレーション (63)
②手術シミュレーションの意義 (63)
③手術シミュレーションの方法 (63)
④手術シミュレーションの実際 (65)
⑤手術シミュレーションの今後の展望 (65)

各論2　形態異常

I 顔面 ─── 71

A．口唇口蓋裂

[総論]
1. 口唇口蓋裂の解剖と分類 ……………71
2. 口唇裂の形態の特徴 ……………76
   ①片側唇裂の口唇外鼻変形の特徴 (76)
   ②両側唇裂の口唇外鼻変形の特徴 (77)
3. 口唇口蓋裂の発生機序と遺伝 ……………78
   ①口唇口蓋裂の発生機序 (78)
   ②口唇口蓋裂の遺伝 (78)
4. 口唇口蓋裂の胎児診断 ……………81
   ①胎児超音波スクリーニングと口唇口蓋裂の超音波所見 (81)
   ②口唇口蓋裂の胎内診断例の周産期管理の実際 (84)
   ③まとめ (84)
5. 口唇口蓋裂の治療体系 ……………85
   (問1) 出生後、小児科医に「口唇裂(または口蓋裂)」であると言われました。いったいどのような病気なのですか？ (85)
   (問2) いつ、どのように治療を受ければよいのでしょうか？ (86)
   (問3) なぜ、複数回に分けて治療するのですか？ (87)
   (問4) 合計何回の手術が必要なのでしょうか？ (87)
   (問5) 手術以外にはどのような治療が必要なのですか？ (88)
6. 出生後の哺乳・口蓋床の作成 ……………90
   ①出生後の哺乳 (90)
   ②ホッツ床(口蓋床)の作成 (94)

[各論]
a．口唇口蓋裂の手術治療
1. 口唇裂治療の歴史（これまでの代表的な術式） ……………99
   ①片側唇裂初回手術 (99)
   ②両側唇裂初回手術 (101)
2. 片側唇裂初回手術 ……………103
   ①口唇裂の手術時期 (103)

②直線状切開による片側唇裂初回手術
　　　（104）
3．両側唇裂初回手術 ……………………109
　　①術前矯正（109）
　　②両側完全唇裂（109）
　　③両側不完全唇裂（111）
4．口唇二次修正術 ………………………112
　　①口唇の変形（112）
　　②外鼻の変形（114）
5．口蓋形成術の歴史 ……………………118
　　①口蓋裂手術の歴史（118）
　　②まとめ（122）
6．口蓋裂手術① Push-back 法 ………123
　　①手術手技（124）
　　②まとめ（124）
7．口蓋裂手術② Furlow 法 ……………125
　　①手術手技（125）
　　②まとめ（126）
8．口蓋裂手術③ 3 M flap 法 …………126
　　①適応（127）
　　②手術手技（127）
　　③まとめ（128）
9．口蓋裂手術④ 二回法 ………………129
　　①手術手技（129）
　　②まとめ（130）
10．口蓋裂の二次修正 ……………………131
　　①鼻咽喉閉鎖不全に対する口蓋裂二次手術
　　　（131）
　　②口蓋瘻孔に対する瘻孔閉鎖手術（133）

b．口唇口蓋裂に合併する疾患
1．合併疾患 ………………………………136
　　①舌小帯短縮症（136）
　　②巨口症（137）
　　③先天性下口唇瘻（138）
2．症候群 …………………………………139
　　①Pierre Robin 症候群（139）
　　②4 p-症候群（140）
　　③13 トリソミー症候群（142）
　　④EEC 症候群（142）
　　⑤CATCH 22 症候群（143）

c．口唇口蓋裂児の言語治療
1．子どもの言語について ………………146
　　①ことばの問題とは（146）
2．口蓋裂児の言語と治療 ………………150
　　①口蓋裂の言語検査（150）
　　②治療の進め方（153）

d．口唇口蓋裂児の歯科治療
1．小児歯科疾患の治療（虫歯や過剰歯）……155
　　①虫歯（う蝕、Dental caries）（155）
　　②過剰歯（159）
2．口唇口蓋裂患者の矯正治療（一般的な矯正治療について）………………………160
　　①矯正治療とは（160）
　　②矯正治療の開始時期（161）
　　③治療期間（161）
　　④不正咬合の種類（162）
　　⑤矯正治療の流れ（162）
　　⑥矯正装置（164）
3．外科的矯正治療 ………………………165
　　①外科的矯正治療について（165）
　　②適応症、治療時期（165）
　　③外科的矯正治療の診断と治療の進め方（165）
　　④症例（167）
　　⑤期間・費用（168）
4．唇顎口蓋裂児の歯科矯正治療 ………169
　　①唇顎口蓋裂の咬合異常の分類（169）
　　②唇顎口蓋裂の歯科矯正治療のタイムテーブル（173）
　　③完全唇顎口蓋裂乳歯咬合の矯正治療（174）

e．口蓋裂児の耳鼻咽喉科治療
1．口蓋裂児の滲出性中耳炎・難聴への対応
　　………………………………………176
　　①疾患の概念・病因（176）
　　②臨床症状（177）
　　③治療方針（178）

B．頭蓋・顔面骨

1．頭蓋縫合早期癒合症 …………………181
　　①疾患の全体的な解説、疾患の概念・病因（181）
　　②臨床症状（181）
　　③治療方針（188）
　　④予後（192）

2．第一第二鰓弓症候群 ……………………193
　①疾患の概念・病因　(193)
　②臨床症状　(194)
　③治療方針　(194)
　④予後　(194)
3．トリチャーコリンズ症候群 ……………194
　①疾患の概念・病因　(194)
　②臨床症状　(194)
　③治療方針　(195)
4．上顎発育不全 ……………………………196
　①疾患の全体的な解説、疾患の概念・病因
　　(196)
　②臨床症状　(196)
　③治療方針　(198)
　④予後　(198)
5．下顎前突症 ………………………………200
　①疾患の全体的な解説、疾患の概念・病因
　　(200)
　②臨床症状　(200)
　③治療方針　(201)
　④予後　(202)

C．眼瞼

1．眼瞼の解剖(治療上必要な) ……………206
　①前葉　(206)
　②後葉　(206)
2．眼瞼下垂 …………………………………207
　①概念　(207)
　②臨床症状　(208)
　③診断　(208)
　④治療　(209)
　⑤予後　(211)
3．眼瞼内反症・眼瞼外反症・眼瞼腫瘍 ……213
　①眼瞼内反症　(213)
　②眼瞼外反症　(215)
　③眼瞼腫瘍　(215)
4．眼瞼の熱傷の治療(小児における眼球の熱傷)
　　……………………………………………217
　①発生原因　(217)
　②その症状　(217)
　③問題点　(218)
　④現在行っている治療とその成績　(218)
　⑤今後の展望　(219)
5．眼の周りの形成手術 ……………………220
　①社会的背景　(220)

　②眼瞼の解剖学的構造　(221)
　③治療における注意点　(221)
　④手術方法　(222)
6．眉毛 ………………………………………223
　①治療方針　(223)
　②症例　(224)

D．鼻

1．鼻の解剖 …………………………………226
　①外鼻の成長　(226)
　②小児の外鼻形態　(226)
　③支持組織　(228)
2．鼻の先天異常 ……………………………230
　①疾患の全体的な解説、疾患の概念・病因
　　(230)
　②臨床症状　(231)
　③治療方針　(232)
　④予後　(232)
3．鼻の外傷性変形 …………………………234
　①疾患の全体的な解説、疾患の概念・病因
　　(234)
　②鼻骨骨折　(234)
　③軟部組織の欠損・拘縮　(236)

E．耳

1．耳介の解剖 ………………………………238
　①耳介の発生　(238)
　②耳介の形状と各部の名称　(238)
　③耳介の構成要素　(239)
　④耳介の血行　(240)
　⑤耳介のリンパ流　(240)
　⑥耳介の知覚神経　(240)
2．耳介の形態異常の診断・耳介小変形の治療
　　……………………………………………241
　①耳介の診察項目　(241)
　②耳介の成長　(246)
　③耳介の機能　(247)
3．埋没耳 ……………………………………247
　①特徴　(247)
　②発生頻度　(248)
　③成因　(248)
　④特徴　(248)
　⑤分類　(248)
　⑥治療　(250)
4．福耳、頸耳、耳瘻孔、耳垂裂 ……………256

①副耳　(256)
②頸耳　(258)
③先天性耳瘻孔　(260)
④先天性耳垂裂　(260)
5．小耳症・外耳道閉鎖症 ･････････････････265
①小耳症とは　(265)
②分類　(265)
③症状　(266)
④治療方針　(266)
⑤手術法　(267)

F．その他
1．顔面のリンパ管腫 ････････････････････273
①概念　(273)
②臨床症状　(273)
③治療方針　(274)
④予後　(274)

2．顔面神経麻痺 ････････････････････････274
①顔面神経麻痺とは？　麻痺による症状にはどのようなものがあるか？　(274)
②小児の顔面神経麻痺の原因　(275)
③小児の主な顔面神経麻痺　(276)
④治療　(277)
3．Romberg症候群（進行性顔面片側萎縮症）
････････････････････････････････････279
①疾患概念・病因　(279)
②臨床症状　(279)
③治療方針　(280)
4．頭部皮膚欠損（瘢痕性禿髪症）･･･････････281
①疾患の病因　(281)
②臨床症状　(282)
③治療方針　(282)

II　体幹 ─────────────────────── 284

A．頸部
1．正中頸嚢胞・側頸嚢胞 ･･･････････････284
①正中頸嚢胞　(284)
②側頸嚢胞　(285)
2．翼状頸 ･････････････････････････････286

B．胸部
1．漏斗胸 ･････････････････････････････287
①疾患の全体的な解説、疾患の概念・病因　(287)
②臨床症状　(288)
③治療方針　(289)
④予後　(292)
2．鳩胸 ･･･････････････････････････････294
①鳩胸とは　(294)
②原因および発生頻度　(294)
③分類　(294)
④機能的症状　(295)
⑤治療方法　(296)
3．胸筋欠損（ポーランド症候群）･･････････299
4．副乳・女性化乳房 ･･･････････････････300
①副乳　(300)
②女性化乳房　(301)

C．臍
1．臍の異常 ･･･････････････････････････303

①臍突出症・臍ヘルニア　(303)
②臍欠損　(304)
③臍肉芽・臍腸管遺残・尿膜管遺残　(306)

D．外陰
1．尿道下裂・包茎 ･････････････････････309
①尿道下裂　(309)
②包茎　(310)
2．半陰陽・会陰部の形成異常 ･･･････････312
①真性半陰陽　(312)
②仮性半陰陽　(312)
3．外陰部の腫瘤・リンパ管腫 ･･･････････313
①疾患の全体的な解説、疾患の概念・病因　(313)
②リンパ管腫　(313)
③アポクリン汗嚢腫　(315)
④ポリープ　(315)
4．仙骨部の形態異常（先天性皮膚洞）･････315
①先天性皮膚洞とは　(315)
②臨床症状　(316)
③診断　(317)
④治療　(317)

E．臀部
1．二分脊椎症、脊髄髄膜瘤 ･････････････318
①概念　(318)

②分類　(318)
③病因・疫学　(319)
④臨床症状　(319)
⑤治療方針　(320)

III　四肢 — 322

1．多指症 — 322
①原因　(322)
②頻度　(322)
③症状　(323)
④手術方法　(324)
⑤手術時期について　(325)
⑥術後の問題点　(325)

2．巨指症 — 326
①症状　(326)
②頻度・遺伝　(327)
③原因　(327)
④治療　(327)

3．短指症 — 328
①症状　(328)
②頻度　(329)
③治療　(329)

4．合指症 — 330
①疾患の概略と原因　(330)
②種類および症状　(330)
③治療の時期　(330)
④どのような手術を行うか　(332)
⑤固定期間・後療法について　(332)

5．裂手症 — 332
①症状　(332)
②頻度・遺伝性　(333)
③治療の方法および時期　(333)
④治療の時期　(333)
⑤術前検査としての血管造影　(335)
⑥どのような施設を受診すべきか　(335)

6．先天性絞扼輪症候群、その他の低形成 — 336
①症状　(336)
②治療　(336)

7．爪の形態異常・欠損 — 338
①爪の異常の原因　(338)
②診断の要点　(339)
③治療の要点　(339)
④主な爪の形態異常・欠損　(339)

8．陥入爪・瘭疽 — 342
①陥入爪　(342)
②瘭疽　(345)

各論3　皮膚疾患

I　皮膚腫瘍 — 349

1．顔面皮膚良性腫瘍 — 349
①皮様嚢腫　(349)
②粉瘤　(350)
③石灰化上皮腫　(351)
④脂肪腫　(352)
⑤骨腫　(353)

2．血管拡張性肉芽腫 — 354
①概念　(354)
②臨床症状　(354)
③治療方針　(354)
④予後　(354)

3．口唇の腫瘍 — 355
①疾患の原因　(355)
②臨床症状および治療　(355)

4．にきび — 357
①疾患の概念　(357)
②臨床症状　(357)
③治療方針　(357)

II　母斑 — 358

A．茶(黒)あざ

1．扁平母斑、色素性母斑(黒子) — 358
①扁平母斑　(358)
②色素性母斑(母斑細胞母斑)　(359)
③黒子　(359)

B. 青あざ

1. 太田母斑 …………………………362
   ①疾患の全体的な解説、疾患の概念・病因（362）
   ②臨床症状 （362）
   ③治療方針 （363）
   ④予後 （363）
2. 異所性蒙古斑 ……………………365
   ①疾患の全体的な解説、疾患の概念・病因（365）
   ②臨床症状 （365）
   ③治療方針 （365）
   ④予後 （366）

C. 赤あざ

1. 単純性血管腫 ……………………368
2. イチゴ状血管腫 …………………369
3. 海綿状血管腫 ……………………373
   ①疾患の全体的な解説、疾患の概念・病因（373）
   ②臨床症状 （373）
   ③治療方針 （374）
   ④予後 （375）
4. カサバッハ・メリット症候群 ……376
5. その他の血管腫 …………………378
   ①スタージ・ウェーバー症候群 （378）
   ②クリッペル・ウェーバー症候群 （378）

D. その他のあざ

1. 脂腺母斑 …………………………379
   ①概念 （379）
   ②臨床症状 （379）
   ③治療方針 （380）
   ④予後 （380）
2. 表皮母斑 …………………………380
   ①概念 （380）
   ②臨床症状 （381）
   ③治療方針 （381）
   ④予後 （382）
3. その他の母斑症 …………………382
   ①レックリングハウゼン病 （382）
   ②（ブールヌヴィーユ・）プリングル病または結節性硬化症 （383）
   ③色素血管母斑症Ⅱ型 （383）

E. レーザー治療の実際

1. 黒あざ早期掻爬 …………………384
   ①その他の黒あざの治療法 （385）
2. 青あざのレーザー治療 …………386
   ①麻酔 （386）
   ②安全対策（眼の保護） （387）
   ③青あざ治療に使用されるレーザー機器（387）
   ④照射出力 （387）
   ⑤手技 （388）
   ⑥照射後の創管理 （388）
   ⑦治療後補助療法 （388）
3. 赤あざのレーザー治療 …………389

Ⅲ やけど — 392

1. 小児熱傷の特徴 …………………392
   ①受傷機転（受傷パターン） （392）
   ②初期管理における留意点 （392）
   ③初期手術における留意点 （394）
   ④局所治療における特徴 （394）
   ⑤拘縮と成長について （394）
2. 分類（熱傷、凍傷、化学熱傷、電撃傷など）…………………………395
   ①受傷原因 （395）
   ②熱傷の深度分類 （395）
3. やけど（熱傷）の初期治療 ……397
   ①受傷直後の治療（冷却） （397）
   ②診断（深度の判定） （397）
   ③消毒 （397）
   ④Ⅰ度熱傷（皮膚の発赤） （398）
   ⑤Ⅱ度熱傷（水疱形成） （398）
   ⑥水疱の処置 （398）
   ⑦創部感染 （399）
   ⑧治療の遷延（深達度Ⅱ度熱傷） （399）
   ⑨温浴 （399）
   ⑩Ⅲ度熱傷（灰白色羊皮紙様、炭化） （399）
4. やけどの全身管理 ………………400
   ①入院の適応 （400）
   ②全身管理 （401）
   ③局所処置 （403）

④まとめ （404）
5．治療あとの諸問題（保存的治療、外科療法）
　　　　　　　　　　　　　　　　　　　404
　①瘢痕拘縮 （404）
　②予防・保存的治療 （404）
　③手術時期 （405）
　④手術法 （405）
　⑤主な部位での治療 （406）
　⑥熱傷瘢痕癌 （407）

6．色素沈着、色素脱失、肥厚性瘢痕 ……… 408
　①色素沈着 （408）
　②色素脱失 （409）
　③肥厚性瘢痕 （410）
7．炊飯器熱傷、化学熱傷、電撃傷について
　　　　　　　　　　　　　　　　　　　413
　①炊飯器熱傷 （413）
　②化学熱傷 （415）
　③電撃傷 （416）

IV　外傷　　　　　　　　　　　　　　　　　　　　　　　　　　　　418

1．小児の外傷の特徴（顔面・躯幹・四肢）…418
　①頭部・顔面 （418）
　②躯幹 （420）
　③四肢 （420）
2．傷の処置、デブリードマン、閉鎖 ……… 420
　①汚染創と感染創 （420）
　②創処置の前に行うこと （421）
　③創処置 （422）
3．創内異物および外傷性刺青 …………… 423
　①疾患の全体的な解説、疾患の概念・病因
　　（423）
　②創内異物 （424）
　③外傷性刺青 （425）

4．動物咬創 ……………………………………… 425
　①疾患の全体的な解説 （425）
　②臨床症状 （426）
　③治療方針 （426）
　④予後 （428）
5．傷を綺麗に治すための工夫 …………… 429
6．小児顔面骨骨折患者の特徴と治療 ……… 430
　①小児顔面骨骨折患者の特徴 （430）
　②治療内容と治療時期 （430）
　③骨折の診断 （431）
　④整復や手術の適応 （433）
　⑤小児顔面骨各部の骨折 （433）

V　ケロイド・肥厚性瘢痕　　　　　　　　　　　　　　　　　　　　　436

1．肥厚性瘢痕 ………………………………… 436
　①肥厚性瘢痕とは （436）
　②成因 （436）
　③予防および治療 （436）

2．ケロイド …………………………………… 439
　①定義 （439）
　②成因 （439）
　③治療方法 （440）

COLUMN
- 人工骨補填材 …………………………………………66
- Boneless bone graft ……………………………67
- 口唇口蓋裂の診かた、治しかた、対応のしかた …………75
- 口唇裂手術シミュレーター ……………………………76
- 上唇小帯短縮症 ………………………………………136
- Goldenhar 症候群 ……………………………………145
- 先天性鼻咽腔閉鎖不全 ……………………………148
- 小顎症に対する骨延長治療 ………………………203
- Blepharophimosis（眼裂狭小症）………………211
- ①Bell（ベル）現象　②Marcus Gunn（マーカスガン）現象
　…………………………………………………………212

- ◆先天性外鼻孔腫瘤 ……………………………………………231
- ◆耳たぶが大きいとお金持ちになれるの？ ……………………247
- ◆聴覚改善手術の考え方 …………………………………………267
- ◆再生医療はいつから応用できるでしょうか？ ………………271
- ◆顔面神経損傷の判定法 …………………………………………278
- ◆剣状強皮症（剣創状強皮症）…………………………………281
- ◆先天性示指爪甲欠損 ……………………………………………341
- ◆足裏、爪の下の黒子、悪性黒色腫 ……………………………361
- ◆外傷性刺青 ………………………………………………………367
- ◆外用局所麻酔薬 …………………………………………………386
- ◆レーザー治療の保険適応について ……………………………390
- ◆爆粉沈着症 ………………………………………………………425
- ◆耳垂ケロイドの治療 ……………………………………………446

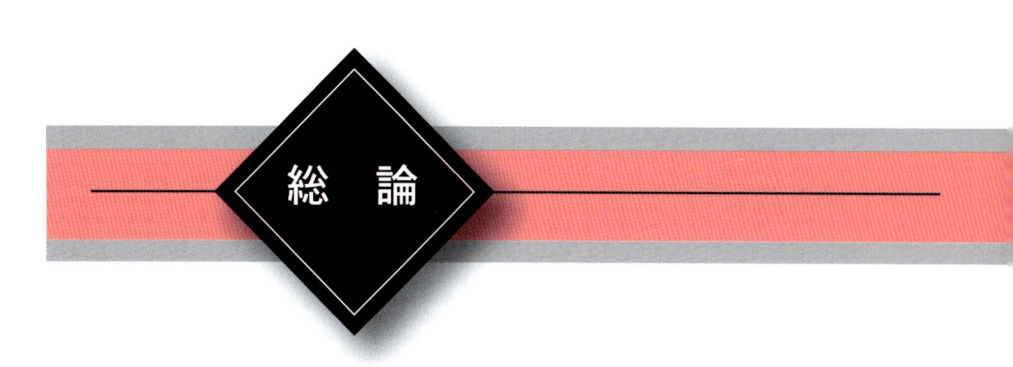

総論

I 先天性形態異常児をもつ家族への対応

　子どもの誕生を待ち望んでいた両親にとり、予期せぬわが子の生まれつきの形態異常は大きな打撃となる。それはまず、健やかな子を得ることができなかったという対象喪失の一連の情動を家族の中に惹き起こす。家族はそのことによる長期的なストレスを受けつつ、さらに家族の不安や絶望への周囲の同情などの反応が二次的に家族の社会的ストレスを一層複雑化していく。では、このようなストレスに家族はどのように対処し反応していくのか。そのことこそが先天性形態異常児の家族の避けることのできない課題である。本稿では、まず先天性形態異常について述べ、次に先天性形態異常児の家族が告知を受けることにより始まる家族の受容反応、その家族に育てられる児自身の心の発達、受容できない家族に起こる問題について述べたい。

1 先天性形態異常について

　従来「奇形」といわれる医学用語には先天的な形態異常という意味が含まれる。外表性のみならず、先天性心疾患などの形態異常も含まれる。しかし、「奇形」という語の家族に惹き起こす響きを配慮して臨床的にはより学問的な響きをもつ「先天性形態異常」という語が用いられている。

1. 先天性形態異常の分類・成因

　外表性障害を含んだ先天性形態異常の発生機序は表1[1]のように分類され、その成因は表2[2]のように分類される。これらは診断の際に参考となるが、先天性形態異常のうち約60％が原因不明であることは銘記したい。家族、特に母親は腹を痛めて産んだわが子の形態異常の原因は自分にあると自らを責め悩むものである。間違った認識により家族が

表 1 ■先天性形態異常の発生機序による分類

分類	過程	例
malformation（奇形）	内因的な発生の異常による臓器や臓器一部	口唇裂、多指症
deformation（変形）	機械的な圧迫などの外的な力による身体の一部の形態的、あるいは位置的異常	内反足、斜頭症
disruption（破壊）	もともと正常に発生してきたものが、発生の途中でなんらかの障害を得て生じたもの	孔脳症

（文献1）より引用）

表 2 ■先天性形態異常の成因

成因	％
多因子遺伝異常	20
単一遺伝子病	7.5
染色体異常	6
母体の疾患	3
母体の感染症	2
その他の催奇形因子	1.5
不明	60

（文献2）より引用）

自責の念を長くもち続けることは、他の兄弟への育児にも影を落とす。正確な知識を家族に提供するために必要に応じて遺伝の専門医を紹介し相談するよう勧める。

2．外表性形態異常の臨床的意義

　先天異常を呈する症候群は、しばしば外表性の小特徴を伴う。小特徴には一般によく認められるものからある特殊な疾患に特異的な稀なものまで含まれる。その評価により治療や予後が大きく分かれる。漠然とした将来への不安は、わが子の形態異常を受け入れる家族の葛藤を増長する。外表性の小特徴を的確に評価することで児の将来像をより具体的に描き出してみせることができれば、家族は現実的な心の準備や対応をすることができる。

　しかし、ここでも医師は正確な情報に基づき、細心の注意をはらった慎重な伝え方が必要である。特に生まれたばかりの子どもに予後の悪い診断をつける場合、家族の受け入れ方には混乱が生じやすい。例えば、18トリソミーの場合、多くは心疾患が介在して早期新生児期に死亡すると考えられている。しかし、重症な心疾患のないケースで長く元気に過ごしている児もみられる。そのこともきちんと伝えないと悲観的予測のみがひとり歩きし家族が不必要に苦しみ、やがては医師に不信を抱くことにもつながる。積極的に診断し予後を予測しつつ、しかしみんな一人ひとり違い断定はできないので、注意深く成長発達を家族とともに追っていきたいという姿勢を伝えることが基本である。

② 形態異常児をもつこと……告知から悲哀の受容について

　母親は妊娠により無意識に子宮の中のまだ見ぬわが子に対してさまざまな願望を抱きつつイメージを膨らませていく。そのことが母親になってゆく心理的発達過程の初期段階であり、母子関係の始まりである。出産によりそのイメージは想像のものから現実のものへと変わり現実検討がなされる。しかし、生まれた児が形態異常をもつことを知りショックを受けない親はいない。現実のわが子が形態異常をもつ場合、想像の中の健康なわが子のイメージは一変する。母親は障害を有する現実のわが子とイメージのわが子を対比し、望んでいた健康なわが子を失ったという喪失体験をする。Solnit AJ らは、わが子の障害という現実に直面した場合にみられる両親の失望、怒り、混乱、罪悪感といった心理的過程を、Freud S, Bowlby J が唱えた対象喪失の悲哀の過程（mourning process）と同一のものとみなし、mourning work の必要性を述べている[3,4]。対象喪失の悲哀の過程とは、愛する対象を失ったときに生じる苦痛に伴うショック、否認、抵抗、怒り、抑うつなどの一連の情動反応を指す。自我が苦しみながら対象を断念することにより苦痛から解放され、現実を受け入れ適応していく営みである。

1．告知

　外表性の形態異常は、産直後の母子対面でわかってしまう。母親の気持ちを考えすぐに会わせず、まず説明をすることが多い。しかし、いたずらに母親がわが子に会うときを先延ばしすることは却って母親の不安や医療スタッフへの不信につながることもある。そこでケース・バイ・ケースの対応が重要である。周産期は誰しも不安を抱くことは、マタニティーブルーとしても知られている。それに加え、母の背景となる環境もさまざまである。心身症を有する母、片親、低年齢の親などにとり、形態異常の告知はさらに受け入れ難い。必要に応じ、母に話す前に父、祖父母に相談するなどの工夫が必要である。

　告知をする環境も重要である。プライバシーが十分守られることは必要であり、他の母のいる新生児室や廊下で話すことは避け、個室を用意する。部屋は、家族のショックを和らげるよう配慮された明るく、静かで、整理整頓されたところがよい。医師の身だしなみも重要で、血液などで汚れた姿は家族の不安を一層駆り立てる。また、医師は自分の感情をコントロールできることが重要である。家族にとり、医療スタッフが唯一なんでも話せる対象であるとき、現実を受け入れることが難しい親ほど怒りを医師に向けがちである。医師が家族の怒りを共感的に受け入れることができないとき、医師の態度は家族から距離をとり、かかわりを避けるものとなる。すると家族は「見捨てられた」と感じ医師に対する怒りが生まれる。家族にとって新たな医師への怒りは、児の受け入れをより一層妨げる。告知に伴う怒りの表出も、家族にとって児を受け入れていくステップの1つであることを医療スタッフは認識しなくてはならない。

2．告知後の心理的反応

　告知後の心理的な反応の強さや経過の長さは人それぞれ異なる。この心理的な変化をD. Drotar らは「先天奇形をもつ子どもの誕生に対する親の反応パターンの仮説的モデル」として提唱した(図1)[5]。この中で、両親の示す悲哀の過程を5つの段階として挙げている。

　①ショック

　子どもの障害を知ったときの両親の最初の反応は耐え難い衝撃である。

　②否認

　何かの間違いではないか、医師の誤診ではないか、よその赤ちゃんと間違えているのではないかといった否認の防衛機制が働く。そのため、セカンドオピニオンを探して医者巡りをしたり、信仰に没頭したり、民間療法に熱中したりする者もいる。しかし、その防衛の意味のなさを悟り、現実を直視しなくてはならないことを知り、悲しみと怒りの段階に移行していく。

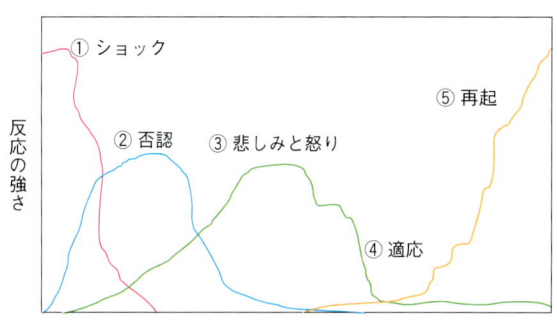

図1 ■ 先天奇形をもつ子どもの誕生に対する親の反応パターンの仮説的モデル
(Dennis Drotar, Ann Baskiewicz, et al：The Adaptation of Parents to the Birth of an Infant With a Congenital Malformation；A Hypothetical Model. vol.56, pp710-717, Pediatrics, 1975 より引用)

③悲しみと怒り

　この時期、親たちは悲しみの中、「なぜ私たちが…」という怒りや「今後育てていけるのか」といった不安にさいなまれる。その怒りは、親戚、友人、配偶者、医師、医療スタッフなどに向けられる。この時期に、どんなに誠意をもって対応しても、怒りの矛先が医療スタッフに向けられることは理解しておかなければならない。また、悲しみ、怒り、不安から抑うつ状態となり、自殺や親子心中の考えをもつ親も少なくないことを留意する必要がある。

　④適応

　悲しみ、怒り、不安、抑うつといった感情の波が頂点に達すると、逆に感情が治まり穏やかになる。そこで初めて、障害をもつ子どもに対して仕方のないことなのだという現実を受容する気持ちが芽生える。

　⑤再起

　ここまでの経過で危機を克服できた者は、他の面にも対応していく力を兼ね備え、障害のある子どもを積極的に家庭に迎え入れ、親としての責任を果たそうとする。

　人それぞれ、感じ方、経過の長さは異なるが、このような過程を経ることを医師はよく理解し、今どの段階かを予想し、対応していく必要がある。

3 慢性的な悲嘆（Chronic Sorrow）

　通常、人が心的外傷から癒されるまでには相当の年月が必要である。それが形態異常に加え発達障害などを合併している児の場合、親の悲嘆の感情は慢性的に存在し続ける。これを Olshansky S は慢性的な悲嘆（Chronic Sorrow）と名づけた。身体的な発育とともに親の介護の負担も増える。しかし親は年老いていき、あとに残す子どもに対して将来への不安が募る。このストレスの重い現実状況から慢性的な悲嘆につながっていく。医師からみると家族は告知から既に十分な年月が経ち悲哀の過程も卒業し児の受け入れもできているはずの時期と思いがちである。しかし、医師が慢性的な悲嘆に気づかずにそのような思いで家族に対応すると、家族は本心を表現できなくなるであろう。

　例えば次のようなケースもある。ある先天性心疾患児が13歳で心臓手術を受けた。その際医師は親・児に、心疾患が完治したのに淡々と心臓に対する説明しか行わず、「もと

もと心臓が悪いんだから大した仕事にはつけないよ」と軽はずみな言葉を言った。それをきっかけに、既に慢性的な悲嘆に苦しんでいた家族は自信を失った。そしてその子は不安の表現として摂食障害を発症した。慢性的な悲嘆に対しては、親子が本音を表現できるように支え、周囲がその悲嘆に耳を傾け理解を深めることで、家族の悲嘆を軽減させることができる。医師は、将来への希望を積極的に支えていくことが重要であり、安易に否定的な考えをしてはならない。

④ 子どもの受容ができない場合

前述した過程がすべての人にうまく受け入れられるとは限らない。親戚、友人、医師のサポートはどの親も必要であるが、そのサポートがあっても受容できない親も多い。その結果子どもは弊害をこうむる。その窮極が昨今問題となっている虐待である。

虐待には大きく分けて、①身体的虐待、②性的虐待、③ネグレクト、④心理的虐待、があるが、通常この4つは単独で起こるのではなく、図2のように折り重なるようにして起こる。先天性形態異常児には、虐待のリスクが大きい。手間がかかる、自責の念にかられる、世間の目が気になる、親戚からの白い目があるなど。親は追いつめられてわが子を受容し切れず、周囲から孤立する。適切なサポートがなかったり、疾患への誤った知識からさらに抑うつとなるケースも少なくない。いくらサポートがあってもわが子の受容ができない親がいるという現実を、医師・医療スタッフが銘記し、そのような親の苦しみを深く理解し、親への十分な支援体制をつくることにより、虐待を防ぐことができる。

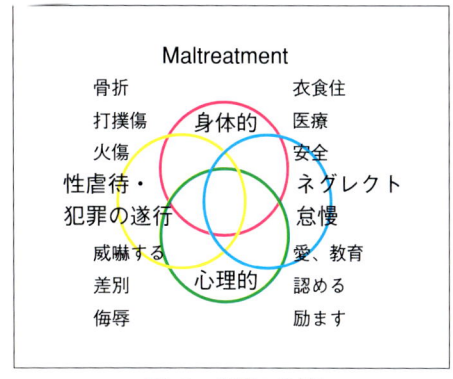

図 2 ■ 虐待の分類
(Nelson Textbook of Pediatrics, 16th より改変して引用)

（佐藤明弘）

●文献

1) 川目　裕：外表性の障害（奇形）をもつ子どもと医療（倫理を含む）．小児看護 23(8)：984-988, 2000．
2) 住吉好雄，ほか：わが国の先天形態異常．産科と婦人科 7：871-881, 1999．
3) Solnit AJ, Stark MH：Mourning and the Birth of a Defective Child. The Psychoanalytic Study of the Child, vol. 16, pp 523-537, Yale University Press, London, 1961．
4) J. ボウルビィ：母子関係の理論　III対象喪失．岩崎学術出版社，東京，1981．
5) Dennis Drotar, Ann Baskiewicz, et al：The Adaptation of Parents to the Birth of an Infant With a Congenital Malformation；A Hypothetical Model. vol. 56, pp 710-717, Pediatrics, 1975．

II 先天性形態異常の遺伝と合併疾患への対応

　先天性形態異常が認められたとき、次の子どもにも同じ異常が発症するのかどうかは両親にとって重大な関心事であり、医療者は両親に対して次子が再び発症する率、すなわち再罹患率に関する情報を提供しなければならない。近年、先天性形態異常の治療成績の向上に従い患児の生命予後が改善し、患児が成人に達し結婚して子をもうける機会が増加しており、患児本人が子どもをもうける場合の再罹患率についても情報を提供する必要がある。

1．先天性形態異常と遺伝性疾患の分類

　各種の先天性形態異常の遺伝様式を理解するためには、以下に述べる先天性形態異常および遺伝性疾患の分類が有用である。まず、先天性形態異常を、①外科的・形成外科的な治療を要する先天性形態異常を「大奇形」、②治療を要さず日常生活に支障をきたさない先天性形態異常を「小奇形」、に分類する。例えば口唇口蓋裂や先天性心疾患は「大奇形」である。先天性形態異常の患児を、異常部位の総数（小奇形も含む）によって、①単発奇形（1ヵ所のみ異常が限られている）の患児と、②多発奇形（複数箇所に異常が認められる）患児に分類する。なお2ヵ所の大奇形、1ヵ所の大奇形＋2ヵ所の小奇形のある患児は「多発奇形」の患児群に分類される。

　遺伝性疾患は、①染色体異常症、②単一遺伝子病（メンデル遺伝病）、③多因子遺伝病、に分類される。染色体異常症では多数の遺伝子の作用が影響を受ける（染色体は多数の遺伝子の集合体である）。そのため染色体異常症の患児では多くの形態形成遺伝子の作用が影響を受けて「多発奇形」を呈する。単一遺伝子病は、ただ1種類の遺伝子の異常により発症する。胎生期には1種類の形態形成遺伝子が胎児のさまざまな部位で機能していることが多く、単一遺伝子病に属する先天性形態異常症の患児はやはり「多発奇形」を呈することが多い。多因子遺伝病は、1種類の遺伝子の異常では発症しないような比較的軽い遺伝子の異常が複数個の遺伝について存在するために発症する。一般的にいって「単発奇形」は多因子遺伝病と考えうる場合が多い。

2．小奇形の診療上の意義

　1．で述べたように、先天性形態異常のある子どもを診察する際には、複数箇所に先天性形態異常があるのか、それとも1ヵ所に限られるのかを評価することが極めて重要である。「複数箇所」という場合には、大奇形に限らず、小奇形も含める。小奇形を評価する意義は以下の2点にある。

①ほとんどの多発性奇形症候群は小奇形の組み合わせを基本に定義されている。多発性奇形症候群の正確な病名診断により、患児の予後（生命予後・知的予後）が予測可能になり、正確な遺伝カウンセリングも可能になる。

②3個以上の小奇形をみる場合には、1個以上の大奇形がある可能性が高い。特に先天性形態異常のある子どもについて、乳児期早期に手術を予定している場合に、複数の小奇形を認める際には、必ず先天性心疾患がないかどうか精査すべきである。

1 問診・診察・検査の実際

1．問診

ウイルス感染（風疹）や妊娠中のアルコール・抗痙攣剤の内服や母体糖尿病など、先天性形態異常をきたしうる催奇形因子への曝露歴がなかったかどうかについて問診する。但し、妊娠中の少量のアルコールの飲用・喫煙・感冒薬は先天性形態異常の原因と考えられていないので、その旨を説明して両親を安心させることが大切である。筆者らはこれらの要因への曝露について、積極的に聞き出し、思い悩む必要がないことを母親に説明している。また、母子の安全のために欠かせない薬剤（抗痙攣剤など）を妊娠中に内服していたことが先天性形態異常の発症と関連があると考えられる場合には、薬剤の内服が必要であったことを改めて両親に説明するべきであろう。

詳細に家族歴を聴取して正確な家系図を作成することが重要であることはいうまでもない。家系の中に複数の患者がいる場合は単一遺伝子病である可能性を考慮する。罹患児と非罹患児の血縁関係に着目して、常染色体優性遺伝・常染色体劣性遺伝・X染色体劣性遺伝のいずれかにより説明しうるかどうかを検討する。また両親が均衡型相互転座の保因者である場合も考慮する。

但し、患児のほかに家族内に患児がいない場合であっても、単一遺伝病でないと断定することはできない。例えば、常染色体優性遺伝病の新生突然変異では、両親・同胞とも無症状である。常染色体劣性遺伝病では両親は無症状であることが原則である。また、X染色体劣性遺伝病では発端者が新生突然変異である場合・母親が保因者である場合にも両親は無症状である。両親が均衡型相互転座の保因者である場合も両親は無症状である。すなわち、**個々の症例の家系図のみから遺伝形式を推定することはできない**点に留意する。

2．診察

先に述べたように、多発奇形であるのかどうか、特に小奇形が存在するかどうかに注目して診察を進める。計測による定量的な評価が可能な小奇形については測定による客観的評価を行うことが望ましい。内眼角間距離の測定は両眼解離を客観的に評価するう

えで重要である。眼瞼裂長(新生児平均 18 mm)、耳介長(最大長を記載する)も必ず記載する。手長は手関節屈側の屈曲線(複数の屈曲線が存在する場合には最も遠位の屈曲線)から中指の先端までの長さ、中指長は中指先端から MP 関節の屈曲線までの長さである。中指長/手長比が増加していれば蜘蛛状指 arachnodactyly、減少していれば短指 brachydactyly である。正常児においては乳頭間距離は胸囲の 1/4、胸骨長は躯長(胸骨上縁から恥骨上縁までの距離)の 1/3 である。左右の足底長、脚長、大腿/下腿周囲長の比較は下肢の片側性肥大/萎縮を発見するうえで重要である。なお、正常と考えられる家族に患児と同様の小奇形を認める場合にはその小奇形の病的意義は少ない。したがって可能な限り両親および同胞を診察することおよび両親の乳児期・小児期の写真を評価することも重要である。

3．染色体検査・分子遺伝学的検査

多発奇形を認める(つまり複数箇所に先天性形態異常を認める)か、先天性形態異常に発達遅滞や著明な低身長を伴う場合には、染色体異常症の可能性がある。両親のインフォームド・コンセントを得て、染色体検査(G-banding)を行う。染色体異常症の型によっては、次子再罹患率が低い場合(例：標準型 21 トリソミーでは次子の再罹患率は 0.5％前後)、比較的高い場合(例：両親のどちらかが相互均衡転座のキャリアである場合には、20％程度)もありうる。通常の染色体検査(G-banding)によっては診断不能な症例もあり、欠失領域に特異的な DNA プローブを用いた FISH 検査を行う。また、染色体の末端部の異常を検出するサブテロメア検査も一般化(保険外)しつつある。染色体検査の結果が正常であっても、遺伝性疾患を否定できない。保険診療の枠内で実施可能な遺伝子検査はないが、一部の遺伝性多発性奇形症候群については遺伝子診断が臨床検査として実施しうるようになりつつある(http://www.dhplc.jp)。

染色体検査や遺伝子検査を行う場合には、検査前に患児・家族に考えられる結果とその意味合いについて十分な説明を行ったうえで、患児・家族が希望した場合に限って検査を実施する。実施に際しては「遺伝学的検査に関するガイドライン」(遺伝医学関連 10 学会による提案)を遵守する。特に検査の結果が本人だけではなく家族や血縁者に影響を与えること、遺伝学的情報が秘匿すべき個人情報であることに留意する。施設内で遺伝子検査を実施する場合も、施設外に依頼する場合も、①インフォームド・コンセントの実施と検査前カウンセリング、②試料の匿名化(連結可能匿名化)、③遺伝子検査結果の説明とカウンセリング、を確実に行う必要がある。

2 遺伝カウンセリング

1. 再罹患率の推測

　患児・家族の疾患に対する理解を助け、心理的なサポートを行う。説明に際して、指示的な立場ではなく、非指示的な立場から情報を提供することが重要とされる。患児・家族は往々にして遺伝性疾患について以下のような誤解をもっている。

　①先天性形態異常は子宮内で起きることなので、必ず母親側に責任がある（誤り）。
　②すべての先天性形態異常は遺伝する（誤り）。
　③患児の健常な同胞が結婚して子どもを産む場合にも先天性形態異常が発症する可能性が高い（誤り）。

　わかりやすい科学的な説明を通じてこれらの誤解を解いてゆくことが遺伝カウンセリングの重要な目的である。

　染色体検査により診断が確定した場合は、染色体異常の型に応じて、再罹患率を家族に説明する。

　家族歴の検討・診察・検査の結果により特定の単一遺伝子病であると考えられる場合は、当該疾患が常染色体優性遺伝病・常染色体劣性遺伝病・X染色体劣性遺伝病のいずれに属するかによって患児の両親の次子や患児本人の子に発症する確率（再罹患率）を算出することができる。家族からの希望があり遺伝子検査の実施が可能な場合には、遺伝子診断による確定を行い、より正確な再罹患率を算出する。

　多発奇形症候群と考えられるが、染色体検査の結果が正常核型で、臨床診断によっても最終的な病名診断に至らない際には、「診断未知の多発奇形症候群」として扱う。この場合には正確な再罹患率を予測し得ない。常染色体劣性遺伝病である可能性を考慮して「再罹患率は最大25％である」と説明せざるを得ない。

　先天性形態異常が1ヵ所に限られている場合は、多因子遺伝病として扱う。一般的に第1子が非症候群性の先天性形態異常であったとき、次子に異常が発症する可能性は一般的に数％程度である。この際、両親はこの数値を非常に高い値であると感じることが多い。必ず一般人口における先天性形態異常全般の発生率（発生率の総和）が3〜5％程度あることも併せて説明し、一般人口におけるいわばバックグラウンドの先天性形態異常の発生率と当該の先天性形態異常の発生率とを比較して判断すべきであることについて十分に説明する。

2. 出生前診断

　胎児超音波検査により、妊娠中に先天性形態異常を同定しうる場合がある。患児の診断が染色体検査ないし分子遺伝学的検査より確定していて、次子における再罹患率が無

視できない数値である場合には、次回妊娠時に羊水検査・絨毛検査により、出生前診断が理論的には可能である。出生前診断に伴う倫理的な問題や、羊水穿刺や絨毛穿刺のリスク(羊水穿刺で1/200程度の流産率)についても考慮して、出生前診断のメリットとデメリットについて両親と十分に話し合う必要がある。

3．形態異常をもつ児の両親(特に母親)の心情への配慮

　先天性形態異常の子どもをもった両親は妊娠中あるいは妊娠前に自分たちが何かをしたこと・しなかったことが先天性形態異常の発症に悪い影響をもったのではないかと懸念している。

１．既知の催奇形因子を摂取しておらず、家族に先天性形態異常の患児がいない場合
　患児両親の妊娠前後の行為が先天性形態異常の発症には関係していないことを十分に説明すべきである。

２．患児の両親のどちらかの家系に先天性形態異常の患児がいる場合
　遺伝子の異常が子どもに伝わるかどうかについては何人も責任をとり得ないことを十分に説明すべきである。特に片親が先天性形態異常をもっている場合にはこの点について十分に配慮すべきである。また彼らが先天性形態異常について責任をとれる状況になかったことを頭ではわかっていても感情的に理解するには時間がかかる。

③ 先天性形態異常の合併疾患への対応

　特定の染色体異常症や特定の単一遺伝子病として確定診断がついた場合には、各疾患に特有な合併症に注意して診療を進めてゆく。家族に診断名を告げるだけでなく、その後も家族とともに患児の成長を見守ってゆく姿勢が大切である。また「診断未知の多発奇形症候群」では、年齢が上がるにしたがって、診断の手がかりとなる特徴的な症状が現れることも少なくなく、家族にその旨を告げて、定期的なフォローアップを続ける。
　いずれの疾患であっても、先天性形態異常のある患児をフォローする際には、以下の如く成長と発達に注目することが肝要である。

1．成長障害

　新生時期・乳児期に体重・身長が適切に増加しているかどうかをフォローしてゆくことが重要である。成長曲線により体重・身長増加の程度を評価することにより見落としがなくなる。正常新生児の体重は生後3ヵ月間は1日平均30ｇ増加する。体重と身長のバランスにも注意する。両者のパーセンタイル値がほぼ同値である場合には、カロリー摂取量は適切と考えられる。身長に比して体重のパーセンタイル値が低値である場合には、カロリー摂取量が不足している可能性を考える。

2．発達障害

　やはり成長曲線を用いた、頭囲の経時的なフォローアップが有用である。頭囲と体重・身長のバランスにも注意する。身長年齢により補正しても頭囲が小さい場合（<2 SD）、小頭症が疑われ、発達を注意深くフォローする必要がある。新生児期に正常では頭囲と頭殿長の差は 1.0 cm 以内であり、この範囲外のときは小頭症あるいは大頭症が示唆される。小頭症あるいは大頭症のあるときは両親の頭囲を測定する。なお、両親のどちらかに小頭症・大頭症があるときは病的意義がないと判断してよい場合も多い。

　胎動開始の遅れ（6ヵ月以降に開始）、胎動の低下、短い臍帯、羊水過多症（嚥下運動の減少による）はいずれも出生前から中枢神経の発達に異常が存在していた可能性を示唆する。また、手掌側の手指の屈曲線の無形成や低形成は、胎児期の手指運動の低下を示唆する（手指の屈曲線は胎児が手指を動かすことによって生ずると考えられている）。大関節の動きが少ない場合には、当該関節の伸側の陥凹（Dimple）や屈側の翼状片（Pterygium）を認める。胎児期の筋緊張低下による舌運動の低下により高口蓋・歯槽縁過形成を認める。これらの所見を伴う場合には、注意深く発達をフォローする必要がある。

　遠城寺式乳幼児分析的発達検査法などのスクリーニング法を用いたフォローアップが有用である。この際、粗大運動（遠城寺式でいう移動運動）と微細運動（遠城寺式でいう手の運動）の発達を区別することが肝要である。言語発達の遅延のある患児では、早期に聴力スクリーニング（ABR）を行うことが望ましい。必要に応じて、CT・MRI・脳波検査を実施する。

〈小崎健次郎〉

III 小児皮膚の特殊性

1 皮膚の構造と生理

皮膚は正常時において唯一外部から観察できる臓器であり、物理的(外力、乾燥、浸透圧変化、温度変化など)および化学的な刺激から身体を守るとともに、汗の分泌によって、体温の調節に非常に重要な働きをしている。また、皮膚には多くの神経があり、触覚、圧覚、温度覚、痛覚を司る。

皮膚は、表面より、①表皮、②真皮、③皮下組織、の三層からなっている(図3)。

表皮は下層より基底層、有棘層、顆

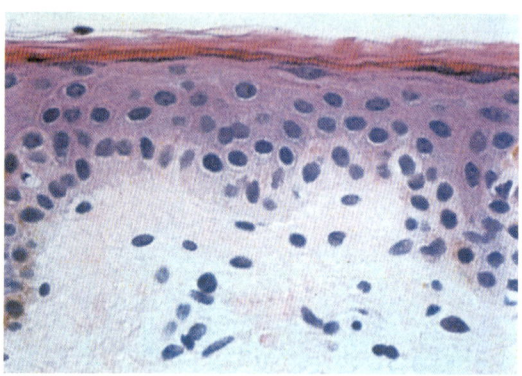

図3 ■ 皮膚の断面図(ヘマトキシリン&エオジン染色)
表皮細胞は表層(角層)へ近づくほど扁平になっていく。真皮表層は乳頭状に表皮に入り込んでいる(乳頭層)。真皮層には細胞成分がほとんどなく、線維組織が主な真皮構成成分であることがわかる。

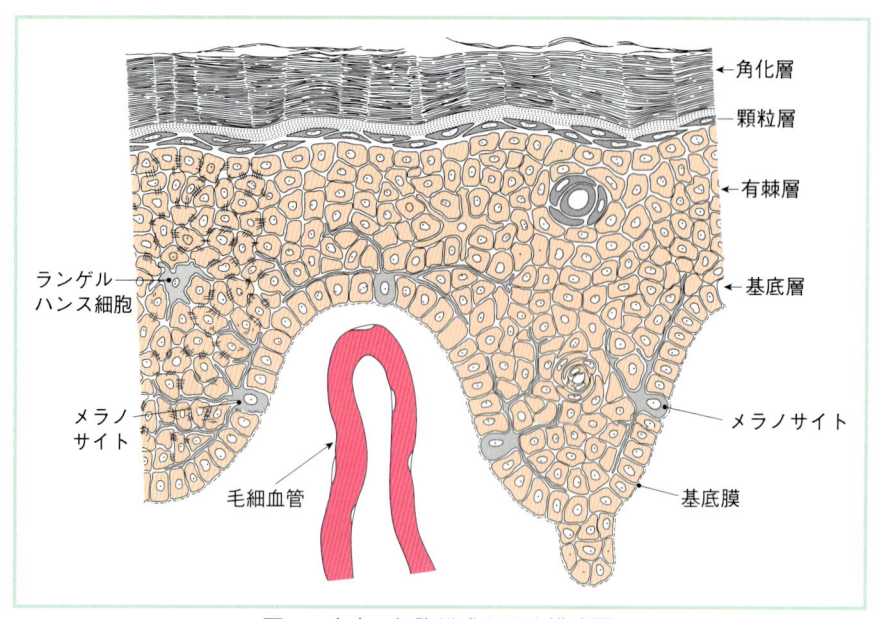

図4 ■ 表皮の細胞構成を示す模式図
(藤田恒夫, 藤田尚男:標準組織学. 各論, 第2版, p353, 医学書院, 東京, 1984より改変して引用)

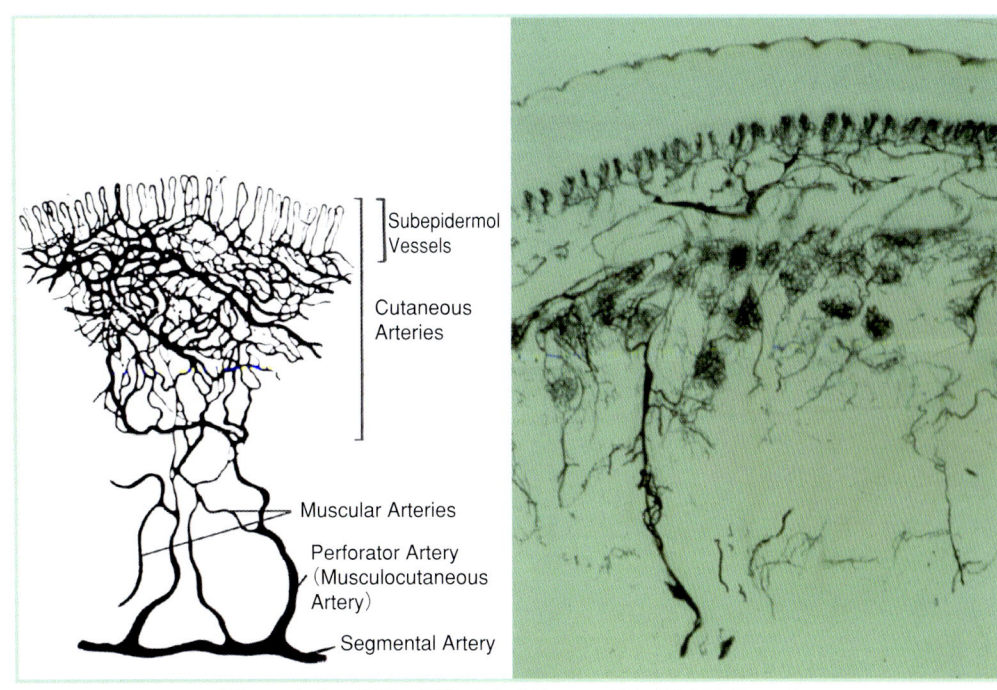

図 5 ■ 皮膚の血管の構造（透明標本による微小血管造影所見より）

粒層、角化層からなる（図4）。表皮の大部分を占めるケラチノサイト（角化細胞）は表皮最下層（基底層）で分裂し、ケラチンを形成しながら上行していき、最終的には角化層から剥脱していく。ケラチノサイトは基底層において19日ごとに分裂し、基底層から顆粒層まで分化（角化）しながら上行するのに26〜42日を要する。さらに角化層に到達してから脱落するまで14日かかるので、細胞は59〜75日のサイクルで生まれ変わっていることになる。

　真皮は上層より乳頭層、乳頭下層、網状層皮膚の三層からなる。乳頭層は表皮突起間に波状に入り込んでいる。血管と神経は、皮下組織から真皮にまで到来し、それぞれ知覚終末と毛細血管ループを形成している（図5）。表皮の中に血管や神経はないが、真皮と表皮は互いに緊密に連携し合い、表皮は真皮からその構造と機能を調節され、物質の代謝を営み細胞を生成、維持している。

　皮下組織は、真皮と同じく結合組織の一部分である。真皮が膠原線維、弾力線維によって緻密に織り成された緻密結合組織であるのに比べて、皮下組織は主に脂肪細胞よりなる疎性結合組織である。このため、皮膚の可動性が生じる。さらに皮下脂肪としてエネルギーの貯蔵源となり、外力から生体を守るクッション、保温バリアの働きを担っている。

　後述するが小児期においては皮膚が薄く、代謝機能も未熟であり、その結果として皮膚最外層の角化層におけるバリア機能が成人に比して非常に弱い。スキンケア（清潔、保湿）の重要性は、特に小児において高いといえる。

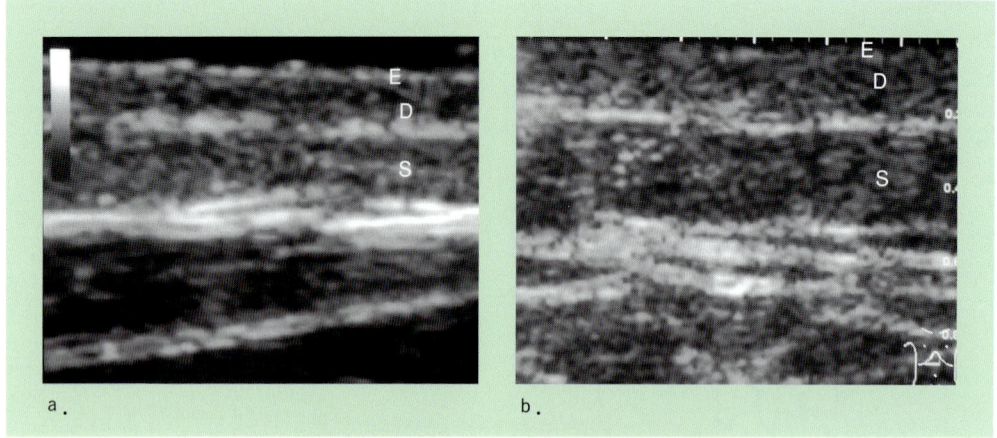

図 6 ■ 小児と成人の上腹部皮膚超音波画像
E：表皮，D：真皮，S：皮下組織
a：小児皮膚（生後 11ヵ月女児）。E、D の厚さ：1.3 mm。S の厚さ：1.2 mm。
b：成人皮膚（35 歳、男性）。E、D の厚さ：2.0 mm。S の厚さ：4.8 mm。

② 小児皮膚の特性

　皮膚の大きさ（体積）は身体臓器の中で最も大きいものである。その面積は新生児では 0.25 m^2、10 歳では 1.0 m^2、成人では 1.6 m^2 となる。また、皮膚には汗腺と毛孔が存在するが、この数は、出生児から一生変わることはない。つまり小児においては、皮膚単位面積あたりの汗腺と毛孔数が成人に比して多いということになる。発汗は出生直後にはみられず、出生後 24 時間あるいはそれ以上経ってからまず顔面に、次いで手掌、身体の他の部位へと始まる。発汗の自律神経系による調節が完成し、成人と同様なメカニズムに成熟するには生後 2〜3 年かかる。皮脂分泌に関しては、母体ホルモンからの影響を受けている新生児期を除いて小児では成人より分泌量が少ない。このことも小児皮膚のバリア機能が弱いということの一因となっている。

　表皮は、前項で述べたように外界から個体を守る、再生し得る組織である。また、免疫組織、色素産生組織でもある。角質の構造は、特に新生児では未完成で脆弱な構造であるが、新生児や乳児の皮膚における表皮の厚さに成人に比して顕著な差があるわけではない。皮膚の厚さの成人と小児による違いは主に真皮の厚さの違いによる。図 6 は同一部位（上腹部）の皮膚の厚さを小児と成人で比較したものである。

　真皮の厚さは部位や成熟度合いによって異なるが、小児の真皮は成人に比して薄く結合組織間間隙が多い。特に乳児期には真皮の厚さは栄養状態に依存する。栄養状態の悪い乳児の真皮は栄養状態のよい乳児の真皮に比べて約 50％の厚さしかない。乳児期には真皮は非常に薄いが、1〜3 歳にかけて厚みを増していく。3〜7 歳では新生児期の約 2 倍の厚さになる。それ以外の真皮の著明な増加は思春期以降に起こる。最終的に成人の皮膚の厚さは新生児に比して約 3.5 倍になる。その後加齢によって真皮量はまた減少して

いく。

　真皮中の総コラーゲン量の最初の著しい増加は3〜5歳の間に起こる。コラーゲンとエラスチン線維は真皮のあらゆる場所に存在し、その局在は小児と成人で変わることはないが、小児においてはその構造は小さく未熟である。この2つの線維は構造的、機能的に統合し、コラーゲンは皮膚の張力を司り、エラスチンは皮膚の弾力性を保つ働きをしている。

　加齢とともに皮膚の弾力性が失われる大きな理由は、光老化と生理的皮膚老化がコラーゲンとエラスチンに生じるためである。紫外線などによって引き起こされる光老化によって、コラーゲンの線維および線維束構造は変性崩壊し、エラスチンにおいては総量が増すと同時に線維構造が変性していく。また、生理的な老化によっても、コラーゲン、エラスチンの量は減少していく。いずれにしても、その結果として皮膚の弾力性低下が生じることになる。

　主な血管系は出生時から形成されているが、毛細血管網や真皮乳頭下血管網は新生児期には未熟である。それらは乳児が外界のさまざまな環境に慣れる時期でもある生後14〜17ヵ月頃に完成するといわれている。例えば、乳児が寒さへ適応していくということは、血管網とシャントが発達し、血液循環が増加していることと関連している[1]（図5）。

③ 創傷治癒

　胎児期のある時期まで（ヒトでは妊娠25〜26週頃）、創傷治癒過程において瘢痕は形成されないことが知られている。それ以降は大人と同様、瘢痕を形成する創傷治癒が営まれる。しかし、経験的には新生児期の手術瘢痕は乳児期以降のものと比べて質的に良好であり、創痕も目立ちにくいものが多い[2]。新生児期とそれ以降の口唇裂術後の口輪筋の組織を比較検討してみると、新生児期に手術が行われた例の筋線維はより発達し、筋線維間の余分な線維性結合組織も少ないことが報告されている[3]。このことは、新生児期においては、質的な面では胎児と異なり瘢痕を形成する創傷治癒過程が営まれていても、有利な条件下で創傷治癒が営まれていることを示している。新生児期には啼泣する力が弱く、創の安静が保たれやすいこと、骨・軟骨が軟らかく可塑性であるため、その矯正が行いやすいことなども新生児期の手術瘢痕が目立ちにくいということに関連していると思われる。

（森　文子）

● 文献

1) Schachner LA, Hansen RC：Pediatric Dermatology. vol 1, Second ed, pp 26〜70, Churchill Livingstone, New York, 1995.
2) 吉村陽子，中島龍夫：胎児と新生児期における創傷治癒．小児外科 29（12）：1605-1609，1997．
3) 中西雄二：口唇裂早期手術後の口輪筋の発達について．藤田学園医学界誌 11：315-340，1992．

IV 傷を綺麗に治すための形成外科的工夫

　傷の最初の処置は別稿で記載してあるので、ここではできてしまった傷跡をいかに治すかという点について述べる。

　通常、傷が治り6ヵ月以上経過してから瘢痕形成術を行う。なぜならばその間に傷が変化し、また瘢痕が軟らかくなり、修正が不要になる場合もあるし、瘢痕が軟らかくなるので繊細な修正手術が可能になるからである。

　麻酔下に切除する部分をデザインし、20万倍エピネフリンを局所に注射する。エピネフリンの止血効果が出る5分後以降に手術を開始する。皮膚を切除する際、少し角度をつけて断面でみたときに軽度にハの字になるように皮膚を切る。瘢痕を切除して皮膚を縫合するのだが、創縁に緊張がかかると後に瘢痕の幅が再び広がってしまうので、周囲皮下を十分に剥離し、また減張縫合を行い創縁に緊張がかからないようにする。真皮縫合は図7に示すように皮膚表面から結び目が触れないように、深い位置にくるように縫合を行う。この糸は抜糸しない。縫いあがりは先に述べたハの字の切開と真皮縫合の調整で、少し盛りあがるように縫合しておく。縫いあがりが平坦だと傷が落ち着く6ヵ月後に、傷が凹んで治ってしまう。通常その上からナイロンの糸で縫合を行う。顔面では6-0か7-0、体幹や四肢では5-0程度の糸を使うことが多い。しかし最近ではアクリル性皮膚接着剤を使用したり、半透明性の接着フィルムを中縫い後の縫合部へ貼付し抜糸を必

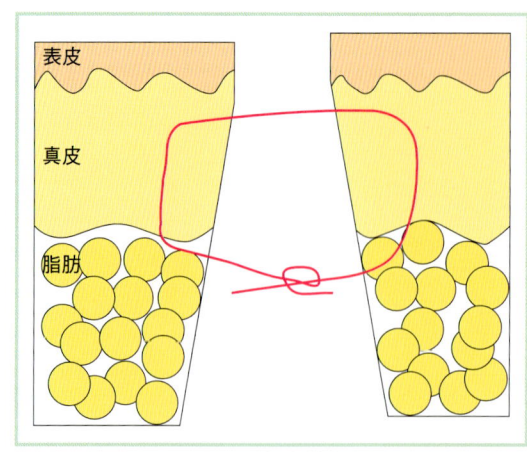

図 7 ■ 真皮縫合

時間的経過	治癒過程	創の状態	治療
4〜5時間 ↓ 3日	毛細血管の透過性開始 線維芽細胞の出現 幼若肉芽細胞の出現		適切な創処置
4日〜 10日	線維芽細胞増殖 表皮化完成	創縁接着	抜糸テープ固定
1ヵ月〜 3ヵ月	コラーゲンの増量 血管の増生	創の発赤、硬化	創の圧迫 テープ固定
4ヵ月〜 6ヵ月	線維芽細胞 新生血管の減少	創の軟化開始	テープ固定
6ヵ月〜 1年	瘢痕の軟化、安定化	創の固定	瘢痕修正の時期

図 8 創の治癒過程と治療
(中島龍夫:創傷治癒の新しい展開.皮膚科・形成外科医のためのレーザー治療,渥美和彦,大城俊夫,中島龍夫,ほか(編集),pp 34-44,メジカルビュー社,東京,2000より引用)

要としない方法も普及している。この方法は乳児などで特に有用である。

　抜糸は顔面では縫合後4〜5日、体幹では1週間、四肢では傷が開きやすいので、2週間後に行う。テーピングは3ヵ月間行う。

　皮膚にはRSTL(relaxed skin tension line)といって、丸く皮膚をくり抜いても楕円形になるように、皮膚自体がもっている弾性に沿った方向性がある。このRSTLに沿った傷は綺麗に治るが、これに直行する傷は目立った傷になってしまう。RSTLに直行する傷あとはZ形成術やW形成術などを行って縫いあがりの傷跡がRSTLに沿うように工夫を行う。

　軽い線状瘢痕で瘢痕形成術を必要としない場合は皮膚剝削術(dermabrasion)などで皮膚表面の傷をぼかす方法が行われる。また自己骨髄由来間葉系幹細胞、各種サイトカインが豊富に含まれているPRP(Platelet Rich Plasma)やb-FGFを傷の表面に塗布したり、真皮下に局所投与することで線維芽細胞の出現が抑制され膠原線維の配列にもよい影響を与え、scarless wound healingに近い状態にしようとする研究も行われている。

〈貴志和生〉

各論 [1] 治療法

I 形成外科の麻酔

　形成外科の手術は先天性奇形や体表部の腫瘤・母斑、熱傷後のケロイド、瘢痕拘縮など多岐にわたる。特に先天性の奇形は頭・頸部に多く、その奇形が気道系に波及し麻酔管理上多くの問題点を有する。頭・頸部を除く体表部の奇形については、気道系に問題がなければ麻酔管理上さほど問題とはならない。それぞれの疾患について個々に解説していくのが紙面上困難であるため、麻酔管理上最も注意しなくてはならない頭部・頸部の先天性奇形について述べることとする。

　頭・頸部の先天性奇形には口唇口蓋裂やクルーゾン、アペルト症候群などに随伴する頭蓋骨早期癒合症、上顎骨形成不全などがある。これらの疾患では奇形が気道系に波及し、気道確保が困難なこと、体表部の奇形に比べ、早期に手術が必要なことから麻酔管理上多くの問題点を有している。東京都立清瀬小児病院で主に行われている口唇口蓋裂に焦点を当て、麻酔管理上の問題点について述べる。また、術後の鎮痛を考慮した各種の局所麻酔についても述べることとする。

1 口唇口蓋裂手術の全身麻酔

1. 術前管理

　口唇口蓋裂の全身麻酔を依頼された場合、以下の3項目についてそれぞれ検討しなければならない。

1. 先天性心疾患の有無について

　口唇口蓋裂児は種々の全身合併症を有することが多いが、特に先天性心疾患合併率は約5％といわれ、一般の先天性心疾患発生率の数倍とされる。先天性心疾患を有する患児が形成術を受ける場合、まずその血行動態について理解しなければならない。重要なのは肺血流増加型の先天性心疾患なのか肺血流減少型の先天性心疾患なのかである。ことに肺血流増加型の先天性心疾患では肺血管抵抗と体血管抵抗の微妙なバランスで循環系の安定が維持されている。この微妙なバランスに関与しているのが肺血管抵抗(表1)である。術前この微妙なバランスを崩さないような全身管理[1]が必要である。例えば高濃度酸素投与は肺血管抵抗を減少さ

表 1 ■肺血管抵抗に影響を与える因子

増加させる因子	減少させる因子
低酸素血症	高濃度酸素
高二酸化炭素血症	低二酸化炭素血症
アシドーシス	アルカローシス
平均気道内圧の上昇	平均気道内圧の低下
多血症	貧血
血管収縮薬	血管拡張薬

せるため肺血流量が増え、循環系の安定が破綻し循環虚脱に陥る。このため肺血流増加型の先天性心疾患では酸素濃度は低めに設定する必要がある。チアノーゼがあるとすぐに酸素を与えたいものであるが、酸素を与えることによりこの微妙なバランスが崩れてしまい、それが命取りとなってしまうこともある。口唇口蓋裂の患児はその外表奇形のため1日も早い手術を望んでいるが、患児の血行動態いかんでは肺血流量をコントロールさせた後、形成術を行った方が安全な場合[2]もある。このように患児が有する病態について形成外科医も十分把握したうえで、手術の優先順位を決定すべきである。

2. 気道確保について

最も重要なテーマである。通常マスク換気や気管挿管は容易であるが、顎裂の存在により喉頭展開をした際に喉頭鏡のブレードの一部が顎裂に落ち込み、視野を狭くする。そのために挿管操作を困難にさせる。口唇口蓋裂の挿管時に使うブレードはオクスフォードまたはロバートショウ型のブレードを使用する。特に問題となるのは口唇口蓋裂に合併したTreacher Collins症候群、Pierre Robin症候群、Goldenhar症候群である。この3つの症候群は挿管困難を呈するものとしてよく知られているが、最も難しいのはTreacher Collins症候群[3]である。Pierre Robin症候群は乳児期を過ぎると下顎の成長とともに、挿管は容易になる[4]ともいわれている（注：挿管困難に変わりはない）。これに対してGoldenhar症候群は2つの症候群に比べるとマスク換気も挿管も比較的容易[5]である。3つの症候群に共通していることは小顎症であること、口腔鼻腔のスペースが狭いことなどである。気道の評価として術前に頭・頸部の側面のX線写真を撮り、鼻咽腔にスペースがあるか、口腔軸(OA)、咽頭軸(PA)、喉頭軸(LA)の位置関係はどうかなどを知ることにより、挿管困難の予想がつく。図1はGoldenhar症候群であるがOAとLAが鋭角に交差している。挿管できるのはOAとLAが平行になったときである。通常の気管挿管はsniffing positionをとるが、挿管困難の場合は肩枕を入れ、かなり頸部を伸展させる必要[5]がある。

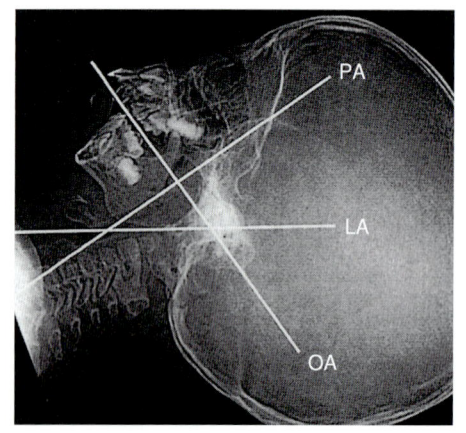

図1 ■ Goldenhar症候群
OAとLAが鋭角に交差している。
OA：口腔軸、LA：喉頭軸、PA：咽頭軸
(木内恵子, 宮本善一, 井口直也：挿管困難症に伴う周術期管理；喉頭気管支ファイバー用麻酔マスクを用いた挿管. LISA 9：388-392, 2002より引用)

3. 急性上気道炎との鑑別

口唇口蓋裂の患児は鼻腔と口腔が交通しているために常に鼻漏や喘鳴が聴かれ、急性上気道炎との鑑別が難しい。一般的に2週間以内の上気道感染の既往があるならば手術

は延期するのが望ましいとされる。上気道炎を有している場合に問題となることは、①気道過敏性が亢進していて、挿管時や抜管時に喉頭痙攣や気管支痙攣を起こしやすい、②炎症による気道粘膜の浮腫や内皮細胞の破壊による術中酸素化能の障害が起こりやすい、③術後の無気肺などの呼吸器系合併症の発生率が高ま

表 2 ■乳幼児風邪スコア因子

1. 鼻閉・鼻汁・くしゃみ
2. 咽頭発赤・扁桃腫脹
3. 咳・喀痰・嗄声
4. 呼吸音異常
5. 発熱(乳児 38.0℃、幼児 37.5℃以上)
6. 食思不振・嘔吐・下痢
7. 胸部Ｘ線写真異常
8. 白血球増加(乳児 12,000/mm^3、幼児 10,000/mm^{3}以上)
9. 風邪の既往(入院 2 週間以内)
10. 年齢因子(生後 6ヵ月以内)

各項目 1 点とし、合計点を以下のように評価する。
0〜2 点：健常群、3〜4 点：境界群、5 点以上：危険群
(水嶋章朗，里吉光子：かぜスコアによる乳幼児かぜ症候群の評価. 臨床麻酔 13：28-34, 1989 より引用)

る[6]、などである。しかしながら外表奇形をもつ親はできるだけ早い手術を望んでおり、明らかな風邪症状がみられない場合は手術当日の所見で決める。いずれにせよ術前 2 週間以内の上気道感染の既往がある場合は手術を延期した方が望ましいが、やむを得ず行う場合は上記の問題点を念頭に入れておかねばならない。参考までに乳幼児風邪スコア因子(**表 2**)を挙げておく。

2．術中管理

気道管理に尽きる。術者と気道を共有するため細心の注意を払う。開口器をかける際には、チューブを圧迫し換気しにくくなったり、チューブを深く押し込む傾向があるので注意する。また頸部を伸展する後屈位にするためチューブの位置が浅くなることにも注意する。また胃や気道内への血液流入を防ぐために後咽頭部に使用するガーゼパックによりチューブの圧迫がないかも注意する。術中の事故抜管を起こさぬよう注意するのは当然であるが、さらにバッグによる用手換気・胸壁聴診器による呼吸音の確認・呼気終末二酸化炭素波形などで気道管理が適切に行われているか確認[7]する。

3．術後管理

後咽頭部のガーゼ除去後、口腔内の血液、唾液などを吸引した後、十分な自発呼吸を確認し抜管する。

② 局所麻酔

近年、新生児や乳児でも術後の鎮痛はその後の情緒反応や行動様式に影響を及ぼすことが判明し、術後鎮痛の必要性がいわれている。当院では全身麻酔下に局所麻酔を併用している。これは、①preemptive analgesia(先取り鎮痛)が得られること、②全身麻酔薬や筋弛緩薬の減量が可能なため術後の覚醒が早いこと、③術後の疼痛緩和に利用でき

ること、など多くの利点[8]があるためである。小児形成外科領域における術後の鎮痛を目的とした局所麻酔法について述べる。

〔準備するもの〕
・鈍針[都立清瀬小児病院ではBeckton Dickinson社のAxillary Block Needle(25 G)]を使用
・局所麻酔薬(0.2％ロピバカイン)

1．腕神経叢ブロック

①斜角筋法、②傍斜角筋法、③腋窩法、があるが、比較的安全に施行できる腋窩法[8]について述べる。

患児は仰臥位で頭を反対側に向け、上腕を90°外転させ、肘を曲げ、前腕をタオルなどで高くする(図2-a)。局所麻酔薬の入った注射器に延長チューブと25Gの鈍針をつけ、助手にその注射器を持たせ、左手で腋窩動脈の拍動を触れながら、その拍動に向かって針を刺す(図2-b)。鈍針のため皮膚を貫くときにプッチという感触を感じ、さらにゆっくりと進めていくとまたプッチという感触が得られる。これは神経鞘を貫いたときの音であり、ここで助手に局所麻酔薬(0.5 ml/kg)をゆっくり注入してもらう(図2-c)。

a．体位および消毒部位。

b．左手で腋窩動脈の拍動を触知。

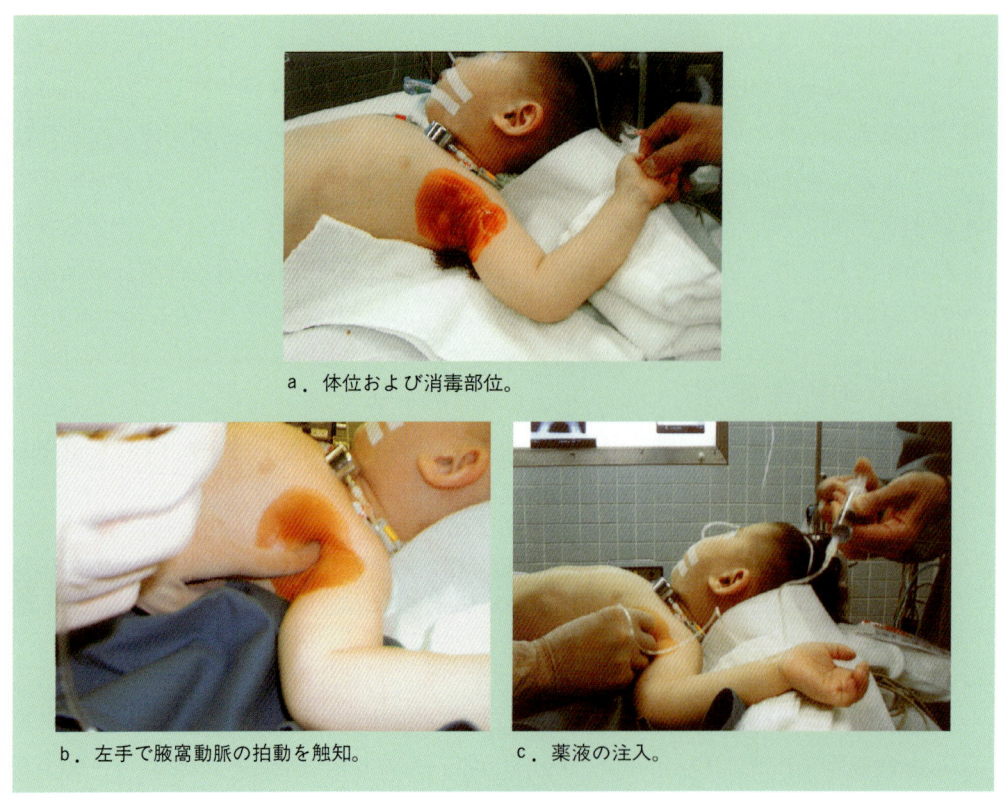

c．薬液の注入。

図 2 ■左腋窩法の実際

2．傍臍ブロック[7]

　臍部の手術(臍ヘルニア修復術・臍形成術など)に適応である。臍を通る水平線上で臍の外側2cmを穿刺点とする。刺入部の皮膚をつまみ上げ、皮下まで穿刺する。それからゆっくりと針を進めてプチという感触が得られたら左右それぞれ局所麻酔薬2mlを注入する。

3．仙骨ブロック[7,8]

　下肢・会陰部の手術に適応である。

　全身麻酔導入後、左側臥位にし、左右の後上腸骨棘を結んだ線を底辺とする逆三角形の頂点に位置する仙骨裂孔部を同定する。両仙骨角を結ぶ線よりやや頭側に45°の角度で穿刺する。仙尾靭帯を貫くときのプツンという感触が得られたならば、局所麻酔薬(0.5ml/kg)を注入する。

　都立清瀬小児病院では全身麻酔下に局所麻酔を併用しているが、腋窩神経ブロックと傍臍ブロックは手技も簡単であり、形成外科医としてぜひ覚えて頂きたい手技でもある。

（大脇　明）

●文献

1) 金子武彦，大脇　明：高肺血流量を伴う先天性心疾患の心肺蘇生；換気をどのように管理するか．蘇生 18：128-131，1999．
2) 片山哲司，竹村　博：先天性心疾患を伴った小児の麻酔管理．LiSA 5：76-79，1998．
3) 竹村　博，細山田明義：麻酔管理における気道確保上の問題点．LiSA 5：70-73，1998．
4) 鈴木美佐子：挿管困難症．小児麻酔の基礎と臨床，第1版，藤原孝憲，川島康男(編)，pp 326-332，真興交易，東京，1986．
5) 木内恵子，宮本善一，井口直也：挿管困難症に伴う周術期管理；喉頭気管支ファイバー用麻酔マスクを用いた挿管．LiSA 9：388-392，2002．
6) 遠井健司，安本和正：上気道感染症の既往のある場合の麻酔管理．LiSA 5：74-75，1998．
7) 宮本善一：小児の局所麻酔と術後鎮痛．周産期麻酔マニュアル，第1版，木内恵子，北村征治(編)，pp 235-245，真興交易，東京，2003．
8) 鈴木玄一，半澤浩一，河内　泰：疼痛に対する各種治療；小児局所麻酔．整形外科 51：941-945，2000．

II 皮膚表面外科

　皮膚表面の小病変を修正したり、手術結果の質の改善をはかる目的で皮膚科的処置が行われる場合がある。本稿では小児において比較的よく行われる皮膚表面外科に関して紹介する。

1 腋臭症

　思春期は人生において最も代謝が活発になる時期であるため、アポクリン腺よりの分泌も盛んに行われる。また、クラブ活動への参加など運動を行う機会も多い。さらに、精神的にも多感な時期であるので実際にはそれほどの悪臭を発散していなくても、治療を希望する場合が多くみられる。ニオイ恐怖症の場合も少なくないため治療の適応に関しては慎重になる必要はあるが、実際に治療を行うにあたっては、その程度に応じ以下に紹介する方法が主として用いられている。

1．レーザー治療

　ALEXレーザーを用いて治療を行う。黒色色素に吸収されやすい波長を有するレーザー光を照射し、毛根の周辺に存在する汗腺の作用を抑制する。毛周期に応じて3ヵ月に1回・計3回程度照射を行う。完全なる脱毛は行われないが毛幅は細くなる。治療効果の持続は2～3年であり永続的ではない点が問題ではあるが、手術と異なり瘢痕収縮の可能性がほとんどないこと、疼痛も少なく無麻酔でも十分行えることが小児にとっては大きな利点である。

2．手術

　一部の患児においては夏季・運動時に発汗および悪臭が著しく、汗をかくと下着がびっしょりと黄色に変色するような場合もある。このような場合においては汗腺の機能が過度に亢進しているため、レーザーによる治療では顕著な改善を得ることは難しい。手術により、病因となっている組織(毛根および分泌腺)を切除することが必要である。患児の治療意欲が高い場合には、小学校高学年程度より局所麻酔による手術を行うことが可能であるが、全身麻酔下に手術を行うことも多い。腋下に1本の切開創を作成し、この切開創より皮膚および皮下脂肪組織を反転させて剪刀にて毛根および腺組織の切除を行う。手術を行う前にヨードでんぷん反応を利用して汗腺が多く存在する部位を同定しておけば、確実に病変部の汗腺を除去することができる(図3)。広く行われている手術では

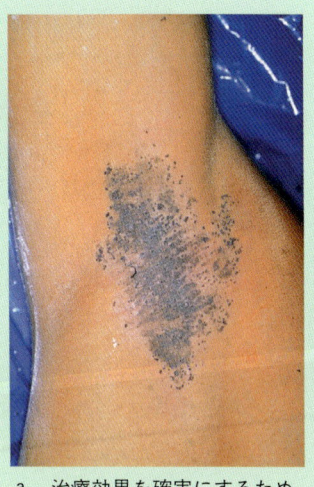

a．治療効果を確実にするため、ヨードでんぷん反応にて汗腺の局在を明確にする。

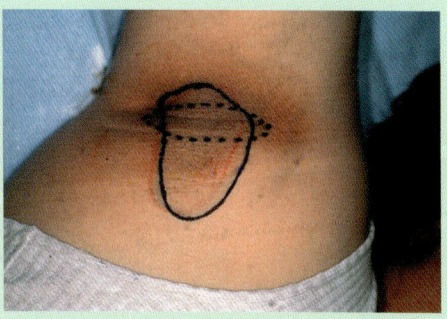

b．ヨードでんぷん反応で陽性変化のあった場所の汗腺を確実に除去する（点線内は皮膚を含めて切除する）。

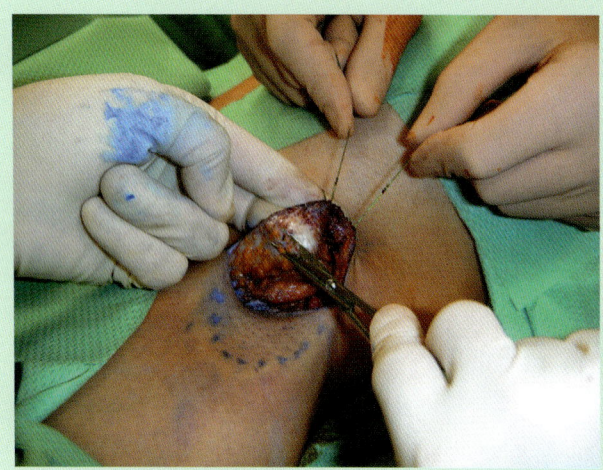

c．手術。皮下に存在する汗腺および毛根を切除しているところ。

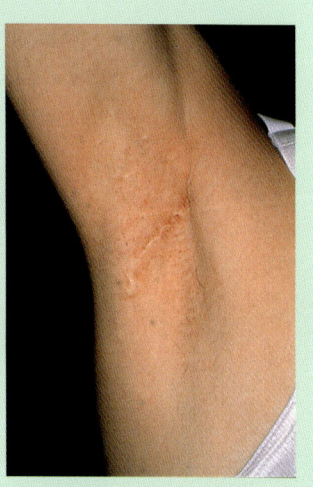

d．術後6ヵ月における所見。腋臭は完全に除去された。

図3 腋臭症の症例

あるが、毛根を過度に切除して皮膚を薄くすると皮膚が壊死に陥り拘縮を起こし、切除量が少なければ改善がみられないため、手技には熟練が要求される。切開創を小さくするために、内視鏡のガイド下に鋭匙などにより汗腺を取り除く方法も行われている。

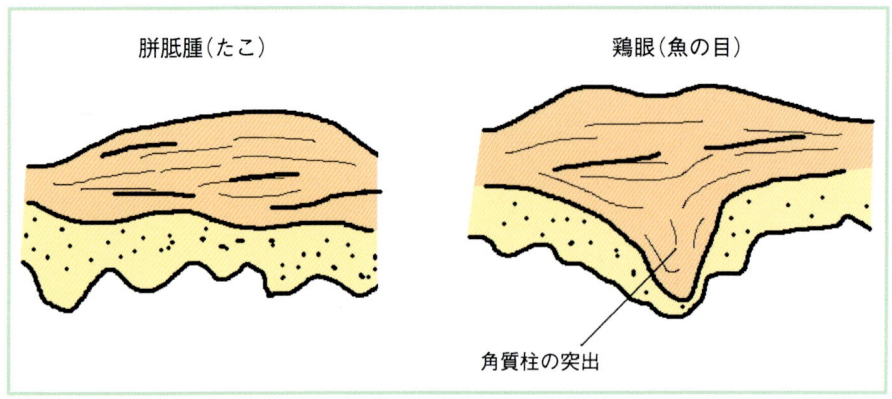

図 4 ■ 鶏眼と胼胝腫

魚の目（鶏眼）は表面は平坦であるが内方（真皮側）尖状を呈した角質肥厚である。これに対し、たこ（胼胝腫）は真皮内への尖出がないタイプの角質肥厚であり、鶏眼ほどは疼痛は問題にならないことが多い。

② いぼ・魚の目・たこ

皮膚に生じる"できもの"として同列に扱われることの多い疾患であるが、成因および治療方法はまったく異なっている。

1. 魚の目・たこ（図4）

長期にわたり外力が皮膚に作用すると、皮膚に角質の限局性増殖が生じる。その形状により、①魚の目（鶏眼）、②たこ（胼胝腫）、に分けられる。

魚の目（鶏眼）は表面は平坦であるが内方（真皮側）尖状を呈した角質肥厚である。歩行に伴って足底に食い込み疼痛を呈する。軽度な場合にはフェルトパッドなどによる減圧が有効であるが、重症例では手術が必要である。角質柱を切除し、周辺の角質についても負荷が集中しないように削る。CO_2レーザーを用いて手術を行うと、出血量を少量に制御することができる。土踏まずに足底板を使用し足底にかかる圧力を減弱させるのも効果的である。

たこ（胼胝腫）は真皮内への尖出がないタイプの角質肥厚であり、魚の目ほど疼痛は問題にならないことが多い。スピール膏M®を貼付して角質を白く軟潤させた後、切除を行う。

2. いぼ

一般的に"いぼ"とは皮膚表面に生じた小突起状の腫瘍と認識されている。しかし医学的には"疣贅"であり、ヒト乳頭腫ウイルスの感染に起因する皮膚病変である。尋常性疣贅・青年性扁平疣贅・尖圭コンジローマが含まれる。液体窒素療法・5-FU塗布・電

気焼灼療法などが治療に用いられる。しかし液体窒素療法・5-FU塗布治療は深部の組織を取り残しやすく、再発の原因となりうるのでなるべく避けた方がよい。確実な治療効果を期待しうるのは電気焼灼やレーザー治療法である。バイポーラコアグレーターにより病変部を確実に焼灼しつつ全切除を行い、一旦開放創とする。然る後イソジン® の塗布などにより上皮化させると好結果が得られる。ヨクイニンエキス錠の内服も時として効果がある。

3．みずいぼ・伝染性軟属腫

ウイルスによる感染により起こる皮膚疾患で、赤色の小丘疹が皮膚に発生する（図5）。小児の体幹や陰部に好発し、大きくなると白色粥状物を排出する場合もある。放置すると周辺に拡大する傾向があるので早期に治療を行う必要がある。ピンセットで病変の基部をつまみ内容物を圧出し、イソジン® を塗布する。

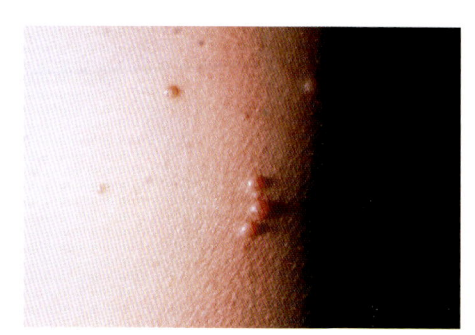

図 5 みずいぼ

4．黒子

一般に黒子とは黒色もしくは褐色の小色素性病変と認識されているが、これを治療する面からみた場合、隆起性か平坦か、色の本質的原因になっている色素性細胞が皮膚のどの深さに存在するかなどにより、治療方法やその反応はさまざまである。手術による切除・レーザーによる母斑細胞の破壊などが行われる。

● MEMO

③ 脂腺母斑

小児の頭部によくみられる淡紅色の母斑であり、胎生期に毛複合体(毛包・脂腺・アポクリン腺・立毛筋)に突然変異が生じた結果発生する。悪性変化する場合もあるので、切除することが望ましい(図6)。

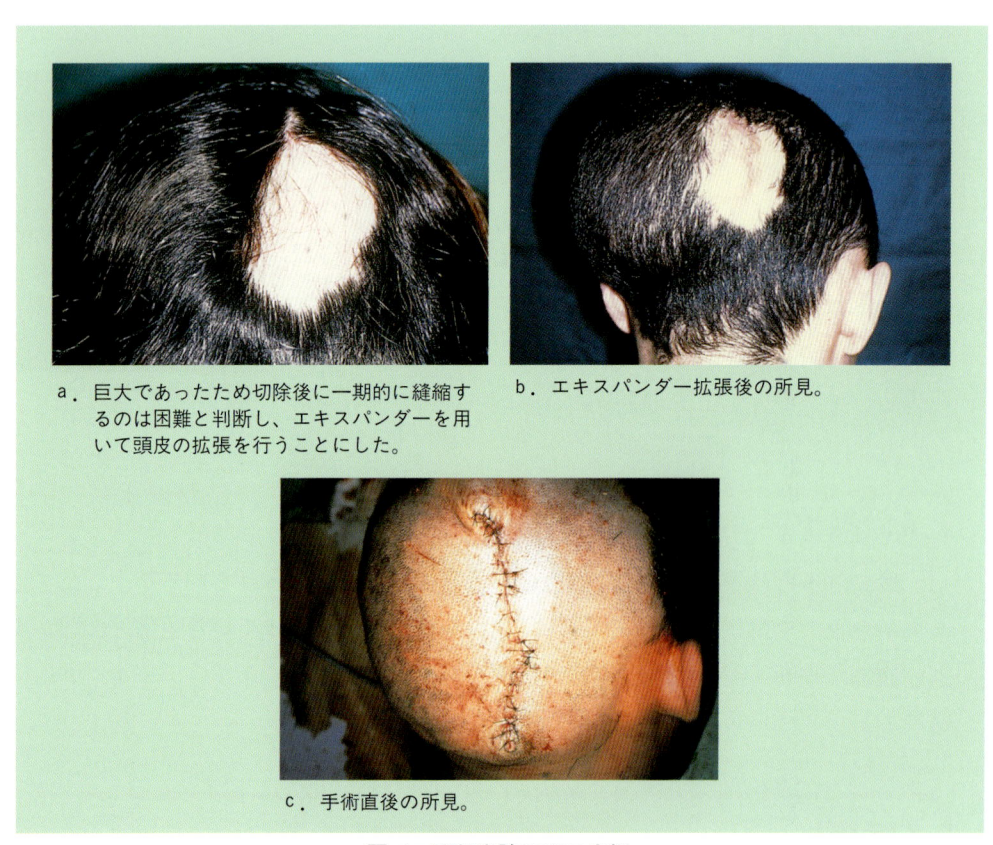

a．巨大であったため切除後に一期的に縫縮するのは困難と判断し、エキスパンダーを用いて頭皮の拡張を行うことにした。

b．エキスパンダー拡張後の所見。

c．手術直後の所見。

図 6 ■ 頭部脂腺母斑の症例

④ 外傷性刺青(図7、8)

小児においてはその活動パターンが成人と異なるため、特徴的な皮膚表面病変を呈することもある。例えば級友と喧嘩して鉛筆を刺されたり、自転車で遊んでいて転んだ結果、道路表面の異物が皮膚に遺留して黒や青の点が皮膚に残るようなことがある。こうしたケースにおいては、鉛筆の芯や異物が自然排出されても色が残り、外傷受傷時の心理的トラウマと相俟って患児の悩みになっていることが多い。

図 7 ■ 外傷性刺青の例

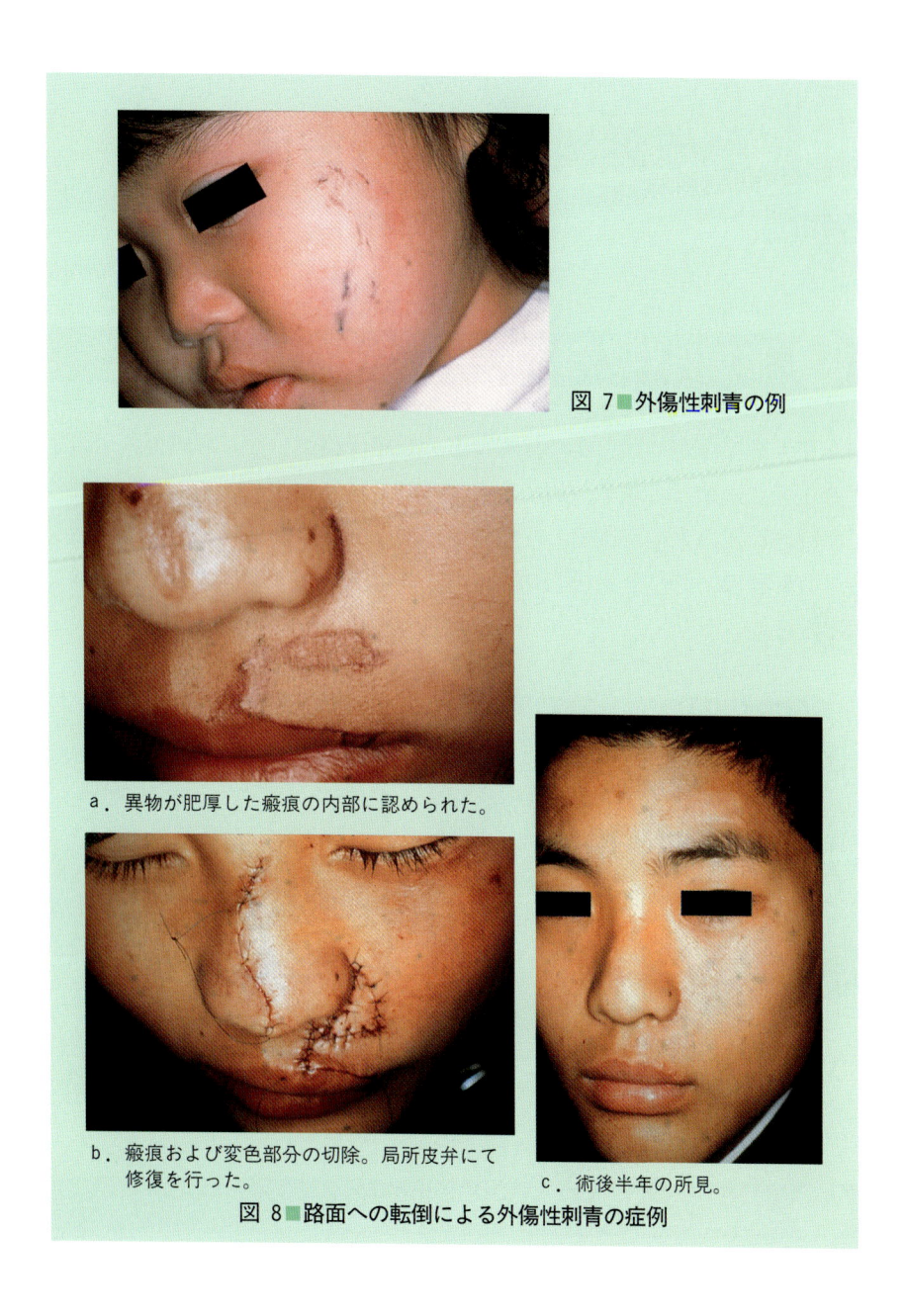

a．異物が肥厚した瘢痕の内部に認められた。

b．瘢痕および変色部分の切除。局所皮弁にて修復を行った。

c．術後半年の所見。

図 8 ■ 路面への転倒による外傷性刺青の症例

　こうした皮下の異物残存による色素沈着を取り除く方法としては、皮膚切除形成術のほか、レーザー照射や皮膚切削術により皮膚表層を取り除いた後、手術用顕微鏡下に異物を除去する方法が行われている。

（永竿智久）

III 形成外科的皮膚縫合法

1 形成外科の基本的手術器械(図9)

　細かな手術操作ができ、かつ挫滅などの組織侵襲が少ない形成外科用の手術器械を利用する。メス、鋏刀、鉗子、鑷子などは一般外科用に比べ、小型で先が細く作られている。単鋭鉤などの先端が極細の皮膚鉤は、皮下剥離や縫合時に組織の挫滅を最小限にできる。持針器は、針付き糸(図10)を利用しての器械結びによる縫合・結紮に適するものを利用する。

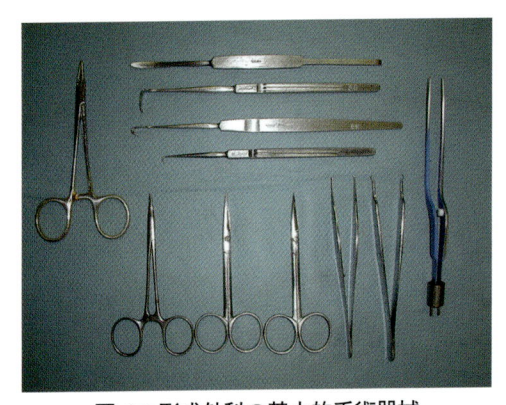

図 9 ■ 形成外科の基本的手術器械

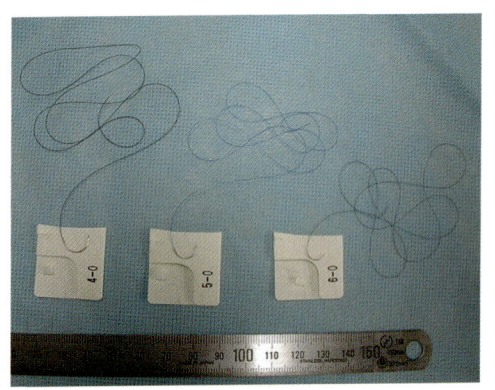

図 10 ■ 針付き縫合糸

2 皮膚の切開・縫合法

1．デザインと皮膚切開線

　予めピオクタニンなどで、皮膚切開、皮膚切除、皮弁形成などのデザインをマーキングしてから皮膚の切開を行う。形成外科では、内部臓器を目的とする場合のように術野の展開に適する切開というだけでなく、術後の瘢痕ができるだけ目立たないような切開線の工夫をしている。①皮膚の皺に一致した"皺線"、②皮膚内緊張を緩めた状態で皮膚にかかる緊張方向であり、基本的には筋走行と直角にできる"弛緩線"、③鼻や口唇周囲、髪の生え際など体表各部位の境目である"輪郭線"、などを参考にして決定する(図11)。

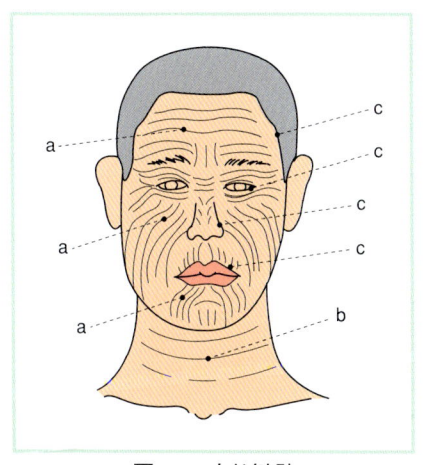

図 11 ■ 自然皺襞
a：皺線、b：弛緩線、c：輪郭線

2．エピネフリン入り局麻剤や希釈エピネフリン生食水の局注

　形成外科の主な手術対象である顔面は血行が豊富で細かな出血が多く、また表層の細かな手術操作は出血により難しくなる。そこで、主に真皮下血管網の止血を目的として、エピネフリン入り局麻剤や 20～30 万倍程度に生理食塩水で希釈したエピネフリン溶液を、皮膚切開前に局注する。血管収縮により局麻剤の吸収を遅くし、局麻剤の有効時間を延長する効果もある。局注後に効果発現までしばらく待ってから切開を行うと、表層の出血はかなり抑えられ手術は行いやすくなる。

3．使用メスの種類(図 12)と把持法

　通常は顔面などの細かな手術操作に適した小円刃(15 番)や小尖刃(11 番)を用いる。口腔内では鎌状刃(12 番)を用いることもある。比較的広範な手術では円刃(10 番)を用いる。メスの把持法は、小円刃や小尖刃での細かな切開操作が多い形成外科では、ペンホ

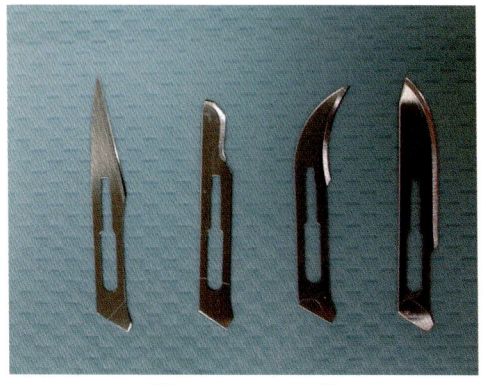

図 12 ■ メスの種類
左から小尖刃(11 番)、小円刃(15 番)、鎌状刃(12 番)、円刃(10 番)

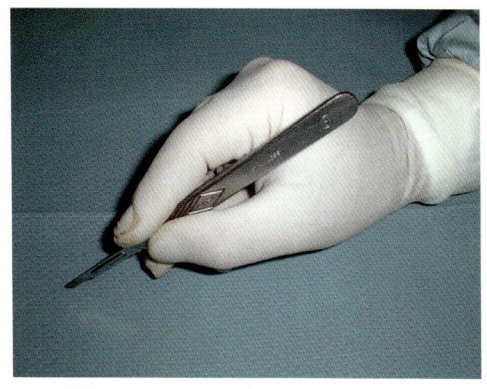

図 13 ■ ペンホルダー式のメス把持法

ルダー式の持ち方をする場合が多い(図13)。

4．止血

　顔面では盲目的な止血操作は顔面神経損傷を招く恐れがあり、先の細いモスキート鉗子などで出血点を確実に掴んで結紮処理をする。また小出血点では先端が細いバイポーラを用いて、電気凝固により止血する。

5．皮下剥離

　縫合に際しての創縁の減張効果と、真皮縫合で創面を密着させ、やや隆起した状態をつくりやすくする目的で行う。創縁を単鋭鈎などで持ち上げ、環指(中指)の指腹を皮膚面に当てて、皮下剥離層の厚さを指腹で触知して確かめながら行う(図14)。

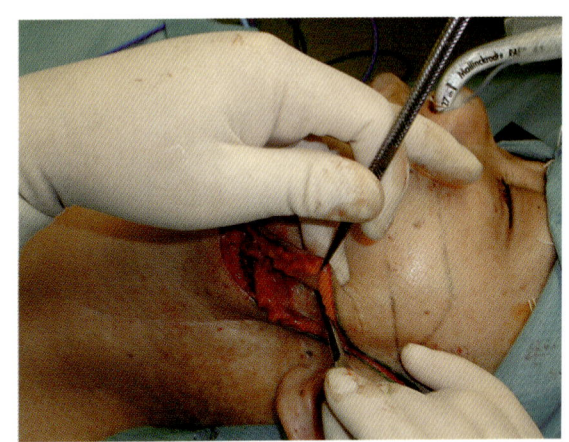

図 14 ■皮下剥離法
創縁を単鋭鈎などで持ち上げ、環指(中指)の指腹を皮膚面に当てて、皮下剥離層の厚さを指腹で確かめながら行う。

6．縫合の基本的な考え方

　Halstedの提唱した、①丁寧に止血、②死腔をなくす、③各層別々に縫う、④できるだけ細い糸を使う、⑤1本の太い糸より2本の細い糸を使う、という基本に加えて、①創縁にかかる張力を少なくする、②縫合糸は弱く結ぶ、③刺激の少ない糸を用いる、④術後の浮腫を少なくする、⑤早く抜糸する、といった点が重要である。

7．縫合材料と結紮法

　形成外科では縫合糸として、組織反応の少ないナイロン、ポリエステルなどの合成糸を用いることが多い。口腔内、外陰部などでは合成吸収糸(Vicryl®、Dexon®、PDS®など)を用いる。結紮法は、針付き糸とウエブスター持針器などを用いた器械結びを行うことが多い。

8. 皮膚縫合法

　原則的には皮下縫合と真皮縫合にて、創縁にかかる緊張を十分に減張し、かつ創縁をピッタリと合わせ、皮膚縫合は表皮を合わせるだけの感覚で行う。真皮縫合法は、創縁において表層ではバイトを小さく、深部ではバイトを大きく取って、創縁自体をやや盛り上げる程度とするのがよい(図15)。

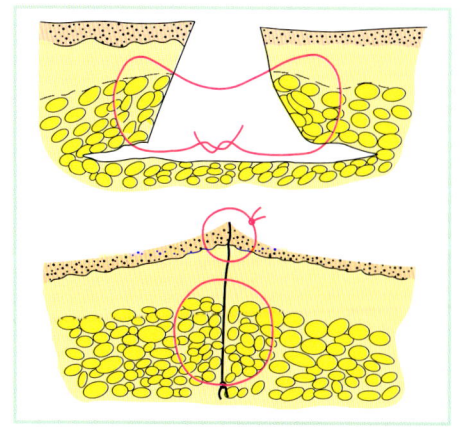

図 15 皮膚縫合法
真皮縫合法は、創縁において表層ではバイトを小さく、深部ではバイトを大きく取って、創縁自体をやや盛り上げる。

9. サージカルテープによる創閉鎖

　救急外来での外傷処理などで、泣き叫ぶ小児の局麻下の縫合操作は極めて難しく、かつ危険である。このような場合で創が浅いときは、Steri-strip® などの滅菌サージカルテープにて創閉鎖をはかる(図16)。この際、皮脂や汗などでテープが剝がれやすいため、安息香酸チンキなどを創周囲に貼付した後にテープを貼付すると剝がれ難く強固な固定ができる。

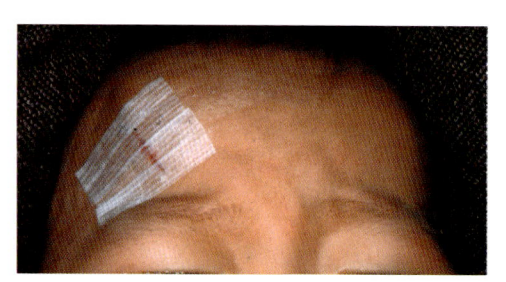

図 16 滅菌サージカルテープによる創閉鎖

10. 皮膚表面接着剤や半透過性フィルムを用いた創閉鎖

　皮下縫合や真皮縫合を行ったあとでの皮膚縫合の代わりに、最近開発されたシアノアクリレート系皮膚表面接着剤(ダーマボンド®)や半透過性フィルム(パーミエイド®など)を利用して創閉鎖を行う方法もある(図17)。本法では抜糸が不要で術後の処置を簡略化できる。小児においては皮膚縫合後の頻回な創処置や抜糸は、患児に対して大きな精神的な苦痛や疼痛を与え、また号泣して暴れるなど患児自身の協力も得られにくく、時に創の離開をきたすこともある。そこで、小児においては本法が適する場合が多い。また、ギプスにより長期間被覆される創においては、本法では抜糸が不要なことから、術後適切な時期に抜糸ができないために残る皮膚縫合糸の瘢痕を防止することができる。

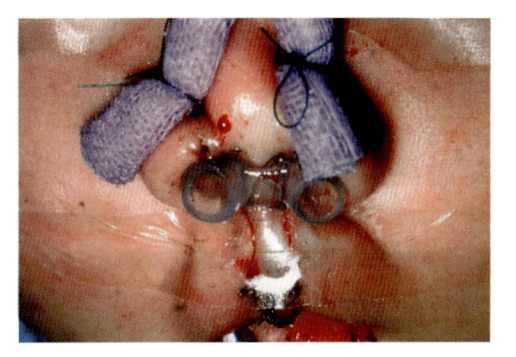

図 17 ■ 半透過性フィルムによる創閉鎖
両側口唇裂の口唇形成術における使用例。真皮縫合を行った後、皮膚縫合の代わりに半透過性フィルムを利用して創の閉鎖と被覆を行う。抜糸などの術後創処置を簡略化でき、創の観察も容易である。

11. ドレーン

　開放型のシリコンペンローズ、フィルムドレーンや閉鎖型のサクションドレーンを利用する。顔面の小手術などで術後の滲出液や出血があまり多量でないときは、点滴用の血管留置針外套をドレーンとして用いるとドレーン刺入部に瘢痕を残さない（図 18）。

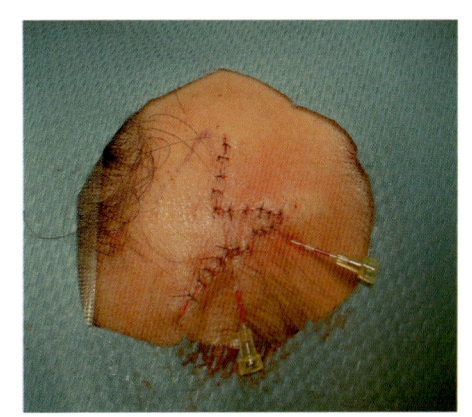

図 18 ■ 点滴用の血管留置針外套を利用したドレーン
ドレーン刺入部に瘢痕が残らない。

12. 創の被覆と圧迫固定（pressure dressing）

　術直後の dressing の一般的な目的は、創の安静保護、術後漏出する血液・滲出液の吸収、創を遮蔽することでの患者への安心感、などである。形成外科においてはこれらに追加して、適度の圧迫を加えることによる止血や浮腫の軽減と死腔の閉鎖、枕縫合の圧迫により形を整える、などの目的があり重要である。皮弁形成では血管茎などの圧迫を回避すべき部位もあり、dressing は術者自らが行っている。

　創の被覆法については、近年湿潤環境の中で創の治癒が促進するといわれており、半透過性フィルムやハイドロコロイドなどの創傷被覆剤を利用する場合もある。

③ 術後処置

1. 包帯交換（dressing change）

　手術室においてしっかりとした圧迫固定を行っているので、多くの場合は数日間その

ままで包帯交換は行わない。但し皮弁血行の確認が必要になる場合や、開放性ドレーンを入れていて滲出が多い場合は術後1～2日目で行うこともある。

2．抜糸の時期

縫合糸瘢痕を残さないように、顔面では4日目に行う。体幹・四肢は7日目前後であるが、足では瘢痕が目立たず創癒合も悪い場合が多いので10日目前後で行っている。

3．抜糸後のテープ固定

創の減張・安静による肥厚性瘢痕の予防と、遮光による術後色素沈着の防止を目的として、抜糸直後より創のテープ固定を行う。患者にも指導して、原則的には3ヵ月間の減張圧迫固定を行う。

4 マイクロサージャリー

形成外科におけるマイクロサージャリーとは、手術用顕微鏡やルーペを用いて行う手術である。器具としては、マイクロサージャリー用の鑷子、鋏刀、持針器、血管クリップなどの手術器械と8-0から11-0の針付きナイロン糸を用いている(図19)。形成外科のマイクロサージャリーの対象としては、血管口径0.5～3 mmの微小血管吻合を利用した遊離皮弁移植術や切断指再接着術、四肢や顔面神経の神経吻合術、

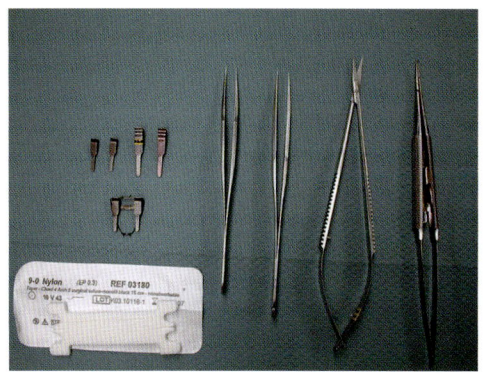

図19 マイクロサージャリー手術器械と9-0針付きナイロン糸

リンパ浮腫に対するリンパ管静脈吻合術、耳下腺管や涙道の再建術、四肢や腹腔内の血行再建術、その他に拡大した視野で行う小児先天異常の種々の手術などがある。

(田中一郎)

IV その他手術手技 (植皮、皮弁、ティシューエキスパンジョン)

1 植皮

　皮膚移植の方法として、植皮と皮弁がある。植皮には、恵皮の種類により、自家移植、同種移植、異種移植がある。同種移植は熱傷などで施行されることもあるが、いまだに永久に生着せず、移植後数週間以内で拒絶反応によって脱落する。本稿では、自家移植に限って述べる。

　植皮（skin graft）とは、身体のある部分から皮膚を完全に切り離し（遊離）て採取し、皮膚が欠損している部分に移植することである。植皮では、移植された植皮片に移植床より血管が侵入して血行が再開され生着する。植皮片に血行が再開されるまでは、通常3～5日を要するとされ、外力に対しても十分な癒合を得るまでに、2週間は必要とする。植皮片を提供する部位を恵皮部や採皮部、受け入れる部位を移植床や母床と称する。

1．植皮の種類、厚さによる分類

　植皮は厚さにより、皮膚全層（表皮と真皮全層）である全層植皮と皮膚の部分的な厚さである（表皮と真皮上層）分層植皮の2種類がある。

1．全層植皮

　皮膚付属器を含めた皮膚全層が移植片となる。植皮片が厚いほど、生着後の伸縮性がよく、外観（色素沈着も軽度で、質感も通常の皮膚に近い）も良好であり、整容的な目的に適する。しかし、後述の皮弁と異なり、皮下組織を多量に含めることはできない。恵皮部は全層植皮では、周囲を除いて上皮化は起こらないので、一般には直接縫合して閉鎖（縫縮）する。

2．分層植皮

　皮膚の部分的厚さが移植片となり、表皮と真皮上層を含むものである。さらに厚さにより、真皮の約3/4と毛囊や脂腺の一部を含む厚め、中間、真皮乳頭層までが含まれる薄めに分類される。分層植皮の採取には、ダーマトーム（フリーハンド、ドラム型、電動式）を用いる（図20）。薄いほど生着しやすいが、術後の収縮、色素沈着を起こしやすい特徴を有している。分層植皮の恵皮部では、真皮下層より表皮成分を含む皮膚付属器が残るため、下層より上皮化が起こる。分層が薄いほど、恵皮部に多くの表皮成分が残るた

a．ドラム型ダーマトーム

b．フリーハンドダーマトーム

c．電動式ダーマトーム

d．ドラム式ダーマトームによる大腿よりの分層植皮の採皮

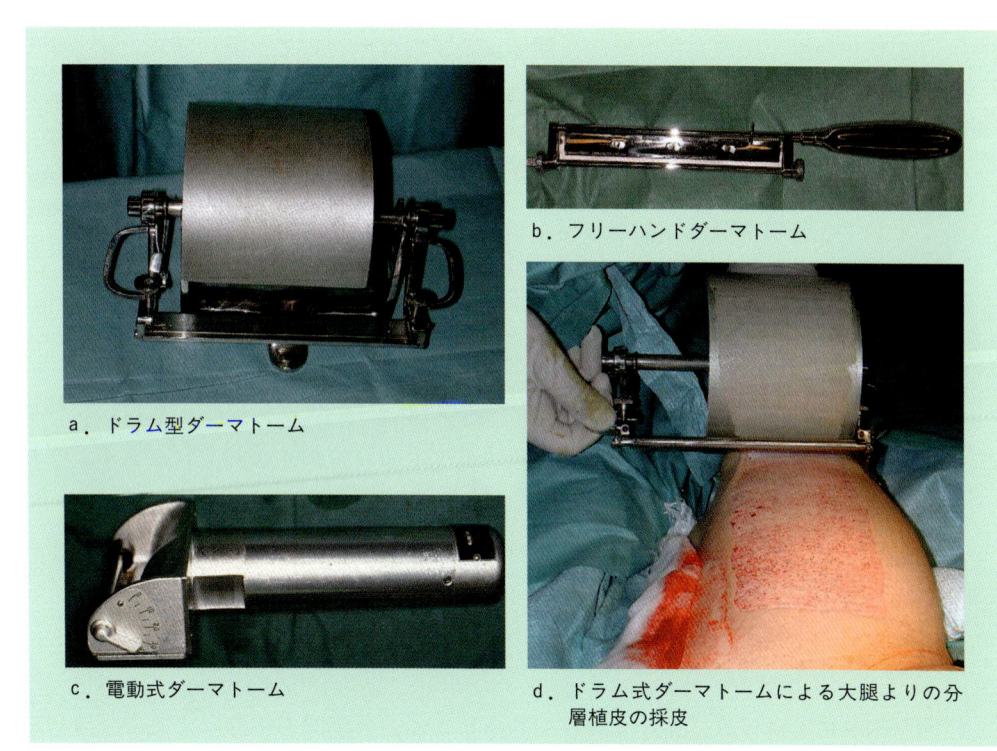

図 20 ■ ダーマトームと分層植皮の採皮

a．頭部よりフリーハンドダーマトームで採皮

b．メッシュ（網状）植皮とする

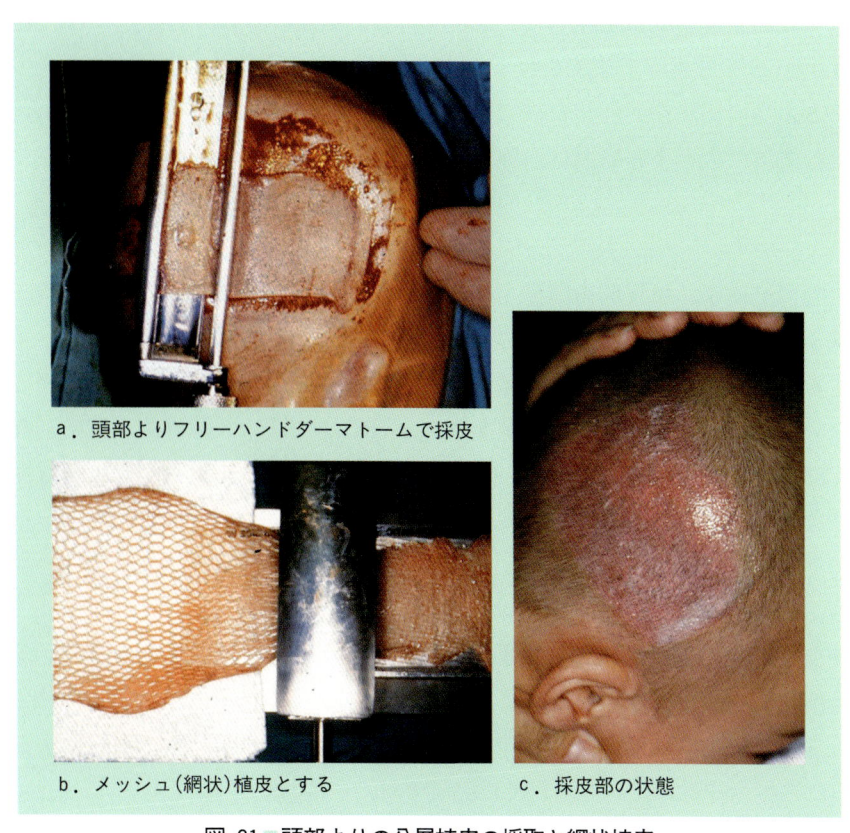

c．採皮部の状態

図 21 ■ 頭部よりの分層植皮の採取と網状植皮

各論1　Ⅳ・その他手術手技Ⅰ（植皮、皮弁、ティシューエキスパンジョン）

め、上皮化が早く瘢痕も少ない。分層植皮の特殊な形として、網状植皮と切り張り植皮（パッチグラフト）がある。網状植皮とは、採取した分層植皮片を特殊な器械にて網の目のように広げて移植する方法(図21)、パッチグラフトは薄い分層植皮片を、小片に分けて、隙間を空けて移植床に移植する方法であり、外観は劣るが、広範囲の創面を被覆することができ生着率が高いなどの利点がある。

2．生着過程

移植後2日間は血清浸透期といわれ血清滲出液が貯溜し、血漿成分で栄養される。3日目頃より、移植片と移植床の既存血管の間に直接吻合が起こり、4～7日目には移植片に新生血管が侵入する血行再開期となる。植皮片の血行は約2週間で安定する。ずれや感染、血腫を生じると植皮片は生着しない。

3．手術

1．移植床

肉芽創面においては、良好な肉芽であるときは十分創面を洗浄した後に分層植皮を行う。不良肉芽に対しては、切除して植皮を行うのがよい。熱傷創面では、出血がみられるまで表面より層状に切除して、植皮を行う。顔面の外科的切除創では、整容単位(aesthetic unit)を考慮して植皮を行う。関節では、植皮辺縁をジグザグにしたり、関節側面にくるように切除を追加した後に植皮することも必要になる。いずれの場合においても、植皮の失敗の最も多い原因は血腫であり、移植床の止血を十分に行う。

2．恵皮部

全層植皮では、恵皮部を縫縮するのが原則であり、瘢痕が目立たない縫縮可能な部位を選ぶ。顔面への全層植皮には、色調質感を考慮して耳前部、耳介後部、鎖骨部より採皮することが多く、手掌への移植には足底土踏まずから、他の部位では術後の創が隠れるため鼠径部より採皮することが多い。分層植皮には、大腿外側、背部、臀部、頭部が恵皮部となることが多いが、厚い分層植皮を採皮すると、治癒が遅れ肥厚性瘢痕化しやすくなる。

3．植皮片の固定

植皮片に非固着性ガーゼ、生理食塩水を浸した十分な量の綿花を当て、植皮片を縫合した糸を長く残し縛りつけるように圧迫するタイオーバー法(図22)を行う。固定を十分に行う場合には、さらに伸縮性絆創膏やギプス包帯にて固定し、安静とする。感染が考えられる場合を除いて、1週間後にタイオーバーを開けて観察する。

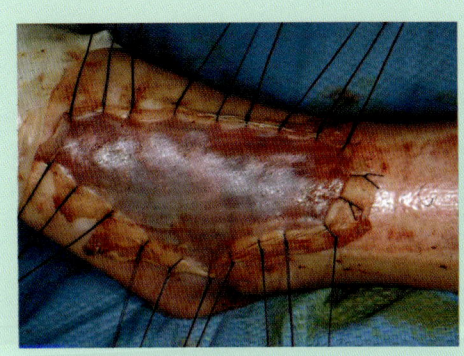

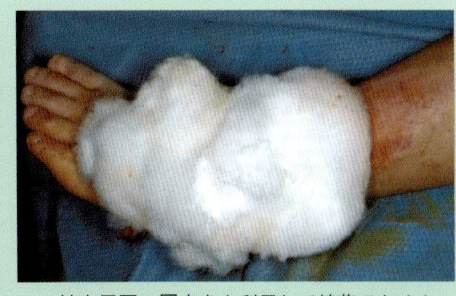

b．植皮周囲の固定糸を利用して綿花でタイオーバー固定

a．足背熱傷に分層植皮施行

図 22 ■ 植皮のタイオーバー

4．植皮創の処置

　抜糸後も、収縮の防止が必要であり、植皮生着後も圧迫固定が必要となる。植皮片は生着してしばらく経過すると、次第に収縮を起こしてくるため、数ヵ月程度は綿花、スポンジ、装具での圧迫や絆創膏固定を行う。植皮片は色素沈着しやすく、1年間は紫外線よりの遮光を行う。汗腺、皮脂腺の機能が減退するため、乾燥防止としてクリームの塗布を行う。

5．採皮創の処置、経過

　全層植皮の採皮部は、通常の縫合創と同様の処置を行う。分層植皮の採皮創には、上皮化まで創傷被覆剤を貼付すると疼痛が少ない。残った皮膚付属器や周辺皮膚より上皮化が起こり、2〜3週間で上皮化が完成する。上皮化後は、肥厚性瘢痕を予防するため、クリームの塗布やシリコンジェルシートの貼付を行う。

6．植皮皮膚の成長

　植皮片は移植床の環境に応じて成長するとされるが、小児の場合には、身体の成長に伴って植皮片が成長しないと機能障害、拘縮による変形が生じる。植皮片の成長の割合は平均すると全層植皮の方が分層植皮より大きい。そのほかに年齢、植皮部位、デザイン、体質、後療法の有無などで移植皮膚の成長率には著しい差があり、長期間の経過観察が必要である。

　症例　1歳児。熱傷後瘢痕拘縮（図23）

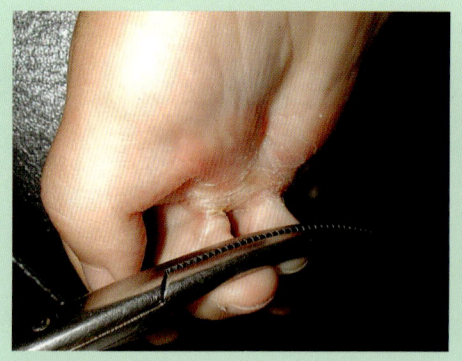

a．保存的に治療していたが、手指の瘢痕拘縮を生じた。

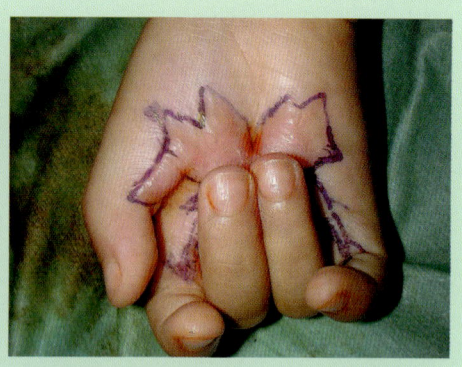

b．手掌、手指の瘢痕切除。

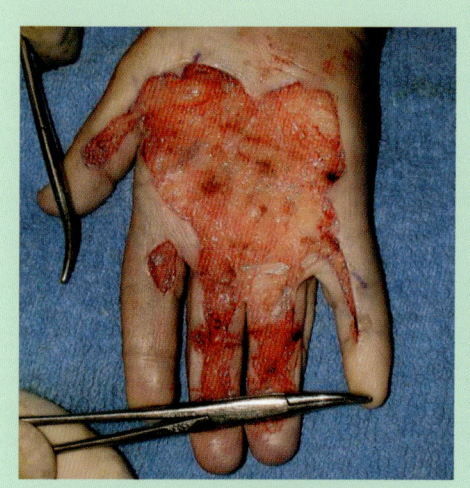

c．瘢痕切除による拘縮の解除。

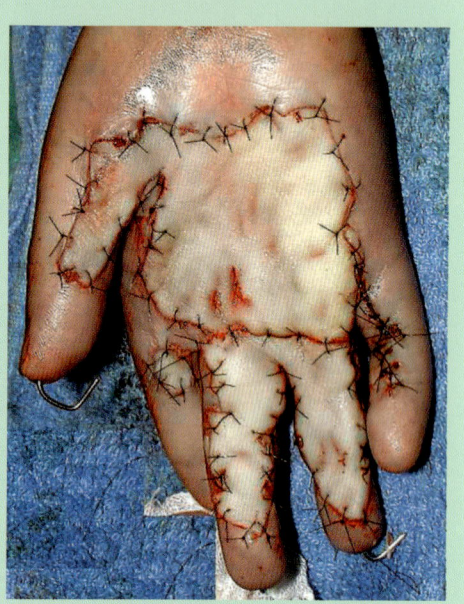

d．足底土踏まずより手掌、手指に全層植皮、小指にはZ形成術を施行。

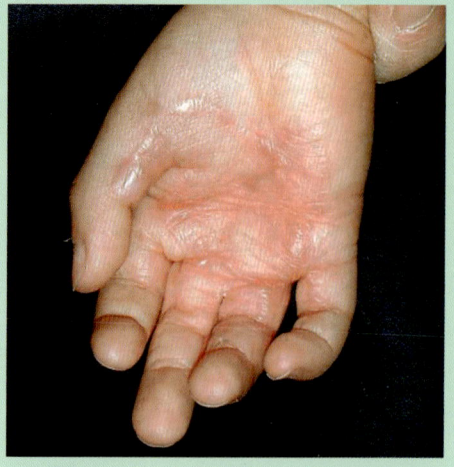

e．術後6ヵ月。拘縮は解除され色素沈着もみられない。

図 23 ■ 熱傷後瘢痕拘縮（1歳）

② 皮弁

　一般には皮弁(skin flap)は植皮に対応して用いられる用語であり、栄養する血管系を温存した皮膚、皮下組織の移植であり、周囲組織と連続した茎部(基部)よりの血行にのみ依存して生存しうる移植法である。Flap という語は血行を温存した状態での皮膚・皮下組織、脂肪筋膜、筋肉、骨などの組織移植法一般を含むものである。

　通常皮膚は、対となった動静脈系が各々独立した領域を栄養しているが、これらの領域間には吻合血管が存在する。皮弁を作成するとこの領域間の吻合血管に拡張が起こり、固有の領域から隣接した領域に連結し拡大され、皮弁全体を栄養するようになる。

1. 皮弁の種類

1. 皮弁内血行形態による分類(図24)

　a) axial pattern flap：特定のできる1本の動脈、静脈を含む皮弁で、この動静脈のみを茎(島状皮弁)とすることができる。皮弁の長軸方向にこの動静脈を含むことが多い。

　b) random pattern flap：皮弁の中心に大きな独立した動静脈をもたずに、皮弁基部の不特定の細い血管および連結した小さな動静脈網に血行を依存するもの。

2. 皮弁の移動法による分類

　a) 伸展皮弁(図25-a)：VY伸展皮弁(図25-b)
　b) 回転皮弁(図25-c)
　c) 転位皮弁(図26)

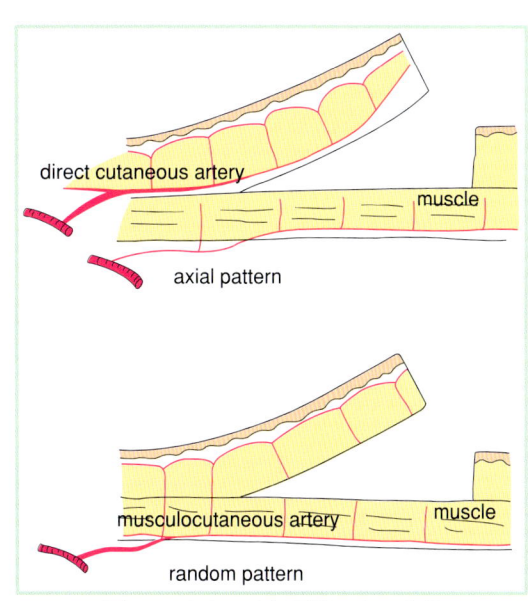

図 24 ■ 皮弁：血行形態による分類
axial pattern と random pattern

- Z形成術(図23-d)：2つの三角弁を置換することにより、2点間の距離を延長させる目的で行う。切開線がZ字形であるためにZ形成術といわれる。
- W形成術：W字形の切開を行い、縫縮するものであるが、直線状の瘢痕の向きを変えることにより瘢痕を目立たなくする目的で行う。

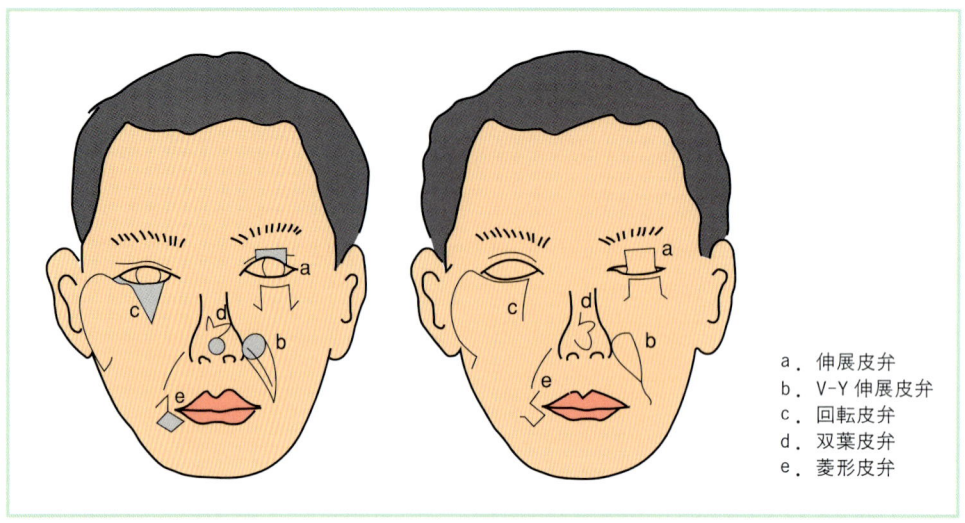

図 25 ■ 皮弁：移動法による分類

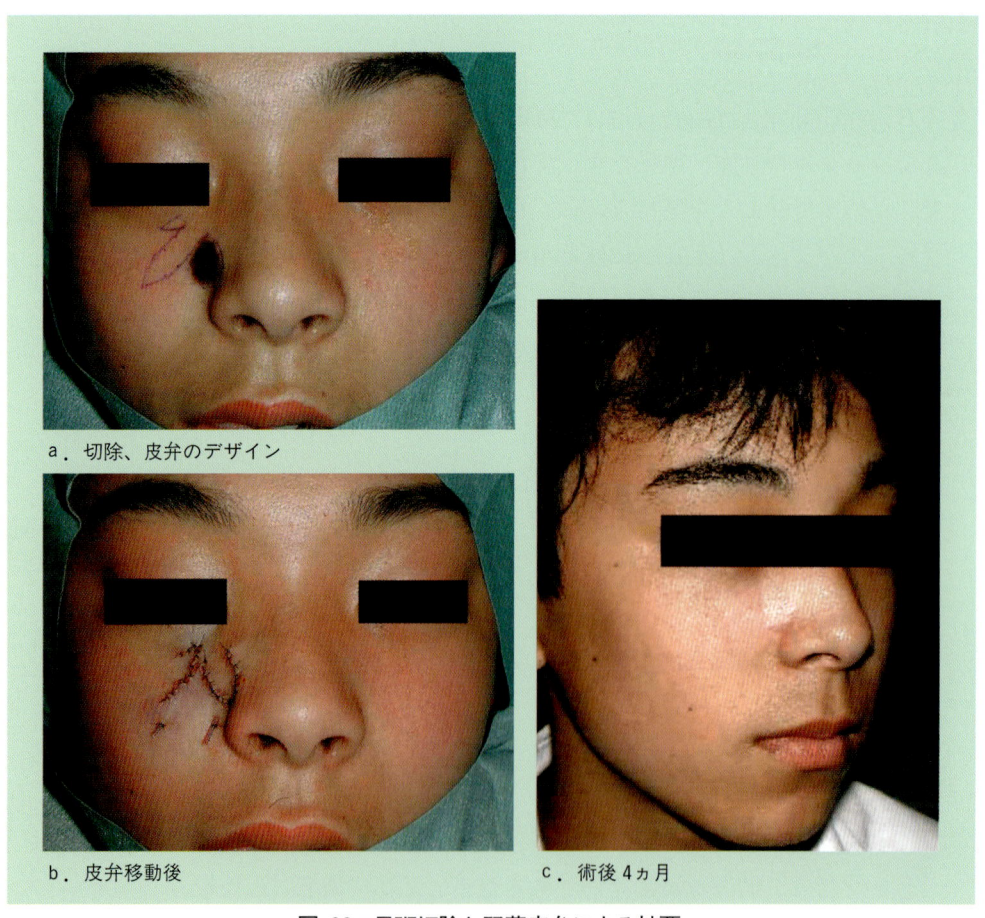

a．伸展皮弁
b．V-Y 伸展皮弁
c．回転皮弁
d．双葉皮弁
e．菱形皮弁

a．切除、皮弁のデザイン
b．皮弁移動後
c．術後 4 ヵ月

図 26 ■ 母斑切除と双葉皮弁による被覆

d）双葉皮弁（図 25-d）
e）菱形皮弁（図 25-e）

3. 皮弁茎部の様態による分類

a) 皮下茎皮弁：茎部に皮膚を含めないで、皮下脂肪筋膜組織としたもの。

b) 島状皮弁：茎部を血管束（神経を含むこともある）のみとしたもので、血管束の長さに応じて皮弁の移動、回転範囲の自由度が高いのが特徴である。

c) 有茎皮弁：上記の皮弁すべてを含む、茎部の連続性を保った通常の皮弁である。遊離皮弁に対する名称である。

d) 遊離皮弁：1対の動静脈あるいは特定できる1本の動脈、静脈で栄養されている皮弁を、この血管を一度切断し、マイクロサージェリーを応用し移植部の動静脈と吻合して血行を再開させる皮弁である。

4. 皮膚への血行形態による分類

a) 皮膚弁：皮下脂肪層で剝離挙上され、真皮、真皮下血管網から血行を受ける。

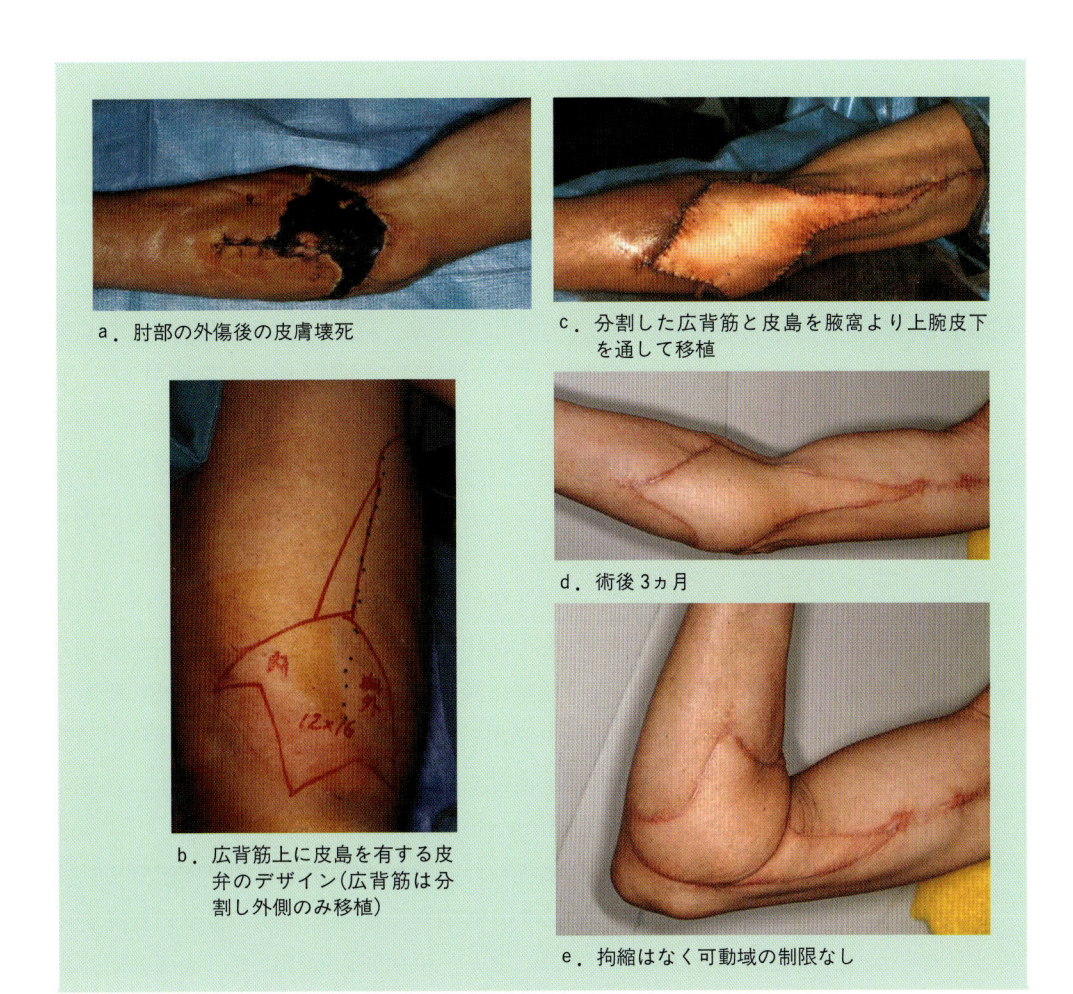

a．肘部の外傷後の皮膚壊死

b．広背筋上に皮島を有する皮弁のデザイン（広背筋は分割し外側のみ移植）

c．分割した広背筋と皮島を腋窩より上腕皮下を通して移植

d．術後3ヵ月

e．拘縮はなく可動域の制限なし

図27 ■ 肘挫滅創による皮膚壊死と有茎広背筋皮弁による再建

b）脂肪筋膜弁：深筋膜とその上の皮下脂肪筋膜層から構成され、皮下脂肪筋膜血管網から血行を受ける。
　c）筋膜皮弁：皮膚弁と脂肪筋膜弁を合わせた皮弁で、真皮真皮下血管網と皮下脂肪筋膜血管網より血行を受ける。
　d）中隔皮弁：主幹動静脈が筋間中隔の血管網を介して栄養する筋膜皮弁。
　e）筋皮弁(図27)：血行的には筋膜皮弁と筋肉が合体したもので、皮膚は筋肉からの穿通枝によって血行を受ける。歴史的に古い皮弁である。

> ●ワンポイントアドバイス
> 　筋皮弁は筋肉を含めて作成し、この筋肉の血行により axial pattern flap となり、血行は安定する。筋肉への血行は、Mathes と Nahai(1981)により5型に分類されている。また、皮膚へ流入する血管のタイプによる皮弁の分類は、Nakajima(1986)らの6型の分類をはじめとしていくつかの分類がある。

2．皮弁の利点および移植の適応

　皮弁は、植皮と比べると、皮下組織を含みまた皮弁の茎からの血行にて生着するため、外力に対する抵抗に強く、移動性、弾力性に富み、術後の収縮も少ない。また骨、神経など他の組織も含めて移植することもできる。このため、量的に不足する部位の再建のほかに、潰瘍などの血行不良部、骨や血管神経などの重要組織の露出部、過重部、拘縮の著しい部位、三次元的な再建が必要な部位や知覚、運動の機能的再建が必要な部位に用いられる。筋皮弁においては、皮膚穿通枝の領域間の連結 linking を利用して、筋体の幅を越えた部分を深筋膜を含めた筋膜皮弁とし生着させる拡大筋皮弁や筋体の幅を血管構築に沿って細くしさらに筋体を越えた皮島部分の皮下脂肪を真皮下血管網直下まで減量した薄層筋皮弁として応用できる。

3．皮弁の生着

　皮弁の生着には動脈血の流入と静脈血の流出が必要である。皮膚の栄養動脈は分岐しながら皮膚に到達する。皮膚の栄養血管は、深部の主幹動脈より直接分岐し皮膚に分布する皮枝、筋肉や筋間中隔などの組織を経由して皮膚に分布する皮膚穿通枝に大別される。それぞれの血管には固有の解剖学的皮膚支配領域が存在する。また、これらの領域間には吻合血管(choke artery、ocillating vein)が存在する。茎部を通して栄養血管からの血行がまず固有の領域に、さらに隣接した動静脈系の領域に連結 linking し拡大され皮弁全体を栄養するようになる。このような血管系を阻害しないように皮弁をデザインしなければ、皮弁の部分壊死が生ずる。また、手術時の操作にて、過度の緊張やねじれを生じさせるようになれば血管系が障害され、皮弁の壊死が生ずる。これらの血行障

害は発見次第、抜糸や減張のため皮弁の位置を一時もとに戻すなどの処置を必要とする。術後に血腫や感染が発生すれば作成した皮弁の血行に悪影響を及ぼすようになるので、早期の除去が必要となる。皮弁内に血流障害をきたすと、皮弁の(部分)壊死、皮下脂肪の融解や硬結変化を起こす。

4．血行の判定

臨床的に皮弁の血行を判断するには次のような判定方法がある。

①皮弁の色調：正常はピンクからやや蒼白であり、動脈障害(阻血)では蒼白、静脈障害(うっ血)では、淡赤から赤紫色、暗い赤色となる。

②消退反応(capillary refilling test)：皮島表面を圧迫して離したときの色調の戻りをみる方法であり、正常は1～2秒で白色より戻るが、静脈障害で色の戻りが早くなる。動脈障害では反応が減少したり、圧迫時の変化がみられない。

③穿刺による出血(pin prick test)：正常では鮮紅色の出血が少し遅れてみられ、動脈閉塞では出血がまったくなく、静脈障害では暗赤色の出血が即時にみられる。

④組織緊張度：動脈障害では緊張度が減少し、静脈障害では増強する。

⑤皮膚温：動脈障害では低下し、静脈障害でも低下するがその変化は遅い。

⑥フルオレスセイン螢光法による皮弁生着領域の測定。

⑦ドップラー血流計による血流音の聴取や皮膚血流の測定。

③ ティシューエキスパンジョン

皮下(または筋肉下)に組織拡張器(ティシューエキスパンダー)を埋入させ、徐々に膨らませることにより皮膚、皮下組織(や筋肉)を伸展させ、伸展により生じた組織を再建に利用する方法である。伸展した皮膚は皮弁として欠損部に移動する。

1．手術(図28)

ティシューエキスパンダー(組織拡張器)は本体であるシリコン製バッグ、注入用ポートおよびこれらを連結するコネクター、チューブからなる。バッグには、被覆予定の大きさに合わせて適切な形状、大きさのものをあらかじめ用意する。拡張器を埋入する手術および拡張後抜去し再建を行う手術の2回が必要である。

1．第1回手術

多くは被覆予定部に隣接した皮下にバッグを埋入する。伸展時に創の離開を起こさないような部位、方向に皮膚切開を行う。剝離はバッグの底面と同じかやや広めに行う。ポートはバッグと離して、皮膚上より触知し穿刺しやすい部位に留置する。バッグ、ポート、コネクターの破損、水漏れ、折れがないことを確認した後に創を閉鎖する。最後に

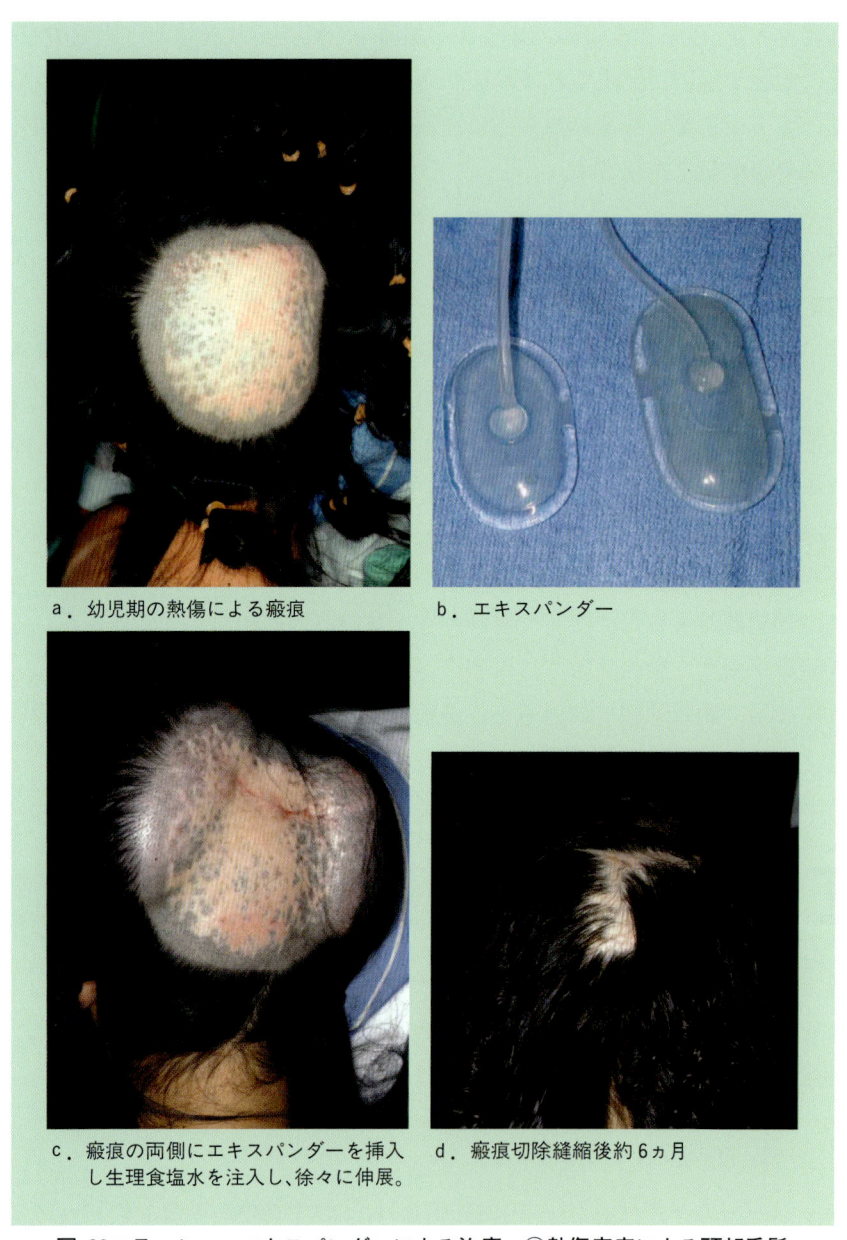

a．幼児期の熱傷による瘢痕　　b．エキスパンダー

c．瘢痕の両側にエキスパンダーを挿入　　d．瘢痕切除縫縮後約6ヵ月
　　し生理食塩水を注入し、徐々に伸展。

図 28 ■ティシューエキスパンダーによる治療　①熱傷瘢痕による頭部禿髪

圧迫止血をかねて、ポートより予定注入量の20～30％量の生理食塩水を注入し拡張させておく。

2．拡張期

皮膚、創部の状態を確認後、術後1～2週間目より、週に1(～2)回の割合で生理食塩水を注入する。1回の注入量は症例により異なるが、週1回の場合で予定量の約10％を注

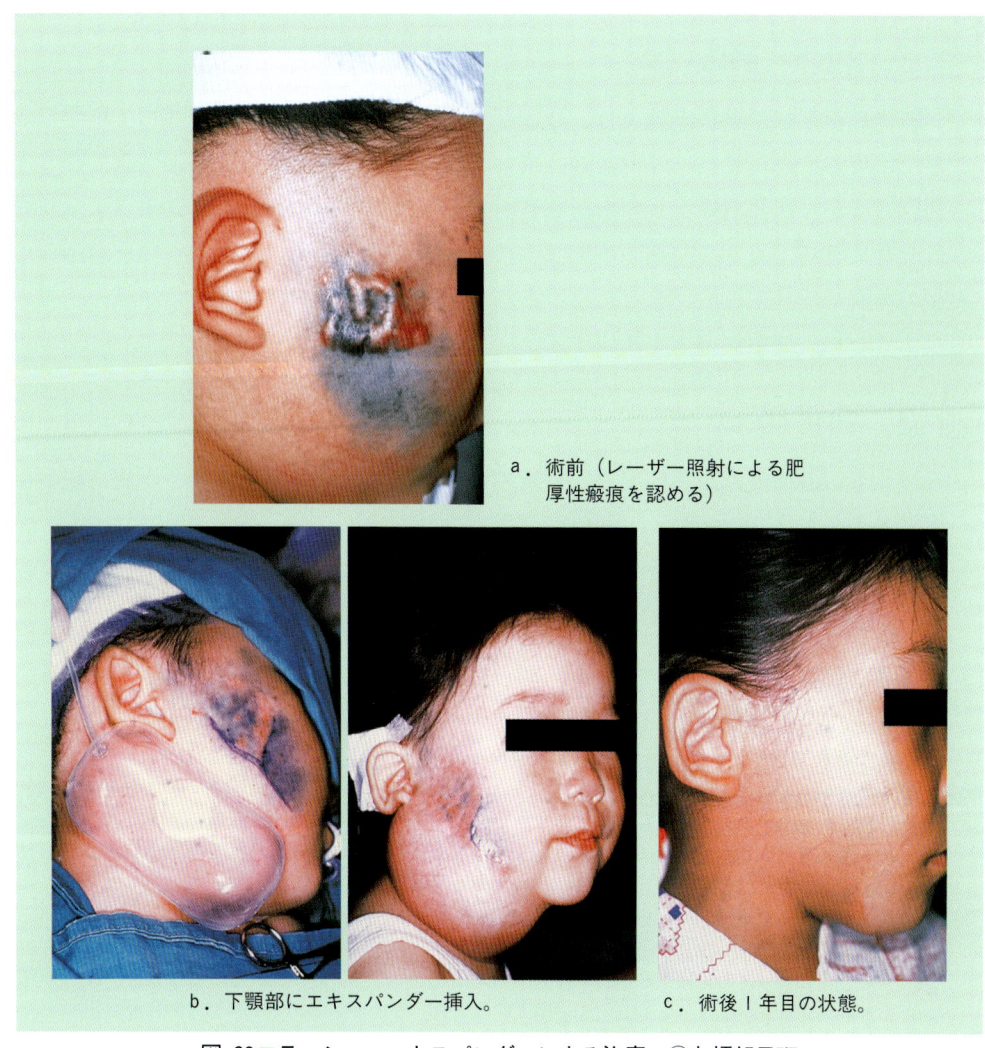

a．術前（レーザー照射による肥厚性瘢痕を認める）

b．下顎部にエキスパンダー挿入。　　c．術後１年目の状態。

図 29　ティシューエキスパンダーによる治療　②左頬部母斑

入する。十分な拡張が得られたら、さらにそのままで1～2週間バッグを留置した後、第2回手術を行う。一般には2～3ヵ月を要する。

3．第2回手術(図29)

　バッグ、ポートなどの取り出しを行い、拡張された皮膚、皮下組織にて再建を行う。バッグの周囲には異物反応による線維性被膜が形成されているが、再建後には徐々に吸収されるため切除しなくてよい。但し、移動の障害となるときには、被膜の切開を行う。切開はバッグの辺縁底面側で行うことが多いが、切開には出血が多く、皮弁の血行を妨げないように注意する。

2．利点，適応

　隣接した部位で拡張を行えば、移植部で色調および質感の近い組織にて再建できる。また、皮弁手術に先立って行えば、皮弁を拡大でき、または採皮部を縫縮できるなどの利点のほか、深部組織よりの血行を遮断することでいわゆる delay 効果により皮弁の血行改善に有利である。頭部の毛髪部の再建、小耳症、乳房再建、大きな皮膚腫瘍の切除後の再建や皮弁の採取部などに用いられる。眼瞼周囲、四肢などでは組織の拡張に限界があるため、慎重に適応を決定する。

3．合併症

　バッグの破損や露出、伸展した皮膚の壊死などの血行障害、感染、疼痛、脱毛などを生じることがある。

（福積　聡）

●参考文献

1) 平山　峻，冨士森良輔（編）：図解・遊離植皮術テキスト．克誠堂出版，東京，1984．
2) McGregar IA, Morgan RG：Axial and random pattern flaps. Br J Plast Surg 26：202-213, 1973.
3) Mathes SJ, Nahai F：Classification of the vascular anatomy of muscles；experimental and clinical correlation. Plastic Reconstr Surg 67：177-187, 1981.
4) Nakajima H, Maruyma Y, et al：The definition of vascular skin territories with prostaglandinE I-the anterior chest, abdomen and thigh-inguinal region. Br J Plast Surg 34：258-263, 1981.
5) Cormak GC, Lamberty BG：A classification of fasciocutaneous flaps according to their patterns of vascularisation. Br J Plast Surg 37：80-87, 1984.
6) Nakajima H, Fujino T, et al：A new concept of vascular supply to the skin and classification of skin flaps according to their vascularization. Ann Plast Surg 16：1-17, 1986.
7) Taylor GI, Palmer JH：The vascular territories（angiosomes）of the body；experimental study and clinical applications. Br J Plast Surg 40：113-141, 1987.
8) Taylor GI, Caddy CM, et al：The venous territories（venosomes）of the human body；experimental study and clinical implications. Plast Reconstr Syrg 86：185-213, 1990.
9) Cormak GC, Lamberty BG：The arterial anatomy of skin flaps. 2 nd ed, Churchill Livingstone, Edinburgh, London, Merbourne, New York, 1994.
10) 中島龍夫，上　敏明：Fluorescein 螢文法による皮弁その他の viability 判定．形成外科 23：22-28, 1980．
11) 三鍋俊春：皮弁の血行；新しい知見．MB Othop 10(4)：1-9, 1997．
12) 中嶋英雄，今西宣晶：Flap の新展開；最近 15 年間の新しい皮弁の概念と改訂した私選の皮弁分類法．形成外科 43(3)：215-228, 2000．

V その他手術手技II（骨・軟骨移植、骨延長治療など）

手術手技Iでは軟部組織の形成外科基本手技を詳述し、本稿の手術手技IIでは、硬組織（骨・軟骨）の形成外科基本手技として、骨・軟骨移植および骨延長治療について述べる。

1 骨移植

骨移植は、遊離骨移植（free bone graft）、血管柄付き骨移植（living bone graft）が行われ、前者では自家骨移植、同種骨移植、異種骨移植がある。本邦、小児形成外科で行われる骨移植は、遊離自家骨移植がほとんどである。成人で行われる骨移植手術は、外傷・腫瘍切除後など多岐にわたるが、小児形成外科で行われる骨移植の対象疾患は唇顎口蓋裂における顎裂骨移植や外傷後の骨欠損などである。移植骨は、頭蓋骨、肋骨、腸骨などを用いることが多く、その形状や皮質骨・海綿骨の特質を考慮し、移植の目的に応じた選択がなされる。近年、生体親和性の高い骨伝導能に優れた人工骨が種々開発され、形態改善を目的とした硬組織の増量・充填には人工骨を選択することも少なくない。

遊離骨移植の生着過程は、骨誘導（osteoinduction）と骨伝導（osteoconduction）によって説明される。すなわち、移植床から移植骨内に血管新生が生じ、骨形成細胞が移植骨片内に侵入・増殖することにより、移植骨断端へ骨組織が構築される骨伝導と、移植骨片内で間葉系幹細胞から骨形成細胞が分化・誘導され骨組織が構築される骨誘導である。海綿骨移植は、骨形成細胞およびこれに分化する幹細胞が豊富に存在し、その微細構造の中で血管新生が活発に行われるため、骨芽細胞・破骨細胞が活発に活動し良好な骨形成が得られる。感染に強い、軟部組織による被覆に有利とされる一方、硬い骨組織としての特性がないため負荷のかかる部位への移植には適さない難点がある。皮質骨の移植では、力学的負荷のかかる部位に有効であることに加え、骨形成蛋白BMP（bone morphogenic protein）が豊富に含まれ移植骨内での潜在的骨誘導を活発化させる利点がある。また、移植後の骨は、生着後も骨吸収と骨添加とが継続され、移植床の環境により形態・量ともに変化していくことに留意する必要がある。

1．小児形成外科での骨移植の目的と実際

骨移植は目的に応じた移植骨の選択がなされる。外傷・腫瘍切除・骨形成手術の骨欠損部に充填する場合は、主に形態・支持性を得るため、頭蓋顎顔面手術の骨切り部では骨接合の補強を目的に行われる。唇顎口蓋裂の歯槽骨欠損への骨移植は歯槽の支持性と

歯牙の誘導を目的に骨移植が行われる。前者では、補強が目的となるため主に皮質骨が選択され(図30)、後者では同部での骨形成が目的となるため主に海綿骨が選択される(図31)。このほか、顔面のcontour修正目的でも骨移植が行われ、鞍鼻や隆鼻術への骨移植や、前頭・顔面の骨性変形への形態改善目的でも行われる。こうした硬組織のaugmentationには人工骨も選択の1つに入れる必要がある。

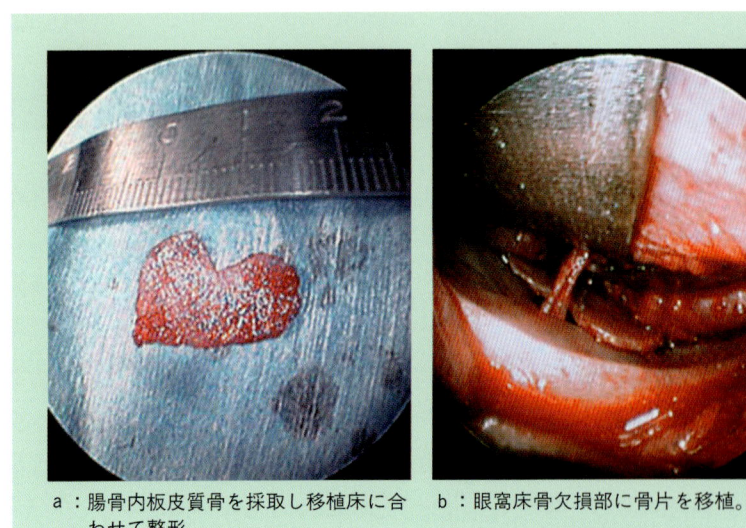

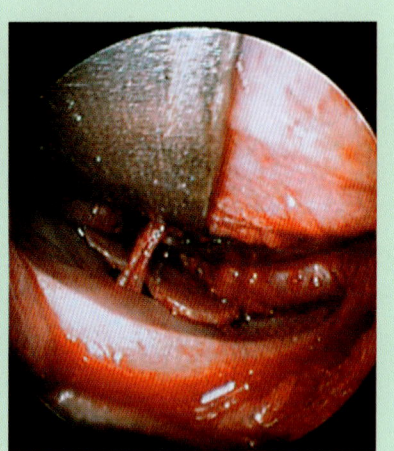

a：腸骨内板皮質骨を採取し移植床に合わせて整形。　　b：眼窩床骨欠損部に骨片を移植。

図 30 ■ 眼窩床骨折による骨欠損部に腸骨皮質骨を移植

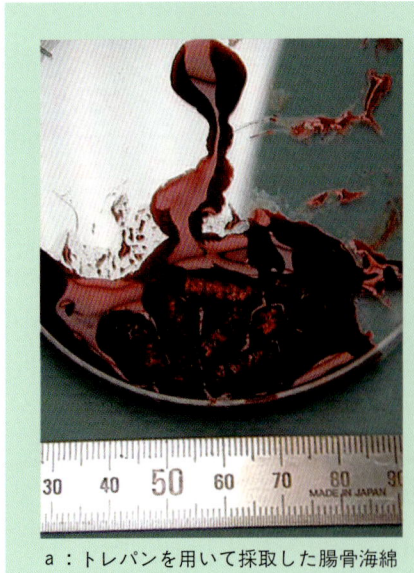

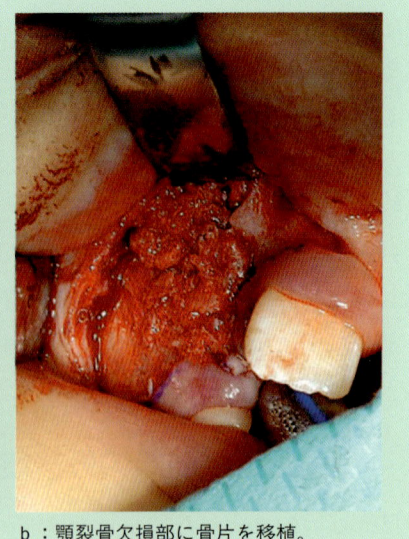

a：トレパンを用いて採取した腸骨海綿骨細片を採取。　　b：顎裂骨欠損部に骨片を移植。

図 31 ■ 唇顎口蓋裂に伴う歯槽骨欠損部に腸骨海綿骨細片を移植

② 軟骨移植

　小児形成外科で行われる軟骨移植の目的は形態再建を主とし、鼻翼や眼瞼など、軟骨性支持を要する部位に用いられる。主に耳介軟骨、肋軟骨、鼻中隔軟骨が用いられ、再建する部位の形状に見合った採取が行われる。

　軟骨には血管やリンパ管がなく、組織液循環により養われ、その成長は、内部は軟骨細胞の増殖、外面は軟骨膜最内層の細胞成長による。軟骨移植の問題点は移植後の歪みであり、術後の歪みを考慮した採取、形成が必要である。肋軟骨における移植後変形を防ぐためには外層を均等に削除して用いるなど、表層の張力を均衡させるための工夫（balanced cross-section）がなされる。

　最近では大量培養した自家軟骨細胞塊の移植が臨床応用されており、鼻部、頤部のangmentation に良好な経過・結果が報告されている。

1．耳介軟骨移植

　耳介軟骨は皮膚を含めた composite graft として、鼻翼や耳介の小欠損の修復に、また眼瞼修復の際の支持組織として用いられる。ほかに口蓋瘻孔の瘻孔閉鎖手術、鼻の形態修正義眼床形成などにも用いられる（図 32）。

2．鼻中隔軟骨移植

　唇顎口蓋裂における外鼻変形などに用いられる（117 頁、図 63 参照）。鼻中隔軟骨は両側面に粘膜をもつ薄い組織であることから片側に粘膜をつけたまま、眼瞼の修復などにも利用される（図 33）。

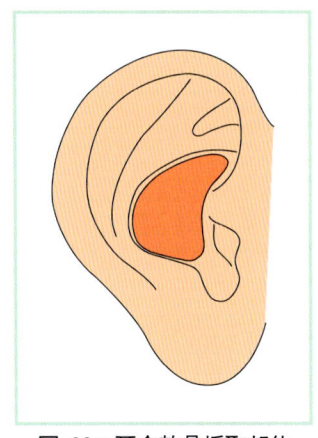

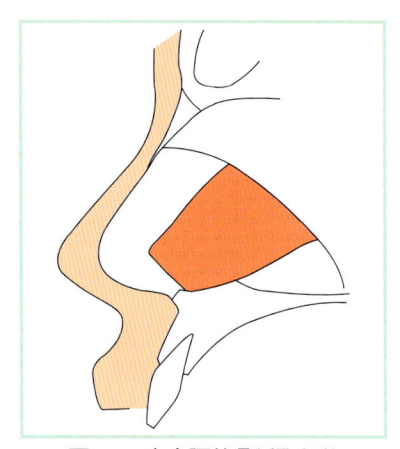

図 32 ■ 耳介軟骨採取部位　　図 33 ■ 鼻中隔軟骨採取部位

3．肋軟骨移植

小耳症手術における耳介フレームの作成に用いられる（「小耳症」の項、265頁参照）。

3 骨延長術

　上下顎の骨延長治療の原型は1960年代より報告があるが、延長器を用いた本格的な臨床応用はMcCarthy（1992）らが下顎への使用を報告してからとなる。当初は創外延長器が主だったが、その後創内延長器も各種製品化され、現在では症例・用途に応じて使い分けられている（図34）。

　小児形成外科における骨延長治療は、主に頭蓋顔面外科手術で行われる。一期的に骨切り骨移動する方法に比して治療に時間がかかるものの、周辺軟部組織の延長を緩徐に行えること、骨移動に伴い同時に骨増量が得られ骨移植を必要としない、などの利点がある。延長部の骨切りと延長器装着を行い、5〜7日程度の待機（latency period）の後、1日1mm程度の延長を行う。延長終了後、骨形成がなされるまでおおよそ2〜4ヵ月の補綴期間（consolidation period）を必要とする（図35）。骨延長部で形成される骨は内軟骨骨化と同様の骨形成過程を示し、延長方向に一致して増生した線維組織周辺への骨形成が認められる（図36）。

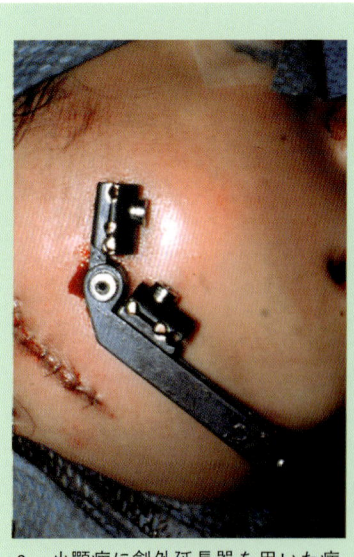

a．小顎症に創外延長器を用いた症例。long slide mini fixator M121S（ORTHOFIX社製）。

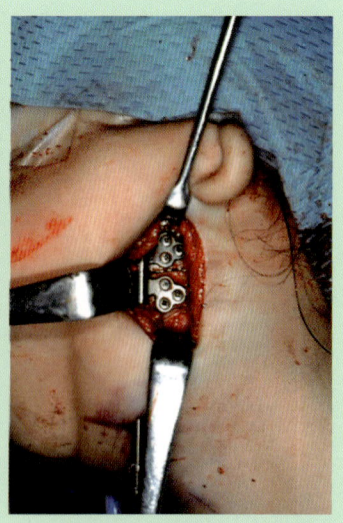

b．Hemifacial microsomiaに創内延長器を用いた症例。Zurich pediatric ramus distractor（Martin社製）。

図34　骨延長器（創外延長器と創内延長器）

骨切り延長器装着	骨延長開始	骨延長終了	延長器除去
latency period	distraction period	consolidation period	
5～7日			

骨延長器装着

延長開始時セファログラム

延長終了時セファログラム

骨延長器除去時、延長部に骨形成が認められる。

図 35 ■ 骨延長治療の経過（延長器装着から除去まで）

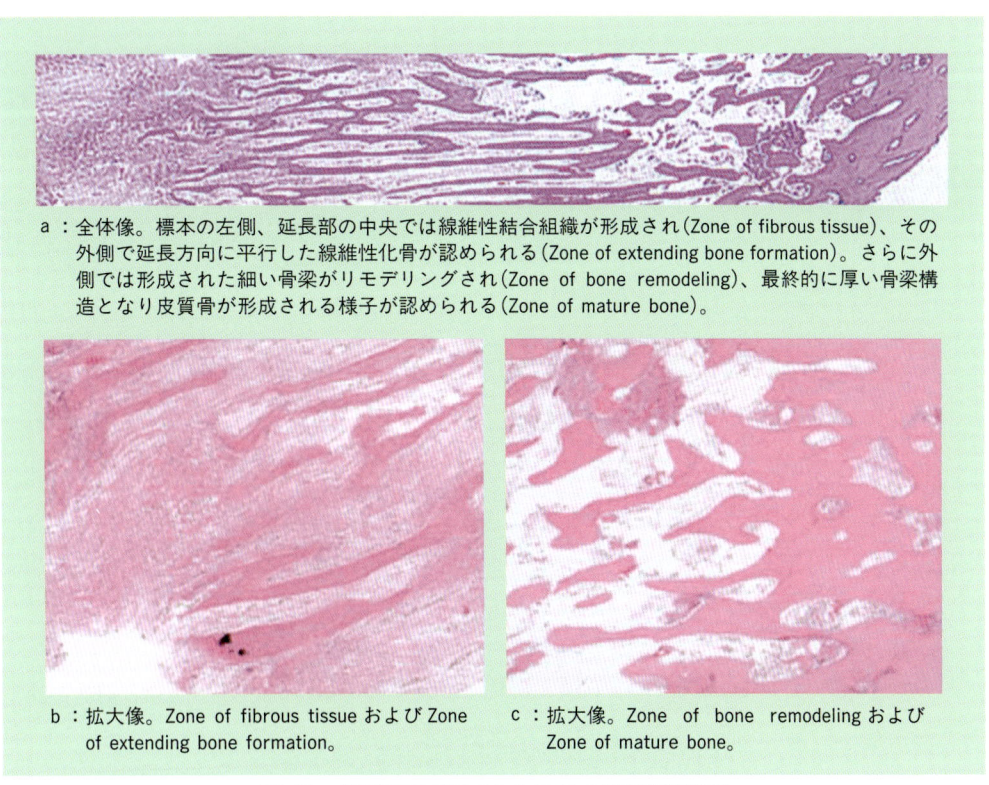

a：全体像。標本の左側、延長部の中央では線維性結合組織が形成され（Zone of fibrous tissue）、その外側で延長方向に平行した線維性化骨が認められる（Zone of extending bone formation）。さらに外側では形成された細い骨梁がリモデリングされ（Zone of bone remodeling）、最終的に厚い骨梁構造となり皮質骨が形成される様子が認められる（Zone of mature bone）。

b：拡大像。Zone of fibrous tissue および Zone of extending bone formation。

c：拡大像。Zone of bone remodeling および Zone of mature bone。

図 36 ■ 骨延長部で形成される骨の病理組織所見

骨延長治療が対象となる疾患として頭蓋縫合早期癒合症、上下顎骨の形成不全、四肢指趾骨の形成不全などが挙げられる(「頭蓋縫合早期癒合症」(181頁)、コラム「小顎症に対する骨延長治療」(203頁)の項参照)。

(緒方寿夫)

●参考文献

1) McCarthy JG, Schreiber J, Karp N, et al：Lengthening the human mandible by gradual distraction. Plast Reconstr Surg 89(1)：1-8, 1992.

VI 培養組織、再生医学

1 培養皮膚

　近年、再生医学がずいぶんとトピックとして取りあげられている。形成外科領域では、培養皮膚は20年以上前から臨床応用が始まっている。培養皮膚には培養表皮と培養真皮がある。また自分の皮膚を採取して培養して移植する自家培養皮膚移植と、他人の皮膚を培養して移植する他家培養皮膚移植がある（図37）。

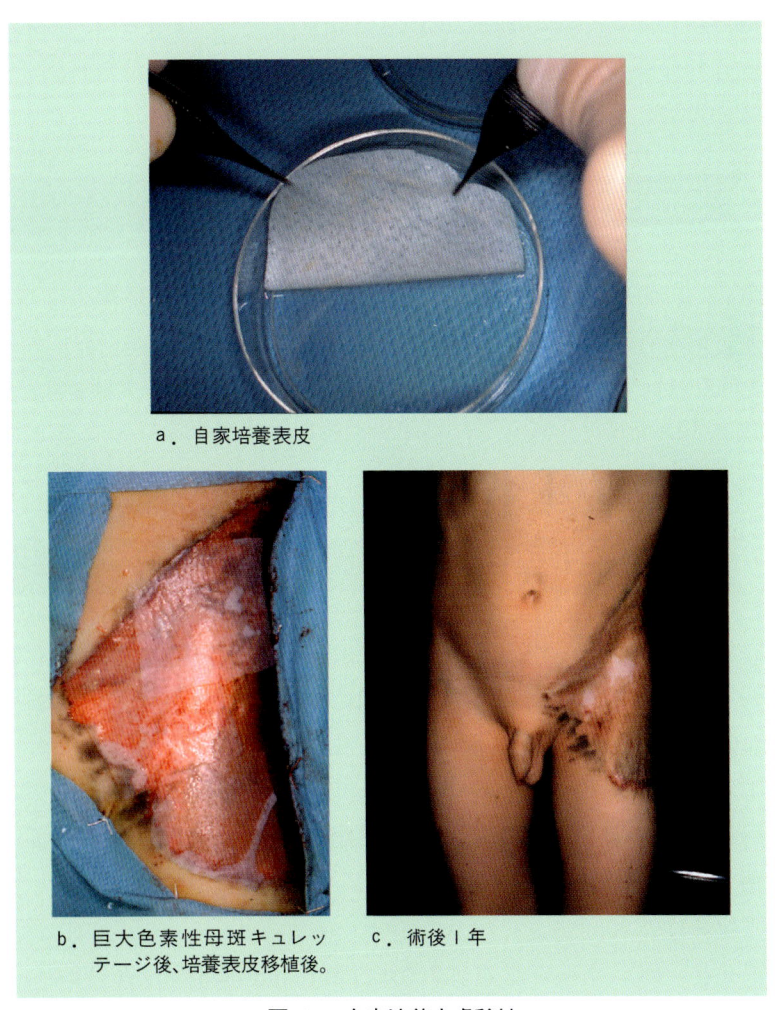

a．自家培養表皮

b．巨大色素性母斑キュレッテージ後、培養表皮移植後。

c．術後1年

図37 ■ 自家培養皮膚移植

培養皮膚は培養表皮、培養真皮、さらにこれらを組み合わせた複合培養皮膚に分類される。Green 型自家培養表皮は、1 cm²程度の皮膚から、2 週間で 1,000 cm²を超える培養表皮シートを作製することができるとされ、海外では熱傷を中心に臨床応用されてきた。今日では培養表皮の生着による速やかな創閉鎖、メラノサイトを含めた培養表皮シート移植による皮膚色調改善など、瘢痕、白斑、母斑、潰瘍、採皮創などさまざまな皮膚疾患に応用されている。培養皮膚は、さらに自己の皮膚から細胞を採取して培養する自家培養表皮と自家培養真皮、他人の皮膚から培養した同種培養表皮と同種培養真皮に区別される。自家培養表皮や自家培養真皮は永久生着が期待できるが、同種皮膚は移植後しばらくは生着するが、いずれ拒絶反応で消失する。しかし一時的にせよ表皮を生着させることで、全身熱傷などの急性期を乗り切れる可能性があり、臨床上有用である。また同種培養真皮移植は線維芽細胞が移植される形になるので、線維芽細胞の放出するサイトカインや成長因子の作用で創傷治癒や移植床形成を促進し、コラーゲンやファイブロネクチンなどの細胞外マトリックスの合成作用が期待できる。しかし培養表皮は移植部に真皮成分が残存している場合の成績は良好であるが、皮膚全層欠損創では成績は不良である。これを補う方法として、同種培養真皮細胞を含んだ培養真皮が作製され臨床応用されている[1]。

② Scarless wound healing

形成外科への組織工学的研究として組織移植だけでなく、各種サイトカインを効果的に利用し、傷あとをきれいにする方面にも利用されている。また自己骨髄由来間葉系細胞[2]や各種サイトカインの複合体である PRP（Platelet Rich Plasma）あるいは bFGF を傷の創面に塗布したり真皮下に局注して創傷治癒機転を好転させ scarless に近い状態にする研究も行われている。

③ 骨の再生医学

まず臨床上特記しなくてはならないのは llizalov の報告以来、急速に普及した骨延長術であろう。この基本原理は骨延長器を用いて骨切りを行った骨の断端間の距離を徐々に拡大し、その間隙に骨再生を誘導する方法である。

この方法は生体内でティシューエンジニアリングを行う方法の端緒であり、初めは長管骨で行われていたが、三次元的な骨延長器の普及とともに頭蓋顎顔面の骨欠損骨変形にも応用されて、最近では骨欠損部に PRP や bFGF を合わせて投与し骨化を促進する方法も考案されている[3]。

一方、β リン酸三カルシウム（β-tricalcium phosphate；β-TCP）、多血小板血漿（PRP）による骨髄液を併用した Boneless bone graft が口蓋裂の小範囲骨欠損に応用さ

れ、従来の顎裂部への海面骨移植に代わり得る成績をおさめつつある[4]。

大串らは、人工関節アルミナセラミック上での培養骨形成に成功し、この培養骨ハイブリッド型人工関節の臨床応用を報告している。また、腫瘍切除後の骨欠損部の充填などには以前よりハイドロキシアパタイトや β-TCP などの人工骨が使用されている[5]。これら骨伝導能の高い人工骨は、骨再生における scaffold としても利用されている。生体内でこうした人工骨を用いる際、再生医療の手法を応用することで、人工骨内により良好な骨形成を期待することができる。特に β-TCP は生体内で完全に吸収される人工骨で、気泡内で良好な骨形成が得られれば、最終的にすべて自家骨に置換されるという利点がある。

4 軟骨、神経の再生

再生軟骨の臨床応用は、関節軟骨など損傷した軟骨の機能的修復を目的としたものと、耳介軟骨のように形態維持を目的としたものとに大別される。

前者は scaffold を用いた培養軟骨細胞の利用が広く試みられ、実験動物では関節面軟骨全層欠損への適応などで良好な軟骨基質の再生が得られている。将来のヒトへの臨床応用に備え、軟骨細胞の供給源が模索され、現状では、骨髄細胞など体性幹細胞を用いるよりも耳介や膝関節非荷重部から採取した軟骨細胞の培養が効率的であることが示されている。

形成外科領域では矢永[6]が、患者自己血清を用いて大量培養した自家軟骨細胞塊を、隆鼻術や顔面の陥凹部分に注入する方法を報告している。この方法は、scaffold を用いずに培養軟骨細胞を gel 状のまま必要部位に注入することで注入部位に軟骨基質ができ、その形態が維持されることを特徴としている。近い将来に小耳症の耳介形成術への応用が期待されている。また、神経ではコラーゲンチューブの利用による末梢神経再生も実用化されつつある。

5 問題点

培養表皮細胞移植は20年の歴史があり、その間にがん化や新たな感染症を生じたという報告はなく、これまでのところ培養表皮、培養皮膚に関しては安全性は確立されている。

しかし、真皮層が残存する症例での培養表皮シート移植の結果は良好であるが、III度熱傷などの皮膚全層欠損層や感染創への生着はいまだ不良である。また、皮膚は表皮と真皮からなるが、その中には毛、付属器、血管、神経などさまざまな組織が入り組んで存在している。現在の培養皮膚の限界はこの点で、上皮化を促進させることはできても通常の皮膚と比較すると皮膚のきめなどの質感の面でははるかに劣る。これは、皮膚全

層欠損に使用した場合に、正常な皮膚に比べて付属器が存在しないため、汗や脂を出すことができず、乾燥した皮膚になる。正常なきめが再生されないため熱傷の後の皮膚のようにテカテカした質感の皮膚になってしまう。

　骨・軟骨では移植目的に応じた培養骨・軟骨再生の技術の確立が必要となる。例えば顔面の形態維持を目的とする場合には長期の形態の安定性が必要であり、顎関節などでは修復後の力学的ストレスに対応しなくてはならない。また口蓋裂での歯槽骨欠損の修復では、同部に歯牙が誘導される必要がある。さらには他臓器再生と同様、血管構造の構築も必要となる。

　現在臨床では、少範囲の骨様組織、軟骨様組織が得られるようになったに過ぎない。現在大きな骨欠損には各種人工骨が使用されているが、将来再生された大量の骨・軟骨組織の臨床応用が期待されている。

（貴志和生、中島龍夫）

● 文献

1) 黒柳能光：再生組織工学による皮膚の再建；培養皮膚代替物の開発現状．生体材料 19：166-176, 2001.
2) Satoh H, Kishi K, Tanaka T, et al：Transplanted Mesenchymal Stem Cells Are Effective for Skin Regeneration in Acute Cutaneous Wounds. Cell Transplantation 13：405-412, 2004.
3) 佐藤博子，中島龍夫：Trecher Collins 症候群．杉原平樹（編），骨延長術最近の進歩，pp 160-172，真誠堂，東京，2002.
4) 緒方寿夫，矢澤真樹，中島龍夫，ほか：β-Tricalcium phosphate 濃縮骨髄液多血小板血漿を使用した頭蓋の骨欠損の boneless bone graft．日本口蓋裂学会雑誌 29：126, 2004.
5) 大串　始：硬組織ティッシュエンジニアリング；ハイドロキシアパタイト（HA）を用いた骨再生．遺伝子医学 15：48-52, 2001.
6) 矢永博子：ヒト培養軟骨細胞との臨床応用．第 7 回日本組織工学会抄録集，p 39, 2004.

VII 手術シミュレーション

① 形成外科と手術シミュレーション

　形成外科では、「形」に関する手術を取り扱う。手術前の「形」に応じて、手術方法には、さまざまなバリエーションが存在する。形成外科医は、その中から最善の方法を選択しなければならない。以前は、術者は、自分の頭の中に、術中、術後の状態を構築し、判断していた。近年になり、コンピュータ技術の発展に伴い、手術シミュレーションを、コンピュータを用いて行うことができるようになった。コンピュータを使用することにより、より正確なシミュレーションを行うことが可能となった。コンピュータ支援手術、コンピュータ支援外科と表現されることもある。ここでは、コンピュータによる手術シミュレーションを中心に解説する。

② 手術シミュレーションの意義

　手術シミュレーションの意義は、既に述べたように、最適な手術法の決定である。皮膚切開線の決定、皮膚などの移植ドナー部位の決定、骨切り線の決定、骨移動量の決定、骨延長量の決定などが含まれる。また、人工骨などの人工材料の術前における形状決定などにも利用される。

　上記は、手術法選択における意義であるが、それ以外にも有用性が存在する。術前状態の診断や術後の評価においても利用されている。術前に、患者や家族に対して、インフォームド・コンセントを行う際にも利用される。コンピュータにより作成された手術シミュレーション画像を利用することにより、手術方法に対する理解が容易となり、術後の状態の受け入れができる。また、研修医や若い医師におけるトレーニングとしてシミュレーションを行うことも可能である。繰り返し練習することで、手術法の習得が可能となる。

③ 手術シミュレーションの方法

1．データの取得

　はじめに、シミュレーションの基礎となるデータを取得する必要がある。正確な三次

元形状データを取得する方法として、CT や MRI が存在する。CT の発達により、コンピュータによる手術シミュレーションが行われるようになったといっても過言ではない。ヘリカル CT やマルチスライス CT の登場により、より精度の高い三次元形状データの取得が可能となっている。MRI は、脳神経外科領域では多用されるが、皮膚表面の形状を使用することの多い形成外科では、あまり利用されない。CT に代わる無侵襲の方法として、三次元超音波検査も利用されている。移植材料としての肋軟骨の形状解析に利用されている。

　ほかに、本来は医療用検査機器ではない、非接触式レーザー光形状計測装置なども利用されている。これは、弱いレーザー光を複数の角度から照射し、その結果から物体の形状を測定する方法である。内部構造の計測はできないが、短時間で表面形状の計測が可能である。

　形状に関する物理的なシミュレーションをしない場合、例えば、インフォームド・コンセントにおいて、術後のビジュアルな予測のみを提示する場合などは、通常のデジタルカメラなどの画像を利用する場合もある。

2．データの処理

　骨などの硬組織に関するシミュレーションは容易である。切断機能と移動機能により、簡単に実現できる。それに対して、皮膚などの軟部組織のシミュレーションは、非常に難しい。各組織の特性の決定、それに基づく有限要素法やバネ質点モデルなどの近似による構造解析手法による予測が必要となる。予測の難しい軟部組織の方が、シミュレーションの有用性は高いが、軟部組織に関しては、まだまだ研究段階というのが正直なところである。

3．データの表示、表現

　シミュレーションされたデータは、通常、コンピュータ・グラフィックスの手法を用いて、陰影づけして、コンピュータ・ディスプレイ上に表示される。視点の移動機能、回転機能、拡大・縮小機能などが必要となる。内部構造を見るために、周囲組織を半透明にして、内部を透見できるようにしてあるものもある。

　バーチャルリアリティの手法を用いて、三次元立体視できるようになっているシステムもある。入力系も備えて、フライト・シミュレータのようなトレーニング用手術シミュレータの構築の試みもある。仮想のメスを操作することにより、手術を体験するシ

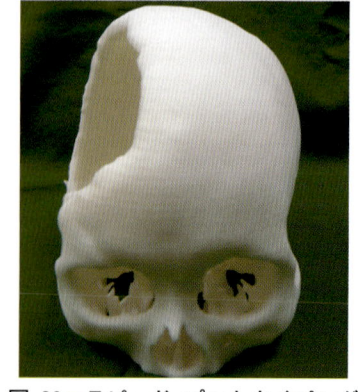

図 38 ■ラピッド・プロトタイピングによる三次元実体モデル
粉末焼結積層造形法（粉末の樹脂をレーザーのエネルギーにより焼結する方法）によるモデル。

ステムなどである。

　データの表現として、コンピュータ・グラフィックスでなく、実際に手に取って持つことのできる三次元実体モデル（図38）を作成することも行われている。工業分野において、コンピュータにより設計した製品の形状データから、実際の試作品をつくる手法が確立している。その手法は、ラピッド・プロトタイピングと呼ばれている．レーザーなどを樹脂などに照射し、重合や焼結により、立体モデルを作成する。方法により、光造形法、粉末焼結積層造形法などの方法がある。三次元CTデータから、モデルの作成が行われている。

4．ネットワークの利用

　スタンドアロンのコンピュータだけで手術シミュレーションを行うのではなく、ネットワーク上に接続された複数のコンピュータを使用するシステムも存在する。高速のグラフィックス用ワークステーションやサーバーを共用したり、複数の医師間の共同作業として、手術シミュレーションを行うものもある。

④ 手術シミュレーションの実際

　これまでに報告されている形成外科領域の手術シミュレーションには、以下のものが存在する。

　硬組織に関するものは、頭蓋縫合早期癒合症などの頭蓋骨変形、片側小顔面症などの顎変形症に対する骨切り手術、骨延長手術のシミュレーション、骨欠損に対する人工骨の術前準備に関する手術シミュレーション、小耳症再建耳介に関するシミュレーションなどがある。軟部組織に関しては、顔面神経麻痺患者の表情筋構造に基づく再建手術シミュレーション、皮弁などの軟部組織手術シミュレーション、乳房再建術シミュレーションなどが存在する。

⑤ 手術シミュレーションの今後の展望

　硬組織の手術シミュレーションに関しては、ほぼ完成された状態である。軟部組織のシミュレーションに関しては、軟部組織の物質としての特性の解析、精度の高い近似手法の解析、解析時間の短縮により実現される。

　需要の大きいと思われる軟部組織における進歩により、さらに有用性は高まるものと思われる。

（小林正弘）

COLUMN ◆人工骨補填材

　これまでの骨補填材料といえばレジンや骨セメントなどであった。これらは単に骨欠損部を埋める材料に過ぎず隣接する自家骨との親和性は乏しかった。近年、生体親和性が高く、隣接する骨組織からの骨伝導能を有する人工骨補填材料が種々開発され、既に臨床に使用されている（表3）。その代表といえるのが、ハイドロキシアパタイトとリン酸三カルシウムで、いずれも緻密体のほかに気泡を多数有する気孔体が開発されている。気孔体は、無数の気孔が材料内で連続しており、この空隙から、骨組織、血管が入り込むことで骨伝導能をより高める工夫がなされている。これにより母床の自家骨と人工骨材料が強固な連続性をもつことが期待される。中でもβリン酸三カルシウムは、生体内で時間とともに吸収される特徴を有する。この期間に人工骨内で骨形成がなされれば最終的にはすべて自家骨に置換される利点がある。

①ハイドロキシアパタイト

　生体骨組織成分の60％以上を占めるアパタイトという物質を焼き固めた製品である。自家骨より硬度は高いが脆い反面もあり、加工には特殊な回転ドリルが必要で、手術中に骨欠損に合わせた細工がしにくい。一度移植されれば自家骨と直接結合するほど生体親和性が高い生体活性材料であるが、体内で吸収されずそのまま存在し続けるため、身体の成長時や長期の使用では人工骨と自家骨との界面での破損や骨折が生じるケースも報告されている。手術中に加工がしにくいという欠点を補うため、既に自己硬化型アパタイトも開発されている。粉末と液体の化学反応により、水酸アパタイトを析出させる原理に基づき、ペースト状アパタイトが15分程度で硬化する製品であるが、ペースト状アパタイトが術野の血液や滲出液と混じってしまうと、意図したとおりの硬化を得られにくい難しさがある。

②βリン酸三カルシウム（β-TCP）（図39）

　人工骨材料でありながら、その材料のほとんどが吸収されると同時に自家骨へ置換される、いわゆるリモデリングを利用した生体吸収性人工材料である。このリモデリングというシステムは正常な生体骨組織でも常に行われている生理作用であり、つまり骨欠損部を自己修復能の活用により自家骨で埋めることができる。但し、大きな欠損や血流の乏しい母床ではリモデリングの進行が遅く、自家骨への置換に時間を要するのが欠点である。

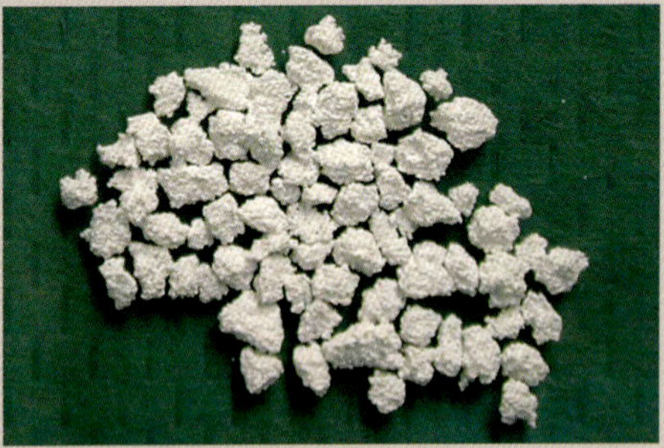

図39　顆粒状の多孔体βリン酸三カルシウム
（オスフェリオン®、オリンパス社）

表3　現在市販されている主な人工骨

ハイドロキシアパタイト（HA）	アパセラム、ネオボーン、ボーンフィル、ボーンセラムなど
自己硬化型アパタイト	バイオペックス
ハイドロキシアパタイト・リン酸三カルシウム複合材	セラタイト
βリン酸三カルシウム（β-TCP）	オスフェリオン

（矢澤真樹、緒方寿夫）

COLUMN ◆Boneless bone graft

　Boneless bone graft とは、骨移植を行わず、βリン酸三カルシウム（β-tricalcium phosphate；β-TCP）などの人工骨を用い骨欠損部へ骨形成させる方法である。実際の臨床例では、移植部位の環境、患者の年齢・基礎疾患の有無などにより、こうした人工骨内での骨形成の程度はさまざまある。このため人工骨内への骨形成を促進するためのさまざまな工夫が試みられている。具体的には、骨髄穿刺液の付加や骨形成因子の添加などで、βリン酸三カルシウムを骨形成の足場として利用し、骨形成細胞として骨髄穿刺液、骨形成因子として多血小板血漿（platelet rich plasma；PRP）を用いる Boneless bone graft が歯槽骨欠損などの治療に実用化されつつある（図40）。一方、培養骨移植による骨再生治療も既に行われ、その足場としては、ハイドロキシアパタイト、リン酸三カルシウムのほか、ポリ乳酸、アパタイト・コラーゲン複合体、などが検討されている。

（緒方寿夫）

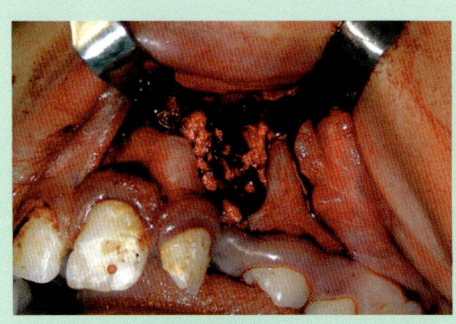

a．口蓋裂の先天性歯槽骨欠損へのβリン酸三カルシウムおよび骨髄、多血小板血漿による boneless bone graft。

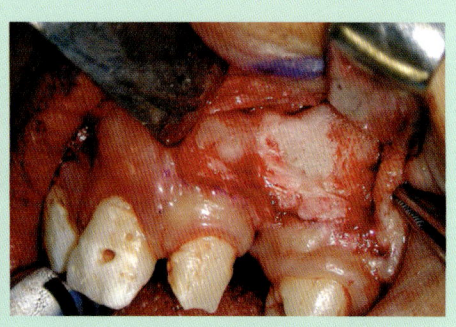

b．術後13ヵ月目の所見。骨欠損部に骨形成が認められる。

図40 歯槽骨欠損部での Boneless bone graft

各論 [2] 形態異常

I 顔面　A. 口唇口蓋裂

総論

1. 口唇口蓋裂の解剖と分類

　ヒトの口唇は口輪筋と左右8種類の表情筋が集合し、複雑な形状を形づくっている(図1)。口唇裂の筋肉は単に割れ目で切れているのではなく患側の筋肉は鼻翼基部へ向かい、健側の筋肉は鼻柱基部へ向かい集束している。口蓋裂でも筋肉はリングをつくらず後鼻棘周囲に集束している(図2、3)。

　口唇裂・口蓋裂の分類としては、KernahanとStarkの国際分類が有名である[1](図4)。これ口唇口蓋系組織は発生学的に胎生4～7週に形成されるprimary palate(一次口蓋)と7～12週に形成されるsecondary palate(二次口蓋)に区別され、その境界が切歯孔であることに基づくものである(図5)。しかし、臨床的見地からは完全、不完全、痕跡裂などの説明が十分でないため、写真で概略を説明する(図6)。

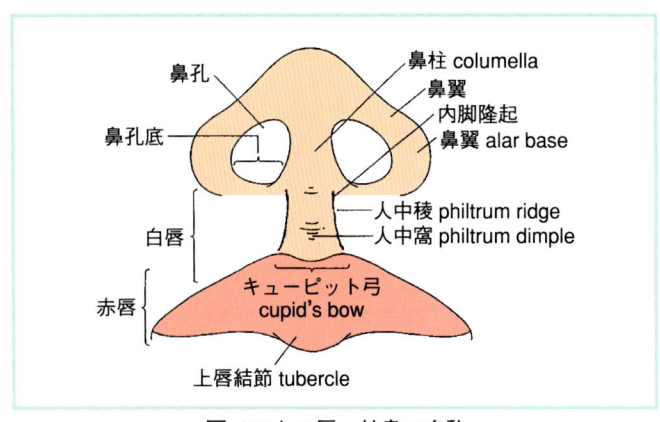

図1 ■ 上口唇、外鼻の名称

a．正常児の顔面表情筋

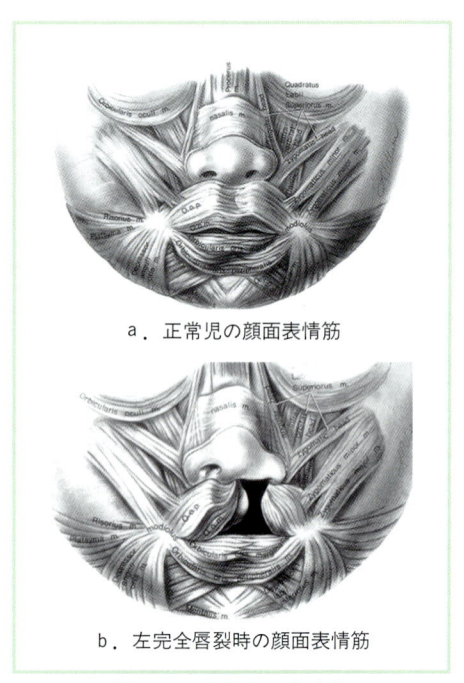

b．左完全唇裂時の顔面表情筋

図 2 ■ 口唇周囲の表情筋
(Millard DR Jr.：The unilateral deformity. Cleft Craft 1：29, 1976 より引用)

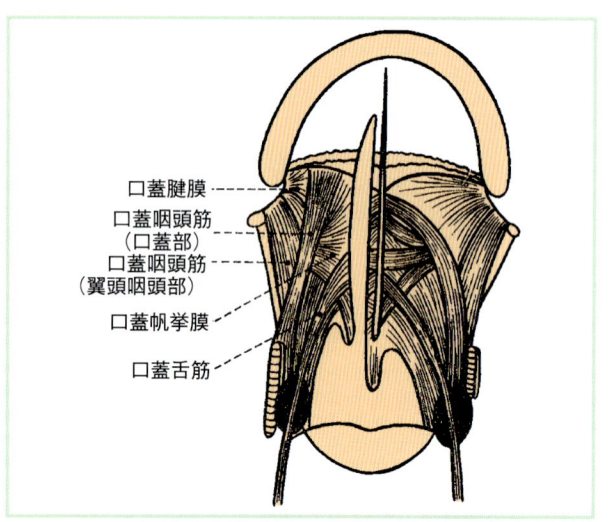

口蓋腱膜
口蓋咽頭筋（口蓋部）
口蓋咽頭筋（翼頭咽頭部）
口蓋帆挙膜
口蓋舌筋

図 3 ■ 軟口蓋の筋肉（右：正常、左：口蓋裂）

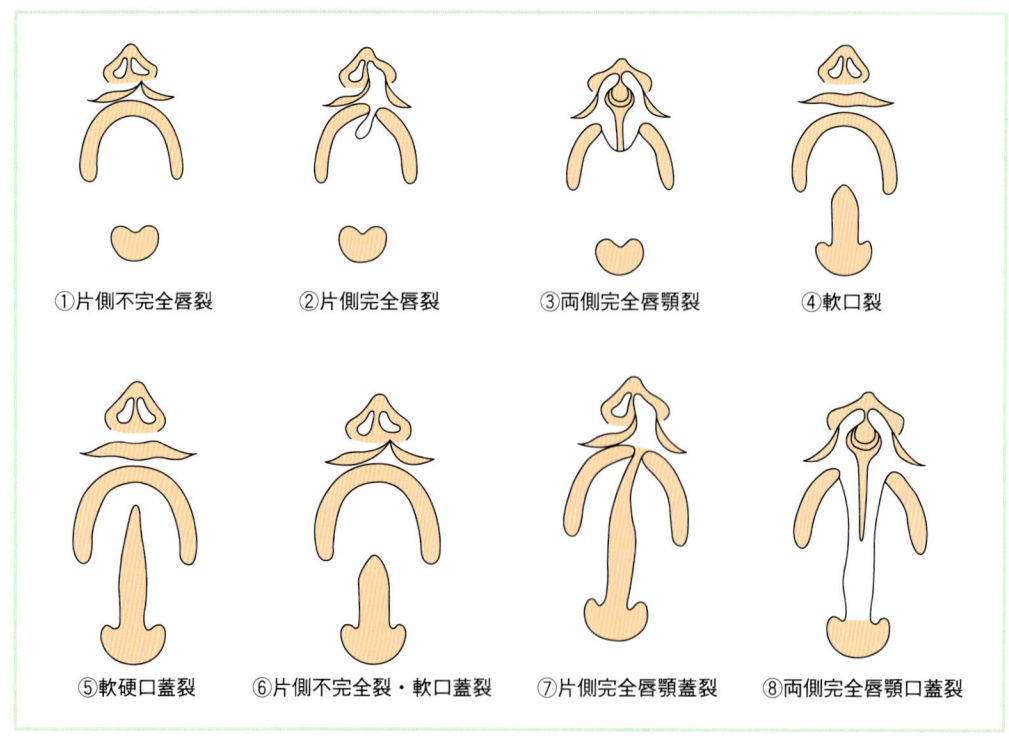

①片側不完全唇裂　②片側完全唇裂　③両側完全唇顎裂　④軟口裂

⑤軟硬口蓋裂　⑥片側不完全裂・軟口蓋裂　⑦片側完全唇顎蓋裂　⑧両側完全唇顎口蓋裂

図 4 ■ Kernahan and Stark の国際分類

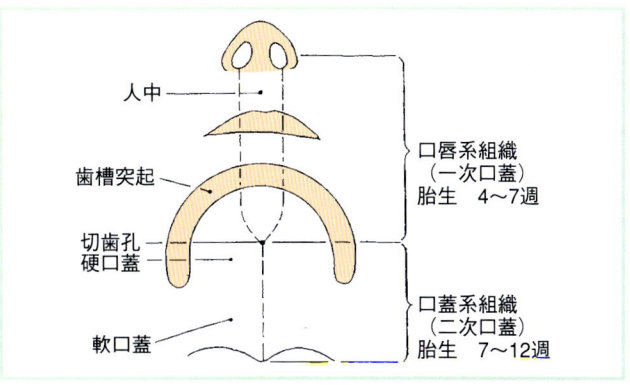

図 5 ■ 一次口蓋（口唇系組織）と二次口蓋（口蓋系組織）

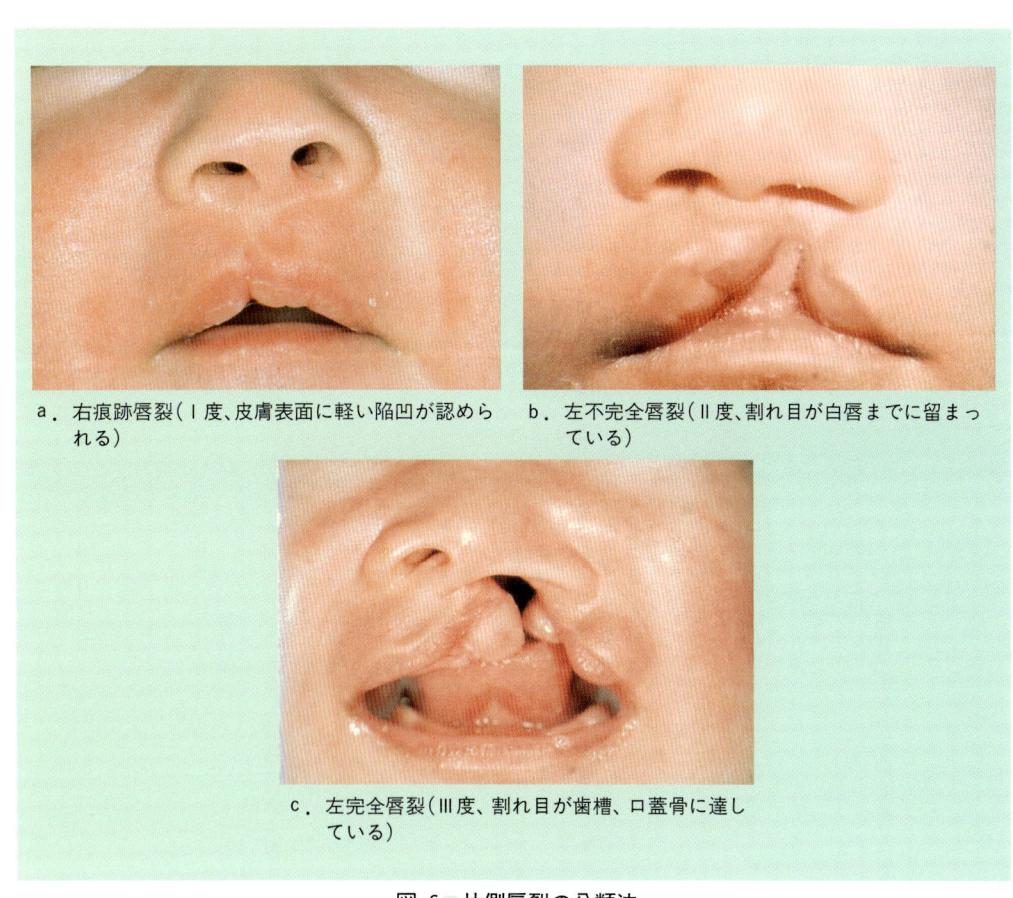

a．右痕跡唇裂（Ⅰ度、皮膚表面に軽い陥凹が認められる）

b．左不完全唇裂（Ⅱ度、割れ目が白唇までに留まっている）

c．左完全唇裂（Ⅲ度、割れ目が歯槽、口蓋骨に達している）

図 6 ■ 片側唇裂の分類法

（中島龍夫）

表1 ■ 口唇口蓋裂の治療体系（慶應義塾大学医学部）

	初診・手術まで	1～3 M	1～1.5 Y	3～5 Y	5～6 Y	7～9 Y	15 Y (第二次性徴以降)
産科	出生前診断						
小児科	合併異常・心疾患の診断	発育発達のfollow up					
麻酔科	術前の全身状態のチェック・麻酔		特に呼吸状態のチェック				
形成外科	初診と今後の治療法の概要を説明	口唇裂（早期手術）手術後3～6ヶ月間創のテープ固定と鼻腔リテイナーの使用	口蓋裂手術		口唇外鼻二次修正術（必要に応じ）	必要に応じ、顎裂部骨移植、またはBoneless bone graft	（必要に応じ）顎面骨変形に対する修正術
（口蓋裂外来）				咽腔閉鎖機能の検査 3～5 Y	咽頭弁手術 4～6 Y		
（顎顔面外来）				顎顔面の成長の評価 必要に応じて歯科矯正治療の開始			15歳頃までfollow up
歯科・口腔外科	口蓋床作成、哺乳指導	う歯などの歯牙健康状態の管理		（必要に応じ）スピードエイドなどの作成管理			
耳鼻咽喉科（音声言語外来・小児難聴外来）		聴力検査 中耳炎の治療 0.5～3 Y（鼓膜チュービングなど）		言語評価・鼻咽腔閉鎖機能の検査 2～6 Y 言語訓練 4～6 Y			
矯正歯科（東京歯科大）				咬合状態のスクリーニング 3～5 Y	矯正治療・補綴治療 5～15 Y		（必要に応じ）手術に伴う矯正治療

74

COLUMN ◆口唇口蓋裂の診かた、治しかた、対応のしかた

治療目的：口唇裂の治療は手術および非観血的な矯正治療により、口唇、外鼻、歯槽骨の変形をできるだけ正常に近い状態に回復することを目的とする。その治療には形成外科を中心とした関連各科の連携が必要とされる（表1）。

頻度、原因：統計的には約500～600人に1人発生するといわれ、種々の環境因子と遺伝的要因とが複雑に関与して発生する多因子遺伝説が有力である。

口唇裂の手術時期：生後3ヵ月、体重6kgを超した時期に行われるのが通例であった。しかし、新生児期に手術をすると傷は目立たなく変形した骨、軟骨の矯正も容易であるため、QOLの面からも好結果が得られる。そのため、出生後早期（生後1ヵ月頃）に手術を行う施設が増加の傾向にある。

唇裂の手術時期：片側唇裂では、Millard法（R-A法）・三角弁法、両側唇裂では直線法を行う施設が多い。しかし、片側唇裂でも口唇の横方向の創痕は後日目立つ瘢痕となるため、横方向の瘢痕をなくし、術後の縫合線が人中稜に沿ったほぼ直線のみとする手術デザインが工夫されている。

唇裂外鼻変形：口唇裂発生時より筋肉の持続的牽引により、鼻軟骨は徐々に変形し、出生時には特有の外鼻変形を伴っている。初回手術時に外鼻変形を治すかどうかについては意見が分かれているが、われわれは20数年経過観察した結果、初回手術時に鼻の変形を治しても成長に悪影響を起こさないことを確認している。

唇裂二次修正術：上口唇の組織不足には、下口唇反転皮弁法（Abbe法）、上顎骨の発育不全（仮性下顎前突）に対しては、上顎骨の骨切り術などが行われる。

（中島龍夫）

●参考文献
1) 中島龍夫, 岡 達也：口唇口蓋裂の早期治療. 医歯薬出版, 東京, 1994.
2) 玉田一敬, 中島龍夫：直線に近い縫合術の片側唇裂初日手術. PEPERS 1：11-21, 2005.

●文献
1) Kernahan DA, Stark RB：A new classification for cleft lip and palate. Plast Reconstr Surg 22：435-441, 1958.

COLUMN ◆口唇裂手術シミュレーター(図7)

慶應義塾大学医学部形成外科学教室では、インターネット上で公開される教育用の口唇裂手術シミュレーターの開発を行っている。口唇裂手術の手順の習得には、三次元的な理解が必要である。このシステムでは、口唇裂手術の10のシーンが、三次元コンピュータ・グラフィックスとして提供され、学習者は、任意の視点、方向から見ることができる。インターネット上で、三次元画像情報を扱うため、データの軽量化を考慮した Lattice 構造に基づく Web3D 技術が応用されている。

（小林正弘、中島龍夫）

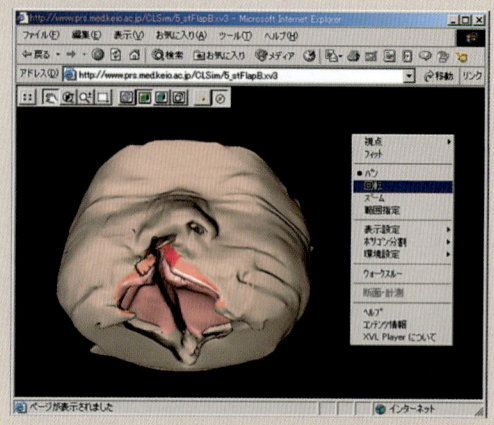

図7 口唇裂のシミュレーション
インターネット上で提供される教育用の口唇裂手術シミュレーター。http://www.prs.med.keio.ac.jp において公開されている。

2．口唇裂の形態の特徴

口唇裂の変形は生まれつきその形態が異常であったというのではなく、断裂した口輪筋、鼻部周囲筋の力のアンバランスによる筋緊張のためとされている。胎生8週頃には人の形が形成されるが、その頃より胎児は外界の刺激に対し反応を始める。9週半には口を開ける運動が始まり、胎生後半には哺乳と同じ運動がみられるようになる。そのため被裂側の鼻翼軟骨は、口唇の動きによる筋肉の持続的牽引により外側下方へ回転移動し、出生時には既に外鼻の著明な変形を伴っている。さらに、鼻中隔前方の非被裂側への偏位、顎裂や歯槽骨欠損がその変形を複雑にしている。

① 片唇唇裂の口唇外鼻変形の特徴(図8)

①患側唇の下垂。
②口輪筋が被裂縁に向かい収束している。
③上口唇の組織不足。
④人中窩の陥凹の消失、人中稜の形成不全。
⑤鼻翼のカーブが凹となり鼻翼縁が前方に張り出している。

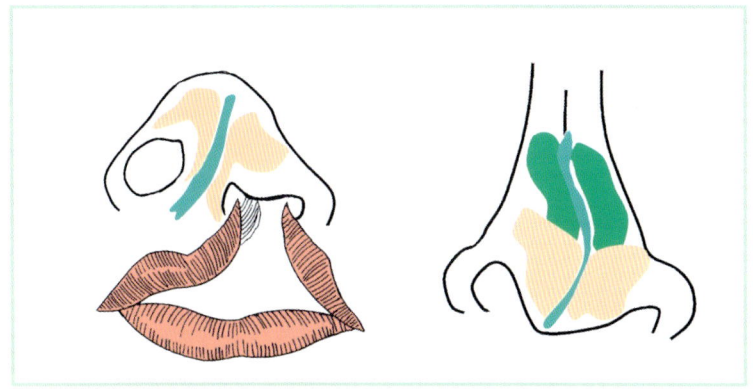

図 8 ■ 片唇唇裂の口唇外鼻変形の特徴

⑥鼻腔陥没幅が広く、陥没している。
⑦鼻尖部、鼻柱、前鼻棘先端の健側への偏位。
⑧鼻中隔彎曲。
⑨鼻翼軟骨のずれのため軟骨外側端が鼻腔前庭部に突出する。

② 両側唇裂の口唇外鼻変形の特徴(図9)

①鼻柱が短く鼻が低い。
②中央唇(中間顎)が前方へ突出している。
③中央唇内部に口唇筋が存在しない。
④中間顎に歯槽歯肉溝が認められない。
⑤鼻孔は逆ハ字の特異な形状となり、鼻翼縁が前方へ張り出している。
⑥鼻柱と口唇の間の角度(columella labial angle)が鋭角。
⑦口唇外鼻全体の発育不全による組織不足。

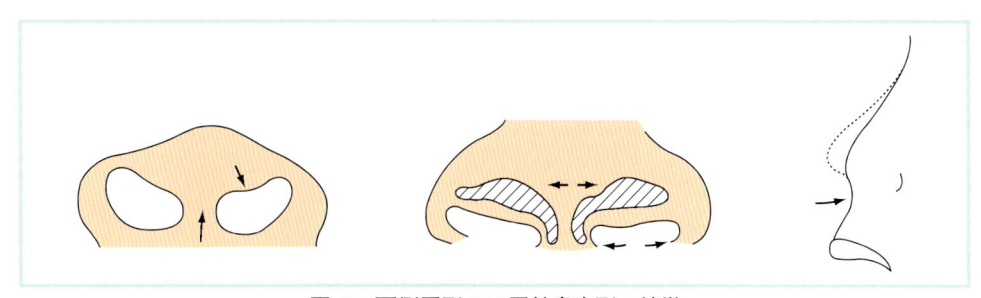

図 9 ■ 両側唇裂の口唇外鼻変形の特徴

(中島龍夫)

3．口唇口蓋裂の発生機序と遺伝

1 口唇口蓋裂の発生機序

口唇および口蓋は以下の順に形づくられる。

1．口唇の発生

胎児の顔面は前頭鼻突起・上顎突起・下顎突起という3つの部分から生成される（図10）。

第5週に前頭鼻突起の表面に鼻窩と呼ばれる鼻の原基が認められるようになる。

第6週に鼻窩の外側縁と上顎突起が融合する。

第6週と第7週の間に左右の鼻窩の外側縁が癒合し、内側鼻突起を形成する。

第8週に内側鼻突起と上顎突起が癒合する。この癒合過程が完了しない場合、口唇裂となる。

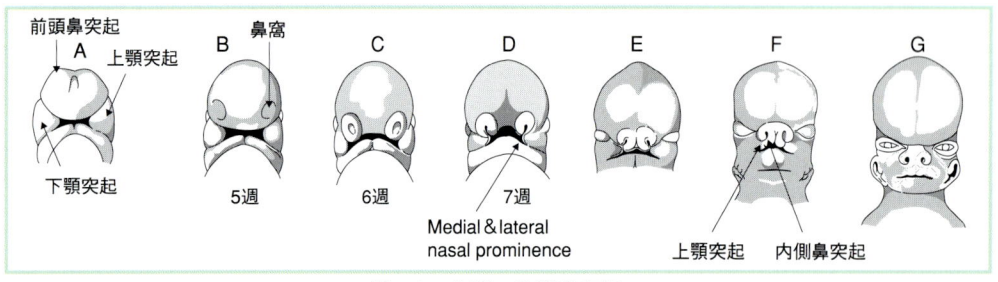

図 10 ■ 内側・外側鼻突起

2．口蓋の発生

第6週第12週の間に口腔と鼻腔の間に隔壁が生成される。隔壁の前方部分は一次口蓋と呼ばれ、内側鼻突起由来である。隔壁の後方部分は二次口蓋と呼ばれる。二次口蓋の前方部分には骨が存在する（硬口蓋）が、後方部分には骨が存在しない（軟口蓋）。

発生学的な立場からは、口唇裂と口唇裂＋口蓋裂は同種のタイプの異常として扱われ、口唇裂を伴わない口蓋裂は異なるタイプの異常と考えられている。

2 口唇口蓋裂の遺伝

上に述べた口唇の発生や口蓋の発生は、多数の遺伝子により調節されている。これら

の遺伝子の異常（遺伝子変異）により、口唇口蓋裂が発症する場合があり、一家系に複数の患者を認める場合（同胞例・親子例など）が散見される。このため患児・家族に対して適切な遺伝カウンセリングを行う必要がある。本稿では、口唇口蓋裂をもつ患者・家族に遺伝カウンセリングを行う場合に注意すべき点について概説する。遺伝カウンセリングの総論的事項については「先天性形態異常の遺伝と合併疾患への対応」の項（8頁）を参照されたい。

1．問診

催奇形因子への曝露の有無について問診する。妊娠中の少量のアルコールの飲用・喫煙・感冒薬は先天性形態異常の原因と考えられていないので、その旨を説明して両親を安心させることが大切である。筆者らはこれらの要因への曝露について、積極的に聞き出し、思い悩む必要がないことを母親に説明している（もちろん妊娠中のアルコール摂取を容認するものでないが）。

詳細に家族歴を聴取して正確な家系図を作成する。症状が軽い患者であっても、遺伝形式を考えるうえでは重要な意味をもつ。家系の中に複数の患者がいる場合は単一遺伝子病である可能性を考慮する。罹患者と非罹患者の血縁関係に着目して、常染色体優性遺伝・常染色体劣性遺伝・X染色体劣性遺伝のいずれかの遺伝形式により説明しうるかどうかを検討する。

2．診察

口唇口蓋裂・口蓋裂が合併する奇形症候群は200以上知られている。これらの疾患のうち相当部分がメンデル遺伝病の範疇に含まれる。したがって、口唇裂・口蓋裂を合併する子どもを診察する場合には全身を詳細に観察して、小奇形も含めた先天性形態異常がないかどうかを検討する（「先天性形態異常の遺伝と合併疾患への対応」の項、8頁を参照のこと）。口蓋裂の35～50％および口唇口蓋裂の7～15％の患児は、口蓋裂・口唇裂以外にも先天性形態異常を有しているとされる。特に、口唇裂・口蓋裂に加えて、①下口唇に2つの陰窩（van der Woude症候群）、②歯牙欠損がないか（Witkop症候群）、③無嗅覚症（Kallman症候群）、を認める場合や、口蓋裂に加えて、①強度の近視・網膜剥離を合併する（Stickler症候群）、②舌強直（ankyloglossia）症を伴う、場合には、単一遺伝子病の可能性が高く、臨床遺伝専門医のコンサルテーションを受けることが望ましい。

3．染色体検査・分子遺伝学的検査

染色体異常症の患児においては比較的高頻度に口唇口蓋裂を認める。特に、多発奇形のある場合や、先天性形態異常に発達遅滞や著明な低身長を伴う場合には、染色体異常症の可能性が少なくない。両親のインフォームド・コンセントを得て、染色体検査を行う。通常の染色体検査（G-banding）によっては診断不能な症例もあり、欠失領域に特異

的なDNAプローブを用いたFISH検査を行う。特に大血管の異常（ファロー4徴症・大動脈離断など）に口蓋裂・口蓋帆張筋不全を合併する際には、第22番染色体長腕部欠失の可能性を考慮する。また、染色体の末端部の異常を検出するサブテロメア検査も一般化（保険外）しつつある。

染色体検査の結果が正常であっても、遺伝性疾患を否定できない。特定の単一遺伝子病が強く疑われるときは遺伝子検査により診断を確定することが可能である。なお、筆者の施設は上に述べた口唇口蓋裂を伴う遺伝性症候群について遺伝子診断を実施している。

4．家族への説明

家族歴の検討、全身の診察、染色体検査・分子遺伝学的検査（「先天性形態異常の遺伝と合併疾患への対応」の項、8頁を参照）によって、メンデル遺伝病や染色体異常であると診断された場合には各疾患の遺伝形式に従って、再罹患率を家族に説明する。例えば、van der Woude症候群・Witkop症候群・Kallman症候群（口唇口蓋裂を伴うタイプ）・Stickler症候群は常染色体優性遺伝病である。両親のどちらかに症状があれば、次子が罹患する確率は50％である。一方、両親のどちらも無症状であれば、次子が罹患する可能性は低い。舌強直症を伴う口蓋裂の原因遺伝子はX染色体上に存在するTBX22である。患者は男性に多いが、女性においても発症する場合もある。

多発性奇形症候群と考えられるが、染色体検査の結果が正常核型で、臨床診断によっても最終的な病名診断に至らない際には、「診断未知の多発性奇形症候群」として扱う。この場合には正確な再罹患率を予測し得ない。常染色体劣性遺伝病である可能性を考慮して「再罹患率は最大25％である」と説明せざるを得ない。

メンデル遺伝病ではないと判断され、多発性奇形症候群でもないと判断される場合には、多因子遺伝として家族に説明を行う。患児が非症候群性の口唇口蓋裂あるいは口蓋裂であったとき、次子に再発症する可能性は数％とされる。この数値は、多年にわたり蓄積された口唇口蓋裂・口蓋裂の患者の家族における再発症の頻度についてデータに基づいて得られた経験的な数値である。一般に家族の中における口唇口蓋裂・口蓋裂の患者数が増えるにしたがって再罹患率は増加すると考えられている。

口唇裂・口唇口蓋裂では、同胞のうち1人が患者の場合の再罹患率は2～3％、同胞2人が患者の場合10％、片親と同胞1人が患者の場合10％、患者の子どもでは4～5％とされる。

口蓋裂の場合、同胞のうち1人が患者であれば再罹患率は2％、同胞2人が患者の場合は8％、患者の子では3％とされる。なお、両親に「数％のリスク」という説明のみを行うと、この数値を非常に高い数値であるとして受け取られる。一般人口における先天異常全般（各種先天異常の発生率の総和）が3～5％程度あることを併せて説明し、「数％のリスク」値を評価する際に、この一般人口におけるいわば「バックグラウンド」の先天異常の

発生率と比較して判断すべきである点について患者・家族の理解を得るように努める。

5．出生前診断について

1．超音波検査

　口唇裂・口蓋裂を超音波検査によって発見することが可能な場合があり（次項4.「口唇口蓋裂の胎児診断」を参照）、両親の希望がある場合には、胎児超音波検査の専門医に依頼する。超音波検査により口唇口蓋裂・口蓋裂が発見された場合にはその他の合併奇形がないかどうかに注意して観察すべきである。特に前回妊娠時に口唇口蓋裂を伴う多発性奇形症候群を発症している場合には、次回妊娠時に超音波検査により口唇裂・口蓋裂の有無とともに他の合併奇形の有無を検討することが可能である。

2．染色体検査

　次回妊娠前に患児の染色体異常や遺伝子異常が明らかにされていて、両親のどちらかが染色体異常や遺伝子変異の保因者である場合には、次回妊娠時に羊水穿刺などによって胎児の染色体分析・遺伝子解析を行うことが可能である。但し、出生前診断は安易に行うべきではなく、倫理的側面に配慮した十分な遺伝カウンセリングの後に実施すべきである。

（小崎健次郎）

4．口唇口蓋裂の胎児診断

　産科診療における超音波検査の普及および超音波装置の解像度の向上に伴い、種々の疾患の胎内診断例が報告されている。本稿では、産科診療における超音波スクリーニングおよび口唇口蓋裂の胎児超音波所見を中心に述べる。

① 胎児超音波スクリーニングと口唇口蓋裂の超音波所見

　産科診療では、胎児発育の評価および先天性疾患の検出を目的として妊婦健診時に超音波スクリーニングを施行している。超音波スクリーニングの施行回数は施設により異なっている。一般に、妊娠初期には、経腟超音波検査が施行され、妊娠中期以降は少なくとも2～3回の経腹超音波検査が行われることが多い。スクリーニングでは、まず胎児推定体重の算出などによる発育の評価、羊水量および胎盤の付着部位の評価を行う。さらに、頭頸部、胸腹部および四肢の観察を行い、先天性心疾患や消化管疾患をはじめと

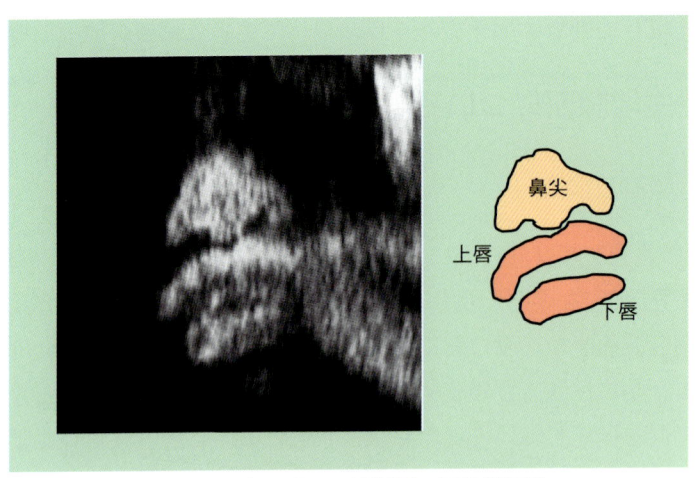

図 11 ■ 正常胎児の口唇周囲の冠状断面像

a．妊娠 32 週 0 日、口唇裂の超音波所見。片側の口唇裂が認められる（矢印）。

b．同一症例の新生児所見。

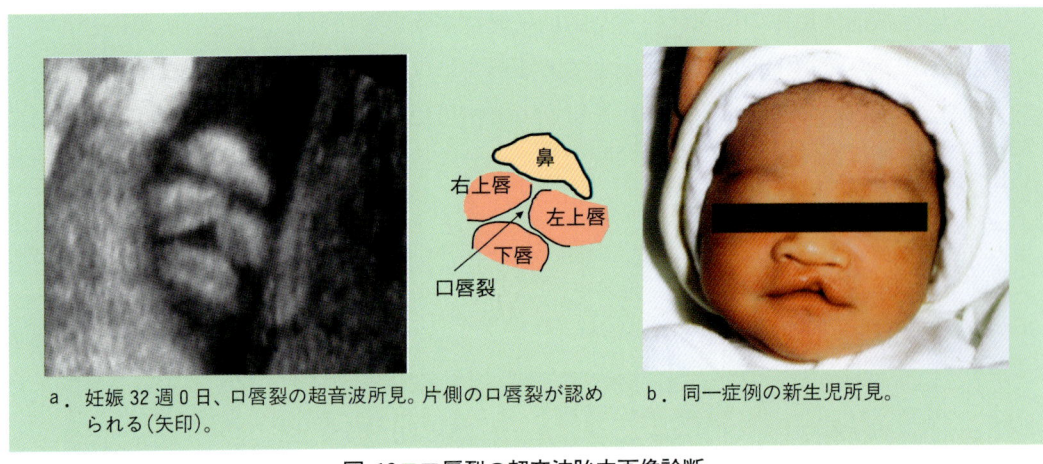

図 12 ■ 口唇裂の超音波胎内画像診断

して周産期管理を必要とする疾患の検出を心がける。

　胎児発育を考慮すると、顔面の観察に適した超音波検査時期は妊娠中期後半から後期前半（妊娠 26 週〜32 週頃）と考えられる。一般に顔面の観察には胎児冠状断面像の描出が適している。図 11 に、妊娠 28 週時の正常胎児の口唇を中心とした冠状断面像を示す。胎児顔面の冠状断面像において、両側の鼻孔から上唇にかけて裂隙が認められる場合には口唇裂と胎内診断される。図 12-a には妊娠 32 週時に胎内診断された口唇裂の胎児超音波像を、図 12-b には同一症例の新生児所見を示す。児は胎内において羊水の嚥下運動を行っているため、開口時の方が口唇の観察には適しているものと考えられる。また、口蓋裂単独例では硬口蓋ではなく軟口蓋に欠損が認められることが多い。そのため、口蓋裂単独例の胎内診断は困難とされている。

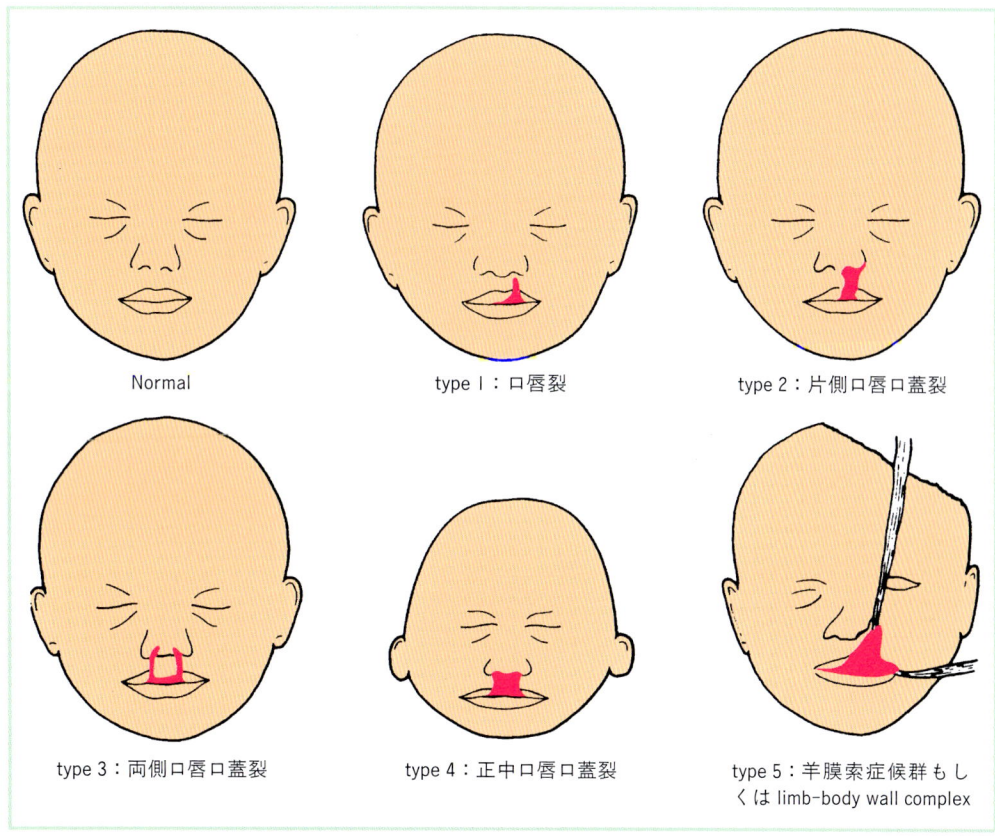

図 13 ■ 超音波所見に基づいた口唇口蓋裂の分類

Normal
type 1：口唇裂
type 2：片側口唇口蓋裂
type 3：両側口唇口蓋裂
type 4：正中口唇口蓋裂
type 5：羊膜索症候群もしくは limb-body wall complex

(Nyberg DA, et al：Fetal cleft lip with and without cleft palate；US classification and correlation with outcome. 195：677-684, 1995 より引用)

表 2 ■ 出生前診断された口唇口蓋裂 65 症例におけるタイプ別内訳と周産期予後

Type of cleft（タイプ）	Mean menstrual age (weeks)*（診断週間）	Anomalies（合併奇形数）	Chromosome Abnormalities（染色体異常数）	Mortality（死産および新生児死亡数）
1 (n=5)	25.4 (23.0-30.3)	1	0	1
2 (n=15)	25.1 (16.0-36.5)	7	3	5
3 (n=20)	20.2 (15.6-35.3)	11	6	10
4 (n=21)	26.0 (15.5-36.0)	21	11	21
5 (n=4)	18.7 (17.0-20.0)	4	0	4
total	23.8 (15.5-36.5)	44	20	41

*Numbers of parentheses are ranges.　　　　　　　　　　　　　　　　　　　　　　　　（文献3）を改変して引用)

　口唇口蓋裂の胎内診断例は1981年にChristらにより最初に報告された[1]。その後も口唇口蓋裂の胎内診断について諸家により検討が行われてきた。一般に妊娠20週以前の口唇裂単独例や軽度の口唇口蓋裂の胎内診断は困難とされている。近年、口唇口蓋裂の胎内診断例が増加していることが報告されている。Stollらは1979～1998年の過去20年間

においてフランスの11施設で出生した児計26万5,679名を対象に口唇口蓋裂の出生前診断率を検討した[2]。その結果、1979〜1988年には5.3％であった口唇口蓋裂の出生前診断率は、1989〜1998年には26.5％に上昇していた。重度の口唇口蓋裂を有する児では、合併奇形・染色体異常の頻度も高く、予後が不良であることが指摘されている。例えば、Nybergらは、口唇口蓋裂の重症度と合併奇形・染色体異常の頻度に関して検討を行っている[3]。彼らの提唱する分類およびその予後を示す(図13、表2)。図14には18トリソミーにおいて認められた正中口唇口蓋裂の自験例を示す。

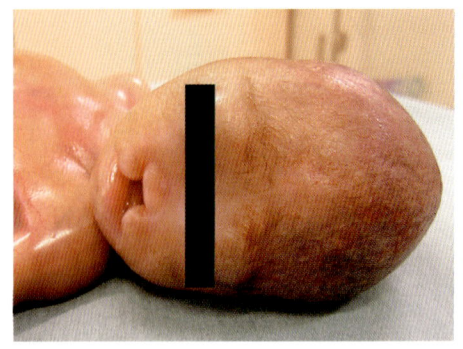

図 14 ■ 妊娠20週、死産児(正中口唇口蓋裂の症例)
妊娠19週時の超音波スクリーニングにて、全前脳胞症、口唇・口蓋裂右腎の多発性嚢胞性腎異形成を認めた。死産分娩後の染色体検査にて18トリソミーと判明した。

② 口唇口蓋裂の胎内診断例の周産期管理の実際

一般に口唇口蓋裂の形成外科的治療は新生児期に行われることが多い。そのため、胎内診断例ではあらかじめ小児科および形成外科と母児の周産期情報を共有することにより出生後の治療をスムーズに行うことが可能となる。また、出産前から口唇口蓋裂およびその治療法について家族に説明することにより、両親にとって分娩まで十分な時間をとることが可能となり、児の病気の理解や病状の受け入れがたいへんスムーズになってきている。

慶應病院においては、超音波スクリーニングにて口唇口蓋裂が疑われる場合には、ハイリスク胎児外来において超音波による精査を行っている。口唇口蓋裂を認める場合には染色体異常をはじめとした先天奇形症候群の可能性も考え、合併奇形の有無についても評価することが必要である。われわれは実際の超音波画像を供覧しながら産科医が家族に対して児の病状および出生後の治療の必要性に関する説明を行っている。その後、家族には分娩前に形成外科医との面談が可能である旨を案内し、希望に応じて形成外科外来を受診し治療に関する概要を聞いて頂いている。また、分娩には小児科医が立ち会い、出生後直ちに口唇口蓋裂の病状を評価したうえで形成外科医と連携して治療計画を立てている。そして、生後早期に家族に治療計画を説明するように心がけている。

③ まとめ

口唇口蓋裂では生後早期の治療が必要とされる。口唇口蓋裂を胎内にて検出し、小児科および形成外科と連携してその周産期管理を行うことより、児の治療に臨む家族が不

安を少しでも解消することができるように努めることが必要である。

(松本　直、宮越　敬、田中　守)

●文献

1) Christ JE, Meininger MG：Ultrasound diagnosis of cleft lip and palate before birth. Plast Reconstr Surg 8：854-859, 1981.
2) Stoll C, Dott B, Alembic Y, et al：Evaluation of prenatal diagnosis of cleft lip/palate by foetal ultrasonographic examination. Ann Genet 43：11-14, 2000.
3) Nyberg DA, Sickler GK, Hegge FN, et al：Fetal cleft lip with and without cleft palate；US classification and correlation with outcome. Radiology 195：677-684, 1995.

5．口唇口蓋裂の治療体系

　口唇裂・口蓋裂は顔面・口腔という整容的にも、機能的にも極めて重要な部分に発生する先天性疾患である。よって満足のゆく結果を得るまでに、複数回の治療を必要とする。そのためには患児・両親の息の長い努力と、治療に対する理解が不可欠である。

　ところが、患児の両親は初めてわが子が疾患を有すると知らされたときには通常激しい心理的ショックを受けている。疾患をもつ子どもを出産したことへの葛藤と、将来に対する不安で、ともすれば現実否定的な態度をとる場合もある。

　そこで両親に対しては、①口唇口蓋裂の疾患の概念、②今後の治療予定、③なぜそのような治療を行うか、に関して、懇切丁寧に説明する必要がある。

　また、そこで用いられる言葉は、誰にでも理解できる平易なもので、なおかつ必要十分に医学的概念を説明するものでなくてはならない。

　以下、慶應義塾大学病院で口唇口蓋裂の患児の家族に対し行っている説明の一例を示した。

問1　出生後、小児科医に「口唇裂（または口蓋裂）」であると言われました。いったいどのような病気なのですか？

　最近は超音波診断技術の発達により出生前に診断されることも多くなりました（10例中1.5例の頻度）が、やはり赤ちゃんが生まれたあとに、「口唇裂（口蓋裂）がある」ということを知らされる場合が多いでしょう。「口唇」や「口蓋」という言葉が日常生活で使われる場合はまずありませんので、まず名前の理解が必要です。

　口腔周辺の裂は、口唇裂・顎裂・口蓋裂に分類されます。そしてそれぞれに対する治療はそのもつ意味も、方法もまったく異なります。

　まず口唇裂ですが、いわゆる「うわくちびる」の裂け目で、見た目に明らかな部分で

す。赤唇(あかくちびる)に少し割れ目のある程度の軽い裂から、鼻の穴まで裂け目が続いているタイプのものまで、さまざまな程度のものがあります。

　続いて顎裂ですが、「歯ぐき」の裂け目です。顎裂が単独で存在することは極めて稀で、多くの場合口唇裂か、次に述べる口蓋裂と合併して存在します。

　「口蓋」とは歯ぐきの裏側から口蓋垂(のどちんこ)に至る部分で、骨の支えのある部分(硬口蓋)と、ない部分(軟口蓋)に分かれます。この部分に裂け目が存在する状態が「口蓋裂」です。

　口唇裂単独・口蓋裂単独で存在することもありますが、発生上の理由から、口唇裂と口蓋裂は合併して生じることもよく起こります。

　また、一口に口唇裂・口蓋裂といっても、個々の症例により裂の存在する位置・幅などはすべて異なっています。口のどの部分に、どの程度の広さの裂があるのか、形成外科医の説明をよく聞いたうえで、理解することが大切です。

問2　いつ、どのように治療を受ければよいのでしょうか？

　前述したように、口唇裂・顎裂・口蓋裂に対する治療はそのもつ意味も、方法もまったく異なるので、治療の時期も別々です。

　ここでは、口唇裂・顎裂・口蓋裂がすべて存在する場合をモデルにして説明します。

　まず、最初に口唇裂に対して手術を行います。手術する時期は施設によりさまざまで、通常生後3ヵ月頃に手術を行いますが、生後1ヵ月、体重3kg以上を目安に口唇裂の早期手術を行い、外鼻変形も同時に修正する施設もあります。早期に手術を行う理由は、①傷あとがきれいになりやすいこと、②鼻や鼻中隔軟骨が軟らかく、比較的低侵襲で形態的改善が得られやすいこと、などです。また家族の社会的精神的負担がより早く取り除かれることも理由の1つです。そのためには術前検査や心エコーなどのリスク管理を厳重に行い、最新の医療技術で手術を行う必要があります。この時期に手術を行う目的は、裂け目をきれいに閉じるという整容的な目的のほかに、早期に口輪筋(くちびるをすぼめる筋肉)の位置を矯正することによって、その後の摂食・構語機能の改善に寄与することにあります。

　そして患児が1〜1歳半になった時点で、口蓋裂に対して手術を行います。口蓋はもともと「はな(鼻咽腔)」と「くち(口腔)」とを分離する機能をもっています。この機能を「鼻咽腔閉鎖機能」といいますが、口から摂取した食物が通常は鼻に流れていかないのはこの機能が存在するためです。また、この機能は発音にとって重要な意味をもっています。口蓋裂の患者さんでは口蓋が割れているために、そのままの状態では発音に障害が残ってしまいます。この時期に手術を行うのは、そろそろ"ことば"が出始める時期なので、その前に手術を行うことによってできるだけよい発音を獲得することが目的です。

　歯ぐきの裂け目(顎裂)に対しては、6〜8歳にかけて手術を行います。この時期は永久

歯である「犬歯」が生えてくる時期ですが、顎裂が存在する場合には、歯の土台となる歯ぐきがないために、犬歯が生えてくることができません。その結果、歯並びが悪くなります。これを避ける目的で歯ぐきに骨を移植し、犬歯の生え出る場所をつくることが手術の目的です。肋骨や腸骨を移植に使用する場合が多いですが、こうした骨を採取することは子どもにとってはかなりの負担です。そこで骨の再生を促すような特殊な液体と人工骨を使用して、こうした負担を少なくする試みも現在施行されております。

問3　なぜ、複数回に分けて治療するのですか？

ここまで読まれた方は、「なぜ一度に手術をしないのだろう？　一度に手術を行う方が時間的・経済的負担も少なくて済むし、両親も早く喜ぶのに」と感じられるかも知れません。

しかし手術を行うということは、別の角度からみると身体に対して負担をかけることでもあります。不適切な時期に与えられた負担は後の成長に対してマイナスの影響を与えることになります。

例えば、生後3ヵ月の乳児に対して口蓋裂の手術を行う場合を考えてみましょう。口唇裂と口蓋裂の手術を同時に行うことは、技術的には決して不可能なことではありません。

しかし、まずくちびるの閉鎖を行った後に口蓋裂の手術も行うとなると、手術時間が倍になります。十分に体力の備わっていない乳児に対して、長い時間の手術を行うことは、安全性の面からみて問題があります。

また、手術や怪我をしたことのある方ならよく理解できることですが、傷を負った部位は多かれ少なかれ「ひきつれ」を起こします。口唇口蓋裂の手術においても例外ではありません。

例えば口蓋裂に対して手術を行う場合、口蓋に「ひきつれ」が残り、上顎を前後方向に縮める向きの力が作用します。小児から成人に至る経過で、上顎は前に育ってゆこうとしますが、あまり早い時期に手術を行ってしまうとこの成長が抑制されてしまい、下顎が出っ張ったアンバランスな顔貌となってしまいます。

このように、それぞれの手術を行うには適切な時期があります。したがって、すべてを同時に手術することはできません。

問4　合計何回の手術が必要なのでしょうか？

口唇裂・顎裂・口蓋裂のすべてが存在する場合、基本的には上記の3回の手術ですべての裂を閉鎖することができます。しかし、これらの手術だけでは不十分で、さらに別の種類の手術が必要とされる場合も存在します。

例えば、口唇裂の手術を受けて口と鼻の変形が一旦はよくなった場合でも、成長に伴っ

て再び変形が生じてくる場合もあります。

　また、体質的に傷あとが目立ちやすい患者さんもいらっしゃいます。こういった場合には、さらなる整容的改善を目的とし、二次修正を行うこともあります。就学との関係から、5〜6歳にて手術を行う場合が多いようですが、中学・高校や成人になってから手術を行う患者さんも多数いらっしゃいます。二次手術を受けられる患者さんは全体の約4割程度です。

　口蓋裂の手術を受けられたあとに、発音に関する十分な機能が得られない場合には、喉の後ろ側の粘膜を使って鼻咽腔閉鎖機能を改善させる「咽頭弁手術」を行う場合もあります。患児の成長の状態をみて、5歳以後に手術を行います。

　さらに、口蓋裂のお子さんでは上顎の発育が十分でなく、成長に伴って上顎と下顎のバランスが悪くなってくる場合があります。外見やかみ合わせの改善のために必要であると判断される場合には、顔面の成長が完了したあとで(18歳以後に)上顎と下顎の位置関係を整える手術を行います。

　このように口唇裂・口蓋裂においては、裂を閉じる基本的な手術のほかにさらなる整容的・機能的改善を目指して追加の手術が必要になる場合もあります。

　もともとの裂の状態、手術後の経過、機能的発達は患者さんによりさまざまですから、病態をよく理解したうえで適切な手術を行うべきです。

問5　手術以外にはどのような治療が必要なのですか？

　口唇口蓋裂の治療においては、裂を閉鎖する手術が重要なことはいうまでもありません。しかし決してそれだけで治療が完了するわけではありません。手術を行ったあとのリハビリテーションや周辺疾患の治療も手術そのものと同程度か、あるいはそれ以上に重要です。手術は多くの施設においては、形成外科医や口腔外科医により行われますが、それらの科以外の先生方にも御協力を頂き、チーム医療が行われて初めて満足のいく治療結果が出せるといってよいでしょう。以下にチームに必要とされる科、およびその主たる役割について簡単に説明します。

①耳鼻咽喉科

　咽頭(のど)と、中耳の間には両者を結ぶ耳管(じかん)という管が存在し、中耳の適切な圧を保っています。口蓋裂の患児においてはこの管の機能が不十分で、中耳炎にかかりやすい傾向が認められます。反復する中耳炎に対しては鼓膜にチューブを入れる「チュービング」の手術を行わなくてはいけないので、耳鼻科医の協力が必要です。

②言語療法士

　前述したように口蓋裂の患児においては手術前はもちろん、手術後においても十分な鼻咽腔閉鎖機能が得られず、言語機能がいま一つである場合があります。患児がどの程度の言語機能を有し、どのようにリハビリテーションまたは手術を行っていくべきかを

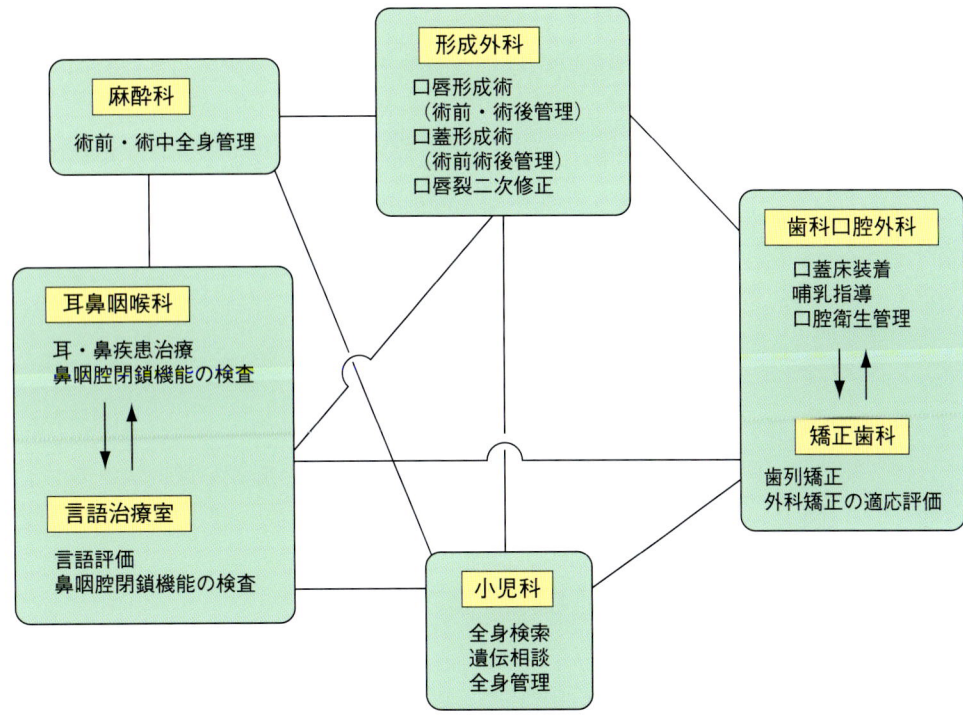

図 15 ■ 口唇口蓋裂の治療に対するチーム医療

考えるためには、高度な専門的知識が必要です。言語療法士は口蓋裂の術後機能評価や、言語訓練においてなくてはならない存在といえます。

③小児科医

口唇口蓋裂の患児の中にはそれらの疾患以外に、他の内臓にも先天的な問題を抱えていたり、身体の成長のスピードが若干遅い方もしばしば見受けられます。こうした問題を発見し、治療を行ううえで小児科医の存在が必要です。

④矯正歯科医

人間の歯は通常、隣接する歯同士で影響を及ぼし合ってまっすぐに生えてきます。顎裂の存在する患児においては、歯列に隙間が存在するため歯がまっすぐ生えてくることが難しく、歯並びがよくない場合がみられます。不良な歯並びは整容面上の問題のみならず、虫歯になりやすいので矯正を行うことが必要です。矯正治療は数年間かかるうえ、さらに将来上・下顎の位置関係を修正する手術を行う場合には新たに咬合を整えることが必要となります。長いつきあいとなりますので、永久歯の生え始める5〜6歳くらいから、かかりつけの矯正歯科医をみつけておくと有利です。

⑤麻酔科医

口唇裂・口蓋裂の手術は全身麻酔で行います。小さなお子さんに対して麻酔をかけるためには、かなり熟練した手技が必要とされます。例えば口唇裂の手術は生後1〜3ヵ月の新生児に対して行いますが、体重が約3〜6kgと非常に小さいため、呼吸や循環の管理

にはかなり繊細な注意が必要とされます。

　また、口蓋裂の手術は直接気道に対して操作を行うため、注意して麻酔の管理を行わなければ全身状態に影響のでる可能性もあります。

　さらに、小児科医の部分で記したように、口唇口蓋裂の患児では見えない内臓の病気が隠れていることもままあり、手術中なんの前触れもなく状態の変化をきたすことすらあります。

　このように、熟達した麻酔科医の存在は口唇口蓋裂の手術には不可欠であり、手術成功の鍵を握っているといっても過言ではありません。

　以上のように、口唇口蓋裂の治療にあたっては、その道のエキスパートよりなるチームが必要です。関連各科の連携が良好で、治療件数の多い施設を選択するのが望ましいでしょう(図15)。

(永竿智久)

6．出生後の哺乳・口蓋床の作成

　口唇口蓋裂児が産まれたとき、まず最初に直面する母親の不安は、「ミルクがうまく飲めるのだろうか？」、「無事に成長するのだろうか？」ということではないだろうか。この時期における母親や家族の精神的な負担は大きく、哺乳指導を含む十分な母親教育が必要になる。

① 出生後の哺乳

1．正常児の哺乳

　正常児の哺乳操作は、乳首を圧迫しさらに口腔内を陰圧にしてミルクを吸引する。したがって乳児の哺乳力は、吸うことによって口腔内を陰圧にする大きさ、すなわち吸う力(吸啜力(きゅうてつりょく))と乳首の圧迫力を合わせたものとして捉えることができる。

2．口唇口蓋裂児の哺乳障害

　口唇口蓋裂にみられる哺乳障害は、主として口唇、口蓋や歯槽の一部に裂が存在することにより、口腔内を陰圧にすることが困難になること、さらに口蓋と舌の間で乳首を圧迫する力も低下することに起因する。

1. 口蓋裂児に対する哺乳の工夫

口蓋裂児の哺乳改善のためには、以前よりさまざまな試みがなされてきた[1)2)]。胃にチューブを挿入しミルクを注入するもの(図16)、乳首への工夫(図17)、また哺乳床の装着などが挙げられる。

通常口蓋裂児では、ほかに基礎疾患を伴わなければほとんどの場合経口摂取が可能である。出生直後の哺乳量を確保するためには、チューブ栄養は手っ取り早い手段ではあるが、できる限り早く中止し経口摂取に切り替えることが望ましい。母親自身でミルクを飲ませることが子どもとのスキンシップをはかるうえで非常に重要である。

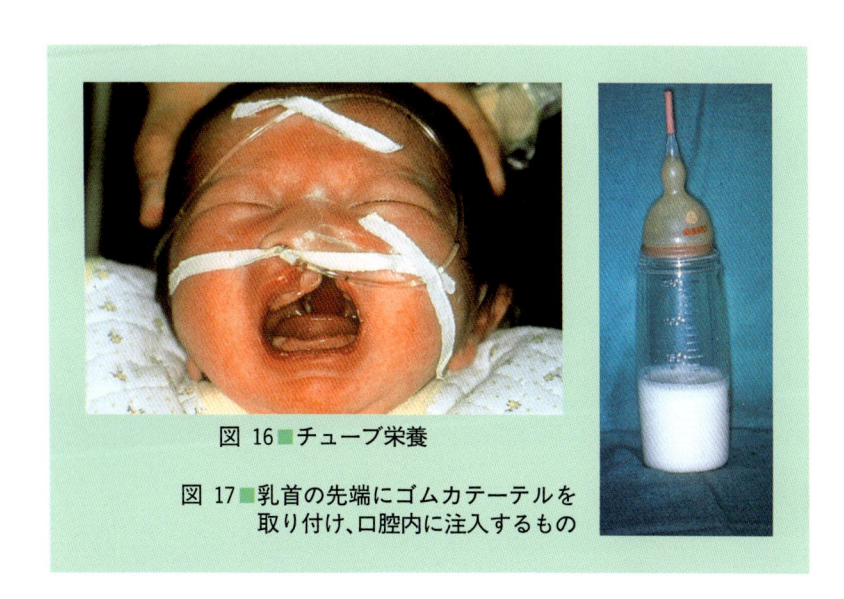

図 16 ■チューブ栄養

図 17 ■乳首の先端にゴムカテーテルを取り付け、口腔内に注入するもの

2. ホッツ床とは

ホッツ床は、スイスのチューリッヒ大学歯学部で行われている口唇口蓋裂の一貫治療[3)4)]において生後直後より装着する口蓋床である。Dr. M. Hotz により考案、改良され世界的に広まった。この床の目的は、口腔機能を正常化して哺乳の改善をはかり、またさらに患児のもつ発育能を利用した顎発育誘導を行うものである。床の装着により舌の口蓋破裂部への侵入を阻止し、舌位置は正常化する(図18、19)。

a) ホッツ床による哺乳の改善効果：高野[5)]は口唇口蓋裂児においてホッツ床装着前後の哺乳力を測定し、正常の人工栄養児と比較した。これは乳首内の圧力の変化を、血圧トランスジューサーを用いて記録したものである(図20、21)。乳首内の陰圧と陽圧の変化、すなわち吸啜波の波形パターンは、正常児では振幅が大きくリズミカルだが(図22-a)、口唇口蓋裂児では、波形はほとんど認められず乳首内の陰圧および陽圧ともに明らかに小さい(図22-b)。しかし、ホッツ床を装着した口唇口蓋裂児では乳首内圧の波形パターンが出現し、乳首内の陰圧および陽圧ともに明らかに増大している(図22-c)。

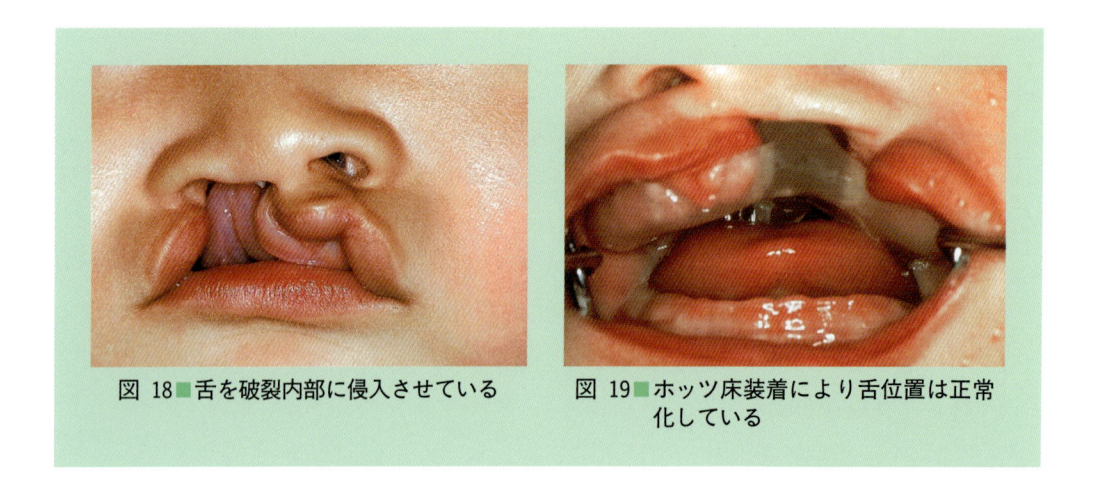

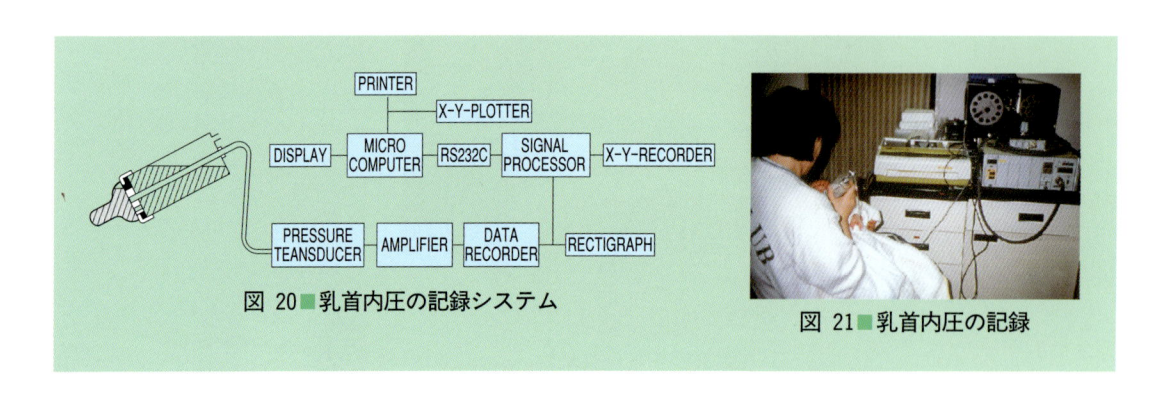

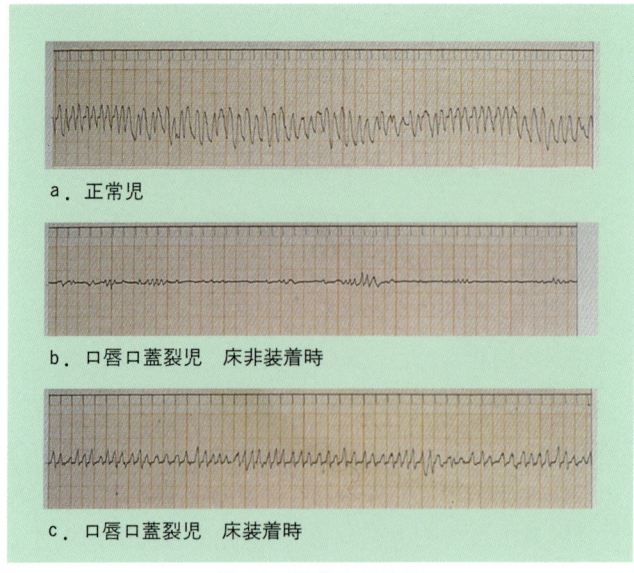

図 18 ■舌を破裂内部に侵入させている

図 19 ■ホッツ床装着により舌位置は正常化している

図 20 ■乳首内圧の記録システム

図 21 ■乳首内圧の記録

a．正常児

b．口唇口蓋裂児　床非装着時

c．口唇口蓋裂児　床装着時

図 22 ■乳首内圧波形

さらに母親の協力を得て、週平均の1日哺乳量、規定哺乳時間を算出するとともに、各月齢における体重発育速度を求め口唇口蓋裂児における哺乳障害の特徴を明らかにしている。

- 体重発育速度：体重発育速度は、生下時体重、生後1ヵ月の体重を母子手帳より調べ、初診時から生後6ヵ月まで1ヵ月ごとに体重を測定した結果より算定したものである。その結果、生後2週未満でホッツ床を装着した症例は、2〜4週で装着したものより生後1ヵ月の時点で体重発育速度が大きく、かなりの差がみられた。また生後1ヵ月以降に床装着を行ったものでは、体重発育速度は生後5ヵ月までは最も小さい傾向を示した(図23)。
- 規定哺乳時間：規定哺乳時間は100 mlを哺乳するのに要する哺乳時間である。生後1ヵ月以内に床を装着した症例は週齢の増加とともに規定哺乳時間は短縮する傾向を示し、1ヵ月以降に床を装着したものよりもすべての週齢で短い規定哺乳時間を示した(図24)。

以上より、ホッツ床の哺乳改善効果は生後できる限り早期に開始した方が大きいと結論づけられた。

　b）顎発育誘導：この口蓋床のもう1つの目的は、患児の成長能を利用し顎発育誘導を行うことである[6]。誘導は、誘導したい方向に一致した床の内面を削去して行う(図

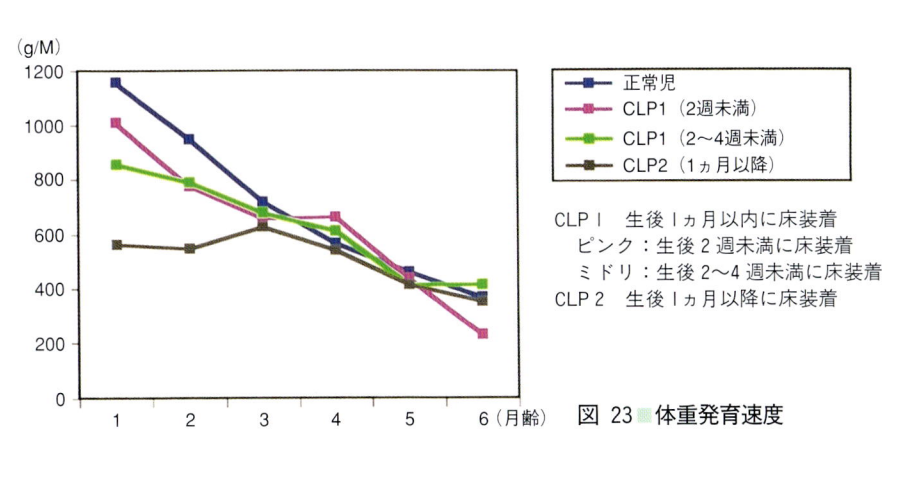

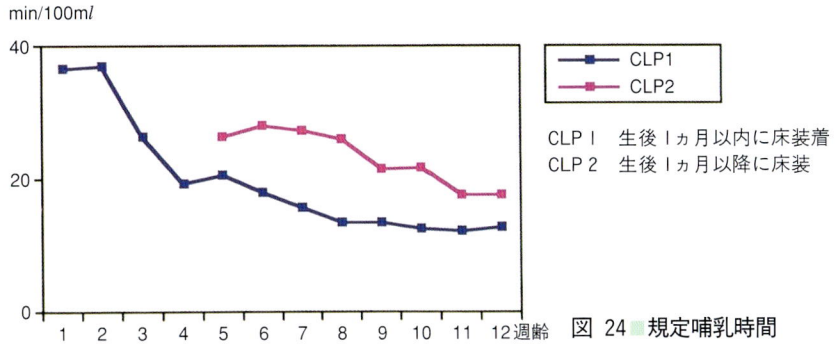

図 23 ■ 体重発育速度

図 24 ■ 規定哺乳時間

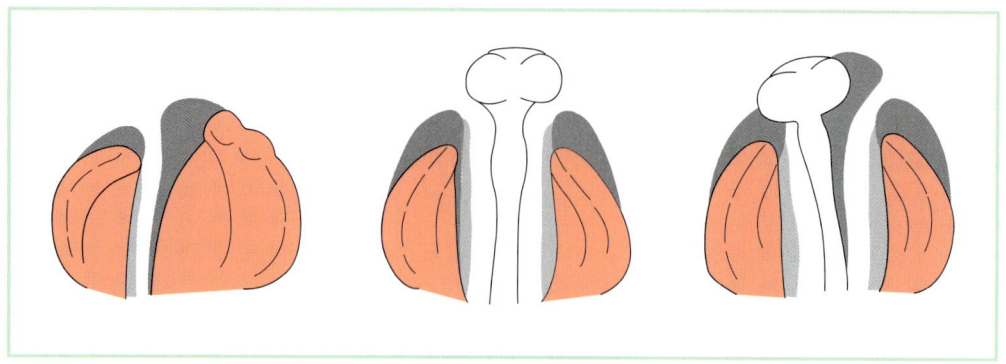

図 25 ■顎発育誘導の誘導方向
床内面の点領域相当部を削除する。
(Hotz M, Gnoinski W：comprehensive care of cleft lip and palate children at Zürich University, Apreliminary report. Am J Orthodont 70：481-504, 1976 より引用)

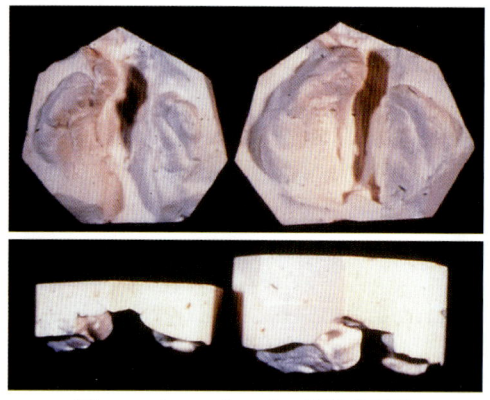

図 26 ■ホッツ床による顎発育誘導
左：生後7日　右：生後4ヵ月

25)。口唇形成術を行う生後4ヵ月時には生後7日目に比較して、破裂幅の狭小化と歯槽部の垂直方向への十分な発育が認められる(図26)。

② ホッツ床(口蓋床)の作成

1. 印象採得

1. 印象採得まで

印象採得では、印象材の気道への流入や嘔吐による誤嚥を防ぐことが重要である。そのために、まず患児に対して印象採得の1時間30分～2時間前よりミルクの摂取を禁止する。

2．印象採得時の患児の体位（図27）

印象採得を行う際、患児は完全にヘッドダウンさせ印象材の気道への流出を防ぐ。また嘔吐した際には直ちに吸引を行えるように準備しておく。

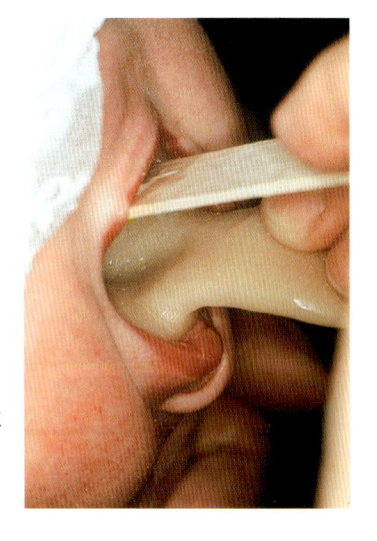

図 27 ■ **印象採得時の体位**
印象材の気道への流出を防ぐため完全にヘッドダウンする。

3．印象採得（図28）

あらかじめ患児の裂型や口蓋の大きさに合わせてトレーを選択する。印象材は歯科用のアルジネート印象材を用いるが、できるだけ操作時間を短くするため硬化時間の短いタイプを選び、さらに印象材を練る水温や練和時間を調節する。

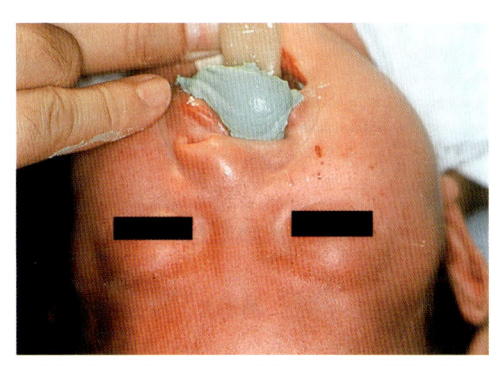

図 28 ■ **アルジネート印象材による印象採得**

印象採得には、数名のスタッフで一連の操作を速やかに行えるように普段より心がけておく必要がある。

2．床の作製手順

1．床の形態および構造（図29）

床は軟口蓋部の破裂まで塞ぐように栓塞子がついた形態になっている。床の素材は一般の義歯（入れ歯）に用いるレジンという歯科材料を重合して作製する。

床の構造は粘膜面に接する部分に軟性レジンを、斜線の部分に硬性レジンを用いた二層構造になっている。この軟性レジンは熱に対して敏感に反応し体温程度で軟らかくなるため、口腔内に床を装着

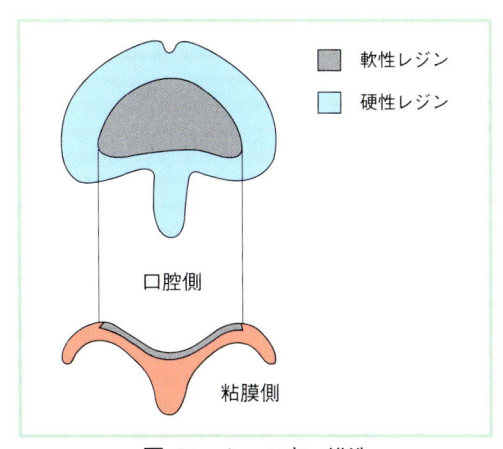

図 29 ■ **ホッツ床の構造**

したとき粘膜面に潰瘍を形成しにくく、また顎発育を妨げにくいという利点がある。

2．模型調整から重合操作（図30〜32）

印象採得後直ちに石膏を注入して模型を作製し、パラフィンワックスにてワックスパターンを調整する。次いで軟性および硬性レジンを用いて重合操作を行う。

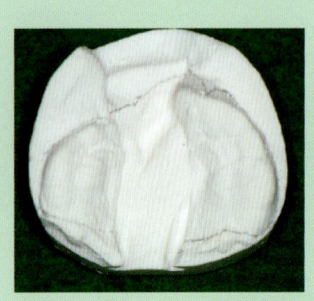

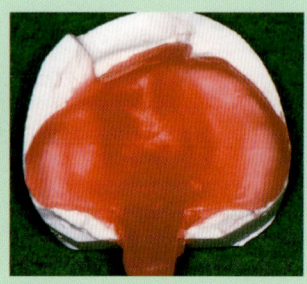

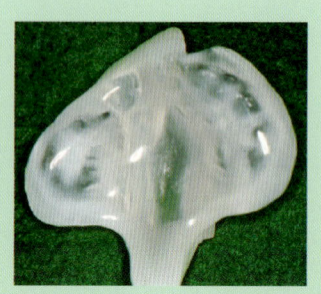

図 30 ■ 調整された石膏模型　　図 31 ■ ワックスパターン　　図 32 ■ 重合を完了したホッツ床

3．ホッツ床の管理

1．床の装着（図33〜35）

床を口腔内に装着し、軟口蓋部の栓塞子の適合状態などを確認しながら必要に応じて床を一部削り調整を行う。

床を装着したら実際に普通の短い乳首でミルクを飲ませ、哺乳効果を確認する。同時に母親にも床の装着の仕方を指導し、母親自身で授乳させる。

2．床への慣れ

床への慣れには個人差がある。通常慣れるまで2〜3日かかるが、床装着直後より上手に哺乳する場合もある。また患児によっては床装着後、一時的にミルクの量が減ったり、それまでよりも多少哺乳に時間がかかるようになる場合がある。しかし子どもの適応能力は非常に大きく、特に生後早い時期ほど床に慣れるまでの時間は短い。1回の哺乳時間は、15〜20分で飲み終わることを目安とする。

3．床装着直後の注意点

何度か哺乳をさせるうちに、粘膜面に床の一部があたって傷をつくる場合がある。そのため最初に床を装着した後は、数日以内に口腔内をチェックし必要に応じて床を調整する必要がある。

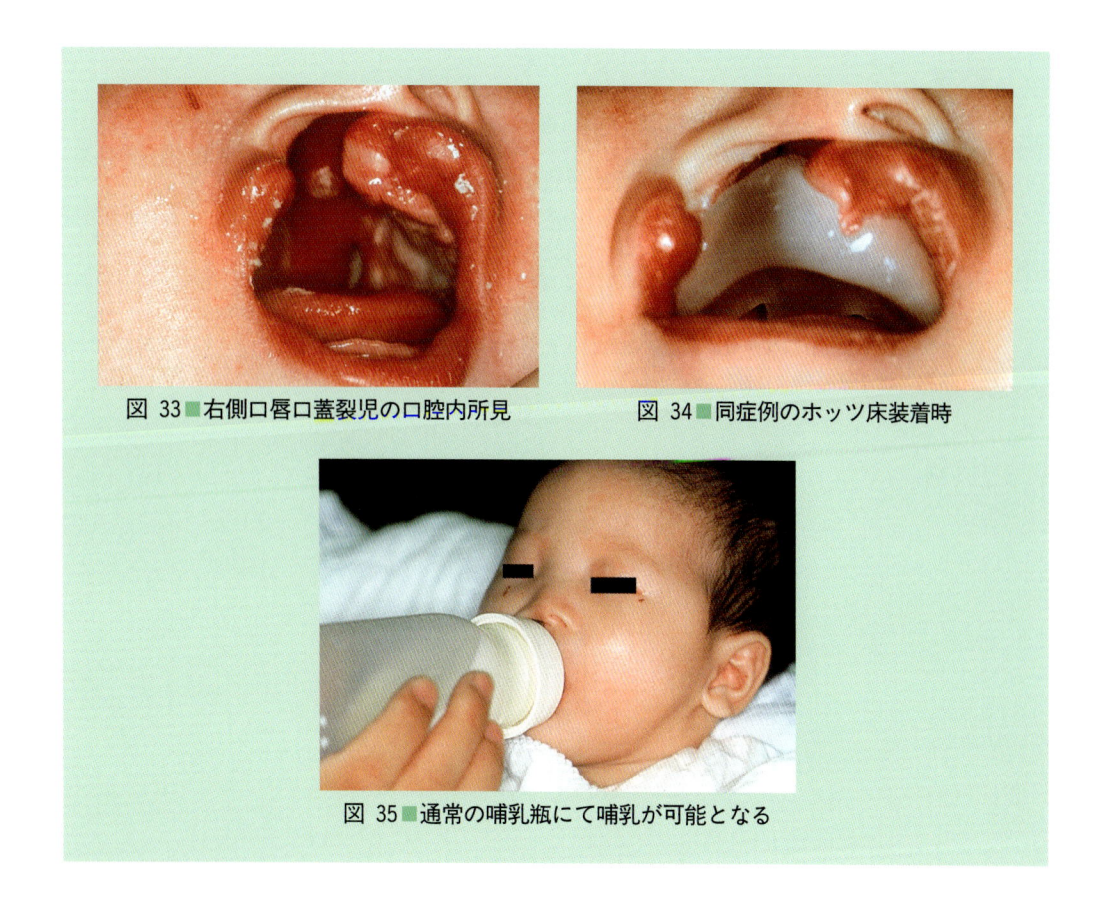

図 33 ■右側口唇口蓋裂児の口腔内所見　　図 34 ■同症例のホッツ床装着時

図 35 ■通常の哺乳瓶にて哺乳が可能となる

4．床の洗浄・消毒

　床は洗浄や消毒を行うとき以外は、24 時間口腔内に装着したままにする。哺乳直後に床の着脱をするとそれが刺激となって飲んだミルクを吐いてしまうことがあるため、哺乳後 30 分以上あけて床を洗浄する。洗浄には軟らかいブラシを用い、ぬるま湯か水で機械的に汚れを落とし、1 日 1 回薬液消毒（ミルトン®）を行う。

5．床の再作製および顎発育誘導

　口蓋形成術までの子どもの成長は非常に目覚ましいものがある。そのため、口蓋形成術までに 2〜3 回床のつくり直しを行う必要がある。顎発育誘導のための床の調整は 3〜4 週間に 1 度の割合で行う。

　ホッツ床装着後は、ほぼ 1 ヵ月に 1 度の割合で経過をみていくため、母親とのコミュニケーションが良好になり、不安を和らげられる。また同時に医師に対する信頼もでき、その後の治療を円滑にしていくものと考える。

（中野洋子）

●文献

1) 高橋庄二郎：口唇裂・口蓋裂の基礎と臨床．pp 221-227, 日本歯科評論社, 東京, 1996.
2) 和田　健, 舘村　卓, 薬師寺　登, ほか：新しい口蓋裂乳幼児用乳首の臨床使用効果. 日口蓋誌 11：221-228, 1986
3) Hotz M, Gnoinski W：comprehensive care of cleft lip and palate children at Zürich University, Apreliminary report. Am J Orthodont 70：481-504, 1976.
4) 中野洋子：チューリッヒ大学における唇顎口蓋裂の一貫治療について. 日本歯科評論 537：175-186, 1987.
5) 高野英子：Hotzレジン床による唇顎口蓋裂児の哺乳障害改善に関する研究. 日口蓋誌 12：117-141, 1987.
6) 吉岡弘道：Zurichシステムによる治療を行った唇顎口蓋裂児の上顎歯槽弓および口蓋の成長発育に関する研究. 日口蓋誌 16：1-30, 1991.

各論 a．口唇口蓋裂の手術治療

1．口唇裂治療の歴史（これまでの代表的な術式）

1 片側唇裂初回手術

　口唇裂手術の詳細な報告として残るものは、14世紀初期フランダース人Yperman Jによる報告にまで遡る。後に古典的直線法と呼ばれる術式のもとになるこの術式は、口唇裂披裂縁を切除した後、両側の口唇に針を突き通し、その周囲を8の字状に糸でくくって固定するだけであった。

　Rose(1879)、Thompson(1912)、高木(1930)らは古典的直線法に工夫を加え、切開線を単なる直線ではなく両側披裂縁に沿った彎曲したものとして縫合線の長さを延長し、古典的直線法の欠点である術後の縫合線のひきつれによる口唇長の短縮を軽減する試みを報告した。しかし、それでもこれらの直線法は手術が簡単で、組織の切除量が少ないという利点はあるものの、術後の瘢痕拘縮で口唇がひきつれやすいという欠点が解消されたわけではない。Pfeiferはこれを改善した波状切開法を報告しているが、口唇裂軽症例では有効なこともあるが現在ではあまり用いられていない。

　一方、直線状切開法の欠点を補うべく、弁状切開法による試みが報告されている。Hagedron(1892)、Le Mesurier(1949)らは患側口唇に四角い弁を作成し健側口唇へ挿入するいわゆる四角弁法を報告したが、直線法の欠点であった術後の瘢痕拘縮による口唇のひきつれの改善は不十分で、術後創として人中稜を横切って残る縫合線が目立つうえ、口唇の解剖学的形態を損なうなど多くの欠点により現在では用いられていない。Mirault(1844)は四角弁ではなく三角弁による手術法を報告した。Tennison(1952)はこの三角弁に計測の概念を導入し、Randall(1959)はその三角弁をやや小さくした。これらがいわゆる三角弁法と呼ばれる方法である(図36)。三角弁法は三角弁の大きさが大き過ぎると人中の形態を損ない、患側のキューピッド弓が下垂しやすいという欠点をもつが、症例ごとの計測による正確なデザインが可能で、四角弁法と比して組織の切除量が少なく、術後の修正も容易である利点から現在でも改良を加えて用いる施設がある。Skoog(1958)は赤唇縁の三角弁を小さくし、代わりに鼻柱基部中央部に別の三角弁を挿入することで、鼻柱基部を巻き込み鼻孔底の陥凹を予防する試みを報告した。本法は口輪筋縫合が容易で術後創の拘縮が起きにくい利点はあるが、縫合線が複雑で三角弁法の欠点である患側キューピッド弓の下垂が生じやすい欠点がある。Cronin(1966)は三角弁の大きさを小さくし、その作成位置も三角弁基部を口唇の皮膚粘膜境界部の直上ではなくその

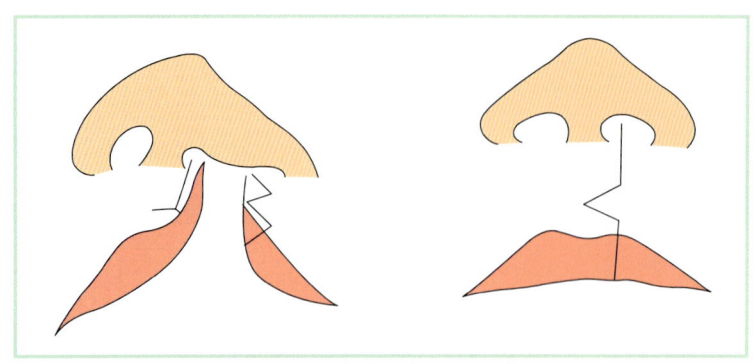

図 36 ■三角弁法(Tennison)

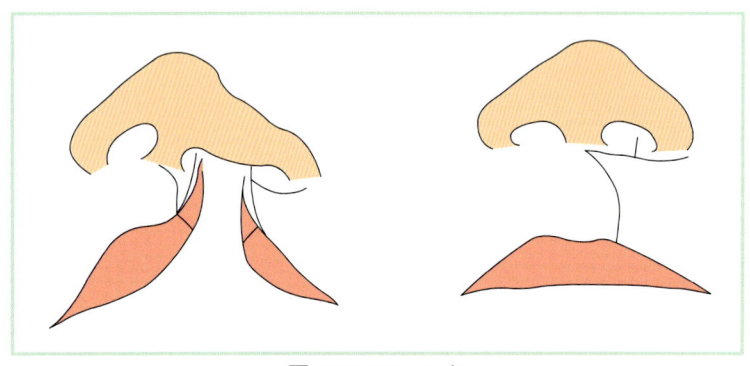

図 37 ■Millard 法

約1mm上に置くことにより、垂直に縫合された白唇と赤唇の接合部は術後に段違いになりにくく、三角弁法の欠点である患側キューピッド弓の下垂を防ぐ工夫として報告した。

　Millard(1958)は口唇裂の患側披裂縁に本来のキューピット弓が引き上げられた状態で存在していることに着目し、健側白唇部にZ形成術を応用して健側組織をrotation移動し、患側鼻翼基部へ挿入することで患側白唇部をrotate-downさせ、生じた鼻柱基部の欠損には患側からの組織をadvanceして補う方法、いわゆるrotation-advancement法を報告した(図37)。この方法では厳密な計測なしにある程度一定した結果が得られるため、現在ではこの方法を用いる施設は多い。しかし、患側キューピッド弓の頂点が吊り上がる傾向があるため、鬼塚(1966)は赤唇彩縁に小三角弁を加えて予防する改良を報告している。

　中島(1993)はMillardらによる術後創を詳細に検討した結果、Millard法によるキューピッド弓から鼻柱基部中点に形成される創は、統計学的に多くを占めている人中稜の形状がキューピッド弓から内側隆起へかけて走行していることからすると、人中稜の形状に沿っているとは言い難いだけでなく、患側鼻翼基部に生じる横(水平)方向の術後創が目立ちやすいことを指摘し、これらの欠点を解決すべく手術後の縫合線が人中稜に沿ったほぼ直線となる新たな手術デザインを考案した(図38)。その詳細については

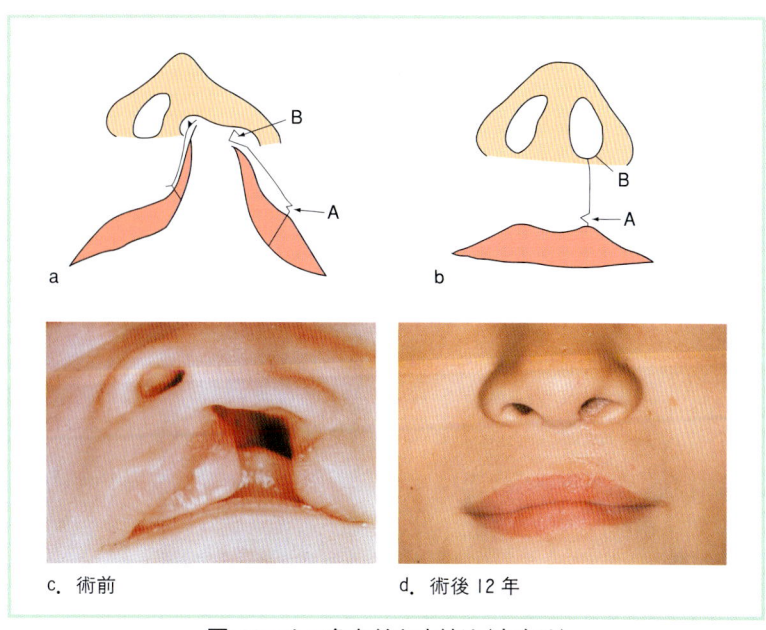

図 38 ■ 小三角弁付き直線法（中島法）

a
b
c. 術前
d. 術後12年

「片側唇裂初回手術」の項(103頁)へ譲る。

② 両側唇裂初回手術

　両側唇裂は口唇の左右両側に唇裂を発現したものである。その変形は中間顎の突出と偏位、中央唇の組織不足、浅い口腔前庭、鼻柱の短縮、歯槽骨変形など複雑であり、その手術は難しいばかりか、初回手術に不適切な治療を行うとその後の修復に難渋させられる場合が多い。両側唇裂ではVeau(1922)やBroadbent(1972)のように左右の披裂を同時に閉鎖する一期的閉鎖法と、Millard(1971)やSkoog(1965)のように左右の披裂を別々に閉鎖する二期的閉鎖法に分けられるが、二期的閉鎖法の場合、手術が2度になる

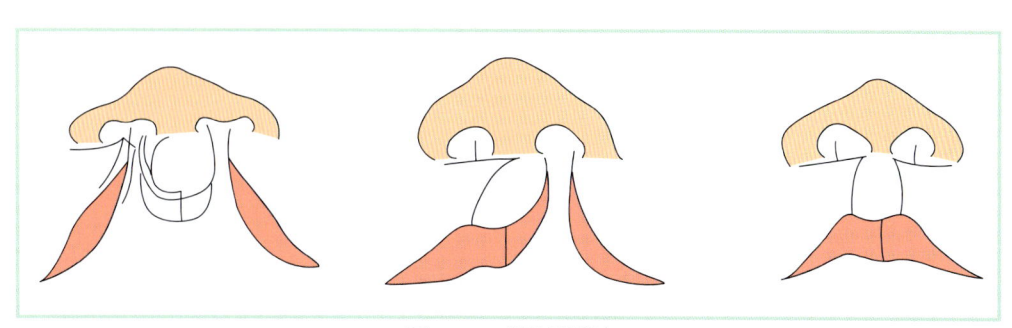

図 39 ■ 二期的閉鎖法

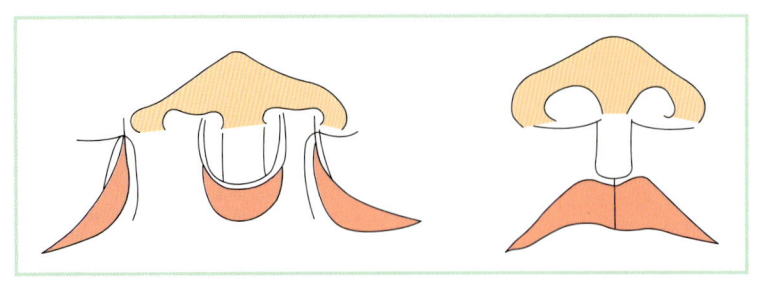

図 40 ■一期的閉鎖法

だけでなく、一側を手術して閉鎖したために生じる対側への緊張が、中間顎に回転偏位を引き起こし、鼻中隔彎曲や顎裂の非対称をきたす原因となり、左右の対称性の獲得が一層困難となる場合が多い(図39)。そのため現在では医療技術や手術手技の進歩とともに一期的閉鎖法を行う施設が増加している。また、手術デザインに関しても片側唇裂同様、Le Mesurier(1962)などの四角弁法や小三角弁法、Millard(1971)のrotation-advancement法など中央唇へ皮弁を移動する方法とDe Haan(1968)、Mulliken(1995)などの直線法に分けられるが、一期的閉鎖法の普及とともに中央唇の血行温存と整容的見地から直線法で手術を行う施設が増加している(図40)。

(矢澤真樹、中島龍夫)

● 参考文献

1) 中島龍夫：口唇裂初回手術の術式の変遷と最近の動向．慶応医学 76：77-85, 1999.
2) Rose W：Hare lip and cleft palate. H. K. Lewis and Co., London, 1891.
3) Thompson JE：An artistic and mathematically accurate method of repairing the defect in cases of harelip. Surg Gynecol 14：498-504, 1912.
4) 高木憲次, 川島 務：高木の兎唇治療法．日本医書出版, 東京, 1952.
5) Hagedorn W：Uber eine Modifikation der Hasenschartenoperation. Zentralbl Chir 11：756, 1884.
6) LeMesurier AB：Method of cutting and suturing lip incomplete unilateral cleft lip. Plast Reconstr Surg 4：1, 1949.
7) Mirault G：Lettre sur le bec-de-lievre. Malgaigne J Chir 2：257, 1844.
8) Tennison CW：The repair of the unilateral cleft lip by the stencil method. Plastic Reconstr Surg 9：115-120, 1952.
9) Randall P：A triangular flap operation for the primary repair of unilateral clefts of the lip. Plastic Reconstr Surg 23：331, 1959.
10) Skoog T：Repair of the unilateral cleft lip deformity; Maxilla, nose and lip. Scand J Plast Reconstr Surg 3：109-133, 1969.
11) Cronin TD：A modification of the Tennison-type lip repair. Cleft Palate J 3：376-382, 1966.
12) Millard DR：A radical rotation in single harelip. Am J Surg 95：318-322, 1958.
13) 鬼塚卓弥：唇裂形成術の経験；第1章 Millard法をめぐって．形成外科 9：268-276, 1966.
14) Nakajima T, Yoshimura Y：Early repair of unilateral cleft lip employing a small triangle flap mehod and primary nasal correction. Br J Plast Surg 46：616-618, 1993.
15) 中島龍夫, ほか(編)：口唇口蓋裂の総合治療；両側唇裂の特徴と手術における留意点．医歯薬出版, 東京, pp 91-94, 1994.
16) Veau V：Operative treatment of complete double harelip. Ann Surg 76：143-156, 1922.

17) Broadbent TR, Woolf RM：Bilateral cleft lip repairs. Plast Reconstr Surg 50：36-41, 1972.
18) Millard DR Jr：Closure of bilateral cleft lip and elongation of columella by two operations in infancy. Plast Reconstr Surg 47：324-331, 1971.
19) Skoog T：The management of the bilateral cleft lip of the primary palate(lip and alveolus)；I general consideration and soft tissue repair. Plast Reconstr Surg 35：34-44, 1965.
20) Le Mesurier AB：Hare-Lips and Their Treatment. Williams and Wilkins Co., Baltimore, 1962.
21) DeHaan CR：Initial repair of cleft lip. Cleft Palate, A Multidisciplinary Approach, Stark RB(ed), p 128, Hoeber Med Div Harper and Row, New York, 1968.
22) Mulliken JB：Bilateral complete cleft lip and nasal deformity；An anthropometric analysis repair. Plast Reconstr Surg 96：9-23, 1995.

2．片側唇裂初回手術

1　口唇裂の手術時期

　現在、大部分の施設では、片側唇裂手術は生後3ヵ月頃、両側唇裂は生後3～6ヵ月頃に行っている。しかし赤ちゃんの将来を考えると、生まれてからできるだけ早期に治療の手を差しのべてあげるのが望ましいのはいうまでもない。幸い、全身麻酔、微小外科手術、手術材料などの進歩により、新生児外科手術の技術水準は進歩し、口唇裂の出生後早期手術も、安全に行うことが可能となっている。

　そのため、慶應義塾大学では形成外科だけでなく、歯科口腔外科、矯正歯科、小児科、耳鼻咽喉科、麻酔科などの協力により、口唇口蓋裂の集学的早期治療を行っている。口唇裂の手術は、術前術後の厳重な全身管理のもとで、生後1ヵ月を目安として出生後早期の口唇形成術を行っている。

　早期治療の利点には以下のような項目が挙げられる。

1．口輪筋の発達の促進

　口唇裂では口輪筋が断絶しており、その断端は、斜め上方へ向かい被裂部の歯槽骨の鼻腔底に集中している。早期に口唇形成術を行い断裂した口輪筋を確実に縫い合わせ、リング状の形態を再建すると、口唇の正常な運動の回復が促進される。

2．きれいな手術後の傷あと

　出生後早期に口唇の手術を行った際の創痕は、生後3～6ヵ月頃に行った傷あとに比べ、目立たなくきれいになることが知られている。その理由として新生児期には母体のホルモンや免疫因子の影響を受けているため、創の治り方が胎児に近いことが挙げられ

る。また 3 ヵ月以降の乳児は力が強くなり、口唇に緊張が加わり、安静を保つのが難しくなり、創が開大する危険が増加する。

3．変形した外鼻の矯正が容易

新生児の外鼻の皮膚、軟骨は軟らかく可塑性に富むため、最小限度の手術侵襲による外鼻矯正と、術後の矯正用ロングリティナーの使用により、外鼻の変形や鼻の曲がりを容易に矯正することができる。この時期を過ぎると組織は硬化してしまい、後日手術を行っても修正が難しくなる。

4．社会的・精神的負担の軽減

口唇裂児の出生から手術まで 3〜6 ヵ月間待機させることは、家族に極めて大きな精神的・社会的負担を強いることになる。そのため口唇裂児が出生したらできるだけ早期に治療を開始し、口唇の形態が回復した子どもを母親の手に委ね、親子間のきずなを深めてもらうのは、患児とその家族の社会復帰の面からも好影響を与える。

② 直線状切開による片側唇裂初回手術

「1．口唇裂治療の歴史」の章の如く Millard は口唇裂の被裂縁に本来のキューピッド弓が存在するのに気づき、Z 形成の応用により患側の組織を移動する方法を報告した（図 41）。この方法はあまり正確な計測を行わなくても比較的安定した結果を得る。著者も以前は Millard 法で手術を行っていた（図 41-a、b）。しかし術後縫合線が人中稜の走行を横切り、鼻柱基部の横方向の瘢痕が目立つ欠点がある（図 42）。口唇では縦方向より横方向の瘢痕が目立つため、できるだけ横方向の瘢痕を少なくするのが望ましい。そのため 15 年前より患側鼻柱基部から歯槽骨にかけて存在する組織を皮弁として利用している。この方法では Millard 法と同じような鼻翼基部の巻き込み効果が得られ、赤唇縁線の直上に約 1.5 mm の小三角弁を加えキューピッド弓の頂点の吊り上りを防止する。また白唇部上方の横方向の瘢痕は鼻腔内に隠れ、白唇部に残る瘢痕は人中に沿ったほぼ直線となる（図 43-a〜d）。口輪筋は重ね合わせ縫合を行い、皮膚に緊張のかからない状態をつくるとともに、白唇の人中稜の高まりに近い状態を形成する。この方針は片側唇裂でも両側唇裂でも同様である[1]。

しかし 1.5 mm の小三角弁でも年とともに大きくなり三角弁挿入部が幾何学な形状のため目立つことが多い。そのため最近では小三角弁の代わりに患側被裂線に丸弁を作成し健側の縫合線に作成した組織欠損部へ挿入し縫合線がより自然なカーブを描き直線に近くなるようにしている（図 43、46）。健側の受け口部分の切除は筋層縫合後に決定する。この丸弁法は小三角弁法に比べ赤層縁の下垂の防止効果もある[2]。

口唇裂に付随する外鼻変形を初回手術時に治療するかどうかについては意見が分かれ

a．Millard法＋小三角弁法の手術デザイン

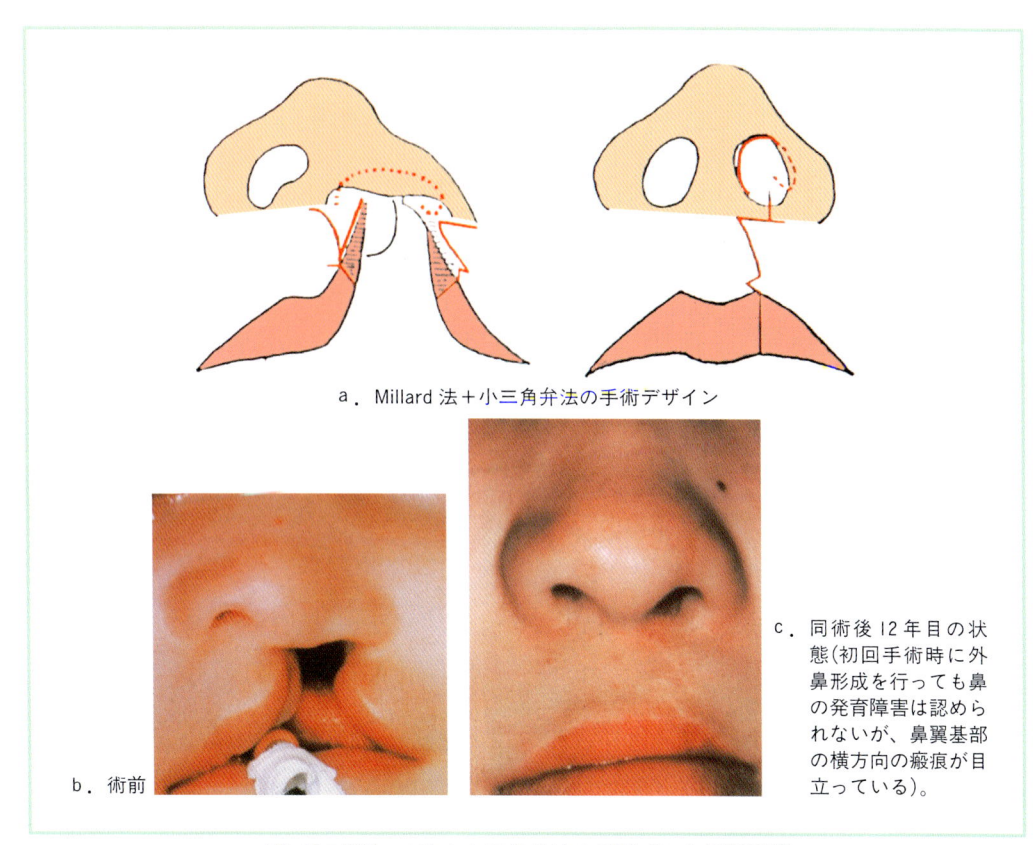

b．術前

c．同術後12年目の状態（初回手術時に外鼻形成を行っても鼻の発育障害は認められないが、鼻翼基部の横方向の瘢痕が目立っている）。

図41■Millard法＋小三角弁法のデザインと長期経過

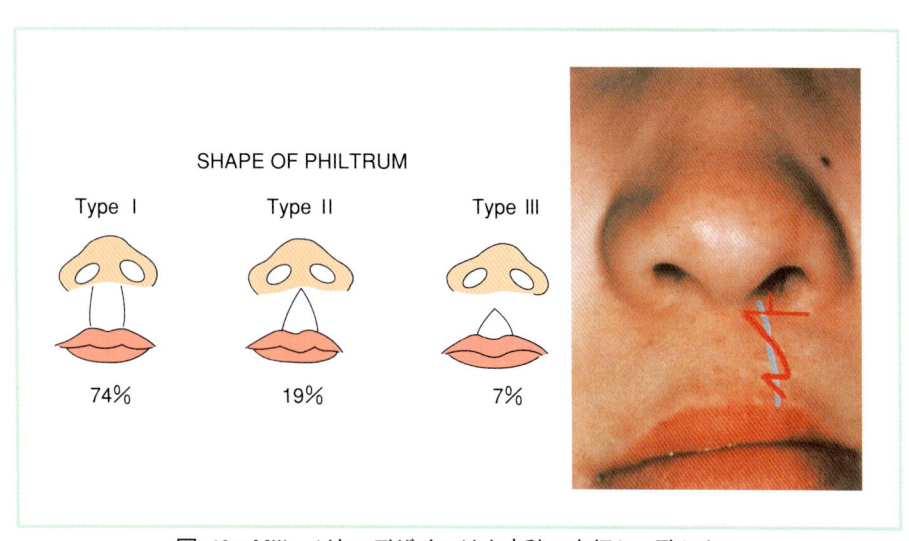

SHAPE OF PHILTRUM
Type I　74%
Type II　19%
Type III　7%

図42■Millard法のデザインは人中稜の走行と一致しない

I・顔面／A．口唇口蓋裂　各論a・口唇口蓋裂の手術治療

105

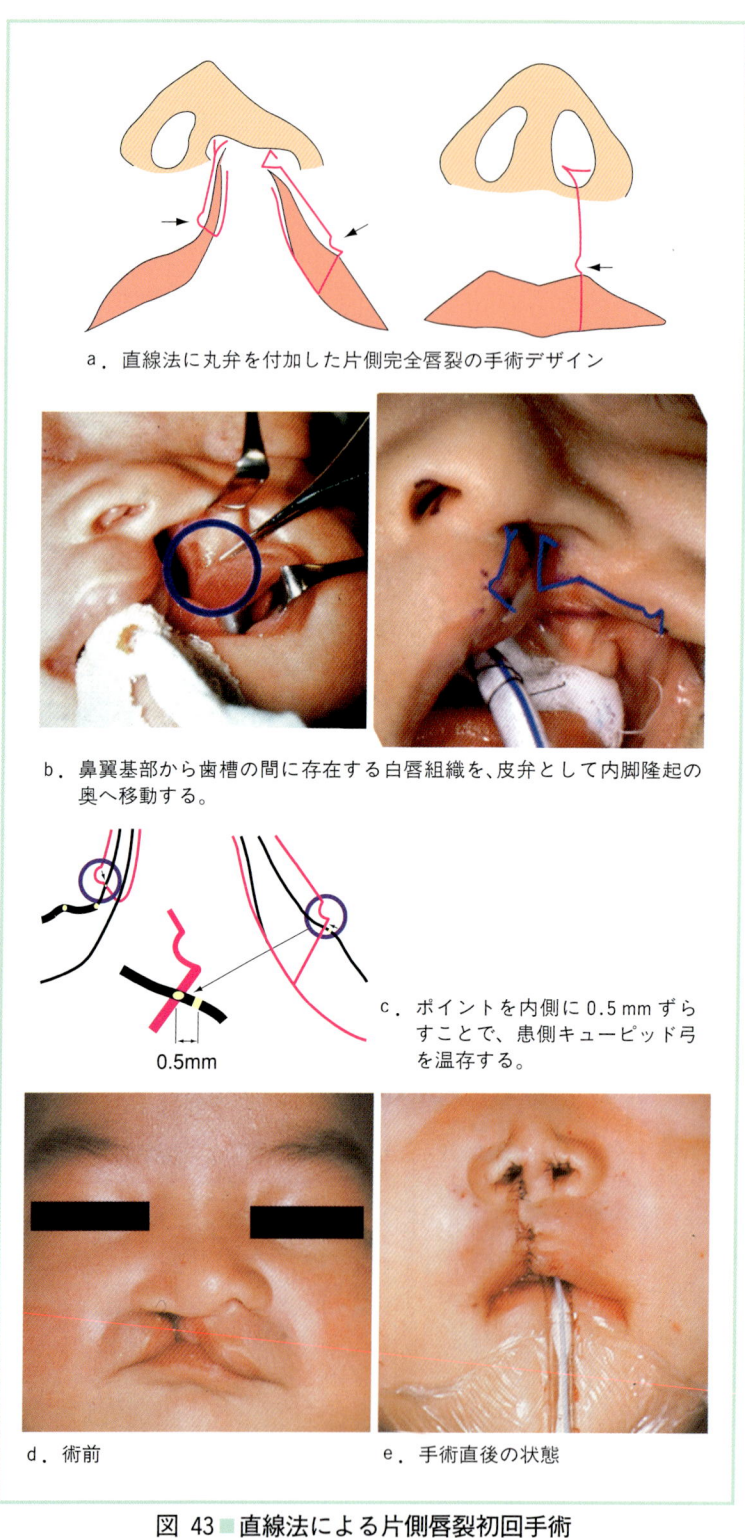

a．直線法に丸弁を付加した片側完全唇裂の手術デザイン

b．鼻翼基部から歯槽の間に存在する白唇組織を、皮弁として内脚隆起の奥へ移動する。

0.5mm

c．ポイントを内側に0.5mmずらすことで、患側キューピッド弓を温存する。

d．術前

e．手術直後の状態

図43 ■ 直線法による片側唇裂初回手術

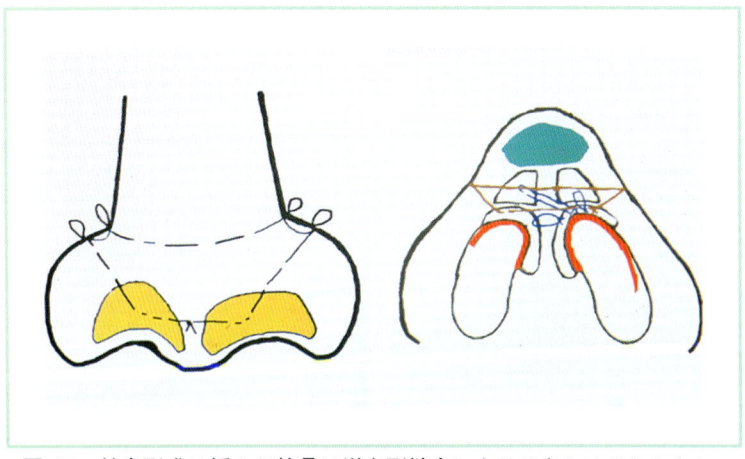

図 44 ■ 外鼻形成は緩んだ軟骨は逆台形縫合によりひきしめるとともに、患側鼻軟骨の吊り上げ縫合を行う

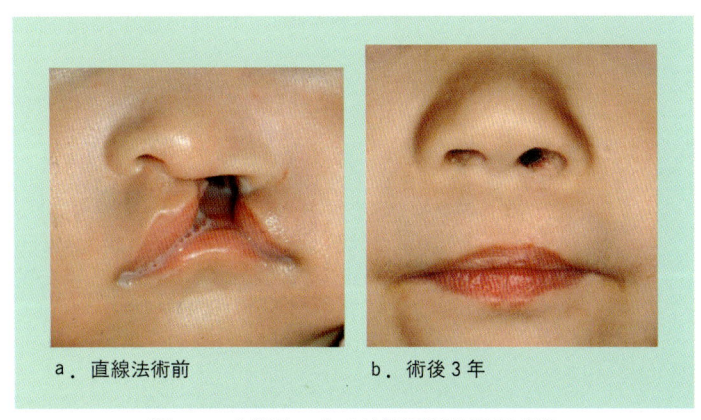

a．直線法術前　　b．術後3年

図 45 ■ 直線法による片側唇裂外鼻形成術

ている。しかし、われわれが手術を行った患児を24年間経過観察した結果では、初回手術時に鼻の変形を手術的に治療しても、成長に悪影響はほとんど及ぼさないことを確認している。手術方法は逆台形縫合により緩んだ軟骨の間の枠組みを再形成後、患側鼻軟骨の吊り上げ縫合を行う(図44〜46)。

　痕跡唇裂は白唇の線状痕、鼻腔底や赤唇の陥凹、赤唇縁の不整、外鼻の変形など口唇裂に特有の変形をもっているが、その程度は軽度である。そのため、初回手術は鼻腔前庭や、鼻腔底からの筋層その他の修正のみを行い、白唇の修正は最小限度にとどめる場合が多い。白唇の線状痕が目立つ場合には後日修正術を行う(図47)。

（中島龍夫）

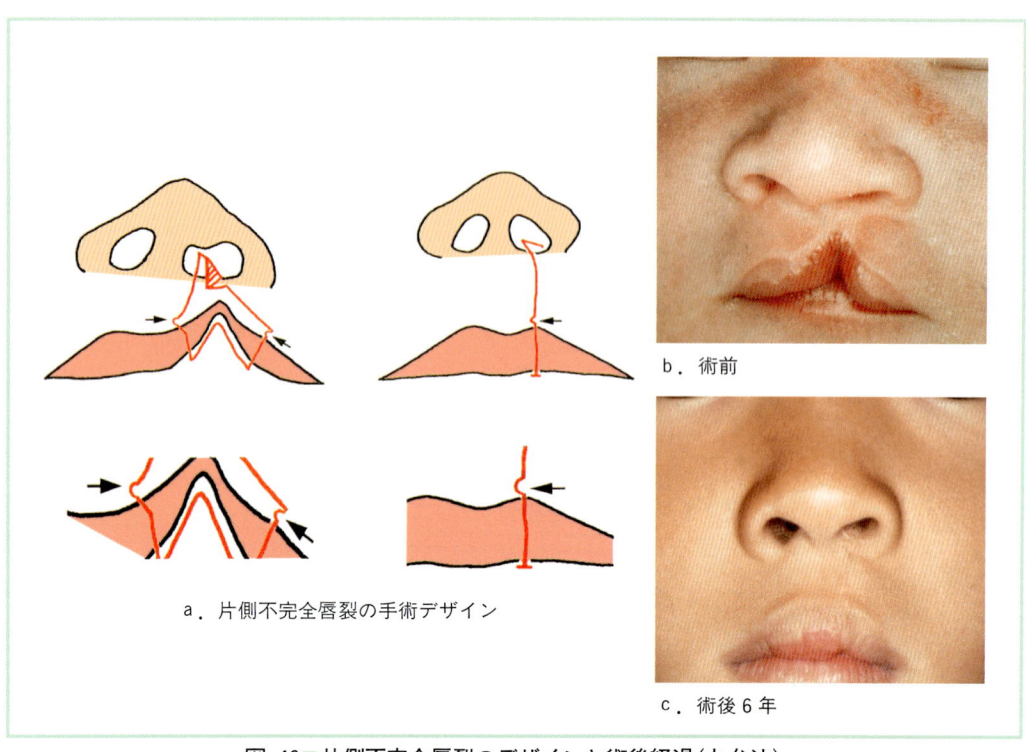

図 46 ■ 片側不完全唇裂のデザインと術後経過（丸弁法）

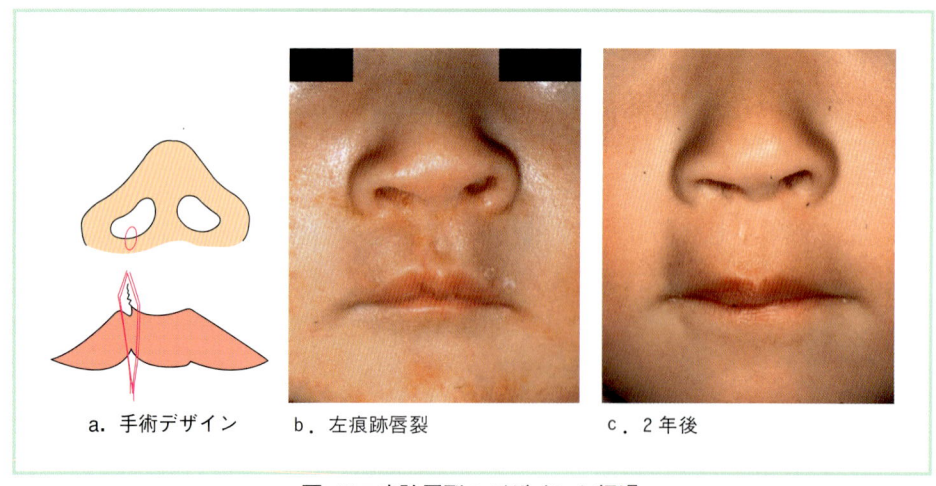

a．片側不完全唇裂の手術デザイン
b．術前
c．術後6年

図 47 ■ 痕跡唇裂のデザインと経過

a．手術デザイン
b．左痕跡唇裂
c．2年後

● 参考文献

1) Nakajima T, Yoshimura Y：Early repair of unilateral cleft lip employing a small triangular flap method and primary nasal correction. British Journal of Plastic Surgery 46：616-618, 1993.
2) 玉田一敬，中島龍夫：直線に近い縫合線の片側唇裂初回手術．PEPARS 1：11-20, 2005.

3. 両側唇裂初回手術

　両側唇裂は、前述の如く多くの複雑な問題を抱えており、初回手術時に適切な手術を行わないとその修正に後日難渋することが多い。

　両側唇裂は大別すると3～6ヵ月の間に2回に分けて閉鎖する方法と一時的に閉鎖する方法に分けられるが、現在ではほとんどの施設で一時的に閉鎖を行っている。初回手術時に外鼻の形成を同時に行うかどうかについては議論が分かれている。慶應義塾大学とその関連施設では生後1～2ヵ月を目安に直線法による口唇形成術を行い、その際外鼻形成も同時に行っている。後日細部の修正を必要とする場合はあるものの、これまで24年間の経過観察では、過度な手術侵襲を加えない限り外鼻の発音の発育障害は、最少限度に留まっている。

1 術前矯正

　患児の出生後可及的早期に小児科専門医の手で全身状態の検査を行い、異常がなければ変形した歯槽骨の矯正と哺乳促進のために口蓋床を作成する(図48)。次にシリコン製のロングリテイナーを鼻孔内に挿入し、鼻背部へ吊り上げ固定を約1週間行う。その後も手術までリテイナーを鼻孔内へ挿入し外鼻変形の矯正を続ける。

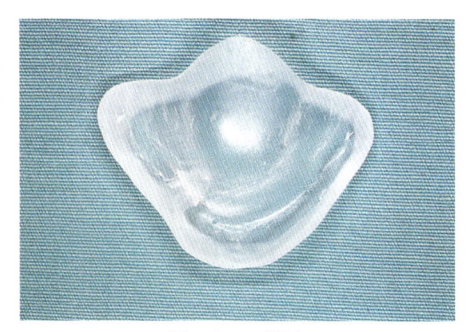

図 48 ■ 口蓋床
哺乳促進と歯槽骨の術前術後矯正に使用される。

2 両側完全唇裂

　手術は生後1～2ヵ月の間に直線法で行う。中央唇は外鼻唇に比べ赤みが強く、そのまま使用すると術後色の違いが目立ってしまう。そのため中央唇の赤唇部は、口腔前庭の歯槽側として利用し、赤唇結節は外側唇で形成する(図49-a、b)。また初回手術に口唇筋左右の連続を再建し、外鼻変形に対しては、鼻翼縁からの小切開から逆台形縫合と鼻軟骨の吊り上げ縫合を行い、最少限度の手術侵襲で外鼻の形態を整え、ロングリテイナーを挿入し鼻背部へ吊り上げ固定を行う。同時に鼻中隔彎曲前方部の彎曲の矯正を行う(図50、51)。

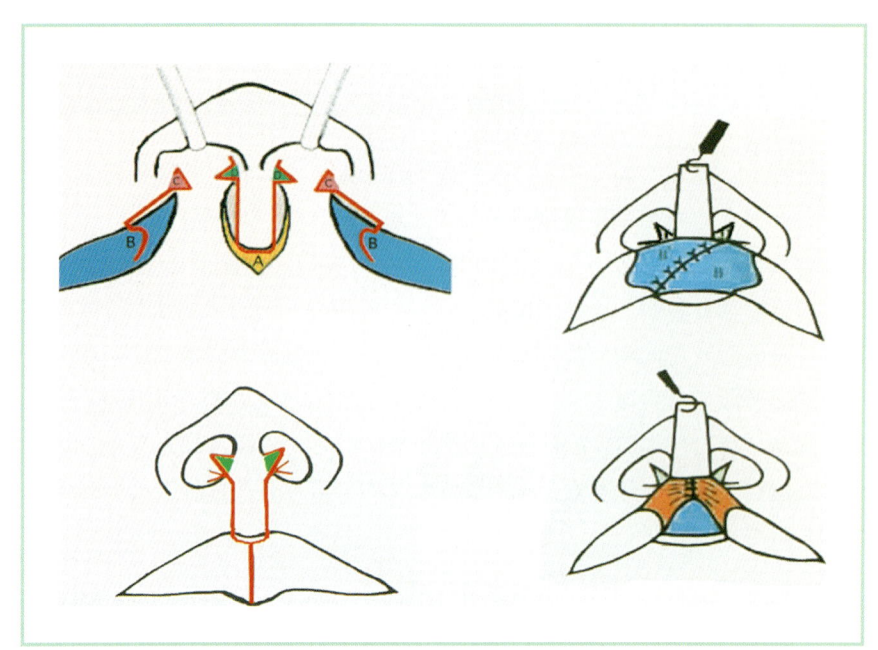

図 49 ■両側完全唇裂の手術法

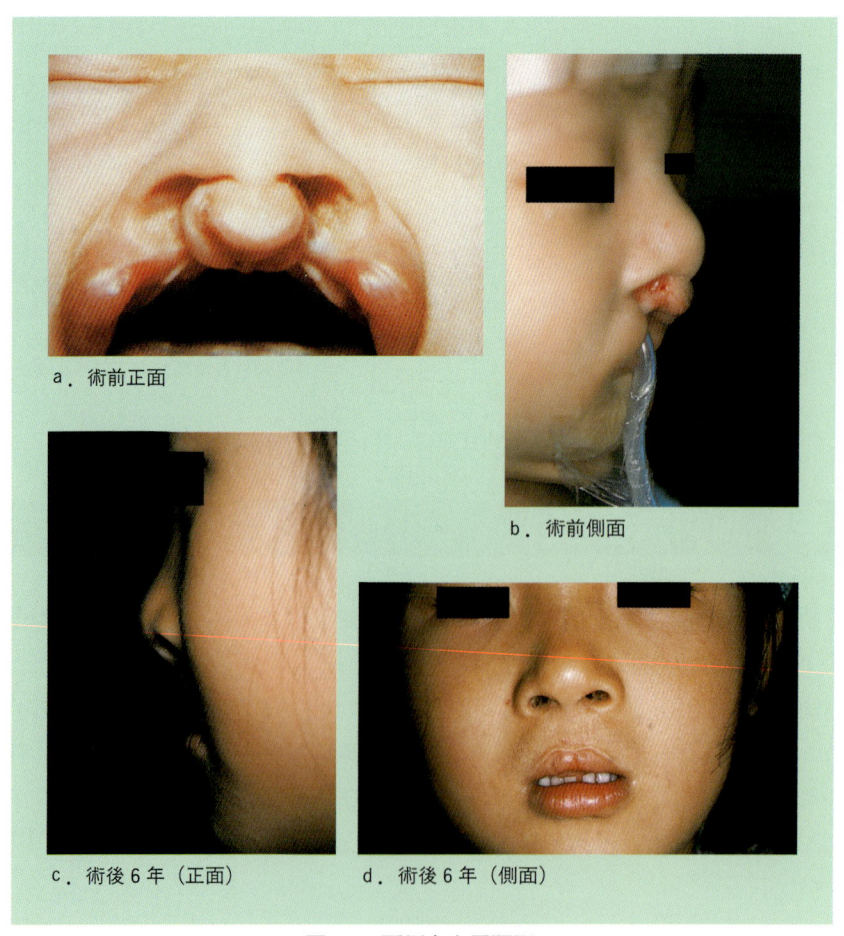

a．術前正面
b．術前側面
c．術後6年（正面）
d．術後6年（側面）

図 50 ■両側完全唇顎裂

a．変形した外鼻矯正のためのロングリティナー
b．リティナーによる吊り上げ固定

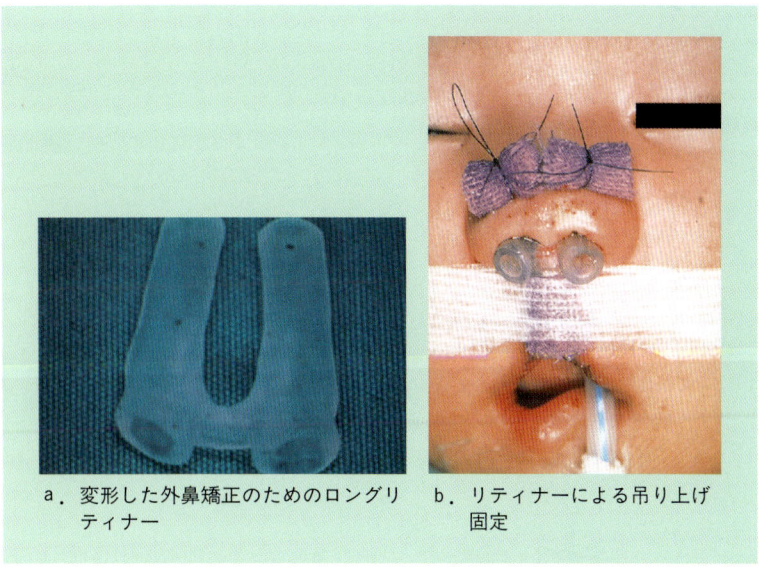

図 51 ロングリティナーによる吊り上げ固定

③ 両側不完全唇裂

　手術は完全裂と同様に鼻翼基部に横切開を加えることなく直線法で行う。口腔前庭形

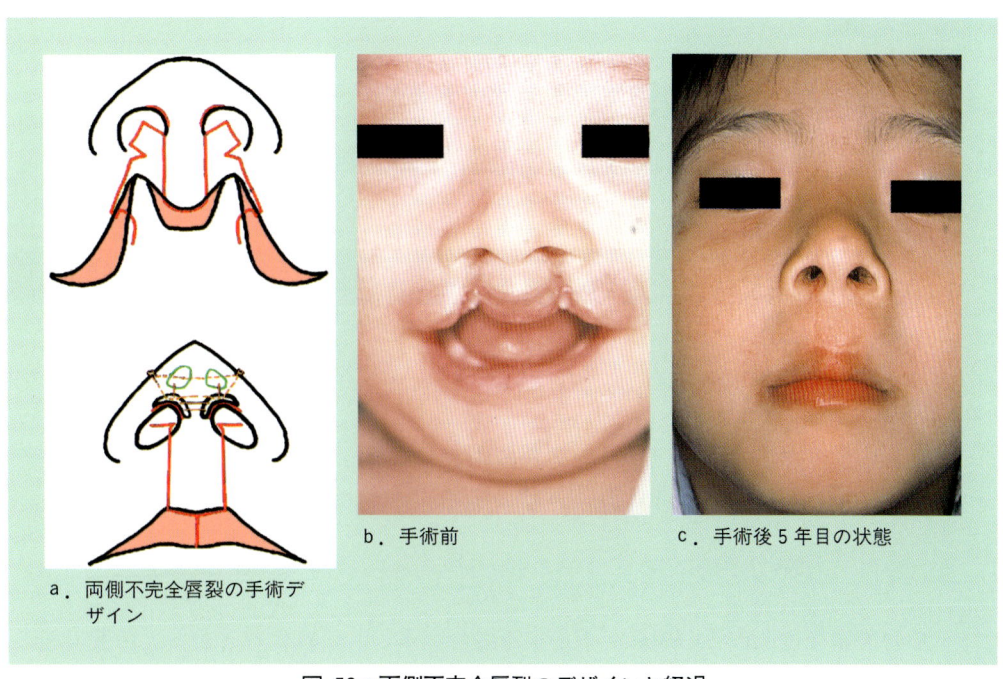

a．両側不完全唇裂の手術デザイン
b．手術前
c．手術後 5 年目の状態

図 52 両側不完全唇裂のデザインと経過

111

a．両側非対称性唇裂　右：Ⅱ度、左：Ⅰ度　　　b．2年後

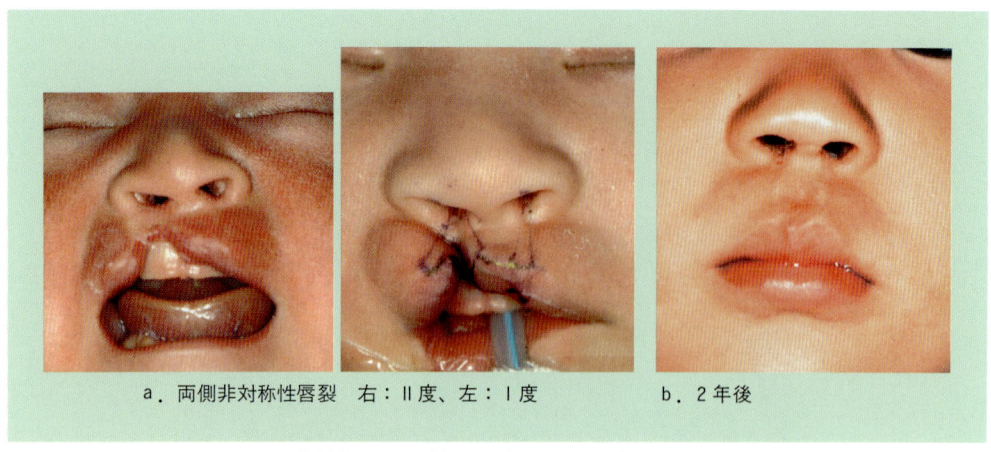

図53■両側非対称性唇裂(右：Ⅱ度、左：Ⅰ度)のデザインと経過

成、筋層再建は、完全唇裂と同様であるが、鼻翼基部の皮弁は内脚隆起を温存したまま、奥へ移動し、nostril sill(鼻孔底隆起)の形成を行う(図52、53)。

(中島龍夫)

● 参考文献

1) Nakajima T, et al：Longterm outcome of simultaneous repair of bilateral cleft lip and nose(a 15 years experience). British Journal of Plastic Surgery 56：205-217, 2003.
2) 佐久間恒，中島龍夫：我々の行っている両側唇裂初回手術．PEPARS 1：63-72, 2005.

4．口唇二次修正術

1　口唇の変形

1．上口唇の瘢痕

変形の程度に応じてW形成術、Z形成術などを行うが、傷の状態により人中稜形成術や皮膚削皮術などが追加される。

2．上唇の組織不足

口唇裂術後は上口唇の組織が不足する場合が多い。これはもともと上口唇の組織の発育が不良なうえに、手術による組織切除や術後の瘢痕などの影響が加わった結果生じる。

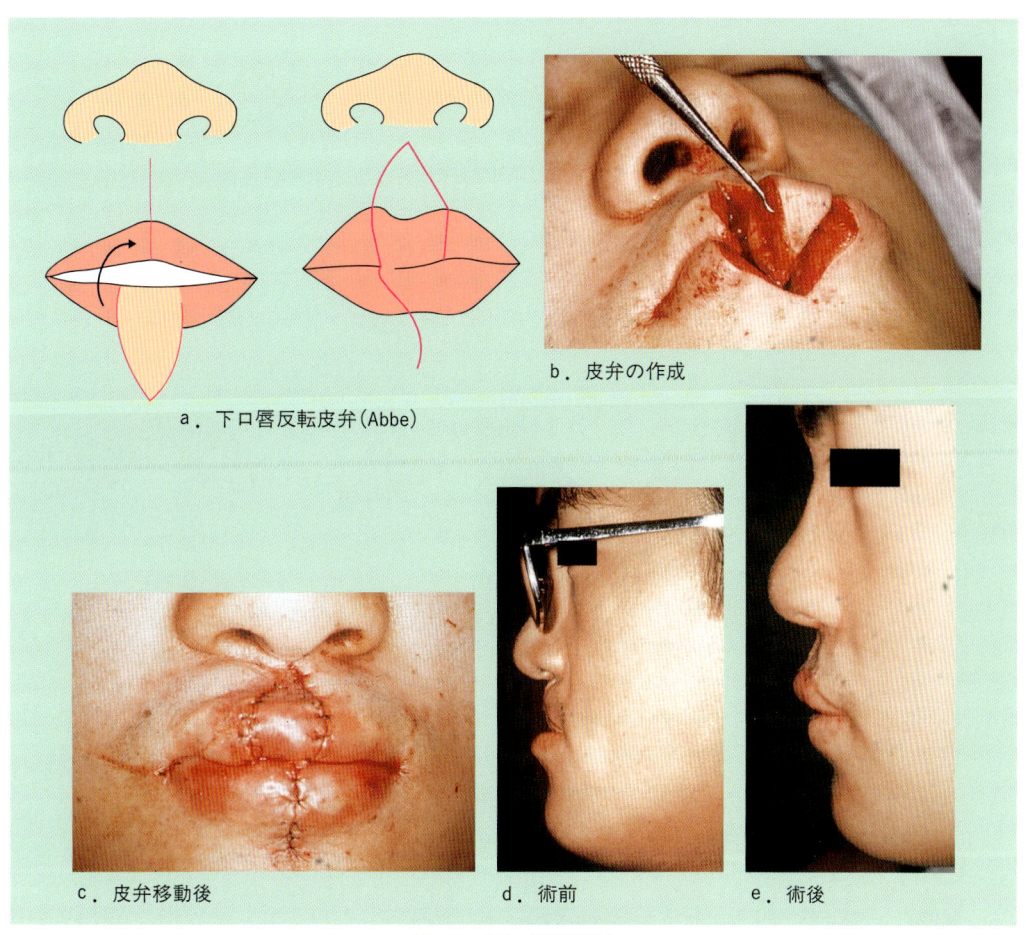

a．下口唇反転皮弁(Abbe)
b．皮弁の作成
c．皮弁移動後
d．術前
e．術後

図 54 下口唇反転法

　変形が軽度な場合は鼻翼基部に横切開を入れ、鼻翼より外側の組織を患部へ伸展移動する方法が用いられる。変形が高度な場合には、下口唇反転皮弁法(Abbe)を行う。まず下口唇の組織を下口唇動静脈を茎とする島茸皮弁として上口唇へ移動し、4～7日目に皮弁の茎を切断する(図54-a～e)。

3．キューピッド弓の形成不全

　口唇裂術にはキューピッド弓の形状が非対称になったり、山状にとんがることがある。この修正には White skin roll をできるだけ温存した、W 形成術が行われる(図55)。

4．赤唇結節の形成不全

　Kapetansky 法、VYZ 法、propellar flap 法などが行われる(図56)。

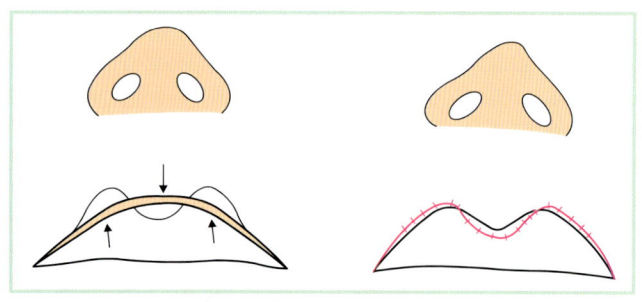

図 55 ■ W 形成術を応用したキューピッド弓の形成

Kapetansky 法　　　　VYZ 法　　　　propellar flap 法

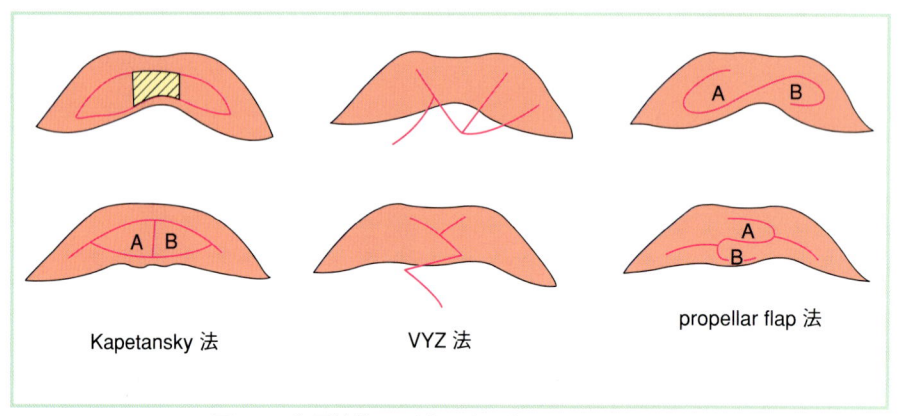

図 56 ■ 赤唇結節の形成不全に行われる手術方法

② 外鼻の変形

1．片側唇裂

1．open approach（Rethi 法）（図 57）

　鼻翼縁より鼻柱基部に至る切開から鼻軟骨を露出し、軟骨縫合後、鼻翼基部の変形を矯正する。目に見える皮膚切開線は鼻柱基部だけであり、ほとんど目立つ瘢痕を残さない。しかし、鼻軟骨の矯正縫合後、鼻柱が高くなると、鼻柱基部の皮弁をもとに戻した際に、もとの位置に縫合するのが困難になる場合がある。そのような場合が予想されるときには鼻柱底部に VY 形成を行う[1,2]。

2．逆 U 字切開変法

　健側の鼻孔縁の高さに合わせて患側の鼻翼縁より鼻前庭へかけ、逆 U 字型皮膚切開を加え、同部より外鼻の皮下剥離を行い、偏位した患側鼻翼軟骨を健側の鼻翼軟骨外側鼻軟骨に吊り上げ縫合する。この皮弁の内側への回転の際、逆 U 字皮弁に緊張がかからな

　　　　　a．Rethi法　　　　　　　　　　b．open approach VY変法

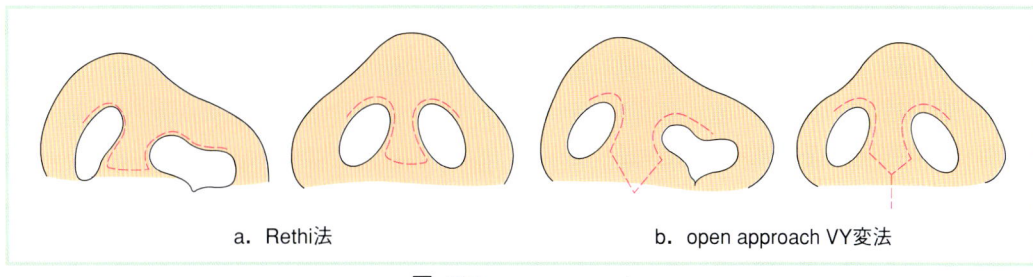

図 57 ■ open approach

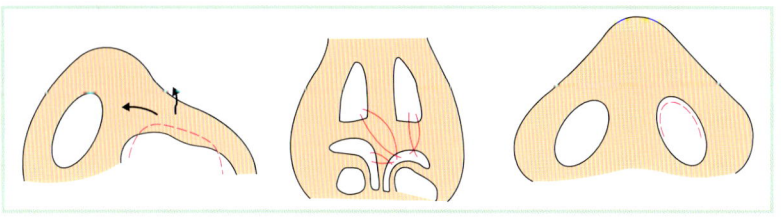

図 58 ■ 逆U字切開法

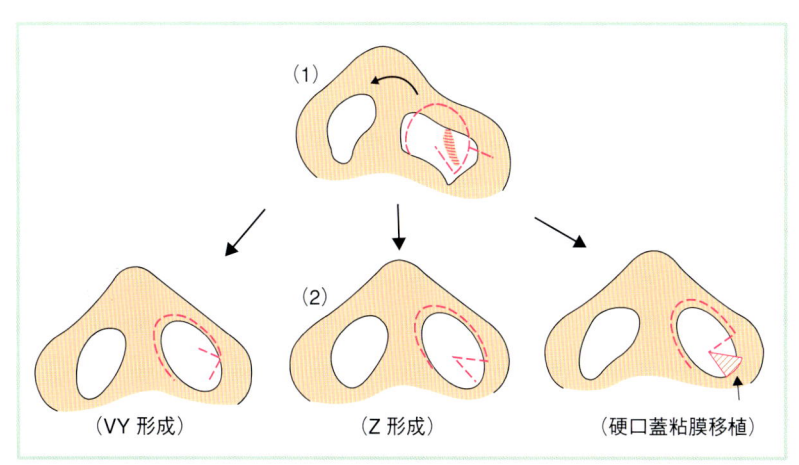

（VY形成）　　　　　（Z形成）　　　　　（硬口蓋粘膜移植）

図 59 ■ 逆U字切開変法

いように、鼻前庭外側壁にZ形成を行ったり、硬口蓋粘膜移植を行う変法も工夫されている（図58〜60）。

2．両側唇裂外鼻二次修正

1．VY形成術（図61）

　中唇唇に正中部へ鼻柱を基部とし白唇にV字状の皮弁をデザインし、VY形成にて鼻柱延長を行う。鼻柱と口唇の角度はうまく形成されるが、正中に新しい縫合線ができてしまうのが欠点である。

a．手術前　　b．手術後2年

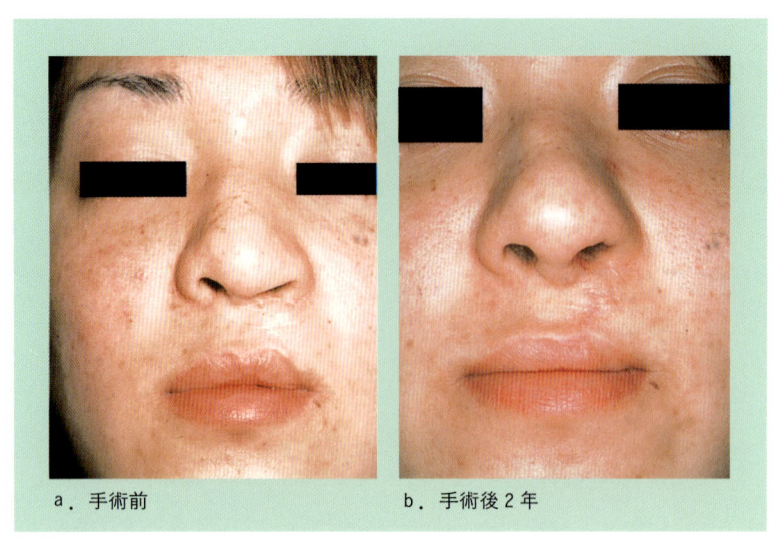

図60■逆U字切開変法による外鼻形成

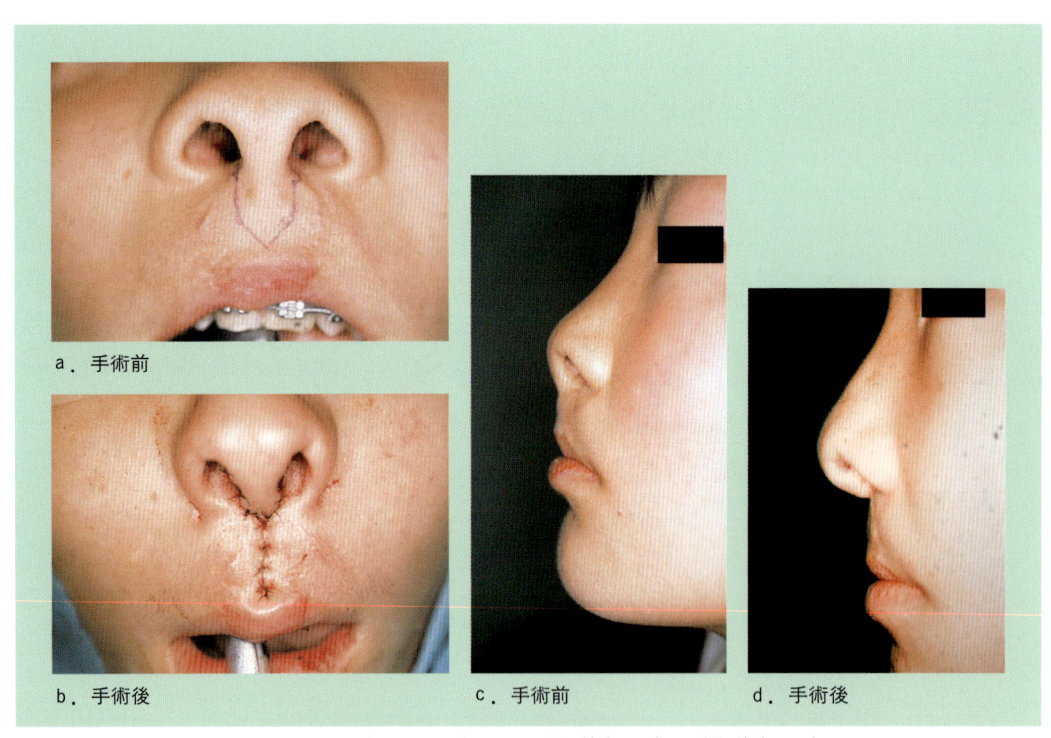

a．手術前
b．手術後
c．手術前
d．手術後

図61■VY形成術のデザインと手術前(a、c)、手術後(b、d)

2．Folked flap法(図62)

　初回手術時に生じた口唇部の瘢痕を利用し、鼻翼軟骨の吊り上げと同時に鼻柱を延長する。しかし形成された鼻柱は太く、成長とともに皮弁も長くなるので日本人の鼻とし

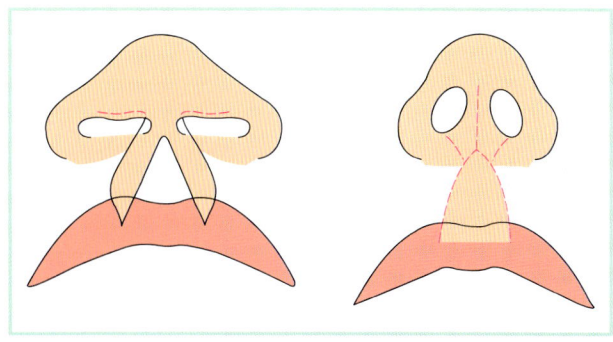

図 62 ■ folked flap 法

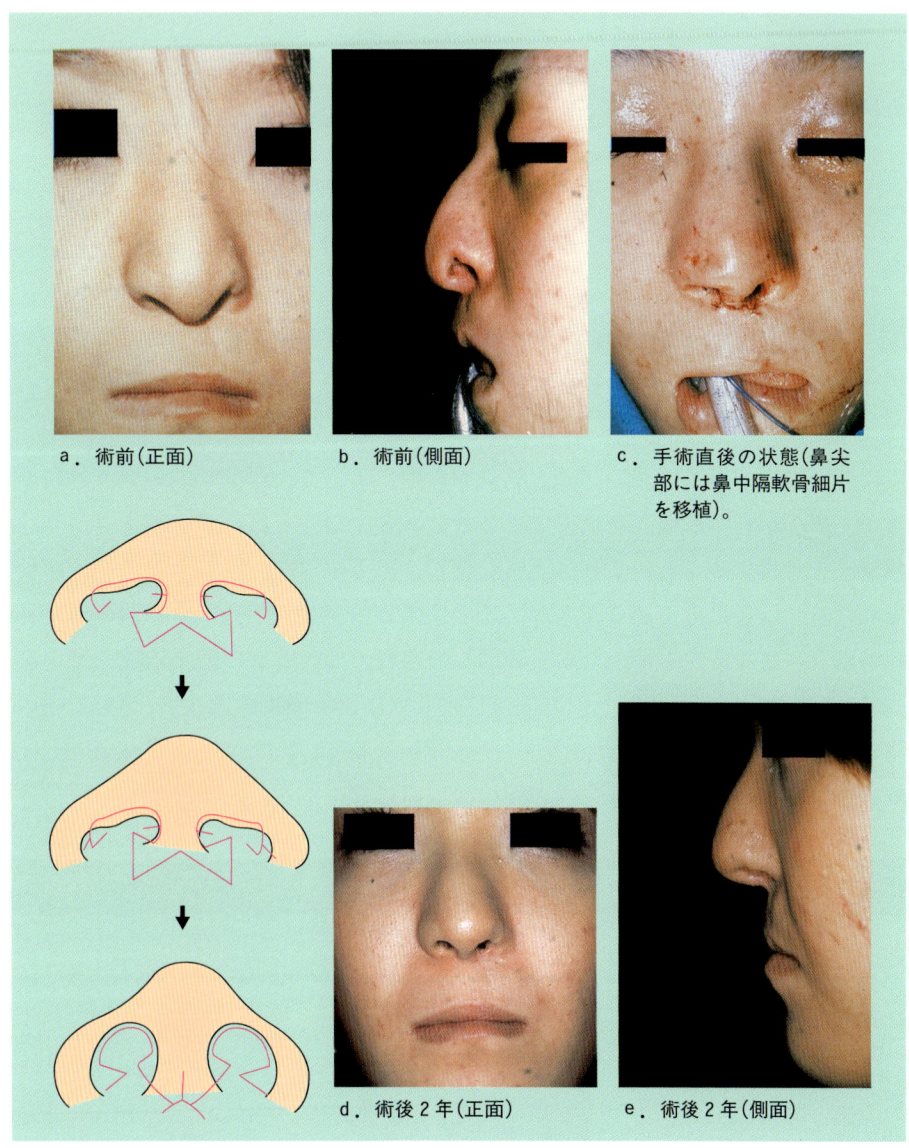

a．術前（正面）
b．術前（側面）
c．手術直後の状態（鼻尖部には鼻中隔軟骨細片を移植）。

d．術後 2 年（正面）
e．術後 2 年（側面）

図 63 ■ Short folked flap と逆 U 字切開を組み合わせた方法

I・顔面／A．口唇口蓋裂 各論 a・口唇口蓋裂の手術治療

117

ては不自然な形態となる。

3. Short folked flap と逆U字切開変法の組み合わせ(図63)

　極端な鼻柱延長を避けるため、利用を上口唇の1/3までにとどめ、逆U字切開変法との組み合わせにより鼻柱の延長と同時に外鼻と口唇の自然な輪郭を形成する。鼻尖部に組織不足があれば鼻中隔、または耳甲介からの軟骨片の移植を行う。また鼻前庭に組織不足を生じる場合には、同部にVYやZ形成などを追加する。

（中島龍夫）

●参考文献
1) 中島龍夫，岡　達也：口唇口蓋裂の早期治療．医歯薬出版，東京，1994．
2) Takeshita A, Nakajima T, Kaneko T, et al : Surgical creation of a Cupid's bow using W-plasty in patients after cleft lip surgery. Br J Plast Surg 56(4) : 375-379, 2003.
3) Nakajima T, Yoshimura Y : Secondary correction of bilateral cleft lip nose deformity. J of Cranio-Maxillo-Facial Surgery 18 : 63-67, 1990.

5. 口蓋形成術の歴史

　口蓋形成術の目的は裂の閉鎖と筋束の再建によって、解剖学的・機能的口蓋を形成することで鼻咽腔閉鎖機能を獲得することにある。口腔と鼻腔の分離をはかり、鼻咽腔閉鎖機能を獲得することにより、正常な構音、嚥下が可能となる。裂の閉鎖が構音の改善をもたらすことは古くから知られ、その手術は単純な裂閉鎖から口蓋の延長、筋束の再建とさまざまな変法を伴いながら発展してきた。ここでは口蓋裂治療の歴史について、「軟口蓋閉鎖」「硬口蓋閉鎖」「口蓋後方移動」「軟口蓋筋肉束の再建」について述べ、次項以降に、Push-back法、Furlow法、Non Push-back Intravelar Veloplasty法(われわれの行っている3M flap法)、二回法について詳述する。

1 口蓋裂手術の歴史

1. 軟口蓋閉鎖

　手術による軟口蓋閉鎖の始まりは、フランスの歯科医Le Monniere(1776)による裂縁の焼灼と縫合による成功がよく知られている。その後、von Graefe(1816)、Roux(1819)らが、こうした口蓋形成術を普及させたとされる。こうした単純閉鎖法は縫合部が離開しやすいことから、Dieffenbach(1826)、Warren(1843)らは側方減張切開を加え、Billroth(1828)、Fergusson(1845)らは軟口蓋筋肉の切断による減張をはかっている。こうした減張により軟口蓋のみならず硬口蓋の閉鎖も行われるようになったが、硬口蓋閉鎖法が広く認知されたのは von　Langenbeck(1861)によって bipedicle　mucoperiosteal flap 法が報告されてからとなる。

2．硬口蓋閉鎖

　Von Langenbeck(1861)は、側方切開のもとに硬口蓋粘膜骨膜を骨より剥離して披裂部まで交通する双茎粘膜骨膜弁を作成することで従来困難であった硬口蓋部の裂閉鎖を容易にした。双茎粘膜骨膜弁による口蓋側粘膜の閉鎖のみの原法では、鼻咽喉閉鎖機能の改善は乏しかったが、鼻腔側粘膜の処理、軟口蓋筋束の再建などへの配慮がなされた変法、Dieffenbach-Warren-Langenbeck 法(いわゆる von Langenbeck 法)は、現在の口蓋裂手術法の基本となり現在も変法が行われている(図 64)。

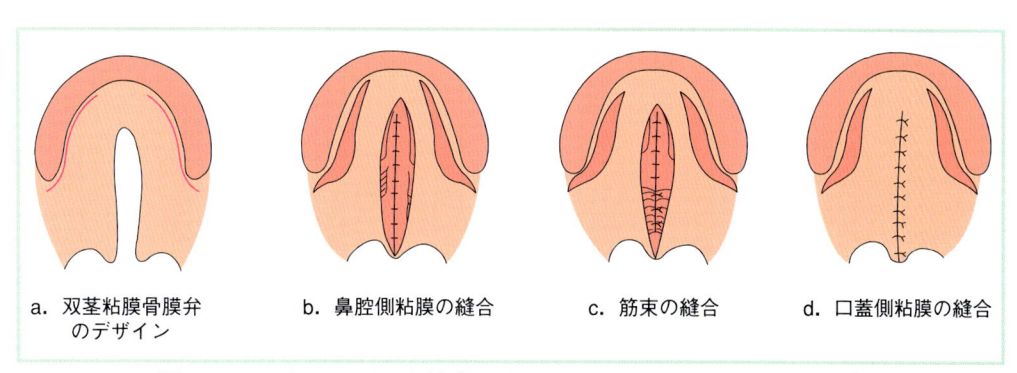

a．双茎粘膜骨膜弁のデザイン　　b．鼻腔側粘膜の縫合　　c．筋束の縫合　　d．口蓋側粘膜の縫合

図 64 ■ von Langenbeck 法(Dieffenbach-Warren-Langenbeck 法)

3．口蓋後方移動

　裂の閉鎖が得られるようになると、鼻咽喉閉鎖機能を向上させるための工夫として、口蓋を後方移動し、鼻咽腔を狭小化する工夫がはかられるようになった。Push-back operation という用語を初めて用いたのは Dorrance(1925)、といわれるが、口蓋後方移動術の最初の報告は Ganzer(1920)による硬口蓋部の VY 法とされる(図 65)。その後、前歯部裂閉鎖のために前方茎の 2 つの弁を加えた Wardill(1937)法、鼻側粘膜剥離縫合を伴う二層閉鎖を行う Veau(1938)法などの変法が報告され、最終的には Veau-Wardill-Kilner 法(4-flap 法)と称される口蓋後方移動法が普及した(図 66)。

　口蓋の後方移動を行うには、粘膜骨膜弁の授動が必要となるが、Dorrance(1925)は翼突鈎破折を、Langenbeck(1861)は鼻側粘膜の軟硬口蓋移行部での横切を、Edgerten(1962)は血管神経束の剥離延長を、その工夫として報告している(図 67)。

　一方、口蓋の後方移動に際し鼻腔側に生じる raw surface の瘢痕治癒が、push-back の効果を抑制するとの考えから、この raw surface にさまざまな組織充填がはかられる

a. VY法のデザイン　　　　b. 口蓋の後方移動

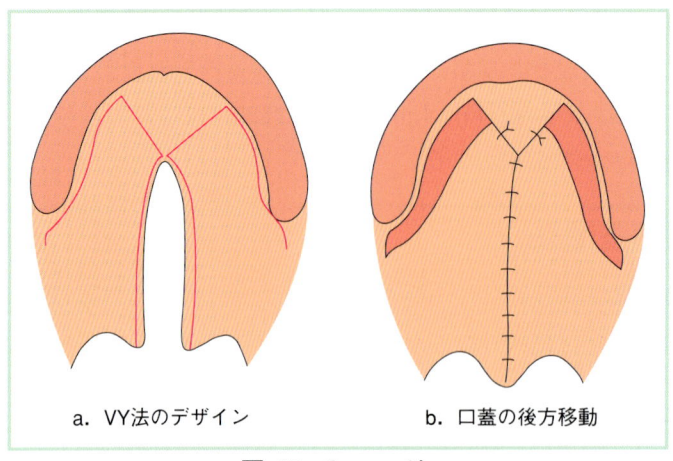

図 65 ■ Ganzer 法

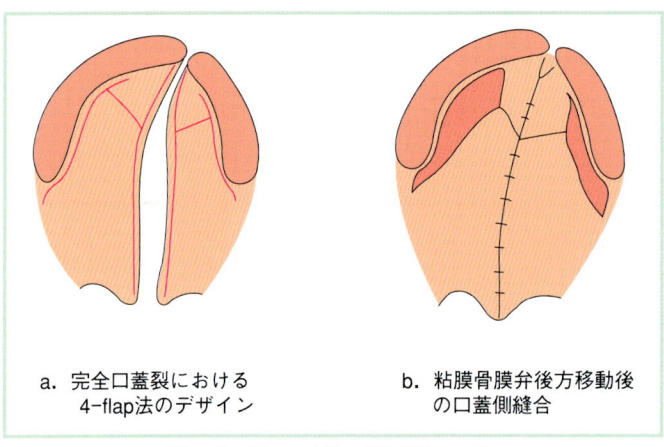

a. 完全口蓋裂における　　b. 粘膜骨膜弁後方移動後
　 4-flap法のデザイン　　　　の口蓋側縫合

図 66 ■ Veau-Wardill-Kilner 法

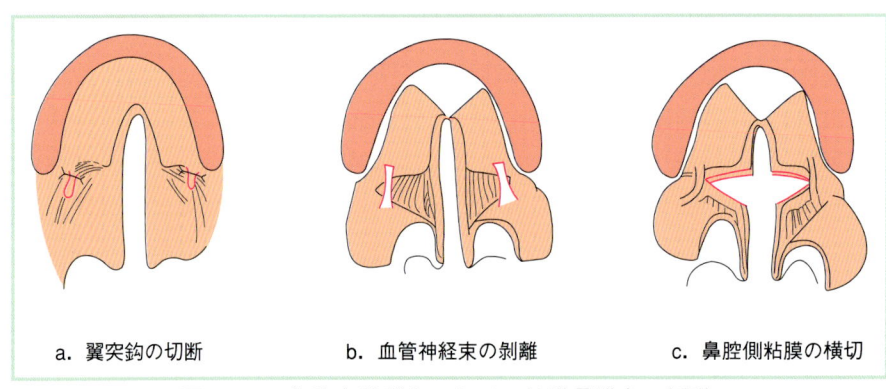

a. 翼突鈎の切断　　　b. 血管神経束の剥離　　　c. 鼻腔側粘膜の横切

図 67 ■ 口蓋後方移動術における粘膜骨膜弁の授動

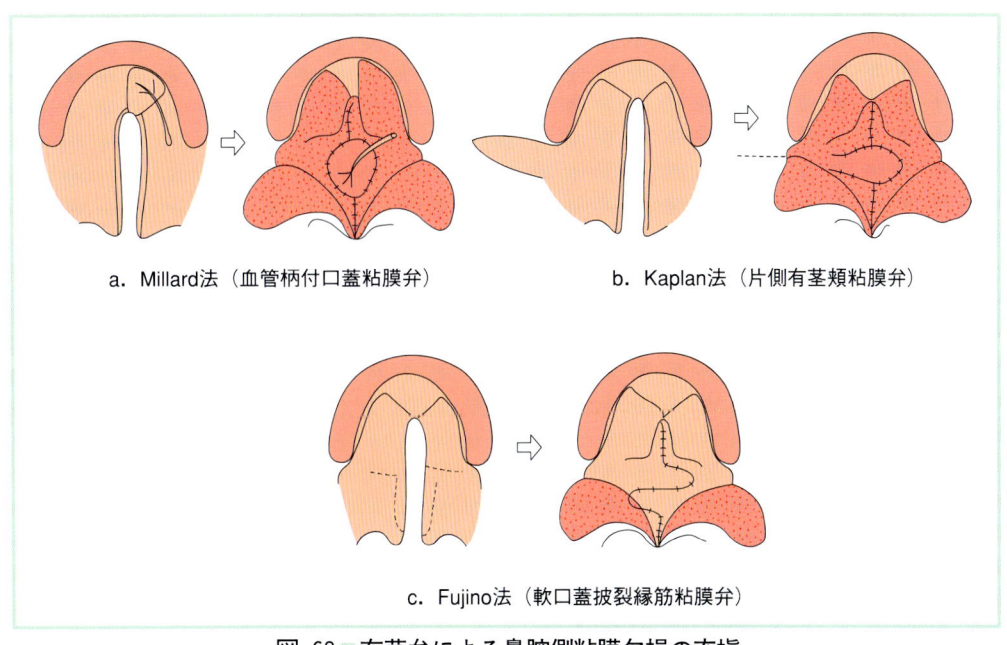

a. Millard法（血管柄付口蓋粘膜弁）　　　b. Kaplan法（片側有茎頬粘膜弁）

c. Fujino法（軟口蓋披裂縁筋粘膜弁）

図 68 ■ 有茎弁による鼻腔側粘膜欠損の充塡

こととなる。Baxter(1942)、Dorrance(1946)は皮膚移植を、Spina(1961)は頬部粘膜移植を、Cronin(1957)、Manchester(1962)は鼻腔底粘膜移植を報告している。局所弁による充塡は、Millard(1962)による口蓋の島状粘膜骨膜弁の移行、Kaplan(1975)による臼歯後方に茎をもつ一側の粘膜弁の移行、Fujino(1981)による軟口蓋披裂縁粘膜筋弁の移行などが知られる(図 68)。

　また、Push-back 法による手術侵襲の増大とともに上顎の劣成長が問題となり、口蓋の後方移動によって生じる口蓋側に生じる raw surface の瘢痕治癒をいかに軽減するかが課題となり、Perko(1974)、Kamiishi(1979)らなどにより、骨膜を温存した粘膜弁による手術が報告された。現在でも口蓋後方移動あるいは裂閉鎖によって生じる粘膜欠損や骨露出部には、粘膜移植、人工真皮充塡、フィブリン糊充塡など創傷治癒を促進する工夫が引き続き試みられている。

4．軟口蓋筋肉束の再建

　口蓋裂軟口蓋の筋肉の走行は正常と異なること、この正常と異なる軟口蓋筋束を硬口蓋後端より切離し、再建する必要性を強調したのは、Kriens(1969)らとされ、この筋束の再建は intravelar veloplasty として称され、Furlow 法が普及するまでいずれの術式においても広く行われてきた(図 69)。Furlow 法では、Z 形成術に際して、筋束を口蓋側粘膜に、対側は鼻腔側粘膜に付着したまま挙上して、三角弁の入れ替えを行うため筋束は互いに overlapping することとなる。筋束の剝離がより少ない利点が強調されるものの左右が非対称となるなどの欠点も議論されている。また、最近では Furlow 法において

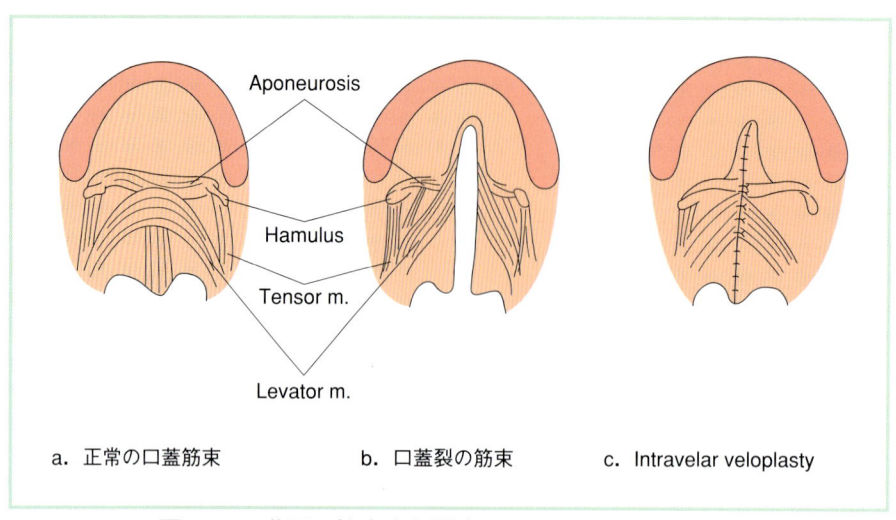

図 69 ■ 口蓋裂の筋束走行異常と Intravelar veloplasty

a. 正常の口蓋筋束　　b. 口蓋裂の筋束　　c. Intravelar veloplasty

も筋束のみ intravelar veloplasty を行う方法が報告されている。

2 まとめ

　口蓋裂手術は軟口蓋裂閉鎖、硬口蓋裂閉鎖を経て、言語成績を考慮した口蓋後方移動術が行われた。一方、軟口蓋の筋束再建は、その理論的正当性から現在に至り広く行われている。

　本邦では、筋束再建(Intravelar veloplasty)を伴う口蓋後方移動術がいわゆる push-back 法として広く行われ、顎発育への影響を考慮したさまざまな変法が報告されてきた。しかしながら、最近では Furlow(1986)による Double-opposing Z-plasty 法が普及し、硬口蓋の後方移動を行わなくとも適切な筋束再建と軟口蓋延長が行われれば、同等の鼻咽喉閉鎖機能が得られるとの認識が広まりつつある。また、筋束再建については、いわゆる Intravelar veloplasty に比し、Double-opposing Z-plasty による方法は、筋束の剥離範囲が少なくまた筋束の overlapping 縫合が鼻咽閉鎖に優位とされる意見や、左右非対称性の再建が生理的ではないなどの議論がなされている。

　口蓋裂手術は顎成長、構音など長期にわたる経過観察が必要なうえ、裂型が一様でないため標準化された評価が困難であり、術式別の優劣について共通の見解が得られるには至っていない。Push-back 法、Furlow 法と変遷してきた口蓋形成術は、両法を顧みる時期となっており、最近では Langenbeck 法に回顧した push-back を行わない Intrabelar veloplasty を行う報告が散見される。

（緒方寿夫）

●参考文献

1) Cronin TD：Method of preventing raw area on nasal surface of soft palate in push-back surgery, Plant. Reconstr Surg 20：474-484, 1957.
2) Dieffenbach JF：Ueber das Gaumensegel des Menschen and der Säugethiere. Litt Ann Ges Heilk 4：298, 1826(Schmid E：Plant. Reconstr Surg 47：591-593, 1971).
3) Dorrance GM：Lengthening the soft palate in cleft palate operations. Ann Surg 82：208-211, 1925.
4) Dorrance GM, Bransfield JW：The push-back operation for repair of cleft palate. Plast Reconstr Surg 1：145-169, 1946.
5) Edgerton MT：Surgical lengthening of the cleft palate by dessection of the neurovascular bundle. Plast Reconstr Surg 29：551-560, 1962.
6) Fergusson W：Observations on cleft palate and on staphylorrhaphy. Med Chir Trans 28：273-301, 1845(McDowell F：Plast Reconstr Surg 48：365-366, 1971)
7) Fujino T：Microsurgical repair of the soft cleft palate. Keio J Med 26：91-98, 1977.
8) Fujino T, Yoshimura Y, Takehisa K：Closure of the nasal raw surface in pushback surgery with bilateral musclomucosal flaps from cleft margins and its early speech evaluation. Keio J Med 30(3)：125-132, 1981.
9) Furlow LT：Cleft palate repair by double opposing Z-plasty. Plast Reconstr Surg 78：724-736, 1986.
10) Ganzer H：Wolfsrachenplastik mit Ausnutzung des gesamten Schleimhautmaterials zur Vermeidung der Verkuerzung des Gaumensegels. Berl Klin Wschr 57：619-620, 1920.
11) Kaplan EN：Soft palate repair by levator muscle reconstruction and a buccal mucosal flap. Plast Reconstr Surg 56：129-136, 1975.
12) Kilner TP：Cleft lip and palate repair technique. St. Thoma's Hosp Rep 2：127-140, 1937.
13) Kriens OB：An anatomical approach to veloplasty. Plast Reconstr Surg 43：29-41, 1969.
14) Millard DR：Wide and/or short cleft palate. Plast Reconstr Surg 29：40-57, 1962.
15) Perko MA：Primary closure of the cleft palate using a palatal mucosal flap；An attempt to prevent growth impairment. J max -fac Surg 2：40-43, 1974.
16) Roux PJ：Observation sur une division congénitale du voile du palains et de la luette, guérie au moyen d'une opération analogue à celle du bec-delièvre. J Univ Su Méd 15：356, 1819(Morel-Fatio D：Plant Reconstr Surg 47：180-183, 1971).
17) Spina V, Lodovici O, et al：Cleft palate, Elongation and mucous grafting in the open wound nasal area in a single stage. Rev Lat Am Chir Plast 5：21-34, 1961.
18) Stark RB, DeHaan CR：The addition of a pharyngeal flap to primary palatoplasty. Plast Reconstr Surg 26：378-387, 1960.
19) Veau V, et Ruppe C：Technique de l'urano-staphylorraphie. J Chir 20：113-144, 1922.
20) von Graefe CF：Die Gaumennaht, ein neuentdecktes Mittel gegen angeborene Fehler der Sprache. J Chir Augenhlk 1：1, 1820(May H：Plast Reconstr Surg 47：488-492, 1971).
21) Wardill WEM：The technique of operation for cleft palate. Br. J Surg 25：117-130, 1937.
22) Warren JM：Operations for fissures of the soft and hard palate. Am J Med Soc 6：257-260, 1843.
23) 上石　弘：口蓋粘膜弁による口蓋形成術．形成外科 22：790-796, 1979.
24) 中島龍夫, 辻川孝昭：口蓋裂の二期的閉鎖法；Plastic and Recostructive Surgery Advance series 1-7. 口唇口蓋裂の治療, 最近の進歩, 波利井清紀(監修), 上石　弘(編集), 克誠堂出版, 東京, 1995.

6．口蓋裂手術① Push-back 法

　　Push-back 法は口蓋を後方移動することで鼻咽喉閉鎖を確実にすることを目的としたものだが、粘膜骨膜弁法によるVY　Retroposition による push-back 法としては、

Veau-Wardill-Kilner法がよく知られている。完全口蓋裂では4-flap法、不完全口蓋裂では3-flap法となる。硬口蓋全域にわたる粘骨膜弁を挙上して行うpush-back法も行われ、現在では、粘骨膜弁あるいは粘膜弁による口蓋後方移動がなされる口蓋形成術を総称してpush-back法と称している。このほか、披裂側では粘骨膜弁を挙上しない一色法、骨膜を温存し粘膜弁を挙上して口蓋を後方移動するPerko法など、いずれも広義でのpush-back法の範疇に入る。

1 手術手技

Push-back法では口蓋の後方移動に際し、口蓋側粘膜骨膜弁の十分な授動が肝要である。このためには、翼突鉤（Hamulus）の破折・付着筋の剝離、血管神経束（粘膜骨膜弁の茎となる大口蓋動静脈）の剝離・延長、鼻腔側粘膜の軟硬境界部横切開などが行われる。硬口蓋部の粘膜骨膜弁や粘膜弁のデザインは裂型や術者により多種多様である。以下にpush-back法の代表として完全口蓋裂におけるVeau-Wardill-Kilner法を示す（図70）。

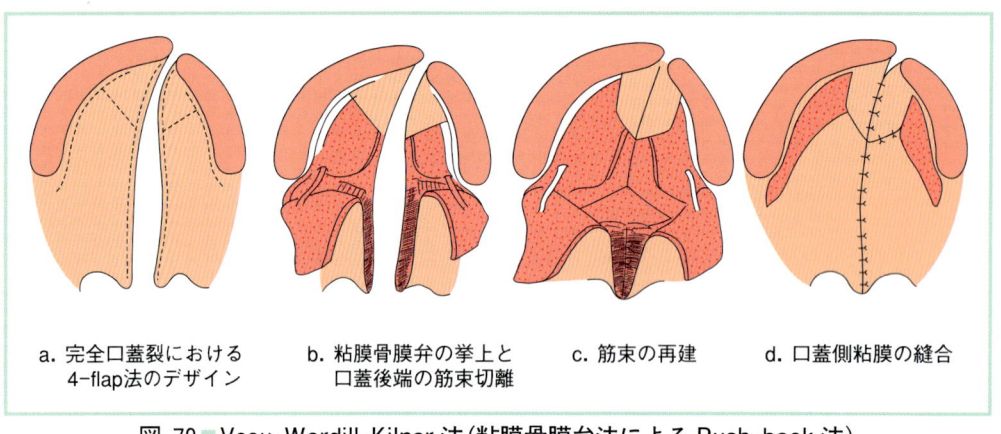

a. 完全口蓋裂における 4-flap法のデザイン　　b. 粘膜骨膜弁の挙上と口蓋後端の筋束切離　　c. 筋束の再建　　d. 口蓋側粘膜の縫合

図70 ■ Veau-Wardill-Kilner法（粘膜骨膜弁法によるPush-back法）

2 まとめ

Push-back法は、口蓋前方に生じる組織欠損と同部の瘢痕がその後の顎発育に障害をきたす原因となることが指摘されている。一方、必ずしも硬口蓋の後方移動を行わなくとも軟口蓋の延長と筋束再建を確実にすることで同等の鼻咽喉閉鎖機能が得られるとの認識が広がっている。

（緒方寿夫、金子　剛）

● 参考文献

1) Converse JM：Reconstructive Plastic Surgery. Saunders, Philadelphia, 1977.

7. 口蓋裂手術② Furlow 法

　口蓋裂手術におけるZ形成術はpush-back法における鼻腔側粘膜の延長法として以前より行われてきたが、Furlow(1986)は、口腔側と鼻腔側に各々反対向きにZ形成術を行う新しい口蓋形成術を"Cleft palate repair by double opposing Z-plasty"として報告した。2つの向かい合ったZ形成術を軟口蓋の口蓋側と鼻腔側にそれぞれ互い違いに作成する術式である。三角弁の茎は、口蓋側と鼻腔側で互い違いとなるが、同部の筋束はいずれも後方が茎となる三角弁に含まれるようにする。したがって、片側の筋束は口蓋粘膜とともに、対側の筋束は鼻孔側粘膜とともに移行され、鼻腔側口腔側のZ形成術をそれぞれ行うことで、おのずと筋束の再建が行われる。

　本法の特徴は、硬口蓋組織を口蓋延長に使用しないので顎発育への影響が少ないこと、Z形成によりおのずと軟口蓋が延長され筋束が確実に再建される点が挙げられる。また、筋束は口蓋もしくは鼻腔側粘膜と付着したまま移行されるため、三層に分離剥離されるこれまでのIntravelar veloplastyに比し、筋束の線維化、瘢痕化が少ないなどの優位性が挙げられている。欠点としては、筋束の再建が正常の解剖学的再建と異なること、横方向の緊張が強い場合には口蓋瘻孔を生じやすいなどの点が指摘されている。

1 手術手技(図71)

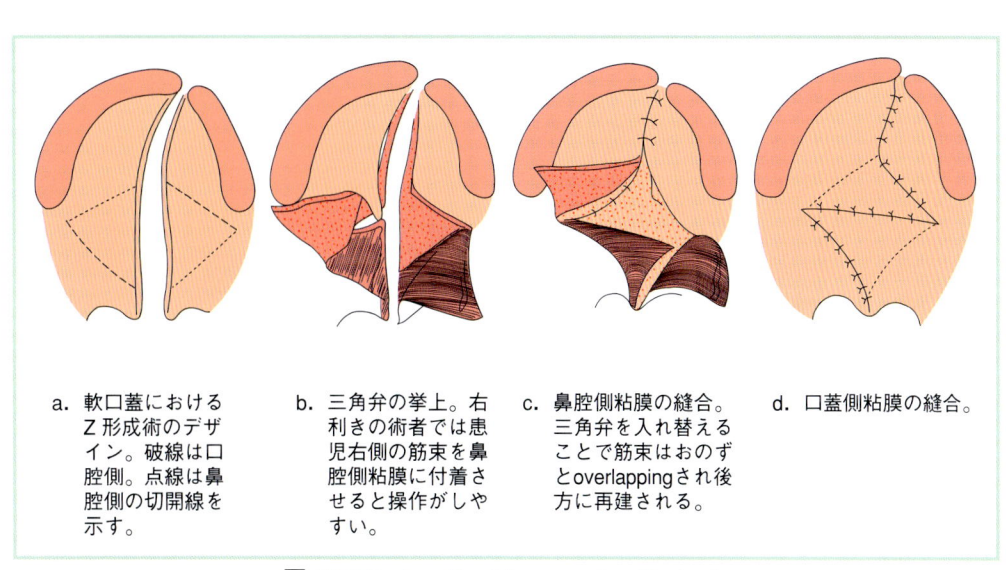

a. 軟口蓋におけるZ形成術のデザイン。破線は口腔側。点線は鼻腔側の切開線を示す。

b. 三角弁の挙上。右利きの術者では患児右側の筋束を鼻腔側粘膜に付着させると操作がしやすい。

c. 鼻腔側粘膜の縫合。三角弁を入れ替えることで筋束はおのずとoverlappingされ後方に再建される。

d. 口蓋側粘膜の縫合。

図 71 ■ Furlow Double opposing Z-plasty

② まとめ

　Furlow法は原法どおりのデザインでZ形成術を行うことは難しく、前方基部の三角弁Z形成術の脚の角度を大きめにしたり、裂幅の広い口蓋裂ではZ形成術の一辺の長さを短めにデザインするなど、横方向の緊張を過度にしない工夫が必要である。横方向の緊張がさらに強い場合など、側方に減張切開を加えたり、再建した筋束を左右対称とするために、筋束の再建は通常のIntravelar veloplastyを行ったりなどの変法も報告されている。

　Furlow法の追試報告はpush-back法に劣らない言語成績を示しており、鼻咽腔閉鎖機能の獲得に硬口蓋粘膜の後方移動が必ずしも必須でないことを示唆している。

（緒方寿夫、金子　剛）

●参考文献

1) Furlow LT Jr.: Flaps for cleft lip and palate surgery. Clin Plast Surg 17(4): 633-644, 1990.
2) Furlow LT Jr.: Cleft palate repair by double opposing Z-plasty. Plast Reconstr Surg 78(6): 724-738, 1986.

8．口蓋裂手術③　3M flap法

　前項では、口蓋裂手術の標準術式として普及してきたpush-back法とFurlow法を紹介した。Push-back法は口蓋を後方移動することで鼻咽喉閉鎖を確実にすることを目的としたものだが、口蓋前方に生じる組織欠損と同部の瘢痕がその後の顎発育に障害をきたす原因となることが指摘されている。また、必ずしも硬口蓋粘膜を後方移動（プッシュバック）しなくとも軟口蓋の筋束再建を確実にすることで同等の鼻咽腔閉鎖機能が得られるとの認識も広がっている。著者らも、口蓋骨の露出を極力小さくするよう、積極的にプッシュバックを行うよりむしろ筋束の再建に重点をおいた手術を行っている。このためには筋束の十分な授動と確実な縫合が肝要で、筋束の移動によって生じる鼻腔側粘膜の欠損を補いその延長をはかる目的で、軟口蓋の披裂縁（割れ目に沿って）の組織を利用する方法を採用している（披裂縁粘膜筋弁 marginal musculo-mucosal flap；3M flap）。この方法は、筋束の移動によって生じる硬軟口蓋境界部の脆弱な部分の組織補填も同時に行われ、この部に生じやすい口蓋瘻孔の形成を予防する役割もある。また、この方法により鼻腔側粘膜の延長をはかり筋肉のスリングを十分後方で再建できれば、硬口蓋の粘骨膜弁を積極的にプッシュバックしなくとも、口蓋全体の延長・咽頭上後壁への接触が得られ、一方で硬口蓋部の粘骨膜弁を裂の閉鎖のみに用い口蓋骨の露出を少な

くできる。

しかしながら明らかな短口蓋を認める場合には硬口蓋粘骨膜弁のプッシュバックを行い、また、口蓋骨の露出が大きい場合には頬部粘膜移植を行うなど、軟口蓋裂、硬軟口蓋裂、完全口蓋裂など裂型の程度に応じて手技を工夫する必要がある。

1 適応

本術式は、軟口蓋裂、硬軟口蓋裂、完全口蓋裂いずれにも適用できるが、裂幅の広い完全口蓋裂、両側完全口蓋裂など組織欠損が大きい症例では手術侵襲や上顎の成長を考慮し二回法にするなどの配慮が必要である。

2 手術手技

①完全口蓋裂におけるデザイン(図72)

硬口蓋部では通常の粘膜骨膜弁をデザインする。軟口蓋披裂縁両側に粘筋膜弁(3 M flap)をデザインする。3 M flap の基部は図72 の如く左右で異なるデザインとし、それぞれの flap を対側の基部前方および後方にはめ込むようにする。これにより軟硬境界部の鼻腔側粘膜欠損を広くカバーできることになる。

②粘膜骨膜弁の挙上(図73)

硬口蓋部前方および外側は粘膜弁として挙上し、骨膜は極力剝離しないよう留意する。披裂縁・後縁付近では粘膜が薄くなるため骨膜を flap 側に付着させ粘膜骨膜弁として挙上する。これにより大口蓋動静脈(pedicle)は flap 側に含まれ、pedicle の剝離挙上も容易となる。筋束の再建、軟口蓋の再建後、硬口蓋部の粘膜骨膜弁は積極的な後方移動は行わず、裂の閉鎖に主に用いる。

③鼻腔側粘膜の閉鎖と筋束の再建(図74)

他法と同様、口蓋帆張筋、口蓋帆挙筋を口蓋骨後縁付着部より切離する。口蓋帆張筋を Hamulus より剝離し、筋束を授動・縫合する。筋束の移動により生じる硬口蓋後縁の鼻腔側粘膜欠損部に3 M flap を充填する。3 M flap は、軟口蓋部披裂縁より両側から挙上する。flap は鼻腔側粘膜側より 5～7 mm 幅で挙上する。筋束の後方移動により生じる鼻腔側粘膜欠損を補填するよう flap をそれぞれ対側の flap 基部に挿入縫合する。3 M flap の横幅は5 mm くらいであるが縦幅が十分あるため 90°回転すると 1.5 cm×2.5 cm の軟硬境界部の組織欠損をカバーすることができる。

④口蓋側粘膜の閉創(図75)

口蓋側粘膜は積極的には後方移動せず、裂の閉鎖に用いる。また、口蓋側粘膜の縫合は粘膜弁が invert(粘膜表面が創内に翻転すること)しないよう留意する。閉創後は口蓋外側に生じる粘膜欠損部には人工真皮(テルダーミス®)の貼付、あるいは頬粘膜全層移

図 72 ■ 完全口蓋裂におけるデザイン
軟口蓋被裂縁両側に 3 M flap をデザインする。

図 73 ■ 粘膜骨膜弁の挙上
粘膜骨膜弁は硬口蓋全体より挙上する。

図 74 ■ 鼻腔側粘膜閉創と筋束の再建
筋束の後方移動再建により生じる硬口蓋後縁の鼻腔側粘膜欠損部に 3 M flap を充塡する。

図 75 ■ 口蓋側粘膜の閉創
口蓋側粘膜は積極的には後方移動せず裂の閉鎖に用いる。

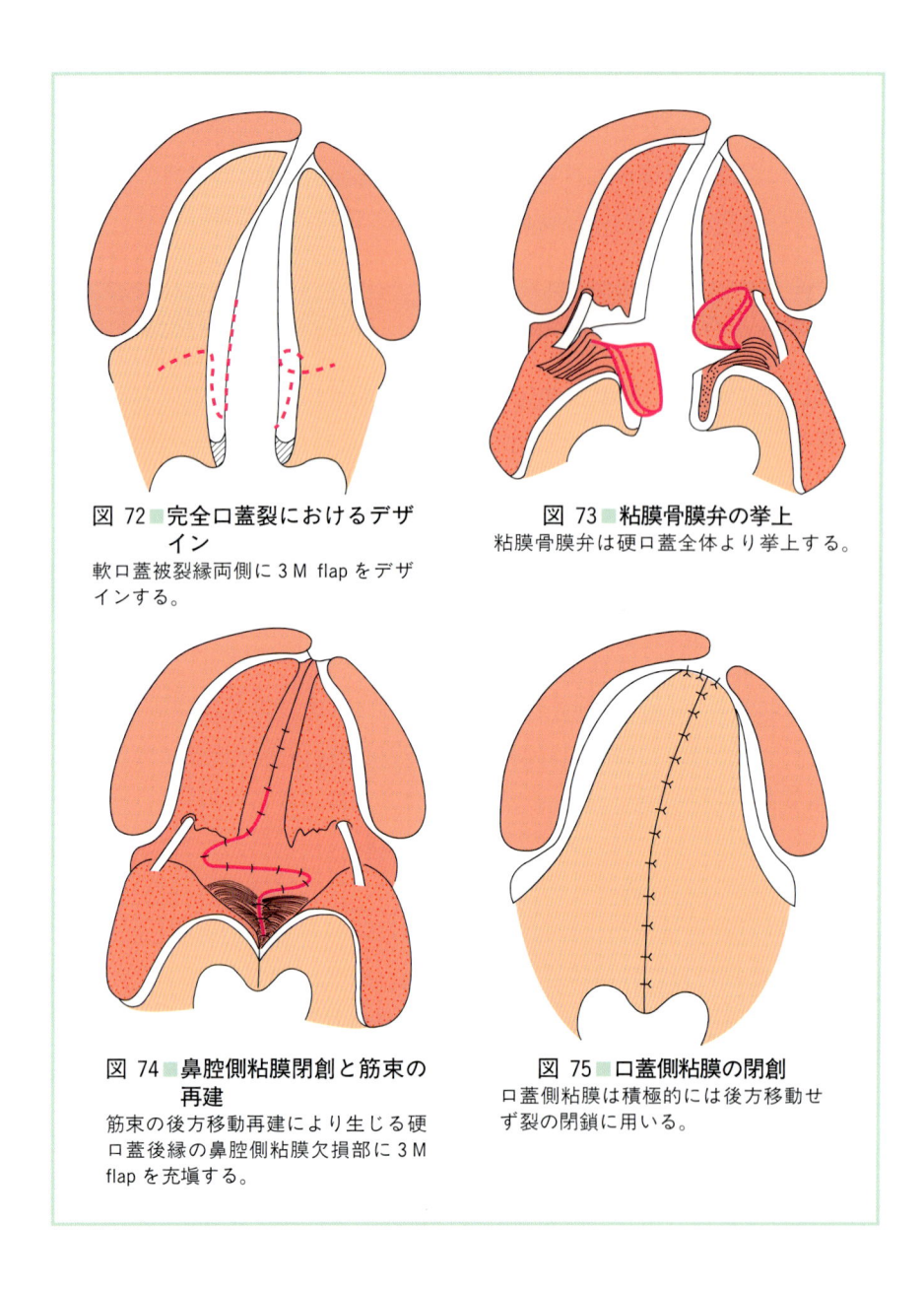

植を行い、口蓋全体をシリコンガーゼ(トレックスガーゼ®)を手術用接着剤を用いて創面に貼付し創の保護を行う。これは術後 3 週ほどで自然脱落する。

3 まとめ

本術式は、披裂縁粘膜筋弁(3 M flap)flap を用いることで筋束の確実な後方移動と再建が行えるので良好な鼻咽喉閉鎖機能の獲得につながる術式である。同時に硬口蓋部粘骨膜弁の後方移動を必要とせず、硬口蓋部の粘膜欠損と骨露出を最低限に抑えることで

顎発育への影響を少なくする利点がある。

(緒方寿夫、中島龍夫)

● 参考文献

1) Fujino T, Nakajima T：Microsurgical push back procedure with two musclomucosl flaps. Trans. seventh international congress of plastic and reconstructive surgery, Fronseca JE(ed), pp 324-325, Cartgraf, Rio de Janeiro, 1979.
2) Fujino T, Yoshimura Y, Takehisa K：Closure of the nasal raw surface in pushback surgery with bilateral musculomucosal flaps from cleft margins and its early speech evaluation. Keio J Med 30(3)：125-132, 1981.

9．口蓋裂手術④　二回法

　口蓋裂手術は、正常言語の獲得と顎発育を両立させるためにさまざまな工夫がなされてきた。硬口蓋への手術侵襲が顎発育抑制の原因となるため、早期には軟口蓋のみを閉鎖し、硬口蓋は顎発育がある程度進むまで手術侵襲を加えない、二期的閉鎖法（二回法）もその1つである。従来二回法は良好な顎発育を示す一方で一期的プッシュバック手術に比し構音障害が残る割合が多いことが指摘されてきた。しかしながら、二回法で得られる良好な顎発育や硬口蓋閉鎖が容易になるなどの利点から、さまざまな工夫を加えた二回法が行われている。著者らは口蓋裂の裂幅が広く一期的閉鎖が躊躇される症例に二回法を行っている。その術式は、①軟口蓋閉鎖時には、十分な口蓋延長効果を得るため、鼻腔側粘膜に側切開を加え、生じた粘膜欠損部に前述した披裂縁粘膜筋弁(marginal musculo-mucosal flap：3 M flap)を充填する。②二次手術まで、小児矯正歯科医と言語療法士、耳鼻咽喉科医による口腔と言語の管理を行う。③3歳以降就学前までに硬口蓋閉鎖を行う。④硬口蓋閉鎖時、通常の粘骨膜弁は挙上せず、vomer flapにより瘻孔を閉鎖し、生じる口蓋側粘膜欠損には頬粘膜全層移植を行う。

1 手術手技

　①一次手術(軟口蓋閉鎖)：9ヵ月～1歳6ヵ月(図76)
　軟口蓋閉鎖は1歳前後に行う。術式は硬口蓋後方の約半分の粘膜弁を剥離挙上し、鼻腔側粘膜の横切開により口蓋組織の確実な後方移動を行う。その際生じた鼻側粘膜欠損は披裂縁の粘膜筋弁(3 M flap)により補填する。
　②二次手術(硬口蓋閉鎖)：3～6歳頃(図77～79)
　軟口蓋閉鎖後、硬口蓋の披裂幅は初回手術(軟口蓋閉鎖)の影響と硬口蓋組織の正中への成長によって狭小化し閉鎖は比較的容易となる。硬口蓋閉鎖時には、手術による瘢痕

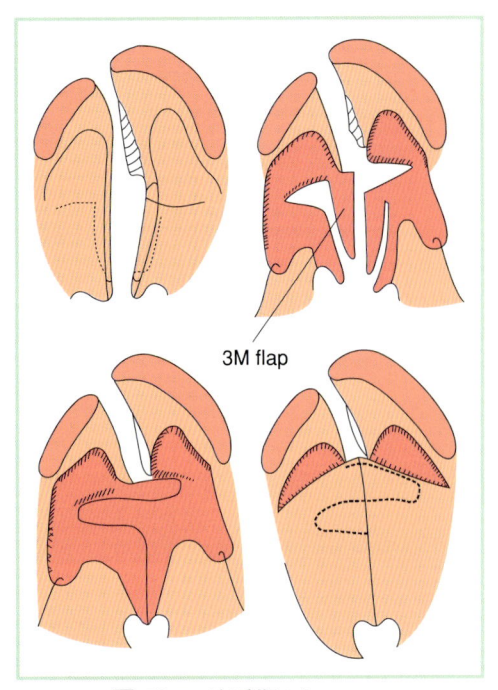

図 76 ■ 一次手術のシェーマ

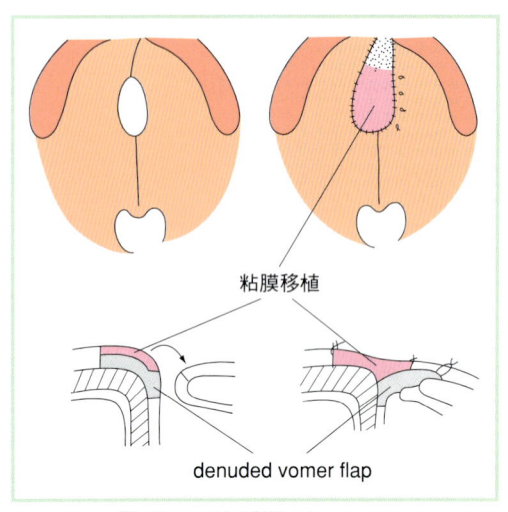

図 77 ■ 二次手術のシェーマ

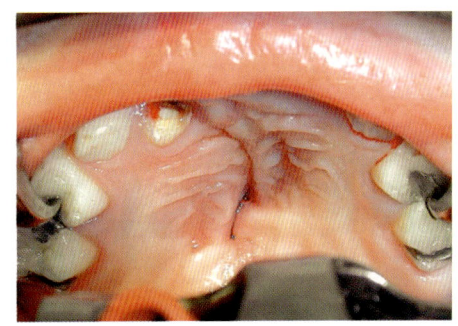

図 78 ■ 二次手術前の状態
硬口蓋の残存裂は縮小している。

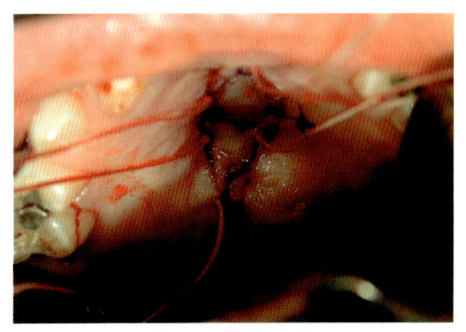

図 79 ■ 二次手術
denuded vomer flap による硬口蓋閉鎖の後、口蓋側粘膜欠損に粘膜移植を行う。

が顎の成長に与える影響を最小限度にとどめるため、外科的侵襲をなるべく小さくするようにする。vomer flap により瘻孔を閉鎖し、硬口蓋閉鎖後生じた口蓋側粘膜欠損に頬粘膜全層移植を行う。通常、片側の頬粘膜からの採取で十分な量が得られ、採取部は一次的に縫合する。移植粘膜片はソフラチュールガーゼを載せタイオーバー固定する。これは歯槽弓の拘縮を防ぎ、広い硬口蓋面積を確保するための工夫である。

② まとめ

二回法の適応についても他の術式と同様、共通の見解は乏しく定まった評価は得られていない。私たちは両側完全口蓋裂など裂幅が広く通常の方法では瘻孔を生じやすい症

例に行っている。治療時期は、就学期までにできるだけ正常な言語機能を獲得させることを目的とし、硬口蓋の閉鎖は乳歯咬合が完成し安定する3歳以降、遅くても6歳頃までには終了させる。

（緒方寿夫、中島龍夫）

● 参考文献

1) 中島龍夫, 辻川孝昭：口蓋裂の二期的閉鎖法 plastic and Reconstructive Surgery Advance Series I -7. 口唇口蓋裂の治療, 最近の進歩, 波利井清紀(監修), 上石 弘(編), 克誠堂出版, 東京, 1995.

10. 口蓋裂の二次修正

　口蓋裂一次手術の後、鼻咽喉閉鎖不全による構音障害があれば、口蓋の修正手術を検討する。口蓋裂術後の鼻咽喉閉鎖不全は、生来口蓋の筋肉が未発達なことや手術侵襲による軟口蓋の機能障害がその原因となる。鼻咽喉閉鎖不全の手術には、再口蓋後方移動（re-push-back）、咽頭弁形成術、などが行われている。咽頭弁形成は、咽頭後壁から挙上した粘膜弁を軟口蓋に縫着し咽頭腔を狭小化するもので、比較的安定した手術成績が得られている。lateral pharngoplasty、咽頭後壁膨隆による push upward operation、などの術式もあるが広くは行われていない。一方、口蓋瘻孔も鼻咽喉閉鎖不全の原因となり、その閉鎖には局所弁や耳介軟骨移植、舌弁による瘻孔閉鎖術が行われる。

① 鼻咽喉閉鎖不全に対する口蓋裂二次手術

　手術治療を行うかどうかは構音評価および軟口蓋の状態を総合的に判断して決定す

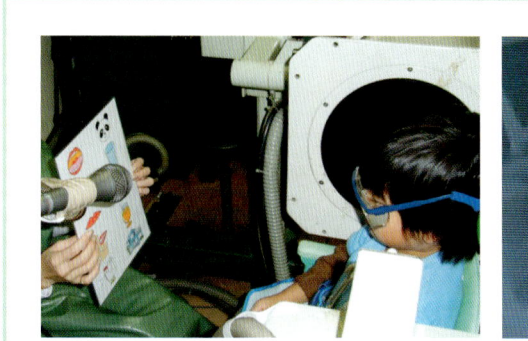

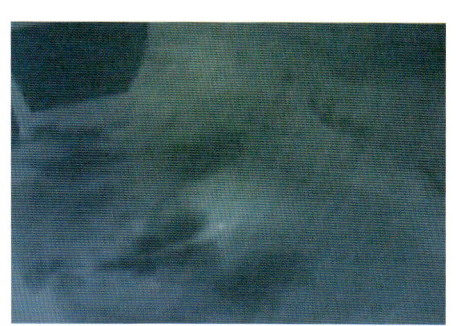

a. 検査の様子　　　　　　　　b. 造影像

図 80 ■ 咽頭ビデオX線造影

る。構音評価にて鼻咽喉閉鎖不全、開鼻声があれば、咽頭X線造影、鼻咽喉ファイバースコープ検査などを行い、手術による改善が有効か否かの判断材料とする(図80)。視診による口蓋の観察、鼻息鏡による鼻漏出のチェック、顔面規格写真なども行われる。いずれの術式にも、治療の時期に定まった基準はない。咽頭弁形成では早期手術例(5歳以下)で再発が多いなどの意見もあり、ある程度咽頭が発達し、構音評価が一定する5〜7歳頃の手術が望ましい。口蓋裂二次手術の術式選択には、一次手術がどのように行われたかを知ることが重要である。一次手術で、push-back法が適切に行われていれば、二次修正にはre-push-back以外の方法を検討する。

1．再口蓋後方移動(Re-push-back)

本法は、初回手術で適切な長さの口蓋が形成されず、また筋束の再建が不十分なために、軟口蓋の運動性が不良である症例に行う。例えば軟口蓋部の縫合不全があり瘢痕化して硬く短い軟口蓋となり、鼻咽喉閉鎖不全を示す症例などはよい適応と考える。

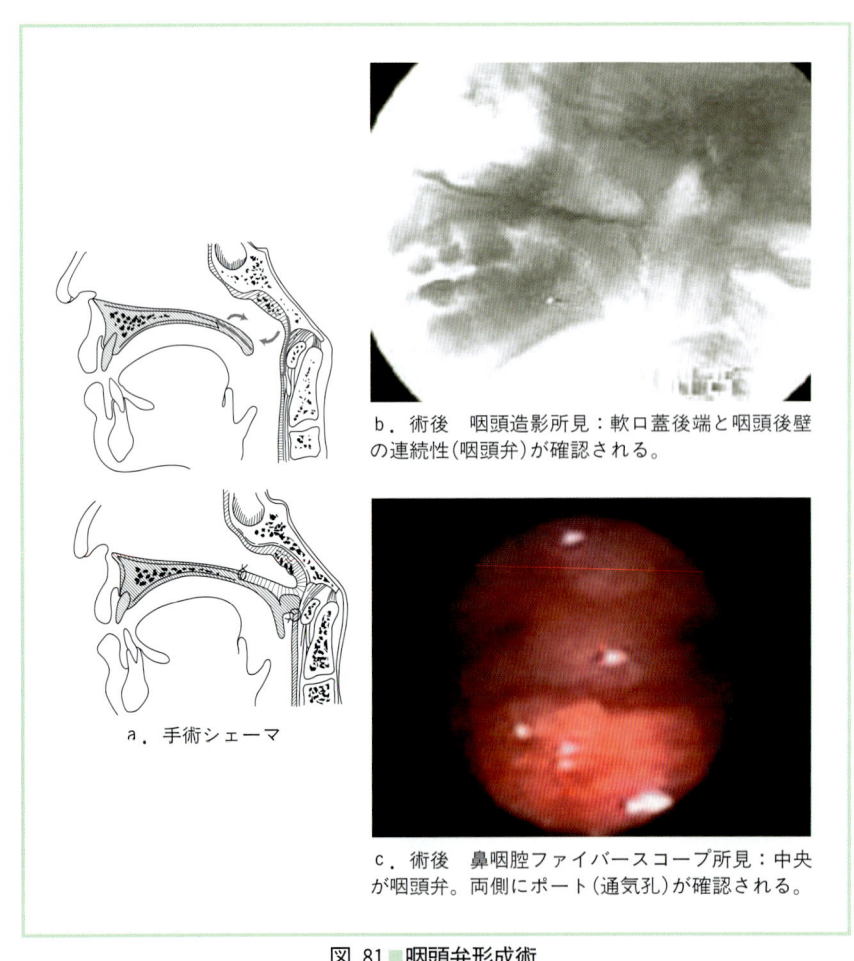

a．手術シェーマ

b．術後　咽頭造影所見：軟口蓋後端と咽頭後壁の連続性(咽頭弁)が確認される。

c．術後　鼻咽腔ファイバースコープ所見：中央が咽頭弁。両側にポート(通気孔)が確認される。

図 81 ■咽頭弁形成術

手技は、通常の push-back 法に準じるが、筋の再建(Intravelar veloplasty)だけでなく硬口蓋の十分な後方移動をはかる。

2．咽頭弁形成術

Re-push-back を行ってもなお鼻咽喉閉鎖不全が改善されない場合には、咽頭の後壁から咽頭弁を挙上し軟口蓋の中央につなげる手術、咽頭弁形成術を行う。この咽頭弁は、軟口蓋の後上方、口蓋と咽頭が接触閉鎖すべき部分を予め狭くし、両外側に僅かな間隙のみを残す目的で縫着される(図81)。

3．まとめ

手術によらないスピーチエイド(「子どもの言語について」図98・99、147頁参照)という装具もあり、口蓋と咽頭が接触閉鎖すべき部分に球状のバルブを空間におくことによって鼻咽喉閉鎖機能を獲得し、言語を明瞭にすることができる。小児では装着に慣れることが難しく、将来の咽頭弁手術までの期間をなるべく遅らせたいときなどに適応を検討する。

② 口蓋瘻孔に対する瘻孔閉鎖手術

口蓋裂術後の口蓋瘻孔の発生頻度は、10〜20％といわれ、瘻孔が小さな場合には自然閉鎖することもある。瘻孔が食事摂取・構語にどの程度影響しているかを十分検討のうえ手術適応を決める必要がある。なぜならば口蓋瘻孔の閉鎖手術後瘻孔再発率は、30％以上の高率と報告されているからで、手術時期、手術方法ともに慎重な検討が望まれる。硬口蓋粘膜の反転皮弁がよく利用され、反転皮弁に粘膜移植や耳介軟骨移植を併用し、瘻孔の閉鎖を確実にする方法がある。

1．瘻孔周囲の粘膜弁による閉鎖

瘻孔周辺の粘膜弁を起こし、これを瘻孔のところに移動して縫合・閉鎖する方法で、小さな瘻孔閉鎖の第一選択となる。大きな瘻孔では、局所弁での閉鎖が困難な場合には粘膜弁と耳介軟骨移植の併用や舌弁による方法を選択する。

2．耳介軟骨移植による閉鎖(図82)

瘻孔周囲に軟骨を移植し上皮化による瘻孔閉鎖まで軟骨を支持組織(足場)として利用する。適応は瘻孔の直径が 10 mm 程度までとされており、移植軟骨が直接上皮化されるものではなく、まずは肉芽組織による線維性組織によって瘻孔が閉鎖され、その後に周辺組織から上皮化が得られるとされている。移植された耳介軟骨はその後徐々に吸収される。実際には、瘻孔周囲より局所粘膜弁あるいは粘骨膜弁を挙上後、その下床に軟骨

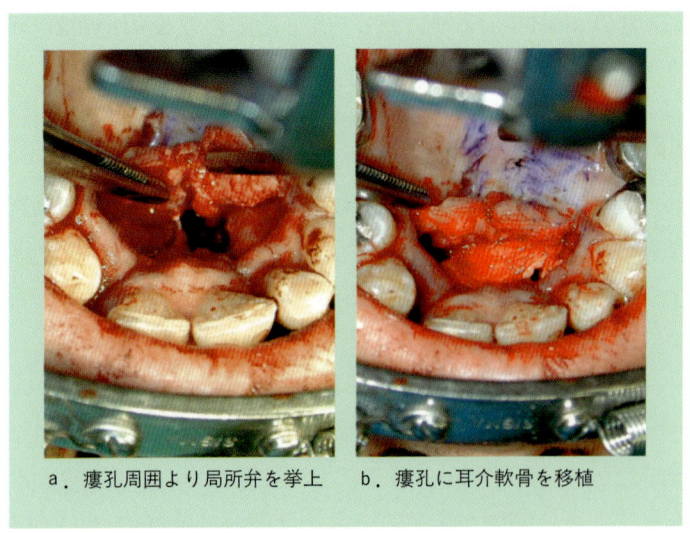

a．瘻孔周囲より局所弁を挙上　　b．瘻孔に耳介軟骨を移植

図82 ■ 耳介軟骨移植による口蓋瘻孔閉鎖

を留置し、瘻孔を局所弁によって可及的に縫縮する。

3．舌弁による閉鎖(図83)

舌背の正中部より前方茎の舌弁を挙上し、瘻孔閉鎖に用いる。舌弁の切り離しまでの期間、患児にかなりの苦痛を与えるのが問題である。

4．その他の皮弁による閉鎖

上記、一般的は方法で閉鎖できなかった瘻孔には各種皮弁移植が検討される。顔面動脈を茎とする頬粘膜筋弁(facial artery musclo-mucosal flap；FAMM flap)などが報告されている。

5．まとめ

口蓋裂初回手術後の鼻咽喉閉鎖不全の治療には、手術によるもののみならず、ブローイングなどによる訓練、補綴装置の装用、手術治療など選択肢が複数ある。治療法の選択は、構音評価と軟口蓋の検査結果について言語療法士と十分に検討することにより、構音異常が鼻咽喉閉鎖不全によるものであること、手術治療による改善が相応に期待できることを確認したうえで、手術の適応を決定したい。

(緒方寿夫)

● 参考文献

1) 中島龍夫, 岡　達, 岩田重信：両側唇裂初回手術. 口唇口蓋裂の早期総合治療, 医歯薬出版, 東京, 1994.

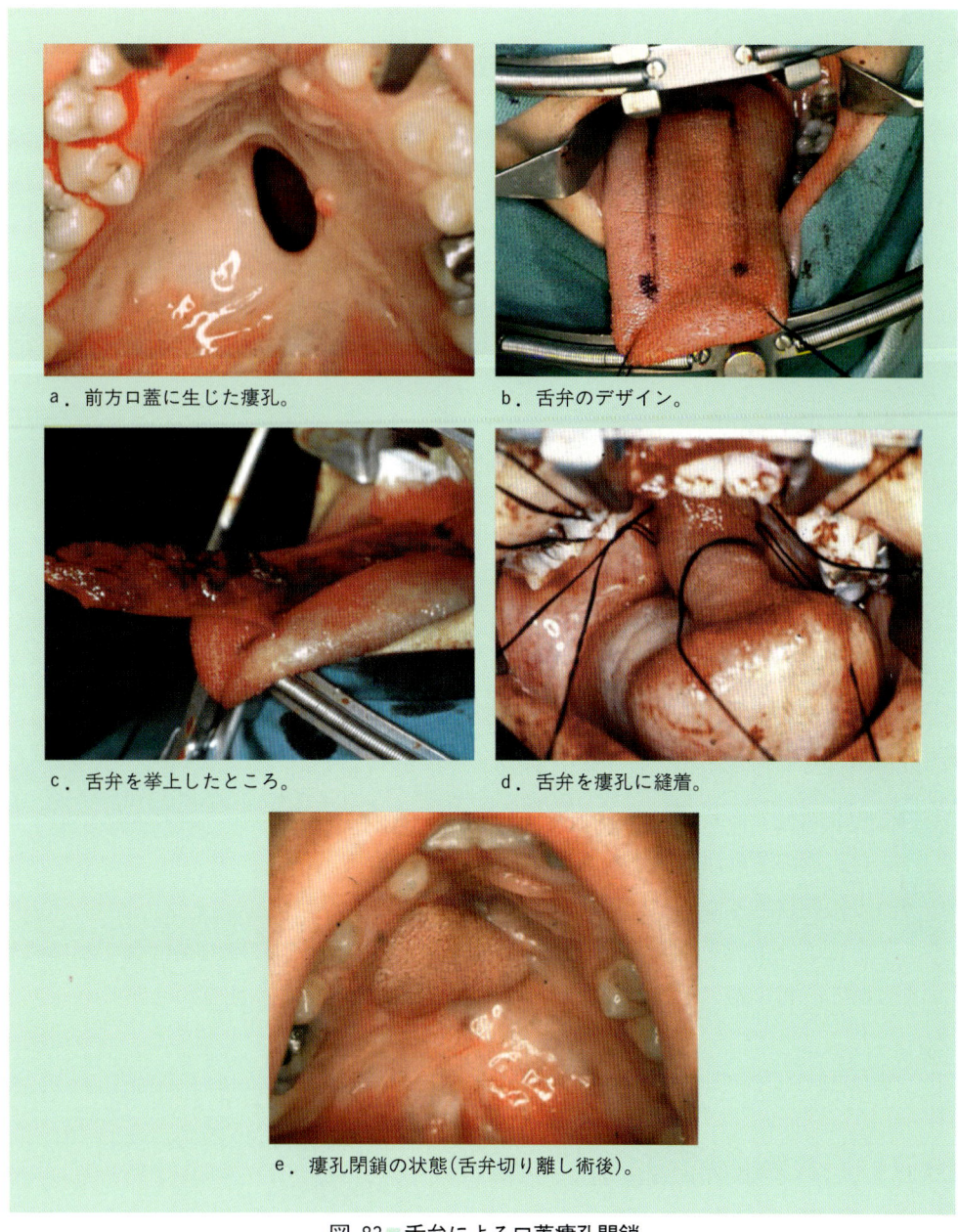

a．前方口蓋に生じた瘻孔。
b．舌弁のデザイン。
c．舌弁を挙上したところ。
d．舌弁を瘻孔に縫着。
e．瘻孔閉鎖の状態（舌弁切り離し術後）。

図83　舌弁による口蓋瘻孔閉鎖

2) Cohen SR, Kalinowski J, LaRossa D, et al：A multivariate statistical analysis of prevalence, etiology, and surgical management. Plast Reconstr Surg 87：1041, 1991.
3) Amaratunga NA：Occurrence of oronasal fistulas in operated cleft palate patients. J Oral Maxillofac Surg 46：834, 1988.
4) Muzaffar AR, Byrd HS, Rohrich RJ, et al：Incidence of cleft palate fistula；An institutional experience with two-stage palatal repair. Plast Reconstr Surg 108：1515, 2001.
5) Emory RE, Jr, Clay RP, Bite U, et al：Fistula formation and repair after palatal closure；Aninstitutional perspective. Plast Reconstr Surg 99：1535, 1997.

各論 b．口唇口蓋裂に合併する疾患

1．合併疾患

① 舌小帯短縮症

　舌下面正中に存在する舌小帯は、通常柔軟な粘膜で構成され舌の動きを妨げることはない。しかし舌小帯短縮症においてはこれが短縮しており、舌の動きを制限する結果、整容上、構音上の問題を惹起する。

　舌尖の伸展を試みると舌側方のみ突出し、正中部が小帯に拘束された結果、ハート型の形状を呈するのが特徴的な所見である（図84）。

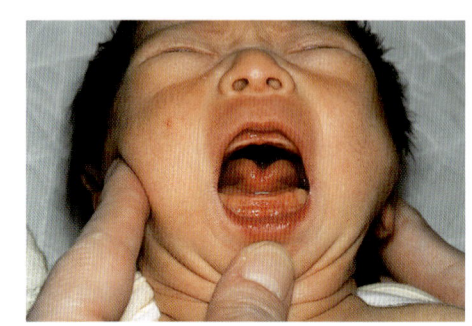

図 84 ■ 舌小帯短縮症の症例
啼泣時に舌の側方部分は挙上するが、中央部分は小帯によって運動が制限されているために「ハート型」を呈する。

　また、舌の運動が制限され発音点が後方に偏移するために、舌足らずな印象を与える。

　手術により治療を行う。小帯を横方向に切開し、縦方向に縫合を行うことにより延長をはかる。舌小帯の両側に存在する舌下腺管を損傷せぬよう注意が必要である。

COLUMN　◆上唇小帯短縮症

　上唇小帯短縮症（図85）も口唇口蓋裂に合併しうる疾患の1つである。

　口唇口蓋裂の患者では歯牙の叢生が不良であり、矯正治療を必要とする場合が多い。矯正装具を装着するにあたり小帯の存在が邪魔になるので、手術が必要である。

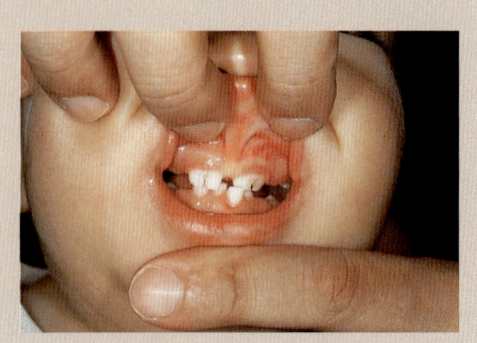

図 85 ■ 上唇小帯短縮症

② 巨口症

　巨口症(横顔面裂)は、口唇の横方向の癒合障害である。発生頻度は2〜4万人に1人といわれ、第一第二鰓弓症候群に合併することが多く、患側下顎骨の発育不全を伴う場合が多い。治療は断裂した口輪筋の連続性と術後の口角の形態の回復が中心となる(図86)。

　これまでに、Z形成術[1]、W形成術[2]などを使用した手術法が報告されているが、開口時に瘢痕が目立つ場合がある。そのため著者はできる限り縫合線を顔のしわの方向に沿わせた直線とし、裂線の長さの違いを鼻唇溝周囲に作成したZ形成術により修正している[3]。通常、口角の形成には下口唇の小三角弁が挿入されているが、著者は横顔面裂の赤唇組織の中に口角に相当する組織が残されているの

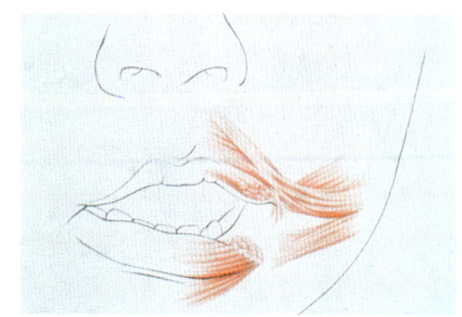

図 86 ■ 口輪筋の状態
(Skoog T：Plastic Surgery. p 145, 1974 より引用)

a．術前

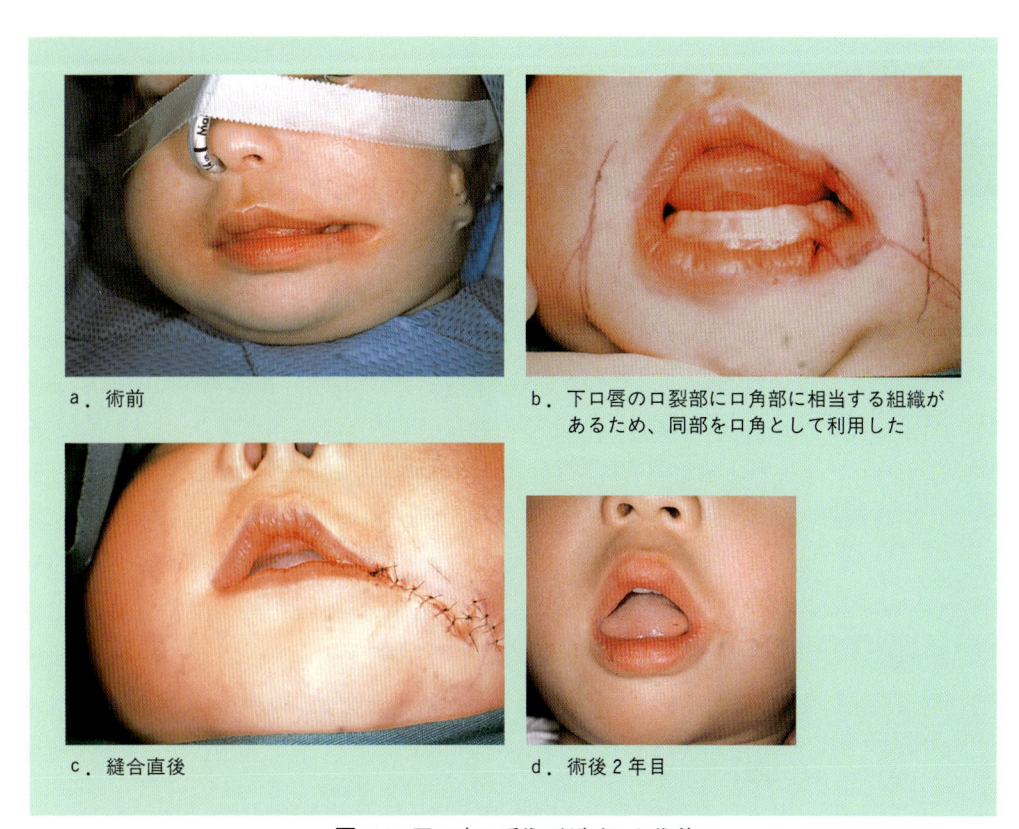

b．下口唇の口裂部に口角部に相当する組織があるため、同部を口角として利用した

c．縫合直後

d．術後2年目

図 87 ■ 巨口症の手術デザインと術後

に着目し、皮弁による口角形成は行わず同部を口角としてそのまま利用する(図87-b)。患側の口唇は発育不良となっているので、手術デザインも健側の長さに合わせるのではなく、計測よりやや短めにポイントを取る必要がある。

3 先天性下口唇瘻

　先天性下口唇瘻は、1945年Demarquarによって初めて報告された。通常下口唇正中線の両側に、円形の隆起と開口部を有し、口唇粘膜に覆われ、その周囲に唾液腺があり、盲端に終わる。稀に片側だけの場合や両側に2個ずつ発生するものもある。本症の発現は10万人に1人とされるが、口唇口蓋裂を有する症例の0.5〜0.9％にみられるとされる。口唇瘻の丘状脚隆起部は赤唇白唇境界線を越え、白唇にせり出していることが多く、その治療にあたっては単に瘻孔の切除に留まらず、明瞭な赤唇白唇の境界線を形成し、下口唇の自然の輪郭を再現する必要がある。口唇口蓋裂を伴って存在する下口唇瘻は、Van der Woude症候群、Oral-Facial Digital Popliteal Pterysoid Syndromeなどの症候群にも併発し、家系内での遺伝子関与が指摘されている。われわれが経験した9例では家系内発生は2例のみに留まっている。そのため単一な優性遺伝だけではなく多因子遺伝のみの場合も考えられる。

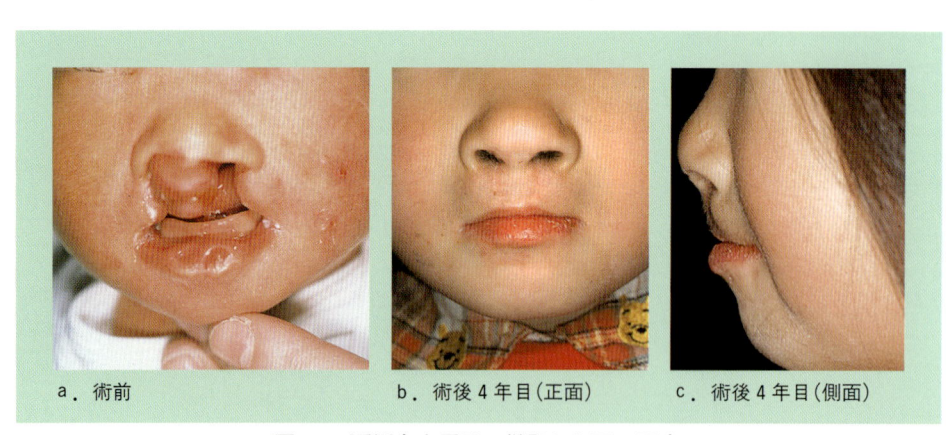

a．術前　　b．術後4年目(正面)　　c．術後4年目(側面)

図88 ■ 両側完全唇裂に併発した下口唇瘻

（永竿智久、中島龍夫）

● 文献

1) 鬼塚卓弥：口角形成術について．形成外科 8：132-137, 1965.
2) Bauer BS, Wilkes GH, Kernahan DA：Incorporation of W-plasty in repair of macrostomia. Plast Reconstr Surg 70：752-756, 1982.
3) Yoshimura Y, Nakajima T, Nakanishi Y：Simple line closure for macrostomia repair. Brit J Plast Surg 45：604-605, 1992.

2. 症候群

1 Pierre Robin 症候群(図89〜92)

　小顎症を主体とする先天疾患であり、顎の位置が後退しているために舌根沈下、さらにその結果として呼吸困難を惹起する。加えて、舌が下方に移動せず高位に遺留した結果、口蓋裂の合併も高率に認められる。

　舌が口蓋に陥入し気道をさらに閉塞する傾向がみられるため、呼吸困難は重篤になりやすい。したがって、出生後可及的早期に麻酔科・小児科・形成外科などが協力し、気道の確保に努める必要がある。

　気道確保の手段としては挿管のほか、tongue-lip-adhesion が行われる[1]。用手的、または鉗子を用いて舌を前方に牽引し、舌を口唇に縫合固定する。状態安定後に解除を行う。このような処置を行っても舌根が沈下する場合には、口腔底筋肉群を骨膜から剥離すると呼吸・嚥下障害が改善する場合が多い。

　本症候群の根本原因は下顎の形成不全である。身体成長に伴い下顎も伸長するが、そ

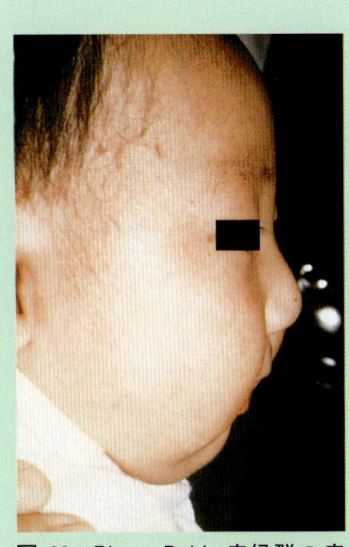

図 89 ■ Pierre Robin 症候群の症例
下顎の低形成および口蓋裂が認められた。

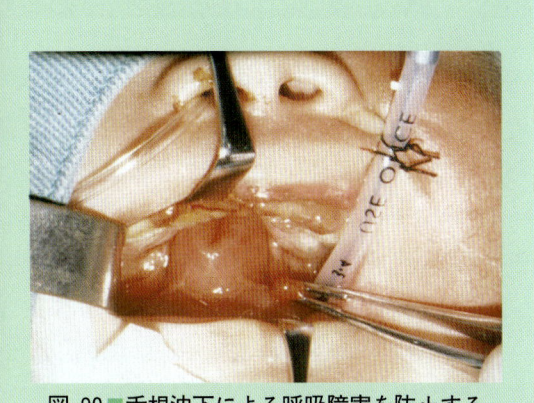

図 90 ■ 舌根沈下による呼吸障害を防止する目的にて、手術を行った
舌と下唇を縫合し、舌を前方に固定することにより後下方への移動を防ぐ。

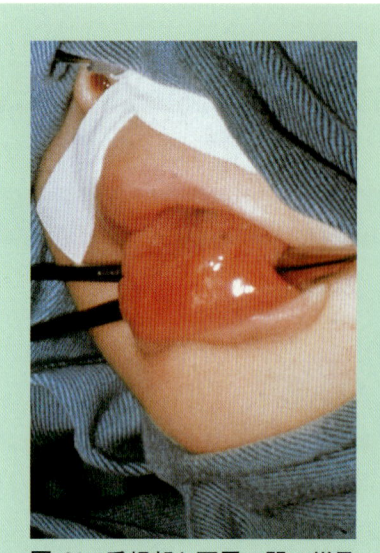

図 91 ■ 舌根部と下唇の間に鉗子を挿入した状態
舌は下唇に固定され、後下方へ下垂しない。これにより気道閉塞の危険性が減弱した。

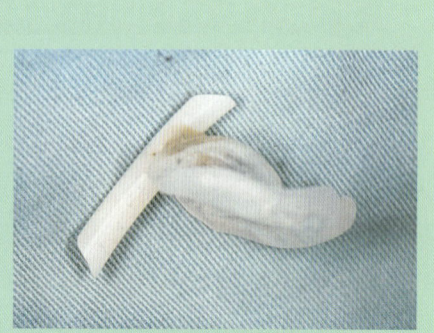

図 92 ■ 舌の固定に加え、気道確保のためチューブを装着した
右方の葉状部分が口蓋にはまり込むことによってチューブが固定され、左方の管状部分で気道が確保される。

の発育はほとんどの場合不十分である。よって咬合・構語機能の改善のため、下顎の形成手術を行う必要性がある。最近では骨延長器を用いた形成術が行われている。

② 4p-症候群（図 93、94）

　CooperおよびHirshhornにより1961年にWolf-Hirshhorn症候群として初めて報告された。内眼角離開および大口を有する顔貌は"ギリシャの兜様"と形容され本疾患に特徴的である。染色体検査にて4番染色体の短腕欠損が確認される。

　その後1984年にPittらによりPitt-Rogers-Danks症候群[2]が独立した疾患として報告された。しかしその後の調査によれば同症候群においても、多くの症例において4p16.3の欠失が確認されており、同症候群はWolf-Hirshhorn症候群の軽症例であるという説が定説になっている[3]。そこで現在では両者を広く包含する概念として4p-症候群と総称される場合が多い。

1. 疫学

　頻度は不明であるが135例以上の報告がみられる。男児例より女児例が多い。

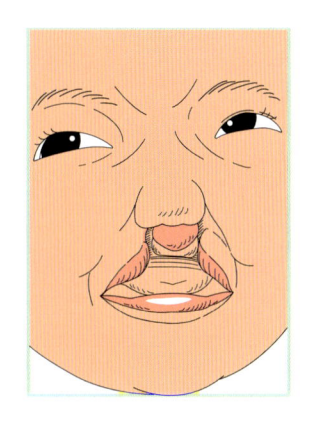

図 93 ■ 4p-症候群の顔貌
内眼角離開・小頭・嘴状の外鼻などの印象から"ギリシャの兜様"と形容される特徴的な顔貌を呈する。

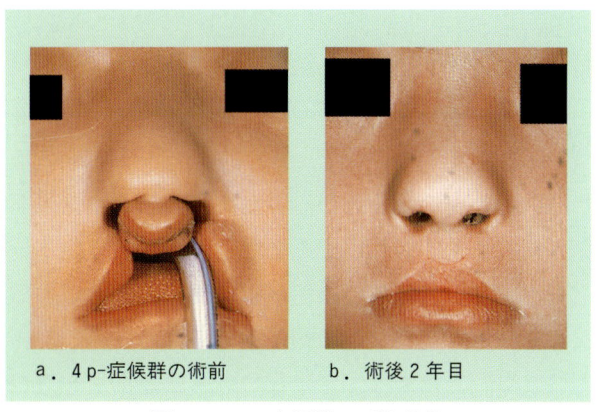

a．4p-症候群の術前　　b．術後2年目

図 94 ■ 4p-症候群の手術前後

2．臨床像

　内眼角離開・小頭・嘴状の外鼻などの印象から"ギリシャの兜様"と形容される特徴的な顔貌を有する。口唇裂・口蓋裂を合併する場合が多く、他に、弓状眉毛・頭皮欠損・内眼角贅皮・斜視・耳介低位などの合併報告が認められる。

　大部分の症例でてんかん発作を伴い、重篤な心奇形を有する場合も多い。したがって、口唇口蓋裂の手術を行うにあたっては合併症防止のために十分な対策を立てる必要がある。

3．原因

　4p16.3を含む4番染色体短腕の欠失が原因であり、特に4p16.3に位置する165kb程度の塩基配列の欠失が発症に決定的とされる[4]。

4．診断

4p16.3を標的としたFISH法で確定診断される。

③ 13トリソミー症候群

1960年にPatau[5]らに過剰染色体を伴う症候群として報告された。数千出生に1例発生する、染色体異常としては比較的多い症候群である。重篤な脳奇形を合併する場合が多く、一般的には予後不良とされている。但し長期生存症例も報告されている[6]。

1．疫学

5,000～7,000出生に1例とされる。女児に発生例が多い。

2．臨床像

全前脳症など、重篤な脳奇形を認める場合が多い。その結果無呼吸発作・痙攣などが習慣的に誘発され、新生児期に死亡する率が高いとされている。

ほかに顔貌上の症状としては、小頭症・頭皮部分欠損・口唇口蓋裂・眼角開離・小眼球症・網膜形成不全・耳介変形などの報告がみられる。

四肢および内臓の奇形としては、多指(趾)症・屈曲指・心室(房)中隔欠損などが報告されている。

3．原因

13番染色体が1本過剰である過剰トリソミー型が80％を占める。ほかの20％は13番染色体が13・14・15・21など他の染色体に転座した転座型を示す。前者のほとんどは孤発例であるのに対し、後者においては、5％の症例で両親のいずれかに転座が認められる。

4．診断

染色体検査(FISH法・G分染法)

④ EEC症候群(図95、96)

指趾欠損(Ectrodactyly)・外胚葉形成異常(Ectodermal Dysplasia)・口唇口蓋裂(Clefting Syndrome)を3主徴とする先天異常症候群で1970年にRudigerらにより発見された。外胚葉形成異常の具体的内容としては欠損指(趾)、体毛や歯牙の欠損、爪の低形成などが挙げられる。欠損指(趾)は第2・第3指(趾)に多く、裂手(足)を呈する場合もある。

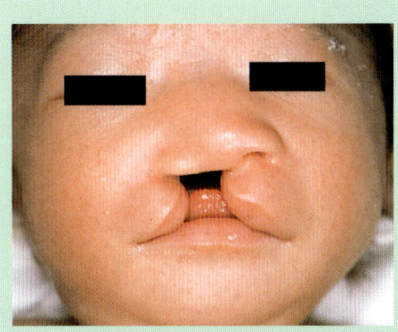

図 95 ■ EEC 症候群の症例
指趾欠損(Ectrodactyly)・外胚葉形成異常(Ectodermal Dysplasia)・口唇口蓋裂(Clefting Syndrome)を3主徴とする。
本症例においては左完全唇裂を認めた。

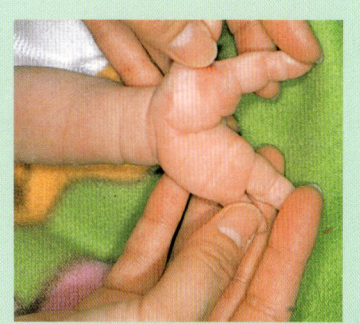

図 96 ■ EEC 症候群における裂手症の合併

　家族内発生例が認められたことより、常染色体優性遺伝を示唆するものとの報告があるが遺伝的素因に関してはいまだ明らかではない。
　極めて稀な疾患であり、本邦においては過去50例、欧米においては120数例の発生をみるのみである。
　精神発達遅滞・腎尿路系形成不全・難聴などの合併も報告されている。

5 CATCH 22 症候群

　22 q 11.2 欠損症候群(CATCH 22 症候群)は、第22番染色体の一部が欠損する部分モノソミー染色体異常症である。発生頻度は4,000出生あたり1人とされ、頻度の高い遺伝疾患の1つである。心奇形・異常顔貌・胸郭発育不全・口蓋裂・低カルシウム血症を特徴とする。
　本症候群においては、手術を施行しないと正常構音の獲得は困難である。その反面、精神発育遅滞が認められる場合が多いため、手術適応については往々にして論議を呼ぶ。本疾患の本態は第22番染色体の短腕11.2(22 q 11.2)のうち、約3メガベース(mb)の微小欠失である。1対の常染色体のうち、片方が完全に欠損するモノソミーは通常致死的である。しかし本症候群の22番染色体においては切断、交換などの構造異常はみられるものの、染色体数には異数性を伴わず、生存が可能である。
　ディジョージ(DiGeorge)症候群、円錐部動脈幹異常顔貌、Optiz 症候群、velocardifacial syndrome なども本疾患に含まれる。
　これらの奇形の発生機序は神経堤細胞の遊走不全であるといわれている。神経堤細胞は発生初期に腹側へ遊走して脳神経、胸腺、副甲状腺、心臓の円錐部と動脈幹に分布し

て、これらの初期発生に必須の材料となる。CATCH 22 症候群では神経堤細胞の機能、または遊走が不良でこれら臓器の低形成、異常を生じる。

　本疾患において予後を左右する最も重要な因子は心疾患の程度である。Fallot 4 徴症、総動脈幹残違症、大動脈弓離断症の合併が報告されている。確定診断は、FISH 法などの染色体検査による。

　なお、本疾患とは本来関係がないが欧米に「CATCH 22」という同名の小説が存在する。その内容から、英語圏においては「CATCH 22」が「いきづまり」・「お手上げ」といった否定的ニュアンスをもつ言葉となっている。患児と家族に与える心理的効果の点から、本疾患名の改名も提言されている[7]。

（永竿智久、中島龍夫）

●文献

1) Parsons RW, Smith DJ：A modified tongue-lip adhesion for Pierre Robin syndrome. Cleft Palate J 17：144-147, 1980.
2) Pitt DB, et al：Mental retardation, unusual face, and intrauterine growth retardation ; a new recesive syndrome? Am J Med Genet 19：307-313, 1984.
3) Battaglia A, et al：Natural history of Wolf-Hirshhorn syndrome ; experience with 15 cases. Pediatrics 103：830-836, 1999.
4) Wright T, et al：A transcript map of the newly defined 165 kb Wolf-Hirshhorn syndrome critical region. Hum Mol Genet 6：317-324, 1997.
5) Patau K, et al：Multiple congenital anomaly caused by an extra autosome. Lancet i：790-793, 1960.
6) Zoll B, et al：Trisomy 13(Patau syndrome)with an 11-year survival. Clin Genet 43(1)：46-50, 1993.
7) 森岡大地，大久保文雄，保坂善昭：「CATCH 22」表現に関する一提言．日形会誌 24：124-125, 2004.

● MEMO

COLUMN ◆Goldenhar 症候群

　Goldenhar 症候群は眼球のデルモイト、種々の耳介変形、脊椎の変形を特徴とする症候群で、Oculo-vertebral displasia とも呼ばれ、第一第二鰓弓症候群の亜型とされている。時に眼瞼の部分欠損や口唇裂、巨口症などを伴うことがある（図97）。眼球のデルモイトに対しては、眼科で腫瘤切除と同時に角膜表層移植などが行われるが、脊椎の変形は治療の対象となることは少ない。

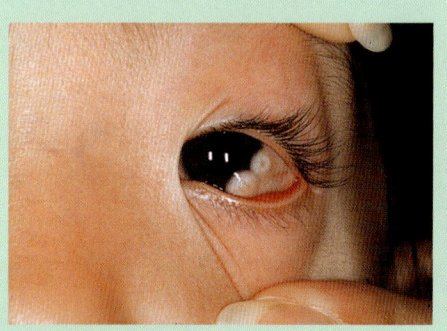

a．Goldenhar 症候群に合併した眼球、角膜輪部外下方のデルモイト

b．Goldenhar 症候群に合併した両側巨口症

c．同術後1年6ヵ月

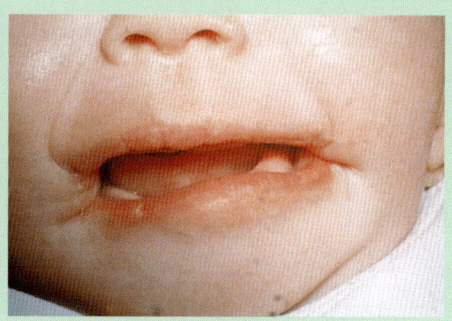

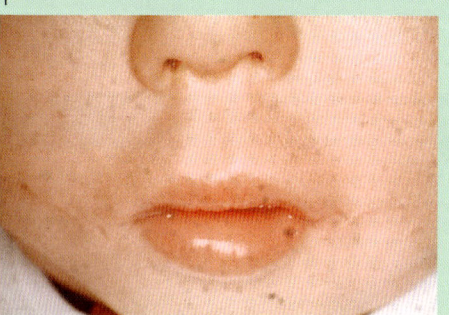

図 97　Goldenhar 症候群の臨床所見
（加藤　一，中島龍夫，ほか：形成外科 26：601，1983 より引用）

各論 C．口唇口蓋裂児の言語治療

1．子どもの言語について

　口唇口蓋裂児やその家族と言語聴覚士（speech therapist；ST）とのつきあいは、口蓋形成手術の前から始まる。口唇口蓋裂児の誕生による家族のショックを受け止め、患児の生育へのサポートをことばの出る時期より前に開始する。なお、口唇口蓋裂は口唇裂と口蓋裂に大別されるが、口唇裂のみの患児には口蓋裂起因の言語障害は発生せず、耳鼻咽喉科医あるいは耳鼻咽喉科言語室がかかわることは少ないので、ここでは口蓋裂症例について述べることとする。

　口蓋裂児の家族の多くは、口蓋形成手術までは、無事に手術が終わること以外に気持ちがいかないが、手術が終わると「ことばがうまくしゃべれるようになるのか」という心配が大きくなる。

　そこで耳鼻咽喉科言語室では、口蓋形成術前後の適時に、家族に対して言語のオリエンテーションを実施している。ここでは、このオリエンテーションに倣い、①問題：ことばの問題とは何か、②症状：どんな状態になるのか、③対応：どう解決したらいいのか、の3点に分けて話を進めたい。

① ことばの問題とは

　ことばの問題には、①鼻咽腔閉鎖機能、②声・発音、③言語発達、の3つの要素がある。家族の疑問である「ことばがうまくしゃべれるようになるのか」を確かめるため、STはこの3つの視点から観察・検査・評価を行う。

1．鼻咽腔閉鎖機能

■ 1．問題

　嚥下時、発声時、咳・嘔吐などの反射時には、軟口蓋が挙上して咽頭後壁に接触し口腔と鼻腔が遮断される。これを鼻咽腔閉鎖機能という。口蓋裂では、手術前は口蓋が割れて筋肉も左右に分断されているため閉鎖ができず、飲食物が鼻腔に漏れ、声が鼻に抜けてしまう（開鼻声）。口蓋裂手術の目的は鼻咽腔閉鎖機能を良好にすることであり、手術でいかにこの機能が回復したかが重要である。

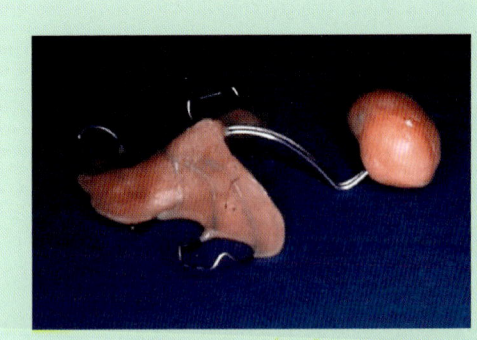

図 98 ■ 横向きのスピーチエイド本体 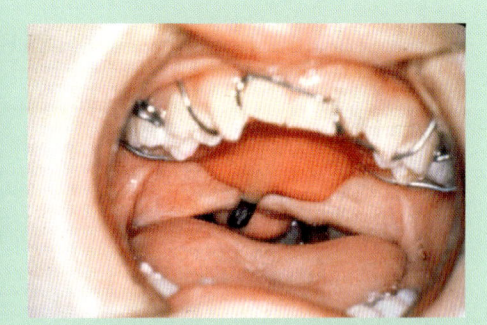　　図 99 ■ スピーチエイド装用時
(東京歯科大学口腔外科学第二講座　内山健志教授の症例)

2．症状

　手術後、術創が落ち着いて食事を口から食べられるようになると、形態の整った口蓋は徐々に動き始める。食欲が増した、大きな声が出るようになったなど、家族からうれしい報告が聞かれるのもこの頃である。しかし、鼻咽腔閉鎖機能の改善には個人差があり、術後すぐに著しい改善のみられるものもあれば、2～3年の長期にわたって徐々に改善していくものもある。また、口蓋裂が広く筋肉量が少ない場合は、口蓋の十分な長さと動きが確保できずに鼻咽腔閉鎖機能不全が続くこともある。閉鎖機能不全状態では、飲食物の鼻漏れが続き、声が鼻に抜け喉でいきむような発声になり、口蓋裂言語と呼ばれる独特の話し方が形成される。

3．対応

　言語室では、術後の鼻咽腔閉鎖機能の変化を定期的に観察・検査している(検査の詳細は、次項で述べる)。機能は良好・軽度不全・不全の3レベルに分類され、明らかに不全であると判定した場合、再手術によって機能改善をはかる。また、補綴的治療として歯科・口腔外科で作成したスピーチエイド(図98、99)やパラタルリフトといった発音補助装置を装用し、経過をみながら再手術を検討することもある。軽度不全では、長期に渡る経過観察が必要な場合がある。

2．声・発音(構音)

1．問題

　口蓋裂の術後にみられる声・発音の障害の発生率は、術式や手術年齢によって異なるが、一般的には40～50％に生じると報告されている[1]-[4]。声の問題には、開鼻声・閉鼻声・

混合鼻声・嗄声がある。発音障害は、大きく4種類に分類される。

　①呼気鼻漏出による子音の歪み：鼻咽腔閉鎖不全により、発音が鼻に抜けて不明瞭になる。

　②声門破裂音、咽・喉頭摩擦音、咽頭破裂音：鼻咽腔閉鎖不全を代償するために癖のついた異常構音がある。

　③口蓋化構音、側音化構音、鼻咽腔構音：鼻咽腔閉鎖機能とは関連が薄いが口蓋裂独特の異常構音がある。

　④機能性構音障害：口蓋裂がなくても起こる一貫した音の置換・省略・歪みなどがある。

　また、構音障害がない口蓋裂児にも、音の省略・置換などが健常児に比べ構音の完成過程で多く認められ、構音発達の遅れがあるとみられている。

2．症状

　発音が聴き取りにくいと感じた場合、いくつかの構音障害が混在していることも多い。ここでは目安となる症状を挙げる。

　①声の弱さ：声が鼻に抜けると大きな声が出ない。「あー」と言わせても長く強く発音できない。

　②耳障りな発音：喉を詰まらせて咳き込むように話す、カ行に似たような音を喉の奥で話す、歯に挟まったように話す、クンクンと鼻を鳴らすように話すなど、日常あまり聞き慣れない発音がある。

3．対応

　構音障害の判定・訓練は、国家資格となった言語聴覚士（ST）の独占業務である。問題があると感じた場合は、ともかくSTにその判定・評価を依頼する。言語室では声と構音

COLUMN　◆先天性鼻咽腔閉鎖不全

　口蓋裂類似疾患の中で、裂はないが鼻咽腔閉鎖不全を示すものを先天性鼻咽腔閉鎖不全という。Kaplan[8]は病態として、①軟口蓋の長さが十分でない、②鼻咽腔が深過ぎる、③軟口蓋不全麻痺、を挙げている。口腔内に裂を認めないので発見が遅れ、「ことばがわかりにくい」、「発音がおかしい」ことで3～4歳過ぎに病院を訪れることが多い。問診では、「乳児期にミルクの鼻漏れがあったか」「食事でむせたり、飲食物が鼻から漏れることはなかったか」とたずねるとよい。言語症状としては、口蓋裂同様の開鼻声と異常構音を認めることが多く、言語聴覚士による声と発音の検査を受けることが肝要である。軽度の開鼻声で日常生活上支障がなければ手術を急ぐことはないが、重度の場合は手術または補助装置の検討と構音訓練が必要である。

の検査を行い、訓練の必要なもの、経過をみるもの、再手術や補助装置の検討が必要なものに大別し、個々の症例に合わせた今後の対応を家族と相談して決めている。

3．言語発達

1．問題

口蓋裂児の言語発達は、表出言語がやや遅れる傾向にあるが、精神発達や聴力が正常な小児は3歳頃までにはその遅れを取り戻すといわれている[5]。精神発達遅滞を伴う口蓋裂児は口蓋裂全体で7.7％あり[6]、学童における精神発達遅滞2.7％（文部省1968）[7]と比べて高い。また、顔面奇形や先天異常が認められる奇形症候群では、心臓・耳介・四肢にも奇形を伴うことがあり、入院・手術を繰り返す不安定な環境が続く場合には言語発達に影響が現れることがある。

2．症状

言語発達には、ことばの理解・表出・発音の3つの側面がある。言葉が遅いというと表出に目がいきがちだが、日常の話しかけを理解しているかの観察も大事である。ことばを話さない、なかなかことばが増えないというときは、聴こえに問題がないかを確認し、年齢に応じた発達課題をどのくらいクリアしているかをみることが必要である。

3．対応

ことばは、安心できる環境で人に興味をもち、人のことばに耳を傾け真似をしているうちに独りでに溢れ出てくるものである。無理に教え込んでしゃべらせようとせず、子どもの中で自然に育っていくことばの芽を大切に育てていきたい。言語室では、子どもたちと信頼関係を築きながら、行動観察と発達検査で発達年齢を評価している。また、症例によっては発達を促すかかわりを定期的にもち、自宅の近くで療育を援助してくれる機関を家族に紹介している。精神遅滞のある口蓋裂児の鼻咽腔閉鎖機能と声・発音の評価は、発達年齢に合わせて行う。構音発達の促進や異常構音の予防的なアプローチも行っている。構音訓練は発達レベルによっては学齢期以降になることもあり、担当教諭との連携が重要になる。

（後藤慶子、佐藤美奈子、小川　郁）

［口蓋裂言語治療のための参考書］

1) 岡崎恵子，相野田紀子，加藤正子：口蓋裂の言語臨床．医学書院，東京，1997．
2) 福迫陽子，相野田紀子，阿部雅子，ほか：口蓋裂の言語治療．医学書院，東京，1983．
3) 岡崎恵子，福田登美子，加藤正子(編)：シリーズ言語臨床事例集第1巻　口蓋裂．学苑社，東京，1999．

●文献

1) Ainoda N, Yamashita K, Tsukada S：Articulation at age 4 in children with early repair of cleft palate. Ann Plast Surg 15：415-422, 1983.
2) 岡崎恵子, 加藤正子, 鬼塚卓也, ほか：口蓋裂初回手術後の言語成績. 日口蓋誌 10：161-168, 1985.
3) 鈴木恵子, 岡本朗子, 原 由紀, ほか：口蓋粘膜弁法の術後言語成績. 日口蓋誌 14：123-131, 1993.
4) 大原博敏, 浅野和海, 金子 剛, ほか：当科における口蓋裂初回手術の言語成績について. 日口蓋誌 26：216, 2001.
5) 加藤正子, 岡崎恵子：口蓋裂乳児の言語指導. 音声言語医学 36：298-305, 1995.
6) 岡崎恵子, 相野田紀子, 加藤正子：口蓋裂の言語臨床. pp 21-22, 医学書院, 東京, 1997.
7) 文部省：児童生徒の心身障害の状況. 1968.
8) Kaplan EN, Minami RT, Wu G：Palatopharyngeal incompetence. Review in Plastic Surgery, Saad MN (ed), pp 224-295, American Elsevier, New York, 1974.

2. 口蓋裂児の言語と治療

1 口蓋裂の言語検査

1. 鼻咽腔閉鎖機能

鼻咽腔閉鎖機能(VPC)の検査法としては、機器を用いずに行う方法と、機器を用いて行う方法がある。

1. 機器を用いない検査

機器を用いない検査には、口腔内視診、ブローイング検査、音声言語の聴覚判定が挙げられる。患児に大きな負担を強いない手軽な方法である。検査者(通常は言語聴覚士)が習熟していればかなり正確な情報が得られるため、広く使用されている。音声言語医学会口蓋裂小委員会で作成した検査法[1]に従って行う(**表3**)。ブローイング検査では、ストローからの呼気でコップに入れた水を泡立てる(ソフトブローイング)などの吹く動作をさせる。その際、ステンレス製の鼻息鏡(永島医科器械)を鼻孔の直下に置き呼気鼻漏出を確認する。音声言語の聴覚判定では、母音、会話時の開鼻声の有無、呼気鼻漏出による子音の歪みの有無などを聴覚印象により判定し、−、＋、＋＋の3段階で評価する。これらの検査の結果は、鼻腔通気の状態や瘻孔からの呼気鼻漏出に左右されるので注意が必要である。

2. 機器を用いて行う検査

機器を用いて行う検査には、セファログラム(頭部X線規格写真)、鼻咽腔ファイバー

表 3 ■鼻咽腔閉鎖機能検査記録用紙の一部

〈聴覚判定〉

	開鼻声	呼気の鼻漏出		閉鼻声
/a/	－・＋・＋＋・検査不能	－・＋・＋＋・検査不能	/ma/	－・＋・＋＋・検査不能
/i/	－・＋・＋＋・検査不能	－・＋・＋＋・検査不能	(/na/)	－・＋・＋＋・検査不能
会話	－・＋・＋＋・検査不能		会話	－・＋・＋＋・検査不能
〈参考〉				
/ao/	－・＋・＋＋・検査不能	－・＋・＋＋・検査不能	/namae/	－・＋・＋＋・検査不能
/ie/	－・＋・＋＋・検査不能	－・＋・＋＋・検査不能	/mono/	－・＋・＋＋・検査不能
/ue/	－・＋・＋＋・検査不能	－・＋・＋＋・検査不能		

	呼気の鼻漏出による子音の歪み	呼気の鼻漏出	鼻雑音
/p(a)/(b)	－・＋・＋＋・検査不能	－・＋・＋＋・検査不能	－・＋
/t(a)/(d)	－・＋・＋＋・検査不能	－・＋・＋＋・検査不能	－・＋
/k(a)/(g)	－・＋・＋＋・検査不能	－・＋・＋＋・検査不能	－・＋
/s(a)/(z)	－・＋・＋＋・検査不能	－・＋・＋＋・検査不能	－・＋
会話	－・＋・＋＋・検査不能		－・＋
〈参考〉			
/haQpa/	－・＋・＋＋・検査不能	－・＋・＋＋・検査不能	－・＋
/tate/	－・＋・＋＋・検査不能	－・＋・＋＋・検査不能	－・＋
/kaki/	－・＋・＋＋・検査不能	－・＋・＋＋・検査不能	－・＋
/sasa/	－・＋・＋＋・検査不能	－・＋・＋＋・検査不能	－・＋

－ なし
＋ あり
＋＋重度にあり

備考：　　　　　　　　　　　　　　　　　　　　　　　　　　　（文献1)より引用）

表 4 ■内視鏡、画像による鼻咽腔閉鎖機能検査

	検査可能となる年齢	発話課題	定量的評価	動態評価	利点、欠点
セファログラム	3～4歳	単音	◎	×	被曝の問題がある
鼻咽腔ファイバースコープ	4～7歳	連続発話	×	◎	さまざまな発話時の動態を直接観察できる
X線ビデオ（映画）	3～4歳	連続発話	○	◎	被曝の問題がある

スコープ、X線ビデオ（映画）、ナゾメータによる検査などがある。内視鏡、画像による検査につき、可能となる年齢、発話課題、定量的評価と動態評価の可否、欠点と利点を表4に示した。最も広く行われているのはセファログラム、鼻咽腔ファイバースコープである。

セファログラムは通常、安静時、単音構音時（[a] [i] [s]など）の状態を撮影する。軟口蓋の長さ、咽頭腔の深さ、軟口蓋の挙上の程度、咽頭口蓋間距離を計測することが可能である。

鼻咽腔ファイバースコープでは、連続した発話を検査音として選択することが可能である。閉鎖の程度とタイプ（弁状閉鎖、括約的閉鎖など）を評価することができる。

X線ビデオ検査では、連続した発話での検査が可能であり、工夫すれば定量的評価も可能である。

構音検査（改訂版）

氏　名：
実　施：　　年　月　日
生年月日：　年　月　日
年　齢：　　才　月
検査者：

1. **会話の観察：**

2. **単語検査：**

1 paNda	2 poketto	3 basɯ	4 bɯdo:	5 mame	6 meɲane	7 mikaN	8 taiko
9 toke:	10 terebi	11 deNwa	12 naiterɯ	13 neko	14 ɲiNŋjo:	15 kaɲi	16 koppɯ
17 ke:ki	18 kɯtʃi	19 kiriN	20 gamɯ	21 gohaN	22 gjɯ:ɲɯ:	23 sakana	24 sora
25 semi	26 sɯika	27 tsɯmiki	28 dzo:	29 dzɯboN	30 ʃiNbɯN	31 tʃo:tʃo	32 tʃi:sai
33 dʒaNkeN	34 dʒɯ:sɯ	35 dʒiteNʃa	36 Φɯ:seN	37 çiko:ki	38 happa	39 hasami	40 rappa
41 robotto	42 re:dzo:ko	43 riNŋo	44 jakjɯ	45 jo:Φɯkɯ	46 aʃi	47 açirɯ	48 eNpitsɯ
49 ɯsaɲi	50 inɯ						

日本聴能言語士協会・日本音声言語医学会

図 100 ■ 構音検査（単語）記録用紙

■ 3．総合評価

　鼻咽腔閉鎖機能の評価は、機器を用いない検査と用いる検査を併用し、3段階（良好、軽度不全、不全）で総合的に評価する。

2．構音

　単音節、単語、文章、自由会話時などの発話につき、構音障害の有無、種類を判別する。構音検査[2]を用いるとよい（**図100**）。通常、言語聴覚士（ST）が行う。

　口蓋裂の構音障害の特徴を**表5**に示した。呼気鼻漏出による子音の歪みは、鼻咽腔閉鎖機能の改善や瘻孔からの呼気鼻漏出に対する治療のみで治癒することが多い。声門破裂音は、幼児期までに呼気鼻漏出が完全に消失し、早期に訓練を開始できれば、治すのは容易な場合が多い。咽頭摩擦音や咽頭破裂音は、手術法の改善によりごく稀にしかみられなくなった。

　口蓋化構音は上顎歯列の狭小化や瘻孔が原因と考えられており、訓練に長期を要する場合が多い。側音化構音は機能性構音障害としても多くみられ、原因には定説がない。学童期以降では自然に改善することが少ない。鼻咽腔構音は自然に改善することが多く、訓練も短期間で済む場合が多い。

表 5 ■ 口蓋裂の構音障害の特徴

構音障害の種類	原因	特徴 聴覚的特徴	特徴 出現しやすい音	予後
呼気鼻漏出による子音の歪み	VPI、瘻孔	弱くめりはりのない音、バ行→マ行などの鼻音化	破裂音、破擦音、摩擦音	呼気鼻漏出が消失すれば治りやすい
声門破裂音	VPI、瘻孔	「母音だけ」の印象、途切れ途切れの音	破裂音、破擦音、摩擦音	呼気鼻漏出が消失すれば治りやすい
咽(喉)頭摩擦音 咽(喉)頭破擦音	VPI、瘻孔	「ヒ」をのどの奥で出したような音	舌尖摩擦・破擦音	年長児では自然治癒しにくい
咽(喉)頭破裂音	VPI、瘻孔	カ行、ガ行をのどの奥で出したような音	[k] [g]	年長児では自然治癒しにくい
口蓋化構音	上顎の狭小化、瘻孔	カ行、ガ行に近い歪み音	舌尖・前舌音	訓練に長期を要する
側音化構音	不明、歯列不正?	歪み音	「イ・エ」段音、[kj] [gi] [ʃ] [tʃ] [dʒ]	年長児では自然治癒しにくい
鼻咽腔構音	VPI? 構音の巧緻性?	「ク」「クン」に近い音	「イ・ウ」段音、[s] [ts] [dz]	治りやすい

VPI：鼻咽腔閉鎖機能不全

表 6 ■ 治療方針

	呼気鼻漏出なし	呼気鼻漏出あり
構音障害なし	経過観察	症例により手術、補綴治療、VPIに対する訓練
VPI、瘻孔に関係のない構音障害あり	構音訓練	構音訓練、症例により手術、補綴治療を併用
VPI、瘻孔が原因の構音障害あり	構音訓練	手術、補綴治療を行った後構音訓練

VPI：鼻咽腔閉鎖機能不全

2 治療の進め方

1. 治療方針の決定

治療方針は、構音障害と呼気鼻漏出の有無を考慮しながら、手術、補綴的治療、鼻咽腔閉鎖機能訓練、構音訓練の中から適切な方法を選択し、決定する(表6)。口蓋裂治療チームの担当医と言語聴覚士が共同で検討する必要がある。

2. 訓練

1. 鼻咽腔閉鎖機能

ブローイングから導入する方法、比較的閉鎖が得られやすい音を聴覚的にフィード

バックさせながら行う方法、鼻息鏡で呼気鼻漏出を確認させながら行う方法などがある[3]。

2. 構音

　構音訓練の開始時期は一般的には4～5歳頃が適当であるといわれている。頻度は週1回から月1回程度である。訓練の成果が般化しやすい、授業など集団の中での発言の機会が増えるなどの理由から、就学前までに終了することが望ましい。

　構音訓練を行う際は、まず、正しい音と誤り音が聴覚的に弁別できることを確認した後、音の産生訓練に入る。音の産生訓練の伝統的方法としては、聴覚刺激法、キーワードを用いる方法、漸次接近法、他の音から移行する方法、構音点法、など、さまざまな方法を用いる[3]。はじめは1つの音を正しく構音する訓練から行い、単語、文、文章、会話と、徐々に長い発話でも正しく構音できるよう導く。日常会話中に意識しなくても正しく言えることを目指して訓練課題の工夫を行う。

　1人の患児に複数の誤り音がみられることが多いが、構音発達や構音障害の種類に応じて、どれを第一訓練音とするかを慎重に決定する。

3. 治療の流れ

　口蓋裂における言語聴覚士の中心的な役割は鼻咽腔閉鎖機能と構音の評価、訓練であるが、このほかにもさまざまな役割があり、思春期までの長期にわたって患児とかかわる。**表7**に成長過程の各段階別に当科言語室の治療内容を示した。

表 7 ■ 口蓋裂児の言語治療の流れ

治療内容	乳児期	幼児期（前期）	幼児期（後期）	学童期	思春期（中学以降）
親へのカウンセリング	◎	◎	◎	◎	○
哺乳指導	◎				
言語発達の評価・指導	◎	◎	◎	○	
聴力の評価・指導	◎	◎	◎	○	
VPC・構音の評価		◎	◎	◎	◎
言語のための再手術、補綴的治療の検討		◎	◎	◎	◎
訓練		○	◎	◎	◎
本人へのカウンセリング			○	◎	◎

（浅野和海、佐藤美奈子）

●文献

1) 大平章子, 岡崎恵子, 相野田紀子, ほか：鼻咽腔閉鎖機能検査法について. 音声言語医学 34：298-304, 1993.
2) 阿部雅子, 加藤正子, 斎藤佐和子, ほか：構音検査法＜試案2＞. 音声言語医学 22：209-217, 1981.
3) 岡崎恵子, 相野田紀子, 加藤正子：口蓋裂の言語臨床. 第1版, 第5章口蓋裂の言語臨床における治療, pp 53-68, 医学書院, 東京, 1997.

各論 d. 口唇口蓋裂児の歯科治療

1. 小児歯科疾患の治療（虫歯や過剰歯）

1 虫歯（う蝕、Dental caries）[1)-3)]

う蝕とは、口腔内常在菌による感染症であるが、一般の感染症とは異なり感染後直ちに発症することはない。その病因は1969年Keyesにより歯、細菌、食物の3つの要素が必要であると提唱された。その後前述の環境下にて時間が継続することにより（図101）臨床症状を呈する疾患であるとされるようになった。

平成14年度におけるおよその罹患者（経験者を含む）率は、1歳6ヵ月で約2％、3歳で約25％、5歳で62％、小学生では74％である（表8）。また近年う蝕は、急激な減少傾向を示しており、軽症化傾向でもある（表9）。その主な発症時期は、歯が萌出した直後から約1年6ヵ月ないし3年までであるとされている[4)]。これは萌出直後における歯の最表面はそのエナメル質が未成熟で軟らかいため、脱灰しやすいからである。歯は萌出後その大きさが変化することはないが、唾液中のリンやカルシウムを表面のエナメル質が吸着し、再石灰化の後に表面の強度を増加させる。この時期すなわち萌出後3年間にう蝕が初期発症しなければ、ほとんどの場合それ以後、う蝕に罹患する可能性は少ない。

う蝕は1〜4度までC_1〜C_4（図102、103）と評価される。1本の歯牙における発育期のう蝕初発位置は、咬合面（臼歯のみ）および隣接面のほぼ2ヵ所である。咬合面う蝕は視診

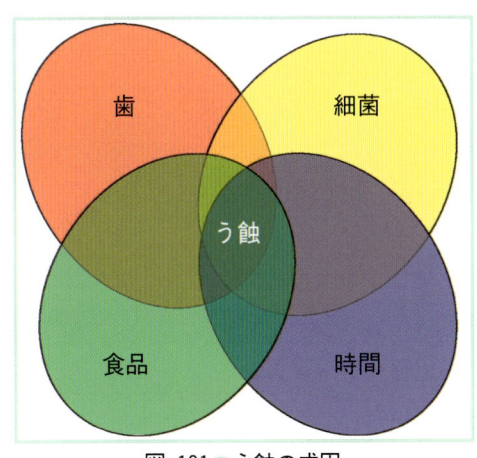

図 101 ■ う蝕の成因

表 8 ■ う蝕の発生率（％）

	平成14年度	平成元年度
1歳6ヵ月	2.09	
3歳	25.05	
5歳	61.46	80.86
男	61.88	80.77
女	61.02	80.96
小学校	73.85	90.34
男	74.57	90.17
女	73.11	90.51
中学校	71.24	90.43
男	69.51	88.98
女	73.05	91.94
高等学校	82.25	94.15
男	80.58	93.04
女	83.95	95.27

（文献1)-3)より抜粋して引用）

表 9 ■ 永久歯の1人あたり平均罹患歯数(本)

平成14年度		総計	喪失歯数	計	処置歯数	未処置歯数
	12歳	2.28	0.04	2.24	1.55	0.69
	男	2.11	0.03	2.08	1.40	0.68
	女	2.46	0.04	2.42	1.71	0.71

平成元年度		総計	喪失歯数	計	処置歯数	未処置歯数
	12歳	4.30	0.04	4.26	3.05	1.21
	男	3.93	0.04	3.89	2.73	1.16
	女	4.68	0.04	4.64	3.37	1.26

(文献2)3)より抜粋して引用)

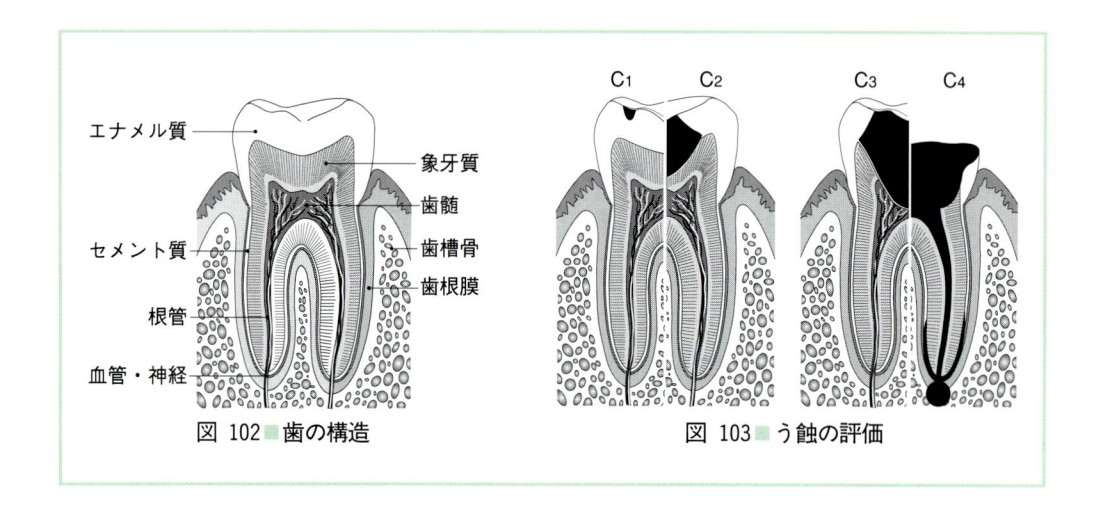

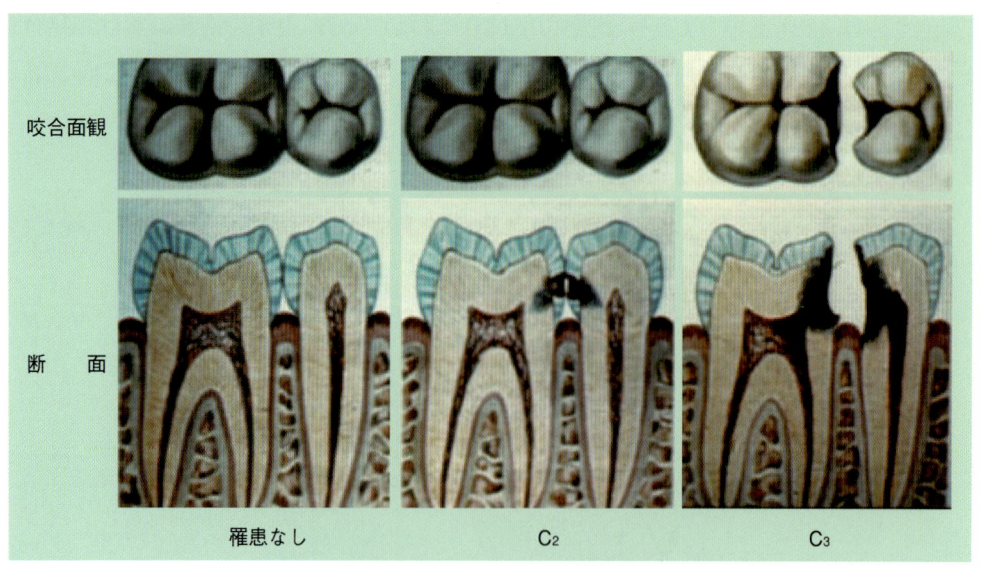

図 102 ■ 歯の構造

図 103 ■ う蝕の評価

図 104 ■ 隣接面う蝕の進行(断面と咬合面観)

にて確認できるが、初期隣接面う蝕については、視診にて確認できない(図104)。特に乳歯においては歯の形態的特徴よりこの隣接面う蝕が非常に多い。歯と歯の間から発症する隣接面う蝕が上から見えるときには、歯髄に達する深いう蝕になっていることも稀ではない。隣接面う蝕の初期診断については、X線写真(図105)で確認することができる。う蝕の有無については、口腔内を視診のみで上から見た場合、正確にいえばう蝕がないとは断言できない。

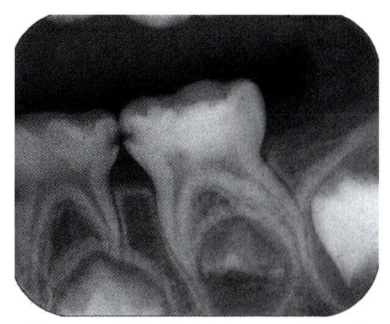

図 105 ■ 隣接面う蝕、C_2X線写真（視診では確認できない）

1. 臨床症状、治療、予後

C_1はエナメル質に限局するう蝕で、視診では黒色ないし白濁を呈し自覚症状はない。治療、予後においては必ず進行するものではなく進行が止まる場合もあるため、乳歯においてはフッ化ジアンミン銀溶液の塗布、また近年永久歯においては臨床判断より処置をせず経過観察とされる場合も多い。

C_2は、う蝕が象牙質に達するものをいう。象牙質中には象牙細管という細い管があり、知覚があるためここにう蝕が到達すると冷、温熱に対しての自覚や自発痛を伴うようになる。しかし、乳歯におけるC_2では歯の構造上の違いなどにより、一般的には臨床症状はまずないことがほとんどである。治療については、永久歯、乳歯ともにX線診断後局所麻酔下にてう蝕部を除去、複合レジンや金属などで修復される。一般に予後は良好であるが、本人の口腔管理により左右され再発することも稀ではない。

C_3は、う蝕が歯髄にまで達した状態である。歯髄が生きたまま(生活歯)炎症を起こせば歯髄炎、歯髄が死んで(死活歯)感染が歯根膜まで達すると歯根膜炎となる。初期の歯髄炎を除きいずれも疼痛を伴い、時として激痛を発することもある。処置は上部歯髄のみ除去する生活歯髄切断、歯髄すべてを除去する抜髄または根管内の感染部も含めて除去する根管治療となる。予後においては、長期経過の後に再発することも稀ではない。

C_4は、歯の上部(歯冠部)が完全に崩壊し、歯根のみ残存している状態である。処置は保存可能と診断すれば根管治療であり、保存不可能であれば抜歯となる。根管治療の予後は、処置後直ちに再発することはほとんどないが、ある程度の期間を経てなんらかの不具合を生じる可能性が極めて高い。また抜歯における予後としては、その欠損部にブリッジ、義歯やインプラントなどの処置が必要となる。

2. 口唇口蓋裂児におけるう蝕の特徴

口唇口蓋裂児の中で歯槽部に披裂を伴う症例では、その周辺の歯牙が口蓋側へ傾斜したり、咬合位に達せず低い位置で生え留まる(図106)、また過剰歯が近接し歯牙が重なり

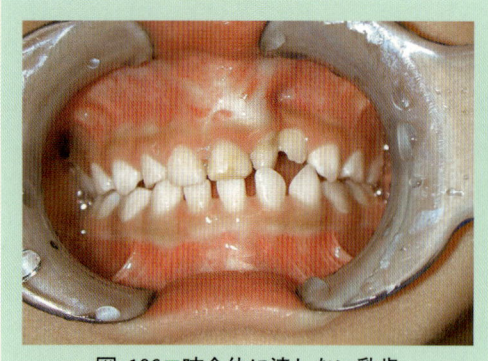

図 106 ■咬合位に達しない乳歯　　　図 107 ■過剰歯と叢生

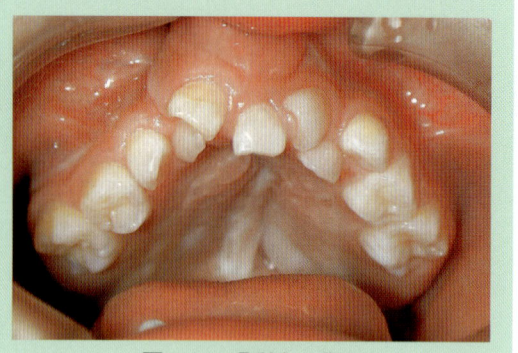

合う（図 107）[5]など、清掃性がたいへん困難となることがある。このように披裂周囲はう蝕の好発部位となるため、歯口清掃における十分な注意、また指導が必要となる。

3．硬組織疾患の特殊性

　通常人体は感染症に罹患したり、外科的侵襲を被っても、最終的にその状態の多くは自然治癒能力により回復をする。しかしながら歯牙硬組織の疾患については、身体の感染症のように薬物療法などで自然治癒することはない。また最終的形態やそれによる機能回復は術者の行為が直接反映されるという特殊性がある。

4．予防の大切さ（方法）

　前述の如く、歯牙硬組織は自然治癒能力がない。さらに口とは、
　①摂取可能な温度は 0℃からお茶のような熱いもので約 68℃まで
　②食事のたびに 50〜60 kg 以上の力が歯に加わる
　③湿度は 100％に限りなく近い
という場所である。近年治療材料の目覚ましい進歩により、歯牙と修復物に対する接着力と辺縁封鎖性は非常に改善された。しかしながら温度変化は物質を膨張収縮させること、加重は歯牙と修復物の変形を、そして唾液による歯と修復物の間の毛細管現象などを考えれば、歯科治療が永久的に壊れないという前提で考えるには、妥当性が薄い。一度罹患したう蝕により繰り返しの治療が余儀なくされる可能性があるということである。つまり歯牙硬組織疾患は、予防がたいへん重要ということになる。そして前述の如く初発時期が萌出からおよそ乳歯で 1 年 6 ヵ月、概ね 3 歳 6 ヵ月〜4 歳頃までであり、永久歯でも萌出終了後 3 年間、15 歳頃までである。

　さらに口唇口蓋裂患者は、ほとんどの場合歯列不正を発症し、矯正治療が必要となる。この矯正治療において最も治療の妨げとなる要因がう蝕である。つまり、口唇口蓋裂患者にとっては、離乳期からの食、生活習慣、歯口清掃によるう蝕予防がたいへん重要[6,7]となる。

② 過剰歯(Supernumerary tooth)[8]-[17]

　過剰歯とは歯数の異常の1つであり、相対する異常に先天性欠如歯(Congenital missing tooth)がある。先天性欠如歯の発現頻度は、非披裂者においては乳歯で約1〜2％、永久歯で約5〜7％、口唇口蓋裂においては乳歯で約14〜15％、永久歯で約60〜70％である。過剰歯の発現率は、非披裂者においては乳歯で約0.1〜0.39％、永久歯で約1.12〜1.5％、口唇口蓋裂においては乳歯で約10〜18％、永久歯で約6〜20％である(表10)。

　これら歯数異常は、口蓋裂単独症例にはほとんどみられないことから、唇裂および歯槽部に披裂が及ぶ症例ではさらに歯数異常の出現が高率となる。

表 10 ■ 歯数異常の発現頻度

	先天性欠如歯(％)		過剰歯(％)	
	乳歯	永久歯	乳歯	永久歯
非披裂	1〜2	5〜7	0.1〜0.39	1.12〜1.5
口唇口蓋裂	14〜15	60〜70	10〜18	6〜20

(文献8〜17)より引用)

1. 臨床症状と治療

　口唇口蓋裂児における過剰歯の発現部位は、披裂部付近に集中するという特徴がある。隣接歯と形態が酷似するため、臨床的にどちらが過剰歯であるか鑑別することはたいへん困難である(図107)。また、正常歯列内に収まらず叢生状態を呈することも稀ではない。

　過剰歯の治療としては、発育期において正常な歯牙が早期に脱落し、同一部に過剰歯が萌出したときなどに代替歯として一時的に歯槽内に留めることはあるが、一般的に過剰歯は抜歯が適応である。しかしながら、口唇口蓋裂児では披裂部付近における歯牙の抜歯は基本的に禁忌であり、このことは過剰歯についても同様である。これは、歯槽骨の大きさを維持しているのは歯牙であり、それを抜歯することにより披裂が大きくなることを防止するためである。歯槽部の披裂になんらかの移植などを行う予定の患者に対しては、その処置以前において披裂部付近における歯牙の抜歯は行わない方がよいと考えた方が妥当である。つまり披裂付近の乳歯列における過剰歯は、抜歯を考慮する必要があるということになる。

2. 予後

　乳歯列の過剰歯は、通常の乳歯と同様歯根の吸収が起き、自然脱落することが多い。この場合歯根が吸収する過程で、歯槽骨が形成されるため、この自然脱落によって披裂

の拡大を問題視する必要はないと考える。自然脱落しない歯牙については、抜歯を余儀なくされる場合がある。この場合、披裂部の閉鎖手術時期と矯正治療の時期を考慮し、関係各科と連携のうえ抜歯の時期を決定することが重要となる。

(早川　龍)

● 文献

1) 東京都板橋区健康生きがい部：歯科衛生．板橋区の保健衛生(平成15年度版)，pp 33-34，板橋区健康生きがい部，東京，2003．
2) 平山宗宏，ほか：学校保健(被患率)．日本子ども資料年間1991/92, pp 138〜141, 中央出版，名古屋，1991．
3) 平山宗宏，ほか：学校保健(被患率)．日本子ども資料年間2004, pp 130-131, KTC中央出版，名古屋，2004．
4) 深田英朗，ほか：小児のう蝕とその周辺の問題．小児のための歯科診療，第1版，pp 159-161, 学建書院，東京，1980．
5) 早川　龍：唇顎口蓋裂の臨床4(う蝕と歯列)．小児歯科臨床9(2)：61-68, 2004．
6) 早川　龍：唇顎口蓋裂の臨床1(治療の概略と小児歯科の目標)．小児歯科臨床8(11)：59-65, 2003．
7) 早川　龍：唇顎口蓋裂の臨床3(障害と処置)．小児歯科臨床9(1)：63-68, 2004．
8) 服部基一，ほか：口唇口蓋裂患者の乳歯歯数異常．日口蓋誌22：53-66, 1997．
9) 松尾ゆき子，ほか：唇顎口蓋裂における乳歯及び永久歯胚の数の異常に関する研究．小児歯誌25(2)：367-377, 1987．
10) 大矢卓志，ほか：口唇口蓋裂を有する矯正患者の歯の異常；大阪歯科大学付属病院矯正歯科における5年間の統計，第1報　顎裂部と歯数異常の発現頻度．日口蓋誌20：220-234, 1995．
11) 和田康弘，ほか：口唇・口蓋裂患者における永久歯の歯数の異常　昭和大学歯科病院歯科矯正科における10年間の統計．昭和歯学会雑誌22(2)：165-174, 2002．
12) 三好作一郎，ほか：乳歯列過剰歯5と日本人の頻度．歯科基礎医学会雑誌37：111, 1995．
13) 永峰浩一，ほか：上顎前歯部埋伏過剰歯の臨床統計的検討．日口科誌22：53-66, 1997．
14) 石田良介，ほか：歯牙硬組織の発育と障害に関する研究．小児歯誌28(2)：466-485, 1990．
15) 水橋　巌：前歯部における乳歯の歯数異常，過剰歯，双生歯，癒合歯ならびに正中歯．信州医学雑誌38(6)：581-601, 1990．
16) 屋代正幸，ほか：上顎第臼歯部を中心とした過剰歯のX線学的検討．歯学75(5)：1013-1021, 1987．
17) 早川　龍：咬合誘導の臨床とその実際；治療開始時期を踏まえて．ザ・クインテッセンス20(12)：173-184, 2001．

2．口唇口蓋裂患者の矯正治療(一般的な矯正治療について)

1　矯正治療とは

　矯正治療とは矯正力によって歯の移動や顎骨の形態変化を惹起させ不正咬合を個性正常咬合*(図108)に導き、同時に不正咬合がもたらす咀嚼、発音などの口腔機能障害や審

---

*個性正常咬合とは：個人ごとに異なる個性的な正常咬合(こうごう：咬み合わせ)。歯の数や形態、植立状態、顎骨形態などは個々で異なるため、矯正治療では個々の条件下での理想的な咬合を目標としこれを個性正常咬合と呼ぶ。

美性障害を改善する歯科の専門的な治療である。矯正治療の目標は、患者の長期咬合管理を実践し、良好な形態と機能を生涯維持することである。

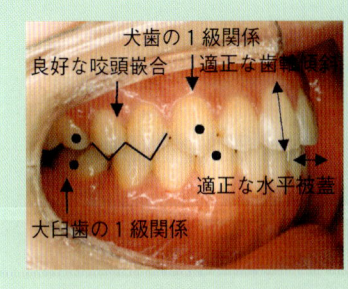

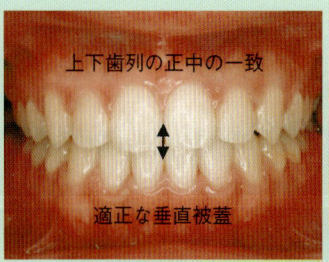

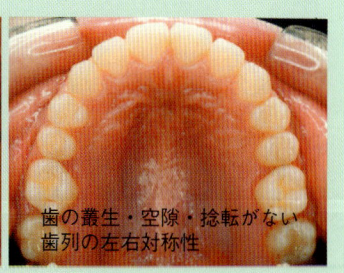

図 108 ■ 正常咬合

② 矯正治療の開始時期

　長く学齢期の子どもが主体だったが、近年は子どもから大人、老年まで何歳でも治療は可能である。大人の矯正治療を成人矯正と呼ぶが、成人は歯、歯周組織、顎関節部に疾患を抱える率が高いため、成人より若年の方が治療条件はよい。また成長発育を治療に利用できることも子どもの矯正の利点である。子どもの矯正受診の時期は乳歯の生え揃う3歳頃(乳歯列期)、永久歯の生え始める7歳頃(混合歯列前期)、乳歯から永久歯への交換が進む9歳頃(混合歯列中期)、永久歯がほぼ生え揃う12歳頃(永久歯列期)が大まかな目安となる(図 109)。一般に顎発育や機能や習癖に問題のある場合は乳歯列や混合歯列前期から、歯列内の不正の場合は混合歯列中期から永久歯列期に治療を開始する。

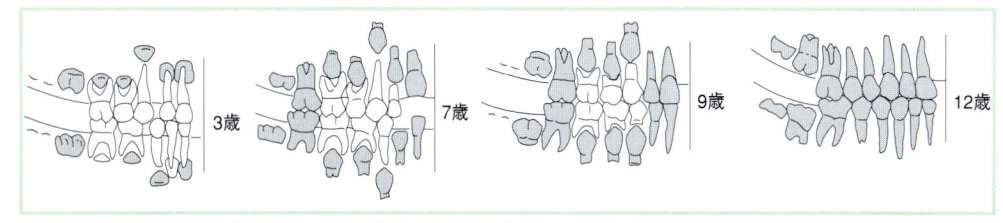

図 109 ■ 歯の萌出図表(白：乳歯、黒：永久歯)(日本小児歯科学会．1988 より抜粋して引用)

③ 治療期間

　永久歯列期からマルチブラケット装置(図 113)を装着して本格矯正治療を行う場合、治療期間は2〜3年である。乳歯・混合歯列期から開始した場合はその期間も加算するため全体の治療期間は長くなる。治療を通して、う蝕や歯周病を予防するための口腔清掃の徹底やフッ素の利用、食生活の管理が大切である。また不規則な来院、多数回のキャ

ンセル、装置不使用、予期せぬ成長や歯の移動の遅滞などがあれば期間が延びたり治療の質が低下することがある。

④ 不正咬合の種類

不正咬合には叢生(乱抗歯)、上顎前突(出っ歯)、反対咬合(受け口)、開咬(浅い咬み合わせ)、過蓋咬合(深い咬み合わせ)などの種類がある(図110)。

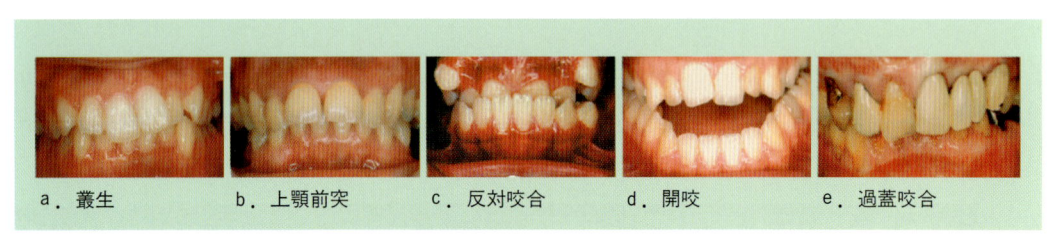

a．叢生　　b．上顎前突　　c．反対咬合　　d．開咬　　e．過蓋咬合

図 110 ■不正咬合の種類

⑤ 矯正治療の流れ

初診時は矯正治療の概略を説明する。検査時は問診、触診、視診のほかに顔や口腔内の写真、歯列模型作製のための印象、X線写真(頭部X線規格写真、パントモグラフィー、

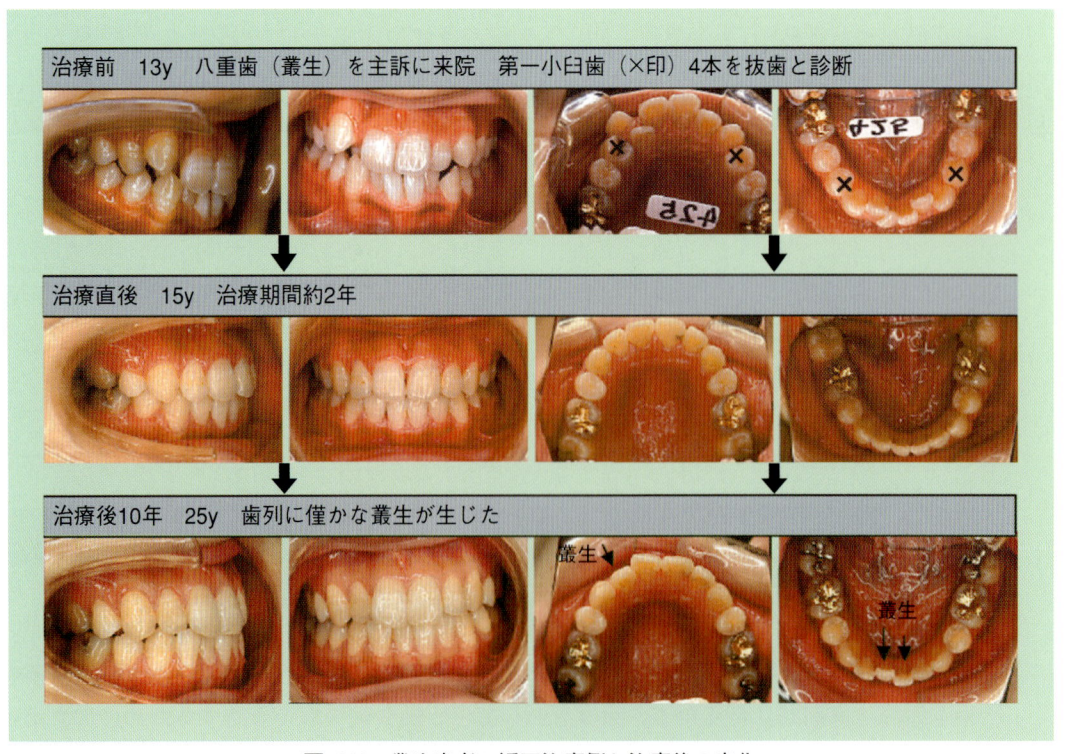

治療前　13y　八重歯（叢生）を主訴に来院　第一小臼歯（×印）4本を抜歯と診断

治療直後　15y　治療期間約2年

治療後10年　25y　歯列に僅かな叢生が生じた

図 111 ■叢生患者の矯正治療例と治療後の変化

デンタル写真、顎関節写真ほか)、必要に応じ筋電図、顎運動を採得する。診断時は検査資料をもとに治療内容の十分な説明を行う。診断のポイントは抜歯・非抜歯の決定、使用矯正装置や治療期間の説明、矯正後の歯列や顔貌の予測、外科手術併用の有無などである。治療は月1回程度である。矯正装置除去後は取り外しのできる保定装置(リテーナー)に置き換えるが、保定装置の使用が不十分だと治療後に歯列が変化するので長期装着を指導している(図111)。

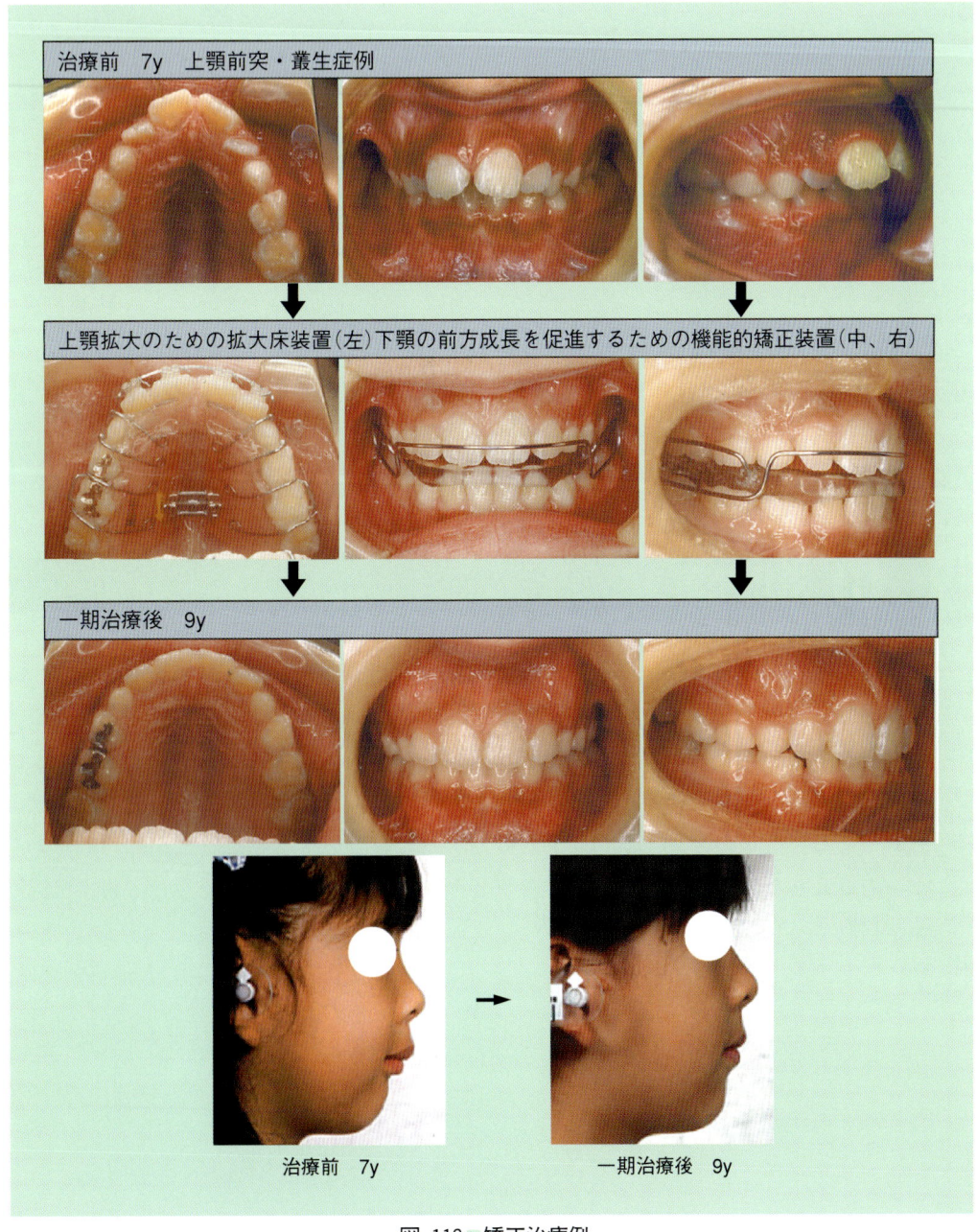

図 112 ■ 矯正治療例

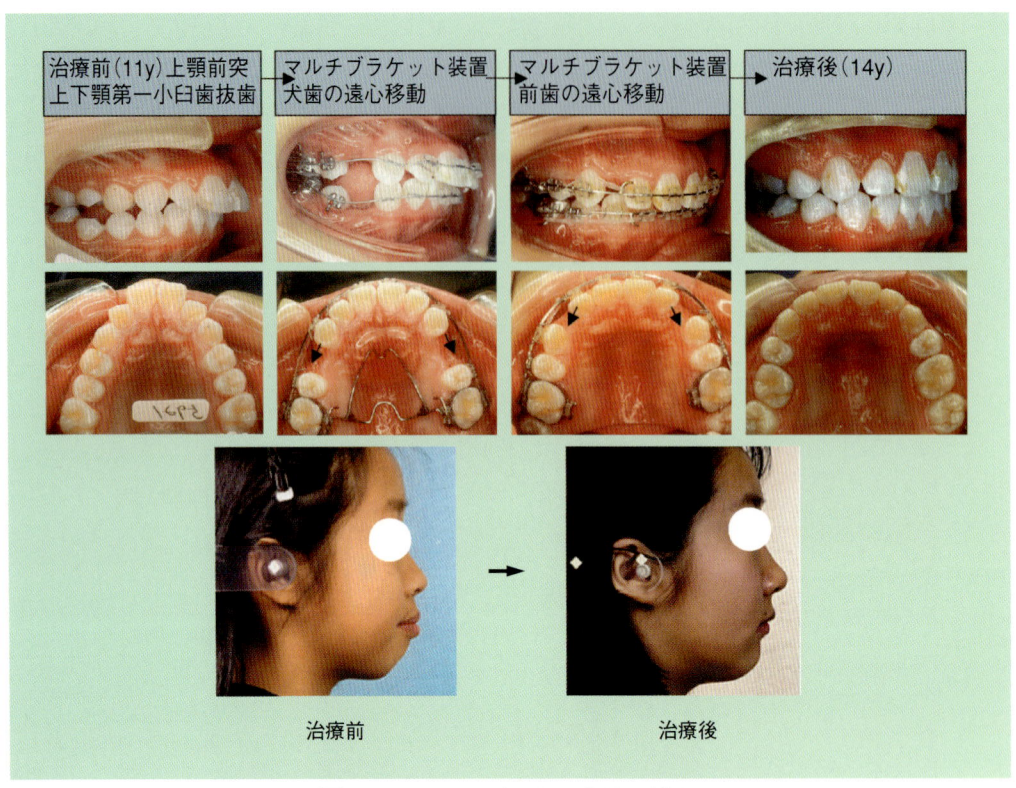

図 113 ■ マルチブラケット法の流れ

6 矯正装置

　乳歯列から混合歯列期には可撤式の床矯正装置や拡大床装置、機能的矯正装置、固定式拡大装置などを使用する（図112）。顎外装置には上顎骨の発育を促し下顎骨の成長方向を変えるフェイシャルマスクや上顎骨の発育を抑制し第一大臼を遠心移動したり固定を強化するヘッドギアーなどがある。永久歯列期の矯正治療はマルチブラケット装置が基本である。個々の歯にブラケットという小さな装置を接着しこれに歯列の形状のワイヤーを挿入してしっかりと結ぶことでワイヤーの力がブラケットを通じて歯に伝達され歯が移動する（図113）。

（宮崎晴代）

3．外科的矯正治療

① 外科的矯正治療について

　外科的矯正治療とは顎骨骨切り術を併用した矯正治療で、咬み合わせをよくするばかりでなく、顔貌などの審美性を改善し、咀嚼・嚥下・発音などの口腔諸機能を向上させることを目的とする治療である。

② 適応症、治療時期

　歯科矯正治療だけでは対応できない症例に対しては外科手術（顎骨骨切り術）を併用した矯正治療を行う。具体的には、上下顎骨の前後的不調和の著しいもの（骨格性下顎前突症、骨格性上顎前突症など）、上下顎骨の上下的不調和の著しいもの（骨格性開咬症など）、顔面非対称を呈するものが外科的矯正治療の対象となる。手術時期は一般的には顎骨の成長が終了した時点で18歳頃が目安となる。手術前に矯正治療が必要となるため、矯正治療の開始時期は16〜17歳頃となる。

③ 外科的矯正治療の診断と治療の進め方

1．診査・診断

　まず症例の問題点を分析・診断し治療計画を立案する。診断に用いる資料は、顔面および口腔内写真、歯列石膏模型、セファログラム（頭部X線規格写真）、パノラマなどのX線写真、必要に応じて3D-CTなどである（図114-a〜c）。

2．術前矯正・手術シミュレーション

　診査および診断が終了すると、いきなり手術ではなく術前矯正を開始する。術前矯正の目的は、骨切りした顎を移動したときに上下顎の歯牙がしっかりと咬合し、顎骨を安定させることにある。具体的な目標は、上下顎歯列弓の調和、咬合平面の平坦化、上下顎歯牙の緊密な咬頭嵌合を得ることである。矯正治療は歯牙にブラケットを接着し、それに矯正用ワイヤーを装着する、いわゆるマルチブラケット装置を用いて行われる（図115）。通常、術前矯正に約1年を要する。

　術前矯正が終了すると、手術計画を立案し手術シミュレーションを行い、手術による顎骨の移動量を決定する。セファログラムを利用して行うpaper surgeryと上下歯列石

a．セファログラム（正・側面）

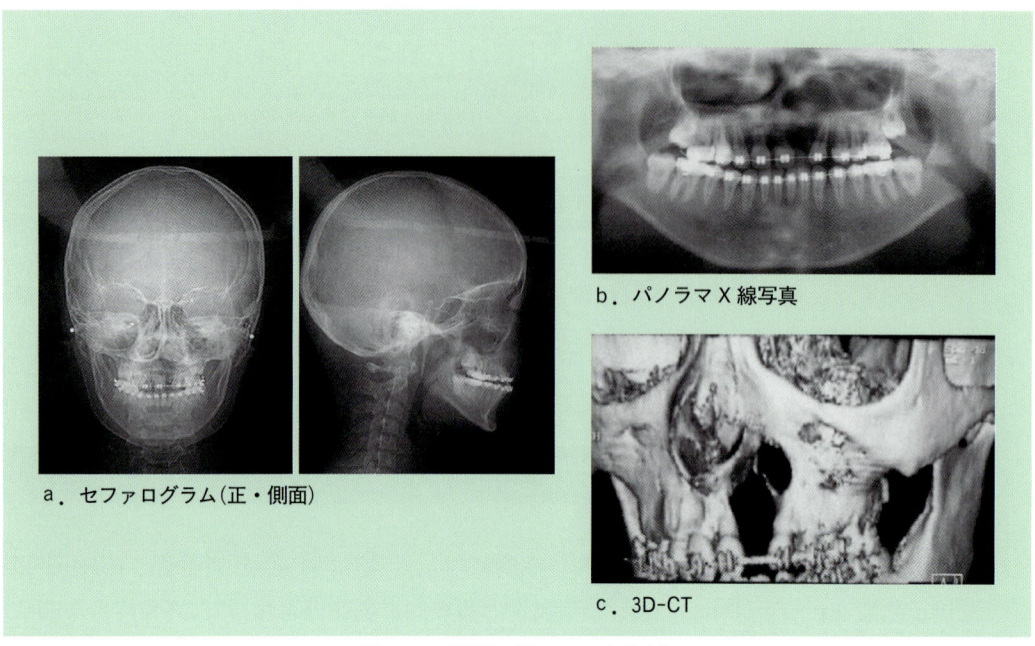

b．パノラマX線写真

c．3D-CT

図 114 ■診断に用いる主な資料

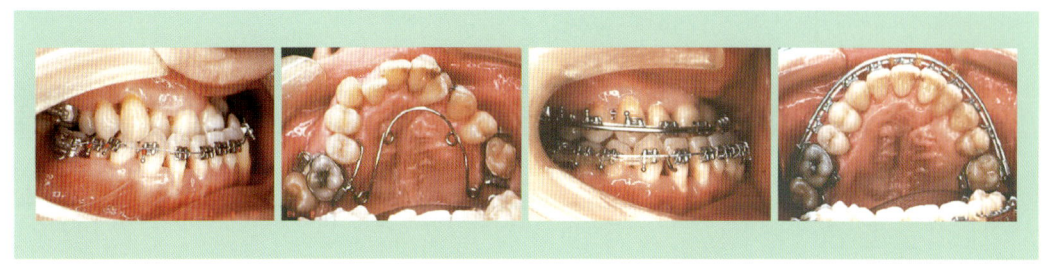

図 115 ■術前矯正（マルチブラケット装置）

a．paper surgery　　b．model surgery　　c．バイトスプリント

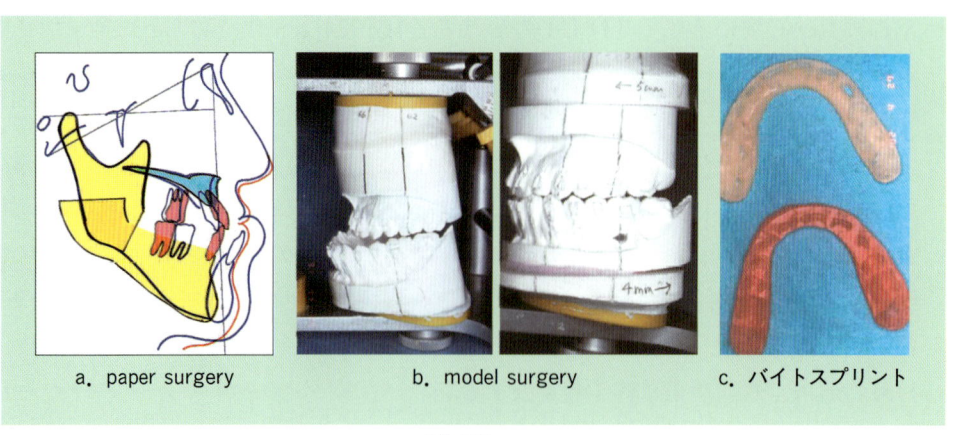

図 116 ■

膏模型を用いて行う model surgery とがある。また、model surgery を行うときに、骨切りした顎骨の位置を正確に決めるバイトスプリントを作製する(図 116-a～c)。

3．入院・手術

手術前の矯正治療が終了すると手術となる。頻度の高い手術法は、上顎骨に対して行う Le-Fort I 型骨切り術、下顎骨に対して行う下顎枝矢状分割術(Sagital Splitting Ramus Osteotomy；SSRO)である(図 117-a、b)[1]。なお、手術は口腔内から行うため顔面には創傷は残らない。入院期間は約 2～3 週間、骨切りした骨が安定するまで顎間固定(図 118)を 3～4 週間行う。

a．Le-Fort I 型骨切り術　　b．下顎枝矢状分割術

図 117 ■ Le-Fort I 型骨切り術と下顎枝矢状分割術
(山本義茂, 髙橋庄二郎：顎外科手術について. 顎顔面変形症の外科的矯正治療, 第 1 版, pp 125-215, 三樹企画出版, 東京, 1994 より引用)

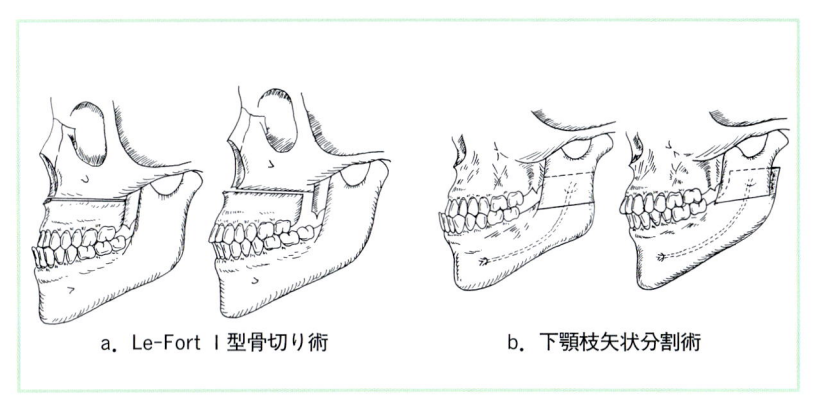

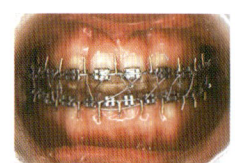

図 118 ■ 顎間固定

4．術後矯正

顎間固定解除後、顎位と咬合を安定させ、神経筋機構と口腔周囲組織の適応を目標に術後矯正を行う。術後矯正に約 1 年を要する。

5．保定

最適な咬合が達成されると矯正装置を除去し、矯正治療後の後戻りを防止するために保定装置(リテーナー)を装着する。

④ 症例

左側唇顎口蓋裂を有する成人女子で骨格性下顎前突を呈する。上下顎骨切り術を併用した矯正治療を行った。治療前後の写真を示す(図 119)。

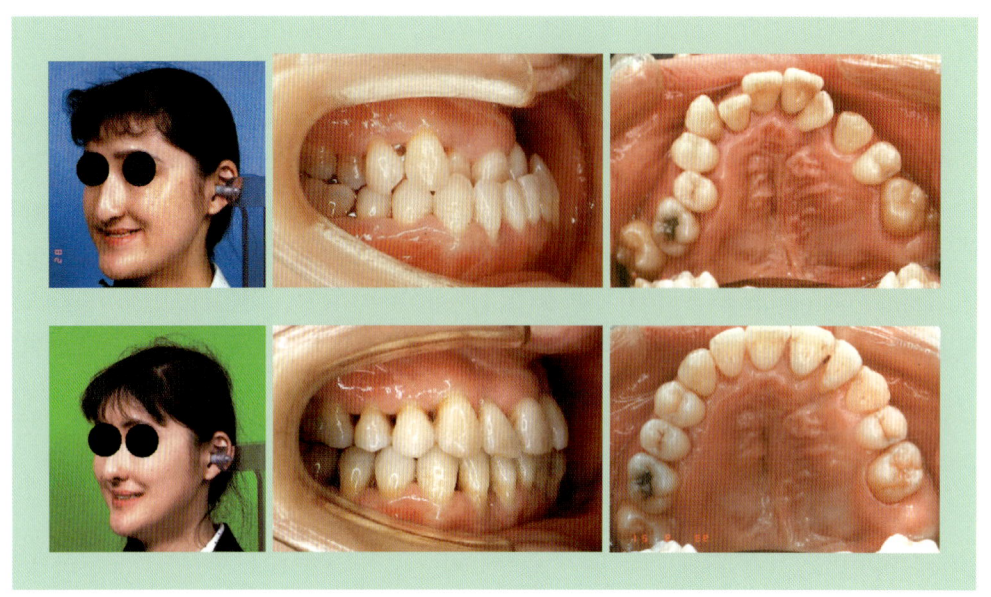

図 119 ■症例　上段：治療前　下段：治療後

5 期間・費用

　治療期間は診断から治療が終了して保定に入るまで約2～3年を要する。治療費は唇顎口蓋裂の治療は健康保険が適用となる（一般健常者の顎変形症に対しては、厚生労働大臣が定める施設基準に適合しているものとして地方社会保険事務局長に届け出た保険医療機関では、手術前後の矯正治療費が保険適用される）。また18歳までは育成医療、18歳以降は更生医療が適用となる。

（坂本輝雄）

● 文献

1) 山本義茂，高橋庄二郎：顎外科手術について．顎顔面変形症の外科的矯正治療，第1版，125-215, 三樹企画出版，東京，1994.

4. 唇顎口蓋裂児の歯科矯正治療

　口唇裂・口蓋裂の初回手術が終了した後の親の最大の関心事は、歯科的問題である。そして、言語と遺伝、容貌と耳鼻疾患が挙げられる。

　歯科的問題の最初は、正しくきれいな歯が生えてくるだろうかという心配に始まるが、下顎の前歯が生後7ヵ月頃から普通に生えてくると、次に顎裂があると上顎では大丈夫だろうかと心配になる。一喜一憂するうちに2歳半～3歳で乳歯が生え揃い乳歯咬合が完成する。障害がない小児の乳歯咬合では、上下歯列とも半円形をしていて個人差が少なく、歯並びや咬合関係も永久歯列のような不正は少ないのが普通である。唇裂・口蓋裂患者の乳歯咬合では、たとえ不正咬合になっていても、永久歯が生えてから治療をしたのでは遅過ぎないか治らなかったりしないのかが問題である。それは、患児が小学校へ就学するまでにやることは何か、または、できることは何かが問題になるため、このことを中心に以下に述べる。

1　唇顎口蓋裂の咬合異常の分類[1]

　唇顎口蓋裂の咬合異常は反対咬合に代表される。歯列弓形態は、上顎のcollapseによって歯列弓の長径、幅径が小さく、特に犬歯間幅が小さい狭窄歯列弓である。そして、下顎は正常である。

　特に披裂の状態が、完全裂は不完全裂に比べて咬合異常が顕著である。口蓋裂を伴わないものは咬合異常も軽症である。

1．口蓋裂を伴うものの咬合異常

　多くは反対咬合であり、上顎は狭窄歯列弓である（図120～122）。片側性唇顎口蓋裂では、前歯部反対咬合と破裂側臼歯部の交叉咬合が多い。両側性唇顎口蓋裂では、上顎の臼歯間幅径が小さくて狭窄歯列弓である。口蓋裂単独例では、軽度の反対咬合や開咬、正被蓋のこともある。

2．口蓋裂を伴わないものの咬合異常

　上顎歯列は狭窄がなく、前歯部被蓋は正被蓋で、正常な顎発育をしている（図123～125）。片側性、両側性の唇裂・顎裂はともに乳側切歯の欠如や歯槽堤に骨欠如が存在する。乳歯の配列の異常は少ない。

1. 裂型別乳歯咬合の口蓋裂の有無による分類[1]

1. 口蓋裂を伴うものの咬合異常の特徴

a）片側性唇顎口蓋裂の場合(図 120)

　　前歯被蓋：反対咬合

　　歯列狭窄：上顎歯列の狭窄があり、lesser segment が交叉咬合で、また、total lingual crossbite の症例がある。

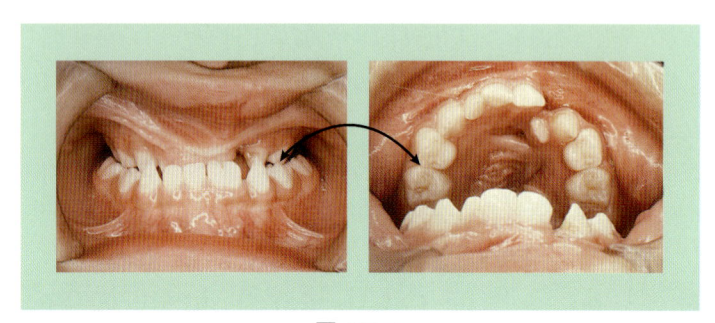

図 120

b）両側性唇顎口蓋裂の場合(図 121)

　　前歯被蓋：中間顎は突出傾向を示すものが多く、この部分は正被蓋である。

　　歯列狭窄：臼歯部は狭窄しており、特に乳犬歯間幅が狭くて、crossbite を示す。

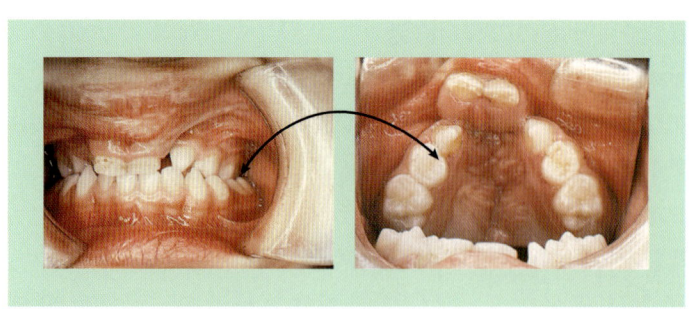

図 121

c）口蓋裂が単独の場合（図122）
　　前歯被蓋：反対咬合
　　歯列狭窄：口蓋が浅くて、発育とともに軽度の狭窄が起こる。

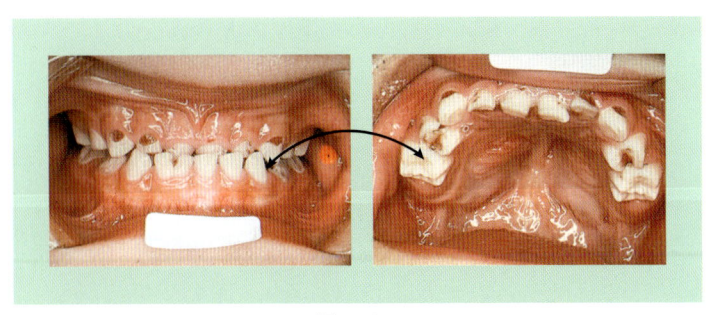

図 122

2．口蓋裂を伴わないものの咬合異常の特徴

a）片側性あるいは両側性に唇裂が単独に存在する場合（図123）
　　前歯被蓋：正被蓋
　　歯列狭窄：上顎歯列狭窄なし。
　　そ の 他：唇裂に一致して過剰歯や側切歯が円錐歯のことがあり、唇裂が歯の形成に関連するのかも知れない。

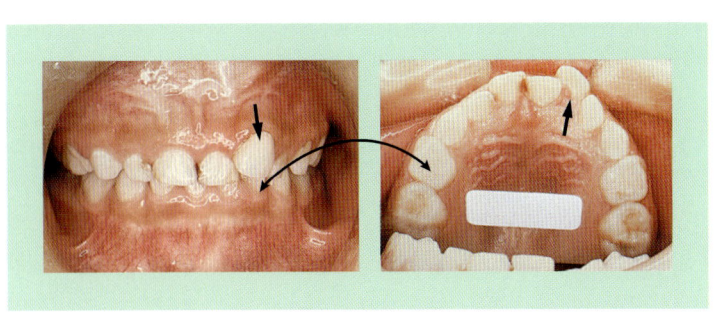

図 123

b）片側性唇顎裂の場合(図 124)
　　前歯被蓋：正被蓋
　　歯列狭窄：上顎歯列狭窄なし
　　そ の 他：切歯孔より前方の一次口蓋の披裂である。顎裂に伴う顎堤部骨欠損の程度は、軽度のものから重度の大きいものまでさまざまである。

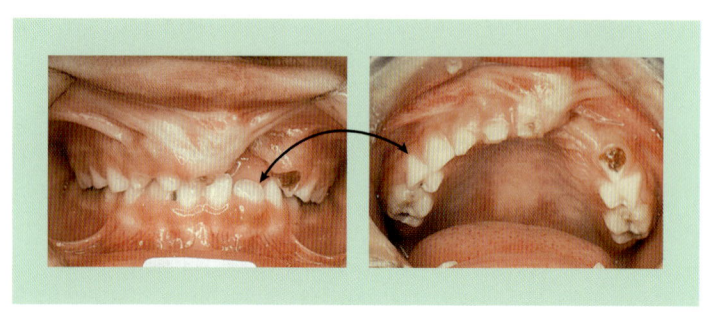

図 124

c）両側性唇顎裂の場合(図 125)
　　前歯被蓋：正被蓋
　　歯列狭窄：上顎歯列狭窄なし
　　そ の 他：切歯孔より前方の一次口蓋の披裂である。中間顎が大きいものと小さいものとがある。

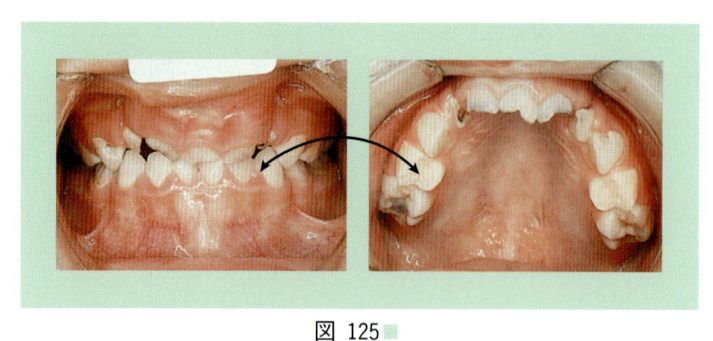

図 125

② 唇顎口蓋裂の歯科矯正治療のタイムテーブル[1]

唇顎口蓋裂患者の成長発育に伴う咬合異常に対する歯科矯正治療の流れを示す。
- 3歳で矯正治療開始時期を判定する。乳歯列期での早期治療を必要とするかしないかのスクリーニングを行い、治療開始時期を判定する。また、う蝕予防と治療などに対するカウンセリングを行う。
- 矯正治療「2 phase 3 step method」[1]

Phase I　顎矯正

step 1　乳歯列期の拡大治療（3～5歳）

①上顎歯列弓に対する側方あるいは前方拡大治療
②下顎骨に対する後方牽引または成長抑制

step 2　混合歯列期の拡大治療

①永久前歯の反対咬合に対する被蓋改善が主体で、上顎前歯の前方拡大あるいは上顎骨の前方牽引（混合歯列前期）（6～10歳）
②永久歯側方歯群に対する側方拡大（混合歯列後期）（11歳～）

Phase II　歯列矯正

step 3　マルチブラケット法による個々の歯牙の不正に対する矯正治療

- 外科的矯正治療

骨格性反対咬合の成人例に対しては、下顎骨・上顎骨あるいは上下顎の両顎に対する骨切り術を併用した外科的矯正治療を行う（これについては前述を参照）。

矯正治療が終了して矯正装置を除去すると、治療の後戻りを防止し、歯牙欠損を補う目的でホーレータイプのリテーナーあるいはメタルリテーナーやコンビネーションリテーナー[1]を装着して定期診査に入る。その間に破裂部の歯牙欠損に対しては、ブリッジ（架橋義歯）によって補綴治療で永久保定をして仕上げて完了する症例が多い。

3 完全唇顎口蓋裂乳歯咬合の矯正治療

乳歯列期から矯正治療が必要なのは完全裂症例であることから治療例を供覧する。

症例1 (図126)

裂　　型：片側性唇顎口蓋裂(左側完全裂)

咬合異常：反対咬合(total lingual crossbite)

治療開始：phase 1 step 1、乳歯咬合4歳

治療主題：乳歯咬合期のcollapseした上顎に対し、拡大ネジ付き床矯正装置によって側方および前方拡大して下顎歯列に適合させる。咬合改善した乳歯咬合は、就学前の骨移植手術を可能にし、骨架橋は切歯の萌出を誘導する。

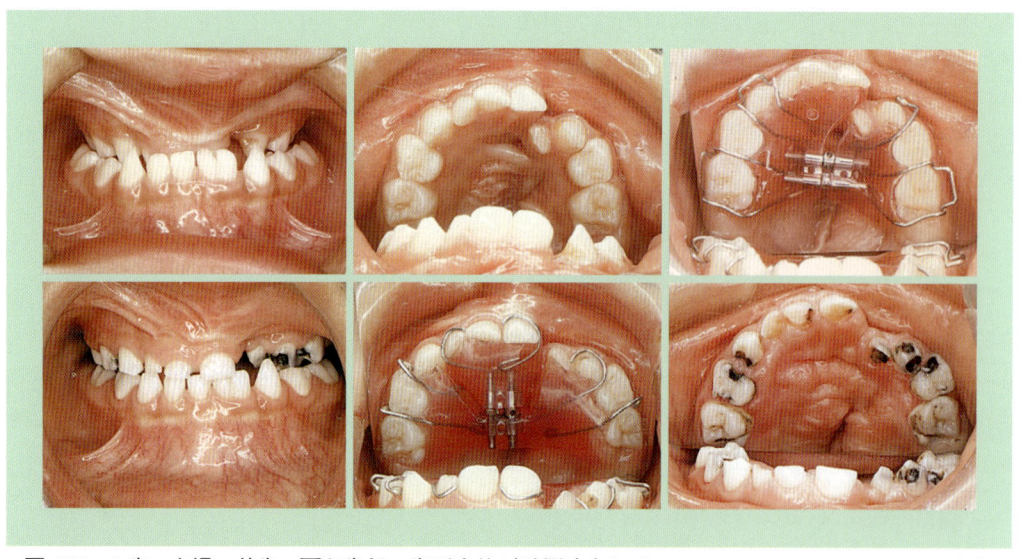

図126■4歳、女児。前歯・両臼歯部の歯列全体が舌側咬合しているtotal lingual crossbiteの症例 collapseによって狭窄した上顎歯列をまず拡大し、下顎臼歯と咬合対衡させて咬合挙上する(上段)。次に下段に示すように前方拡大を行い、約10ヵ月で正常被蓋を獲得し保定に入った。

症例2 (図127)

裂　　型：両側性唇顎口蓋裂(両側完全裂)

中間顎：大きさは大で正被蓋

咬合異常：上顎歯列狭窄、両側臼歯部交叉咬合

治療開始：phase 1、step 1、乳歯咬合4歳

治療主題：乳歯咬合期のcollapseした上顎に対して、拡大ネジ付き床矯正装置によって側方拡大して下顎歯列に適合させる。
咬合改善した乳歯咬合は、就学前の骨移植手術を可能にし、骨架橋は永久歯を萌出誘導することができる。

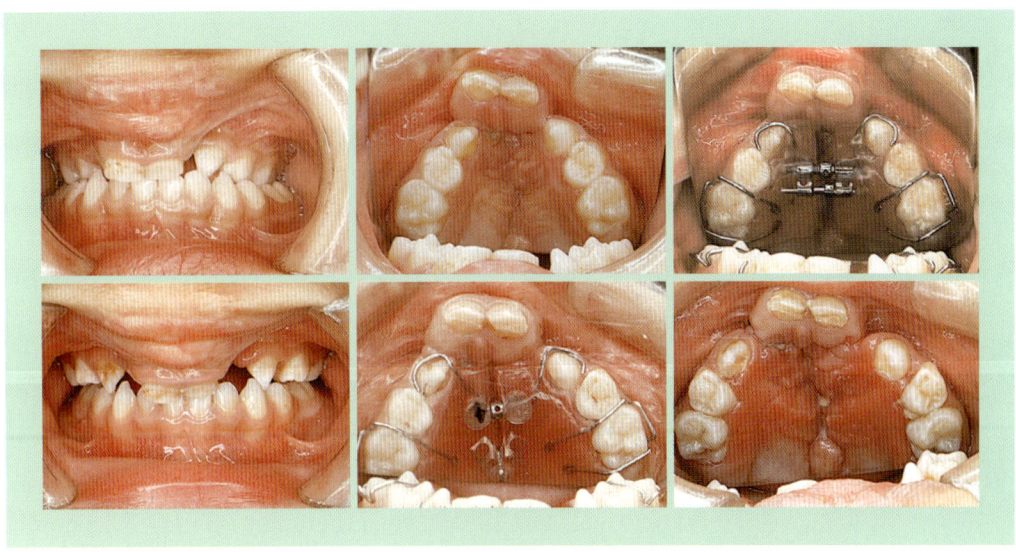

図 127 4歳、男児。中間顎は正被蓋で犬歯間幅が狭い狭窄歯列の症例
上段：上顎歯列の狭窄に対して、拡大ネジ付き床矯正装置により側方拡大治療を行う。
下段：乳犬歯間幅径の側方拡大を行う目的で、ファンタイプの拡大床装置に交換し、約10ヵ月の拡大治療によって上下顎歯列の正常な咬合関係を獲得し、保定に入った。

　完全唇顎口蓋裂患者の咬合異常について、乳歯咬合の早期歯列矯正治療の拡大による顎裂部の裂隙スペースは、実質的な離開は少ない。そして、顎裂部骨移植手術を行って骨架橋が得られると切歯は萌出誘導され、犬歯についても萌出誘導する。その結果は、顎裂部に隣接する顎堤の垂直発育が劣成長になるのが抑制され、正常な顎発育が達成する。したがって、小学校就学までに顎裂部骨移植手術が終了すること、あるいはまた、移植骨が吸収性人工代用骨や自家骨再生で可能になれば患者サイドの負担軽減のメリットは大きい。

　短期間で確実な拡大治療を期待する骨移植手術例には、可撤性の拡大床装置よりも固定性のクワドヘリックスを選択使用する。また、手術に先立ってはパラタルバータイプの固定性の保定装置を装着する。

（一色泰成）

● 文献

1) 一色泰成：唇顎口蓋裂の歯科矯正治療学．医歯薬出版，東京，2003．

各論 e．口蓋裂児の耳鼻咽喉科治療

1．口蓋裂児の滲出性中耳炎・難聴への対応

耳鼻咽喉科医の役割

　耳鼻咽喉科医の口蓋裂チーム医療における役割は、口蓋裂児の耳鼻咽喉科疾患のフォローと言語管理である。口蓋裂では、口腔と鼻腔が連続しているため、鼻・副鼻腔への感染の機会が多いのみならず、口蓋の筋肉の走行異常のため、鼻咽腔と中耳を結ぶ耳管の開閉運動にも異常が生じ、中耳炎も起こしやすく、耳鼻咽喉科的疾患が頻発する。一方、口蓋裂児の言語管理は、主に言語聴覚士（speech therapist；ST）が受け持つが、言語訓練を始めるにあたっては、正常な聴力と手入れの行き届いた共鳴腔が必要である。この点から考えても、耳鼻咽喉科医の果たす役割は大きい。

① 疾患の概念・病因

　口唇口蓋裂児では、鼻咽腔で軟口蓋側方に位置する耳管咽頭口付近の筋肉走行に異常があり（図128）、耳管が発声時あるいは嚥下時に異常開閉運動を示すとされており（表11）[1]、このために耳管経由の感染を起こしやすい（図129）。つまり嚥下時に開口すべき耳管が開口せず、急性中耳炎や滲出

表11 ■耳管咽頭口の動き

	正常	口蓋裂例
嚥下時	開口	閉鎖または開口せず（12.5%）
発声時	不変	開口または閉鎖（44.4%）

・口蓋裂症例の解剖学的問題点として耳管咽頭口の異常運動が挙げられる。
・口蓋帆張筋が収縮しないため、嚥下時耳管が開口しない。

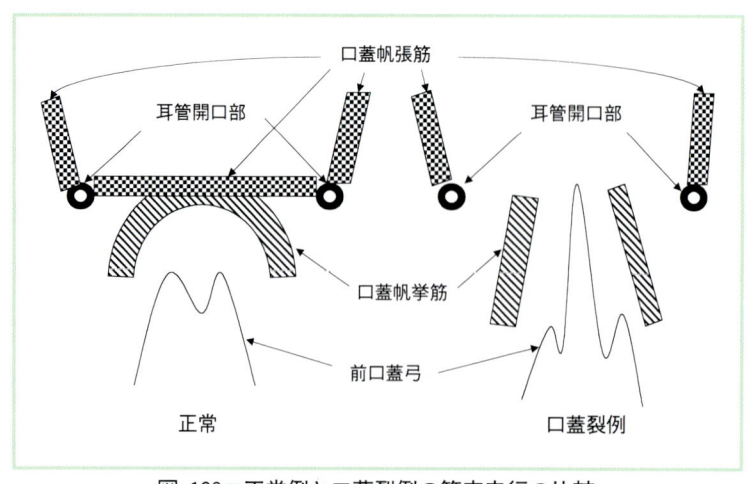

図128 ■正常例と口蓋裂例の筋肉走行の比較

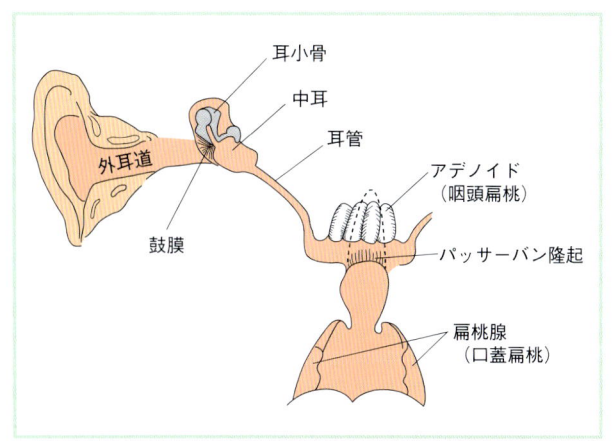

図 129 ■両側完全裂例での耳管と口腔の関係

性中耳炎を合併しやすい。また、滲出性中耳炎は伝音難聴を示し、後述の鼓膜チューブ留置により聴力の改善が得られるが、症候性の口蓋裂症例の中には、Marshall 症候群、Stickler 症候群、Klippel–Feil 症候群など、滲出性中耳炎による難聴のみでなく、中耳あるいは内耳奇形による先天性難聴を伴うものもある[2]。

鼻中隔彎曲は通常乳幼児に起こることは稀であるが、口蓋裂児では口蓋欠損部上方の鼻腔形態にも異常があり、高度の鼻中隔彎曲の所見を認める。この結果、副鼻腔炎の合併率も高く、中耳炎を容易に惹起するという悪循環が起きている。

2 臨床症状

急性中耳炎では、発熱、耳痛、耳をいじるなどの症状を示すため、発見は比較的容易である。子どもの急性中耳炎では肺炎球菌、インフルエンザ桿菌、モラキセラ菌が代表的な起因菌であるが、これら細菌感染が引き金となり、耳管上皮の杯細胞の分泌が増加するため[3]、不完全な急性中耳炎の治療後にも滲出性中耳炎になることが多い。一方、急性中耳炎が関与しない滲出性中耳炎では、全身状態が良好で自覚的症状も乏しいため、しばしばその発見が遅れる。感冒後、鼻・副鼻腔や鼻咽腔が感染を起こし、膿性鼻汁が続く場合にも滲出性中耳炎を併発することが多い。耳管の形態が成人に近づき、細く起

表 12 ■滲出性中耳炎の症状・発見のきっかけ

	家庭で	学校で
乳児期	不機嫌、呼びかけに反応しない、耳に手がいく	
幼児期	言葉が遅い、聞き返しが多い、正確な発語をしない	よい返事ができない、友だちから疎遠にされる、聞き返しが多い
学童期	聞き返しが多い、テレビ音が大きい、声が大きい、正確な発語をしない	集団検診、聴力検査

立してくる小学校中学年までは、口蓋裂児では特に注意が必要である。**表12**に、滲出性中耳炎を疑うべき、日常生活でみられる症状および発見のきっかけを示した。

③ 治療方針[4]

1. 聴力の評価と鼓膜チューブ留置術

　われわれは口蓋形成術前に、耳鼻咽喉科医とSTによる診察の時間を設けている。耳、鼻腔、口蓋、舌などの視診を行い、保護者に今後耳鼻咽喉科医あるいはSTとどのようにかかわっていくか、という説明を行っている。聴力評価も後の言語治療に必要なため、聴性脳幹反応（auditory brainstem response；ABR）検査を施行する。乳幼児では、成人が行うような純音聴力検査は不可能なため、ABRが有用である。トリクロリール®シロップ（0.8 m*l*/kg）を投与し、睡眠下でABRを記録（**図130**）、聴力閾値を測定する。

　ABR閾値と鼓膜所見を照らし合わせ、口蓋形成術時に鼓膜チューブ留置術を同時に行う。1歳頃のABRはまだ発達過程ではあるが、閾値の推測には十分であり、ABR閾値が40 dB以上で、かつ鼓膜の陥凹や滲出液が観察される場合を、口蓋裂手術時同時鼓膜チューブ留置術の適応としている。

　図131のように、外耳道に耳鏡を挿入し、手術用顕微鏡の明視下に、鼓膜切開刀で鼓膜を切開する。**図131-a**のように、粘稠な滲出液が排出され、切開部から中耳粘膜の炎症性浮腫が観察されることが多い。鼓膜が中耳側に陥凹していても、切開を行い、滲出液を吸引するだけで鼓膜の陥凹は解除される。滲出液を十分排除した後に、**図131-b**の如く、鼓膜チューブを顕微鏡用鉗子（極小麦粒鉗子）にて挿入する。術後約1週間は、抗生剤入りの点耳薬を1日2回使用する。

　口蓋形成術時同時鼓膜チューブ留置術の長所は、入院や全身麻酔が1回で済み、患児

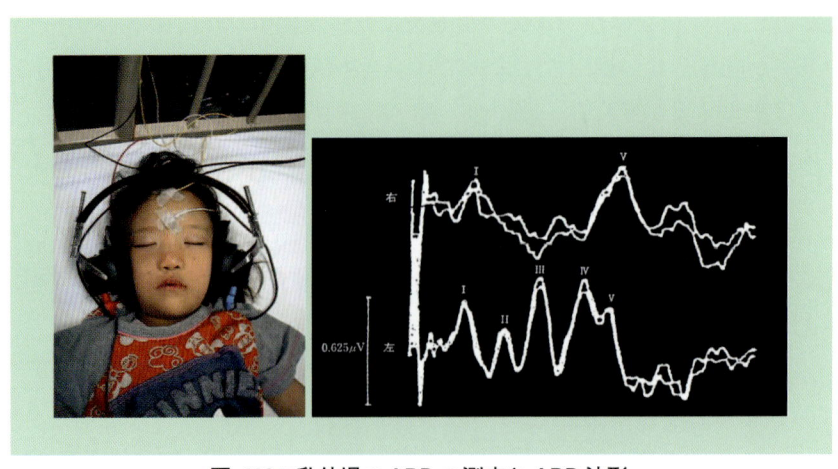

図130 ■ 乳幼児のABRの測定とABR波形

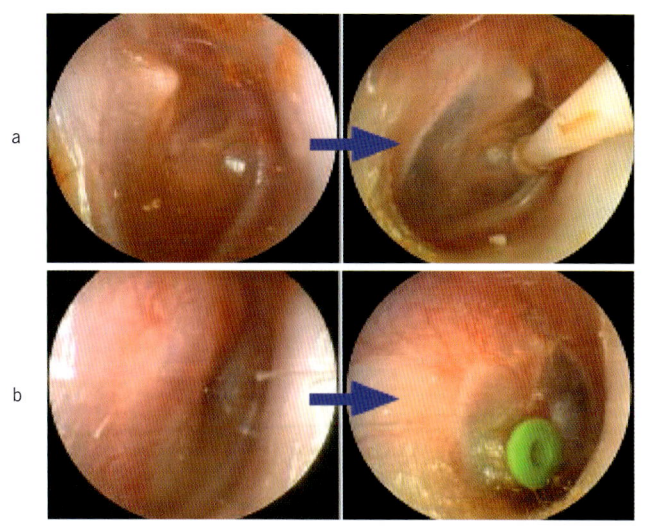

図 131 ■ 滲出性中耳炎に対する鼓膜切開術(a)と鼓膜チューブ留置術(b)

や保護者の負担が軽減できること、聴力が改善し言語獲得がスムーズに行われることなどが挙げられる。しかし、上気道感染時に耳漏が鼓膜チューブから排出されたり、鼓膜チューブの自然脱落後、鼓膜チューブ挿入部が閉鎖すると再度滲出性中耳炎となることもあるため、定期的な診察が必要である。上気道感染時の耳漏に対しては、抗生剤の内服や点耳薬の使用により、感染を鎮静化する必要がある。

2．滲出性中耳炎の保存的治療

滲出性中耳炎の保存的治療としては、CAM（クラリスロマイシン）少量投与（5～8 mg/kg/日）を2～3ヵ月にわたり続けることが有効であるとされている[5]。鼓膜チューブ脱落後の滲出性中耳炎の再発や、鼓膜チューブ留置術を行わずに滲出性中耳炎になってしまった場合にも非常に有用である。また、CHARGE症候群などのように、奇形の1症状として、外耳道狭窄があり、鼓膜チューブ留置が不可能なこともあるが、このような症例にもCAM投与は有効である。

3．鼓膜チューブ留置後のフォローアップ

当科では、鼓膜チューブ留置後、2～3ヵ月に1回、耳鼻咽喉科医の診察を行っている。言語訓練開始後は、なるべくそのときに合わせて診察を受けるよう勧めている。しかし、口蓋裂症例では、前述のように急性鼻炎や副鼻腔炎、中耳炎を起こすことも多いため、このようなときは近医の耳鼻咽喉科医に処置を依頼する必要もある。特に遠方に居住し、言語訓練を患児の住居近くの他施設で行っている症例では、チューブ管理も含め耳鼻咽喉科的診療を全面的に依頼しなければならない場合も多い。

4. 予後

　ABRでは検査音の特性から高音域の聴力しか評価できないため、鼓膜チューブ留置の有無にかかわらず、他の検査法による聴力の評価が必要となる。3歳くらいになれば遊戯聴力検査、4～5歳になれば純音聴力検査も可能となる。前述したように奇形や慢性中耳炎、真珠腫性中耳炎など滲出性中耳炎以外の原因による難聴を伴う可能性もあり、定期的に鼓膜の視診および聴力検査を行う。鼓膜チューブ留置を行わない場合、7～8歳頃になると口蓋裂児でも滲出性中耳炎は自然軽快するものが多いという報告もあるが[1]、この間に鼓膜癒着や真珠腫性中耳炎の発生などの問題が起きないか、厳重にフォローアップする必要がある。

● ワンポイントアドバイス

1. 先天性および後天性の高度感音難聴の発生頻度は一側性で0.1～0.2％、両側性の約数倍であると報告されている[6]。滲出性中耳炎による難聴はかなり高度であっても60 dB程度で、低中音域が高音域に比較して聴力不良な場合が多いが、感音難聴では高音域に難聴を示す場合が多く、ABRで閾値測定不可能というような高度難聴も少なくない。
2. 乳幼児の睡眠下検査全般にいえることであるが、抵抗なく薬剤による睡眠を導入するためには、朝は通常より早くに起こし、昼寝などをさせず、なるべく眠たい状態で来院してもらうこと、また直前に飲み物はなるべく与えないようにして、喉が渇いていると服薬および睡眠導入がスムーズである。睡眠導入ができない場合は、抱水クロラール(エスクレ® 坐剤)(30～50 mg/kg)を併用することもある。

（佐藤美奈子、小川　郁）

● 文献

1) 本庄　巌，川野通雄：VI その他の医学的処置．2 耳鼻科的な治療　唇裂・口蓋裂の治療　管理・指導まで，第1版，pp 44-54，金原出版，東京，1987．
2) 佐野光仁：耳鼻咽喉科に関連する症候群．耳鼻咽喉科診療プラクティス　9．小児の耳鼻咽喉科診療，第1版，川城信子，池田勝久，加我君孝，ほか（編），pp 290-307，文光堂，東京，2002．
3) Caye-Thimasen P, Tos M : Eustachian tube gland tissue changes are related to bacterial species in acute otitis media. Int J Pediatr Otorhinolaryngol 68 : 101-110, 2004.
4) 佐藤美奈子：当院における口蓋裂チーム医療．小児耳 24：52-54, 2003.
5) 飯野ゆき子，宮澤哲夫，今村祐佳子：小児滲出性中耳炎に対するマクロライド療法．耳展 42：585-590, 1999.
6) 古賀慶次郎：小児の一側ろう．JOHNS 1：67-70, 1985.

I 顔面 B. 頭蓋・顔面骨

1. 頭蓋縫合早期癒合症

① 疾患の全体的な解説、疾患の概念・病因

頭蓋縫合早期癒合症(craniosynostosis)は、頭蓋縫合の一部あるいは複数が早期に癒合して頭蓋の形態異常や頭蓋内圧亢進症状を示す疾患である。頭蓋のみに病変が限局する単純性頭蓋縫合早期癒合症 simple craniosynostosis (nonsyndromic craniosynostosis)と、顔面変形、合指症など多彩な症状を伴う症候性頭蓋縫合早期癒合症 syndromic craniosynostosis に大別される。

前者には、短頭、斜頭、舟状頭、三角頭などがあり、頭蓋の形状によって分類される。後者は、Crouzon 症候群、Apert 症候群がよく知られ、このほかに塔状頭合指症として Carpenter 症候群、Saethre-Chotzen 症候群、Pfeiffer 症候群が挙げられる。

1. 頭蓋縫合早期癒合の診断

頭蓋縫合早期癒合の診断は、臨床所見、頭部 X 線写真、CT などで総合的に行われる。縫合癒合と頭蓋形態の立体的把握には 3 D-CT が特に有用である（図 132）。

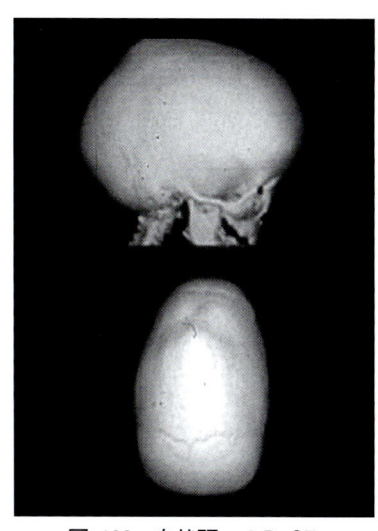

図 132 ■舟状頭の 3 D-CT

② 臨床症状

1. 単純性頭蓋縫合早期癒合症

頭蓋の変形は、早期癒合する縫合部位によってさまざまな変形を示す(図 133)。

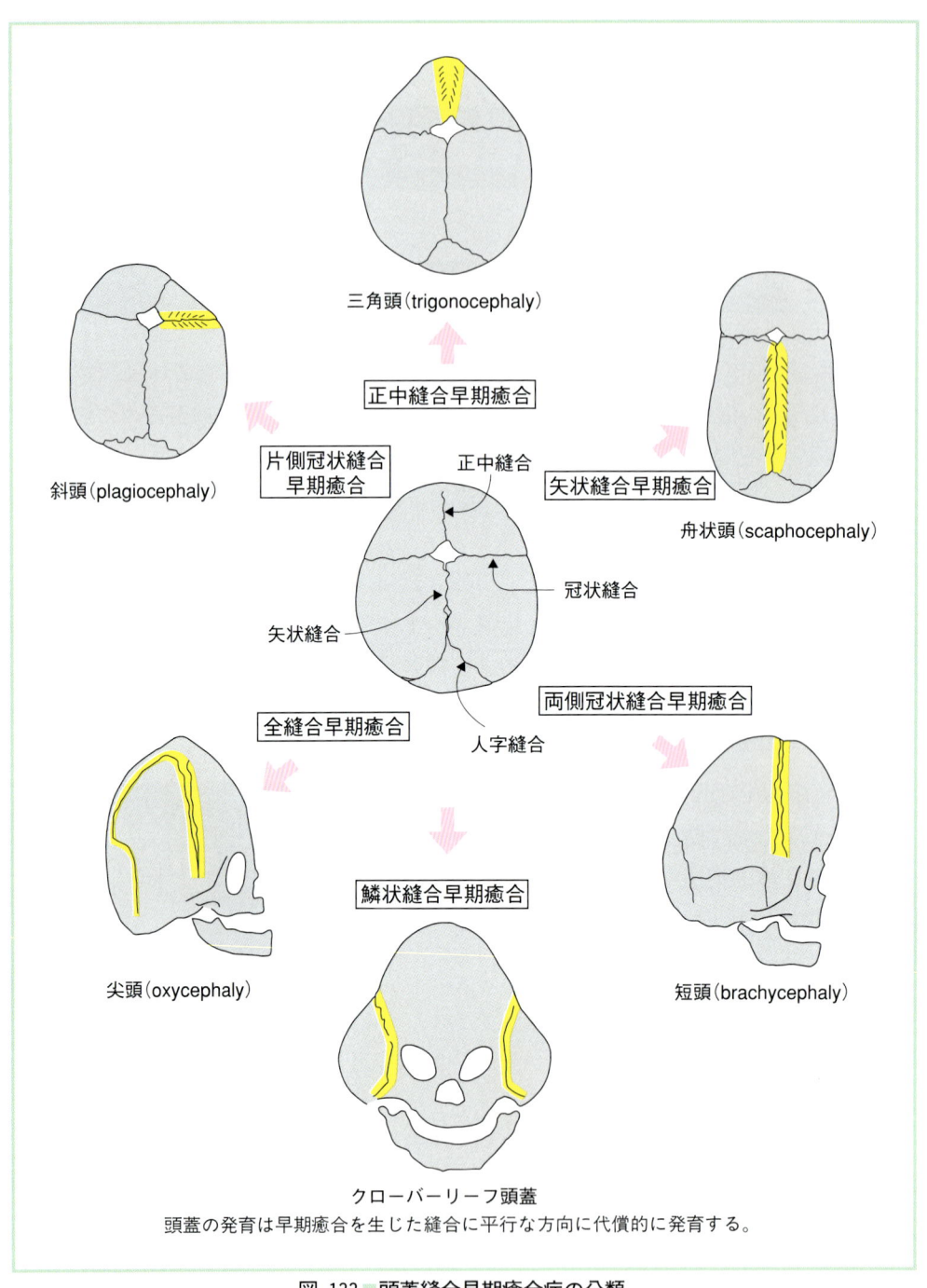

図 133 ■ 頭蓋縫合早期癒合症の分類

1. 短頭(brachycephaly)：主に両側冠状縫合早期癒合を認め、頭蓋前後径の短縮を示す。また、塔状頭(acrocephaly、turricephaly)は短頭の重症のものとしている(図134)。
2. 斜頭(plagiocephaly)：片側の冠状縫合の早期癒合を認め、患側の顔面上方が後ろ斜め上方に引き上げられたかのような非対称性変形を呈する。前額、眼窩の挙上後退、斜鼻が主症状となる(図135)。

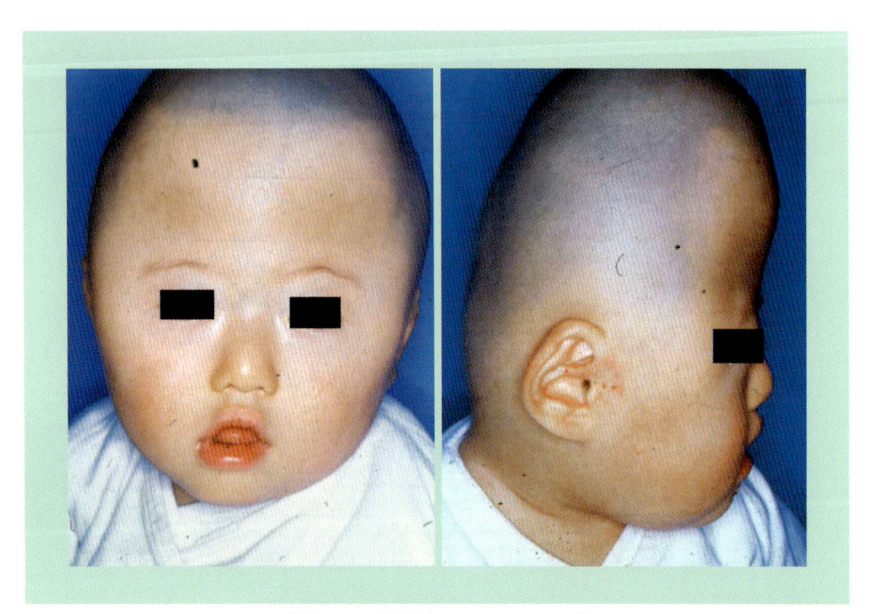

図 134 短頭(brachycephaly)

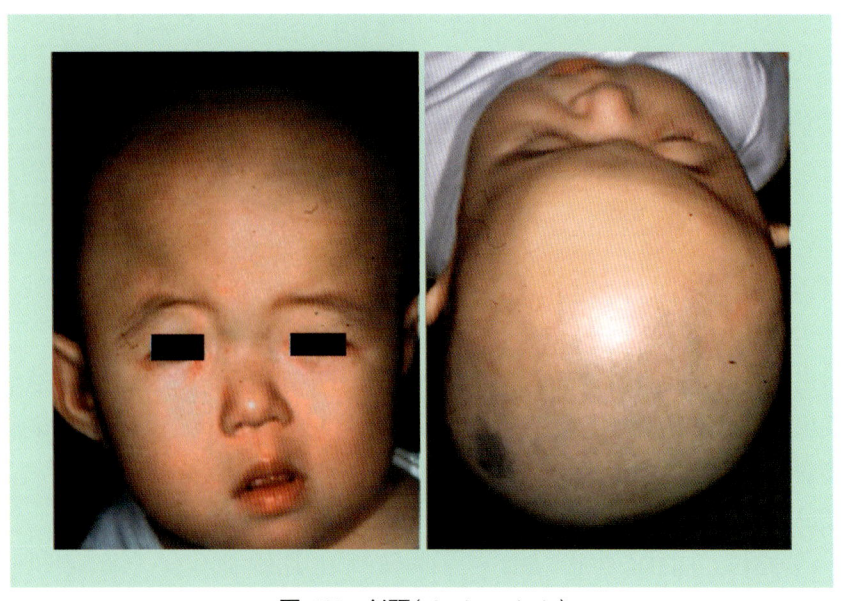

図 135 斜頭(plagiocephaly)

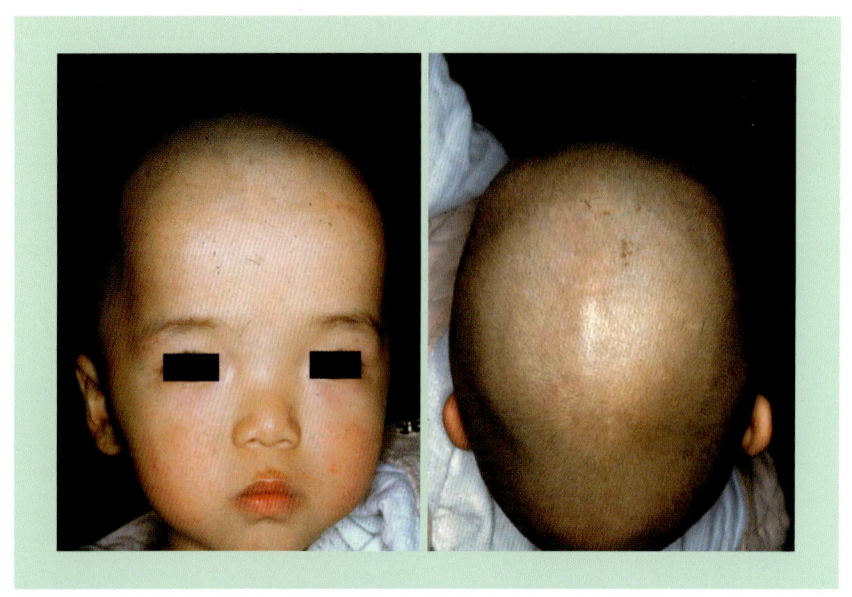

図 136 ■ 舟状頭（scaphocephaly）

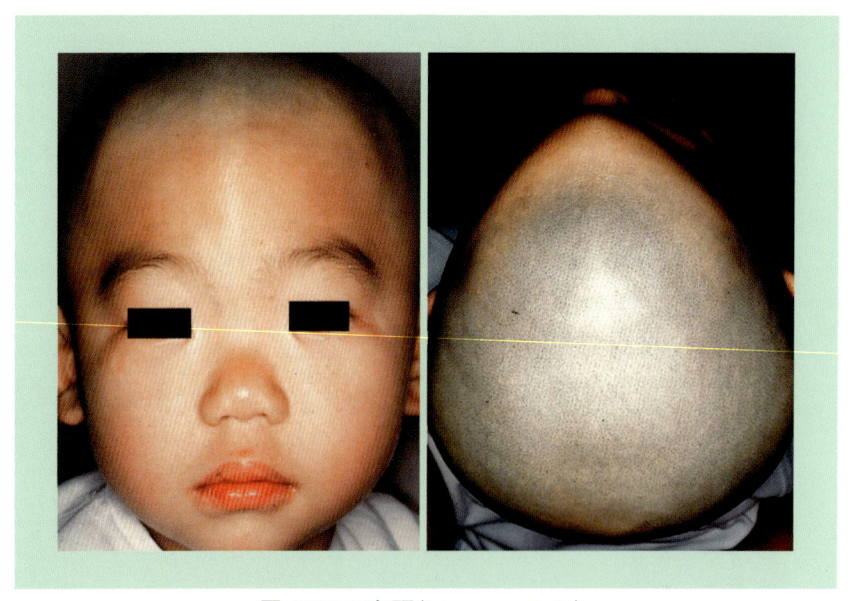

図 137 ■ 三角頭（trigonocephaly）

3．舟状頭（scaphocephaly）：矢状縫合の早期癒合がみられる。前頭部と後頭部が突出して前後に長い舟状を示す。前頭部は側方にも拡大し、頭頂から後頭にかけては頭蓋稜線が馬の背状に狭小化し、側面からみると同部が直線状を示すことが多い（図136）。

4．三角頭（trigonocephaly）：前頭縫合の早期癒合がみられる。前額正中が鼻根部にかけて突出し、上方からみると三角形状を呈するもので変形は比較的限局している

（図137）。

5．その他：複数の縫合が早期癒合し、その組み合わせによりさまざまな頭蓋変形を示す多発性頭蓋縫合早期癒合症がある。代表的なものとして、全縫合早期癒合による尖頭（oxycephaly）、鱗状縫合早期癒合によるクローバーリーフ頭蓋などがある（図138）。

頭蓋狭搾による頭蓋内圧亢進症状の軽重は頭蓋変型の程度によるとされ、冠状縫合を含む複数の縫合が癒合する場合に症状が強く現れる。硬膜外の圧測定で示される頭蓋内圧亢進（ICP＞15 mmHg）は、MarchacとRenierによれば単一の縫合癒合では13％程度、複数の縫合癒合では42％程度とされる。

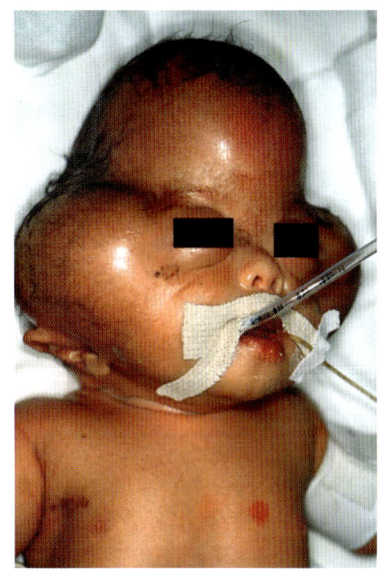

図 138 ■ クローバーリーフ頭蓋（clover leaf skull）

2．症候性頭蓋縫合早期癒合症

症候性頭蓋縫合早期癒合症は、顔面低形成を伴うCrouzon症候群とスプーン状ハンドと呼ばれる合指症を伴うApert症候群がよく知られる。

1．Crouzon症候群（図139）

頭蓋縫合早期癒合症、上顎骨形成不全、眼球突出を主徴とする。上顎の低形成による反対咬合、浅い眼窩による眼球突出が特徴的であり、早期癒合する縫合は両側冠状縫合を基本とし、矢状縫合、人字縫合に及ぶものが多い。したがって、尖頭を示すものが多いが、舟状頭、三角頭、短頭などを示すものもある。画像診断では、前頭蓋底は浅く急峻で、蝶形骨稜が跳ね上がっている所見を示す。

頭蓋内圧亢進はほとんどの症例で認め、X線写真上指圧痕も認められるものの、神経学的症状を示すものは半数に過ぎないとされる。眼症状には眼振、斜視、視神経萎縮などがある。このほか頭痛、痙攣などを認め、精神発達遅延は10〜20％で重度のものは少ない。

2．Apert症候群（図140）

塔状頭合指症のⅠ型に分類され、塔状頭に合指症を伴う症候性疾患の一型である。頭蓋変形は両側冠状縫合の早期癒合による塔頭を呈する短頭に限られる。また、合指症はスプーン状ハンドと表現される爪の癒合を伴う合指症である。常染色体優性遺伝であり、責任遺伝子の一部は同定されている。Crouzon症候群と比し、頭蓋形の多様性はなく、

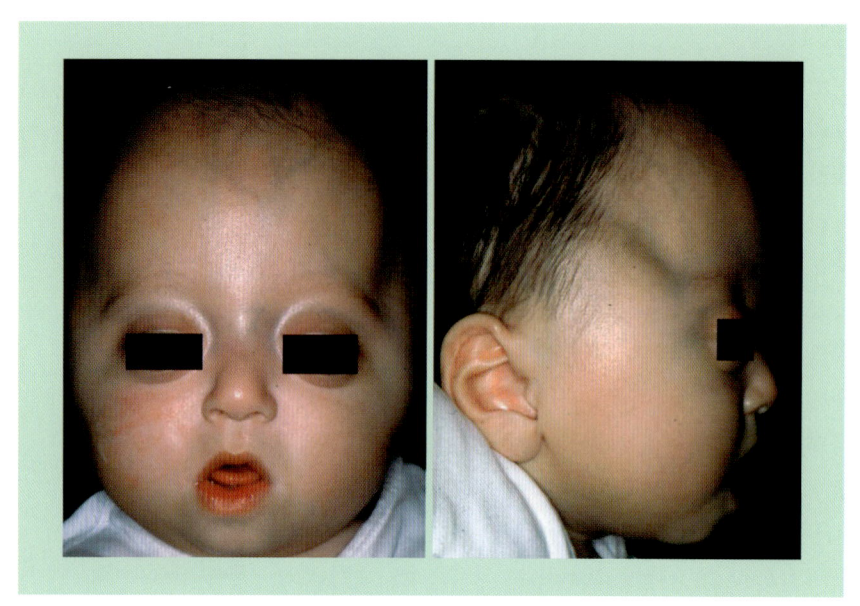

図 139 ■ Crouzon 症候群

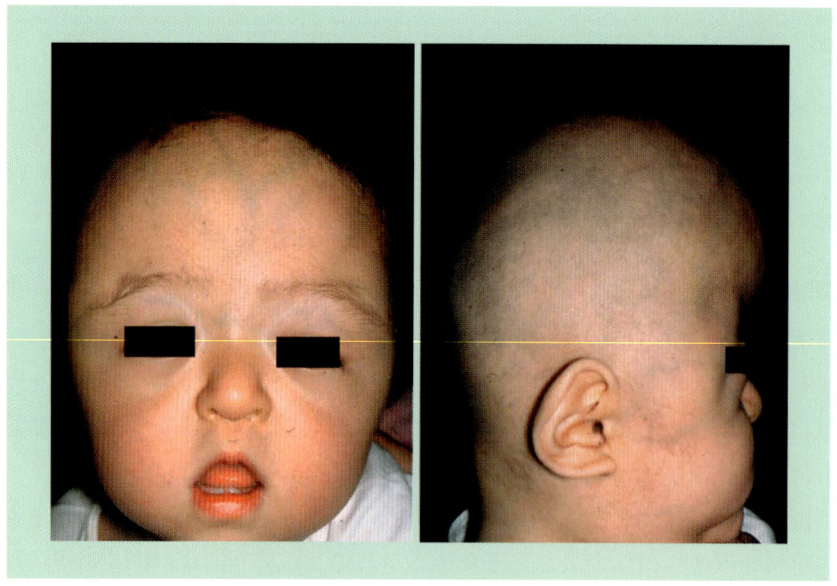

図 140 ■ Apert 症候群

著明な眼球突出はみられないが、短い顔面長、高度の開咬、眼窩離開を伴っていることが多い。このため、手術によって良好な顔面形態を得るのが難しい。また、精神発達遅延が多くの患者にみられることも Crouzon 症候群と異なる点である。

3. Carpenter 症候群(図 141)

塔状頭合指症のⅡ型に分類され、常染色体劣性遺伝を示す。多指症、低身長、肥満な

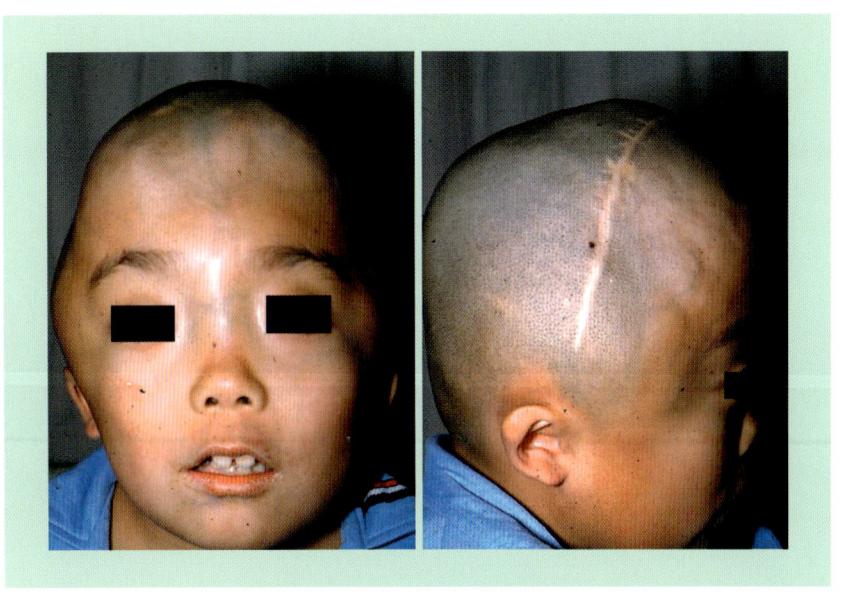

図 141 ■ Carpenter 症候群

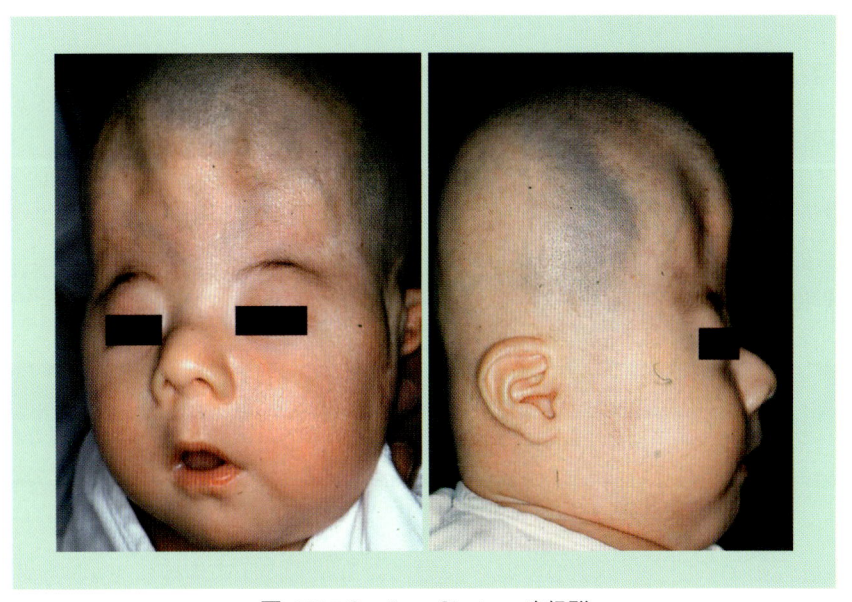

図 142 ■ Saethre-Chotzen 症候群

どが特徴とされる。頭蓋変形は、塔状頭、クローバーリーフ頭蓋を示し、眼窩離開、内眼角贅皮、小さく平坦な鼻、耳介低位を認める。手指は軟部組織性合指症を示し、中節骨の短縮、形成不全を示す。精神発達遅延は患者の多くにみられる。

4. Saethre-Chotzen 症候群（図142）

塔状頭合指症のⅢ型に分類され、頭蓋変形は塔状頭が多いが多彩で、軟部組織性合指

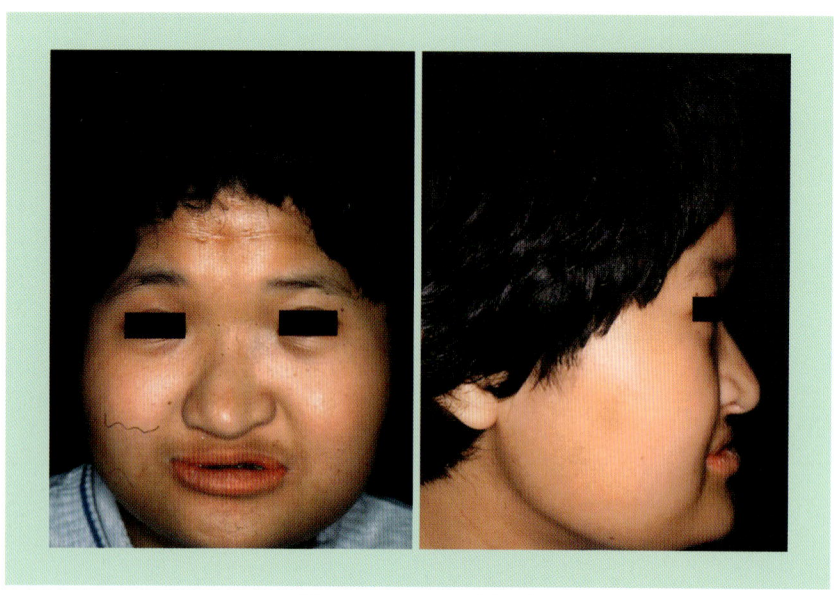

図 143 ■ Pfeiffer 症候群

症のほか、クチバシ状外鼻、眼瞼下垂、低い前頭部生え際、斜頭に伴う顔面の非対称などが特徴とされる。常染色体優性遺伝で、知能は一般に正常である。

5．Pfeiffer 症候群（図 143）

塔状頭合指症のⅤ型に分類され、軽度の軟部組織性の合指症と幅広く外反変形を伴う母指が特徴とされ、Apert 症候群に比べ症状の程度が軽い。平坦な顔、小さく平坦な鼻、眼窩離開を示す。常染色体優性遺伝で、知能は一般に正常である。

③ 治療方針

1．単純性頭蓋縫合早期癒合症

単純性の頭蓋縫合早期癒合症は、狭頭による頭蓋内圧亢進症状を示す症例は少なく、治療の目的は頭蓋形態の整容的改善が主となる。以前は、脳神経外科医によって早期癒合した縫合線の strip craniectomy が行われてきたが整容面での結果は思わしくなく、形成外科領域では頭蓋形成術が行われることが多い。最近では、延長器を用いた頭蓋拡大治療も行われているが、いずれの術式も適応についての統一した見解は得られていない。手術時期は、可及的早期がよいとされていたが、著者らは再発などを考慮し6ヵ月〜1歳までに行うのがよいと考えており、最近はそのような意見が多いようである。以下に、形態ごとの手術方法を述べる。

1．短頭（brachcephaly）：形成外科では一般に Frontal advancement 法が行われ

a．全頭蓋形成法（Bamboo method）　　b．骨延長器を用いた頭蓋横径拡大

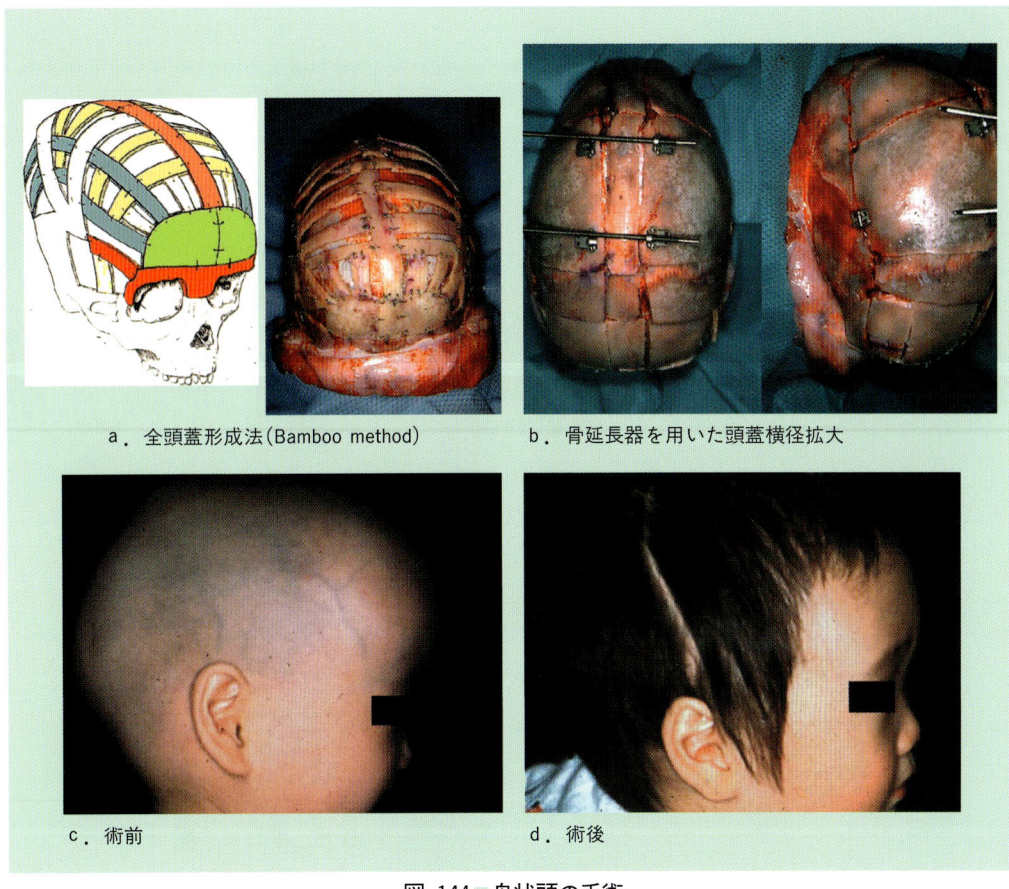

c．術前　　d．術後

図144 ■ 舟状頭の手術

ている。著者らは、側頭部膨隆変形に対してsupraorbital bar reshapingや側頭窩部翻転骨切り術などの工夫をし、約20年前より全頭蓋再建法を行っている。

2．**斜頭（plagiocephaly）**：一般に、後退した患側骨の前方移動などが行われている。著者らは、頭蓋変形をトルコ鞍を中心とした前頭蓋の回転様変形として捉え、眼窩上縁骨を逆回転させて対称性を得る方法を行っている。この手術法は骨延長術にもうまく適応できる特徴がある。

3．**舟状頭（scaphocephaly）**（図144）：癒合した矢状縫合部を再離開させるべく、median craniectomyやparasagittal craniectomyも行われているが、整容的改善のためには全頭蓋形成術が行われる。著者らは前額部の膨隆変形を再建の第一目標とし、頭頂後頭の直線状の平坦化変形を曲面に変えるようにして、頭蓋全体の形態を整え頭蓋の拡大再建を行ってきた。最近では頭蓋横径拡大に骨延長器を用いた方法を行っている。

4．**三角頭（trigonocephaly）**：前額中央部が突出したsupraorbital barを骨切りし、中央部を平坦化させ、この上に前頭骨骨片を細分化して組み立てた前額をのせて

形態の改善をはかる。

2．症候性頭蓋縫合早期癒合症

1．Crouzon症候群（図145）

　まずは、頭蓋内圧亢進の改善のために、通常1歳以下で、fronto-orbital advancementが行われる。頭蓋内圧亢進症状が強い場合には6ヵ月前後の早期手術が望ましい。

　fronto-orbital advancementにより前額部の整容的改善も同時に得られるが、眼球突出や反対咬合など顔面の整容的改善を目的として、その後、Le-Fort Ⅲ型やⅣ型骨切り術が行われる。手術時期は、社会的適応を考慮して決めるが、就学前5〜6歳時に行うことが多い。しかしながら、その後の顔面中1/3の劣成長により、眼球突出、反対咬合を再び生じるため、1回の手術で治療を完了することは困難である。顔面骨の成長がある程

a．Le-Fort Ⅲ型骨切りシェーマ

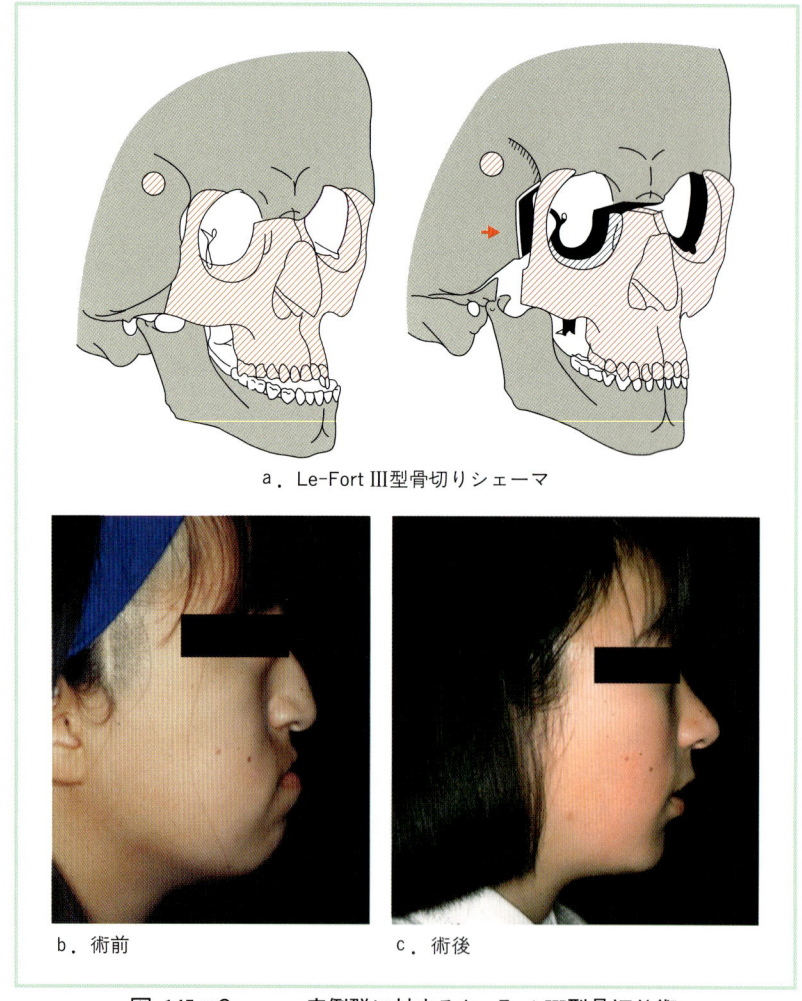

b．術前　　　　　c．術後

図145 ■ Crouzon症例群に対するLe-Fort Ⅲ型骨切り術

度完了する15〜17歳頃に再手術を行うことが多い。この際は、上顎、下顎の骨切りを組み合わせて行うことが多い。実際には、症例に応じて、患児、家族の精神面への影響を重視して手術時期を決定することになる。

2．Apert症候群（図146）

　Apert症候群は、両側冠状縫合早期癒合を認める一方で、前頭縫合から大泉門、矢状縫合前方にかけての比較的広範の骨欠損を伴うのが特徴である。手術時期は、Crouzon症

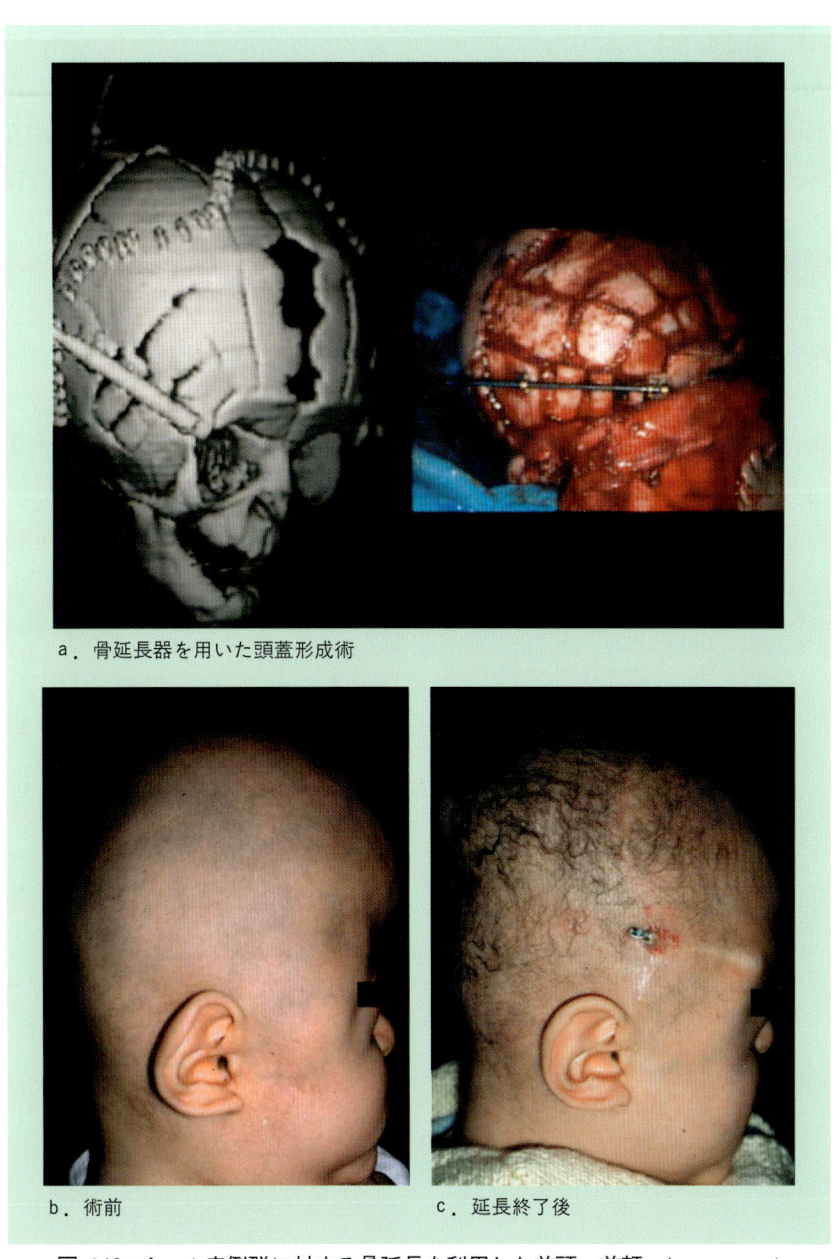

a．骨延長器を用いた頭蓋形成術

b．術前　　　　　　c．延長終了後

図146 ■ Apert症例群に対する骨延長を利用した前頭・前額 advancement

候群と同様に、頭蓋内圧亢進の改善のために通常1歳以下でfronto-orbital advancementが行われるが、著者らは全頭蓋再建も積極的に行っている。頭蓋内圧亢進症状が強い場合にはより早期の手術が望ましい。その後、Le-Fort Ⅲ型やⅣ型骨骨切り術が行われる。合指症の手術は、1歳以降で行われる。最近では、合指の切り離しに際しても骨延長手技を利用した軟部組織の延長手法が行われている。

4 予後

単純性頭蓋縫合早期癒合症では、初回手術で良好な形態が得られれば、二次修正を必要とせず、また、精神発達遅滞も少なく良好な成長過程が得られる。一方、症候性頭蓋縫合早期癒合症は、いずれも顔面形態の改善のために複数回の手術を要することが少なくない。

●専門医へのコンサルトの時期

手術は形成外科、脳神経外科、耳鼻咽喉科とのチームアプローチが必要であり、症例によっては周術期管理に麻酔科、小児科などとの連携も重要となる。頭蓋内圧亢進により失明することもあり、また、水頭症をきたすことも少なくないことから、同疾患が疑われたら早期に専門医へコンサルテーションする必要がある。

（緒方寿夫、中嶋英雄）

●参考文献

1) 中嶋英雄：Craniosynostosisの手術．手術 41(7)，1049-1062，1987．
2) 中嶋英雄，栗原卓也，奥本隆行：Simple craniosynostosis；その1，舟状頭蓋症，短頭症，三角頭症などについて．形成外科 43(9)：851-865，2000．
3) Nakajima H, Fujino T：Newly Developed Techniques for the Treatment of Craniofacial Dystosis. Craniofacial Surgery Marchac D(ed), Springer-Verlag Berlin Heidelberg, 1987.
4) Marchac D, Renier D, Broumand S：Timing of treatment for craniosynostosis and fasciosynostosis；A 20-year experience. Br J Plast Surg 47：211-222, 1994.
5) Marchac D：Craniofacial surgery for craniosynostosis. Little Brown. Boston, 1982.
6) Tessier P：Relationship of craniostenoses to craniofacial dystosis, and to faciostenoses；A study with therapeutic implocations. Plast Reconstr Surg 48：224, 1971.

2. 第一第二鰓弓症候群

1 疾患の概念・病因

　第一第二鰓弓症候群(Hemifacial Microsomia)(図147)は第一および第二鰓弓由来の骨・軟部組織の種々の程度の発育不全を主徴とする症候群で、非遺伝性である。

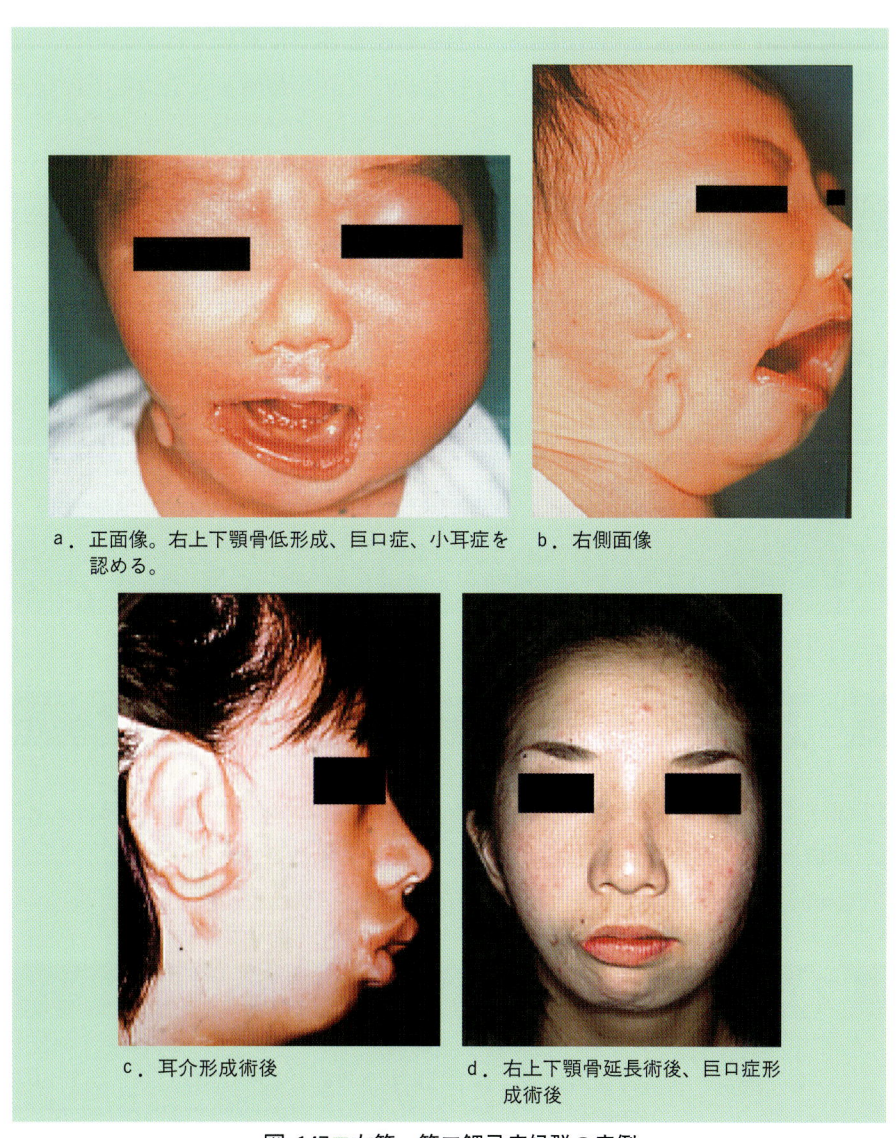

a．正面像。右上下顎骨低形成、巨口症、小耳症を認める。
b．右側面像
c．耳介形成術後
d．右上下顎骨延長術後、巨口症形成術後

図 147 ■右第一第二鰓弓症候群の症例

2 臨床症状

下顎骨、上顎骨、頬骨低形成、傾斜咬合、小耳症、副耳、咬筋低形成、巨口症、顔面神経麻痺などの諸症状を呈し、非対称性顔貌を特徴とする。

3 治療方針

副耳は生直後の結紮が可能な場合がある。また、巨口症手術と兼ねて1歳以降での切除術が行われることもある。顔面の咬合・骨格性変形に対しては小児期からの矯正治療が行われ、その程度により小児期なら骨延長術や骨移植術が、成長終了後なら骨切り術が適応となる。小耳症は265頁を参照されたい。

4 予後

歯科医との総合的な治療が行われることで成長に伴う変形の増強は予防され、咬合は改善される。また軟部組織の手術により外貌の相当な改善が見込まれる。

（佐藤博子）

3．トリーチャーコリンズ症候群

1 疾患の概念・病因

トリーチャーコリンズ症候群(Treacher-Collins Syndrome)(図148)は、第一・第二鰓弓形成不全による胎生期の前頭鼻隆起の融合不全と考えられている。常染色体優性遺伝で、60％の症例は新生突然変異による。

2 臨床症状

第一・第二鰓弓、鰓溝の領域に起こる両側性の多彩な変形を認める。以下の症状が種々な程度と組み合わせで発現する。
①瞼裂が外側斜めに下行し、頬骨の低形成(部分欠損)を認める、②下眼瞼外1/3部のcoloboma palpebrae(眼瞼欠損)と下眼瞼内側2/3の睫毛欠損、③外耳変形、時に中耳、

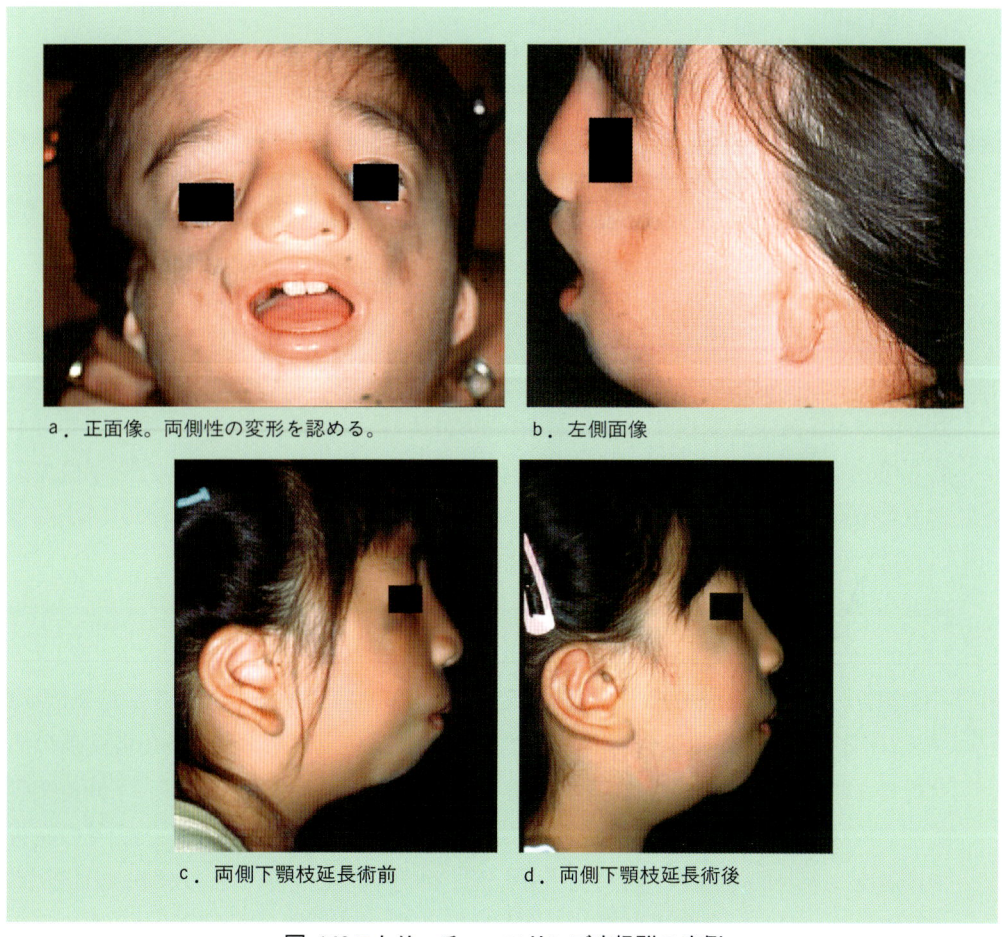

a．正面像。両側性の変形を認める。　　　b．左側面像

c．両側下顎枝延長術前　　　　　　　　　d．両側下顎枝延長術後

図 148 ■ トリーチャーコリンズ症候群の症例

内耳の変形、④下顎骨低形成、咬合不全、巨口症、高口蓋、④頬部に及ぶ髪の生え際の hair tongue（舌状突出）。

③ 治療方針

　生直後より軟口蓋の低形成や上気道狭窄のために睡眠時無呼吸や低酸素血症を呈することがあり、呼吸障害が高度な場合は気管切開を必要とする。小顎が顕著で呼吸障害や摂食障害を生じる症例では早期に下顎骨延長術を行うことがある。これらの障害がみられない場合は小児期からの矯正治療が行われ、その程度により小児期なら骨延長術や骨移植術が、成長終了後なら骨切り術が適応となる。

　下眼瞼の変形に対してはZ形成術や皮弁形成術、吊り上げ術などが幼小児期に行われる。眼窩や頬骨の低形成に対しては骨移植や人工物の挿入が行われる。その他の軟部組織の変形の治療は第一第二鰓弓症候群に準じる。

（佐藤博子）

4．上顎発育不全 Maxillary hypoplasia

① 疾患の全体的な解説、疾患の概念・病因

　上顎骨の発育不全は、唇顎口蓋裂や頭蓋縫合早期癒合症候群(Syndromic Craniosynostosis：Crouzon症候群、Apert症候群など)、Binder症候群(頭蓋顔面骨異形成症)など先天性要因によるものと、外傷、放射線治療など後天的要因によるものがある。中でも、外来で診察する機会が多いものは、唇顎口蓋裂に伴う上顎骨の発育不全である(図149)。唇顎口蓋裂に伴う上顎骨の発育不全は、先天性要因のみならず口蓋裂手術による侵襲など後天性要因のかかわりが少なくない。したがって唇裂のみの症例よりも口蓋裂を伴う症例での上顎骨発育不全が多い。

1．上顎発育不全の診断

　上顎骨の発育不全の診断は、視診、顔面規格写真、印象モデル、頭部X線規格写真(セファログラム)などから総合的に行われる。視診による上下顎の相対的位置関係の把握は有用で、側貌でflat faceあるいはdish faceと呼ばれる形態を示すが、下顎前突症との鑑別が困難なことがある。咬合モデルは咬合状態の評価に欠かせず、上顎骨の発育不全ではAngleのclass Ⅲ(「下顎前突症」図151、200頁参照)を示すものが多い。頭部X線規格写真による分析は上顎骨の発育不全の状態を他の硬組織の位置関係よりある程度定量的に捉えることができる。左右非対称を伴う顎骨変形では、3D-CTデータをもとに作成した実物大実態モデルを用いた術前計画および手術シミュレーションが有用である。安全確実な手術の遂行、手術時間の短縮につながるため、高度先進医療として認められている。

② 臨床症状

　上顎骨の発育不全による臨床症状は、整容面での問題および機能面での咬合不全が挙げられる。上顎骨の発育変形は隣接する下顎骨にも変形をきたし、下顎角の開大、下顎枝の減少などがみられる。また、上気道狭窄による呼吸障害や睡眠時無呼吸、いびきなどの症状も認められる。

1．唇顎口蓋裂に伴う上顎骨発育不全(図149)

　唇顎口蓋裂では、前述の如く基本的な先天異常としての組織不足と手術侵襲による後天的要素の両者が関係している。硬組織変形の主体は上顎骨発育不全であり、これに合

a．術前側貌

c．術前セファログラム

b．術後側貌

d．術後セファログラム

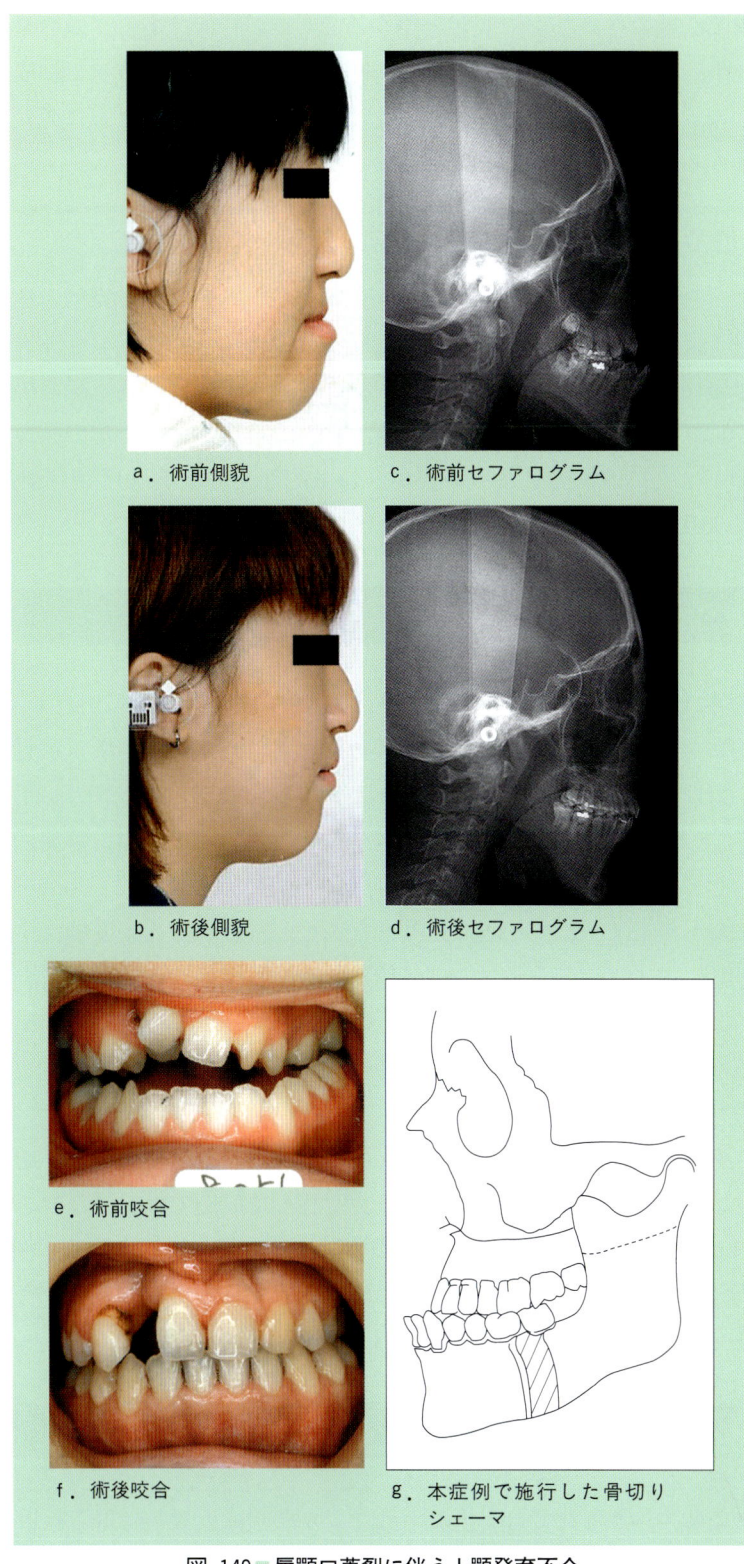

e．術前咬合

f．術後咬合

g．本症例で施行した骨切りシェーマ

図 149 ■ 唇顎口蓋裂に伴う上顎発育不全

併して軟部組織のさまざまな変形を伴うこともその特徴である。顔面骨の成長については、上顎骨と下顎骨の成長時期にずれがある。上顎骨は4～5歳までに成人の5/6まで達し、その後緩徐に成長する一方、下顎骨は思春期に急激に前下方に成長するため、唇顎口蓋裂にみられる上下顎の不均衡は年齢とともに顕著となる。

2．症候性頭蓋縫合早期癒合症

Crouzon症候群、Apert症候群などが代表的で、頭蓋縫合早期癒合症に、上顎骨形成不全、眼球突出（Crouzon症候群）、合趾症（Apert症候群）などを合併する。Crouzon症候群では顔面上顎の低形成が認められ、眼窩は浅く、特に眼窩下縁の後退が著しい。これに伴う眼球突出が特徴的な顔貌となる。一方、下顎はほぼ正常の発育を示すため、上下顎間のギャップは成長とともに広がり特徴的な反対咬合を示す（「頭蓋縫合早期癒合症」の項、181頁参照）。

③ 治療方針

　手術治療は顔面の成長がある程度完成する16～18歳以降に行われる。外科治療を目的とした歯科矯正治療はこれに先行して行われ、手術時期に術前矯正が完了するよう計画する。手術は、症例によって、上顎骨の種々の部位での上顎骨骨切り（Le-Fort Ⅰ、Le-Fort Ⅱ、Le-Fort Ⅲ型）（図150）を行って前方へ移動する。唇顎口蓋裂に伴う上顎骨発育不全に対しては、Le-Fort Ⅰ型での骨切りが一般的で（図149）、Crouzon症候群、Apert症候群に対してはLe-Fort Ⅱ型・Ⅲ型の骨切りが行われる（「頭蓋縫合早期癒合症」の項、181頁参照）。また、口蓋歯槽骨を部分的に骨切りして歯槽の一部を選択的に前方移動する方法も時に行われる。上顎の発育不全のみならず、下顎の発育過剰を伴って反対咬合を認める場合には、上顎骨骨切りと同時に下顎骨も骨切り後退移動させることで、咬合の改善をはかる。

　一方、唇顎口蓋裂に伴うものでは、上顎歯槽周辺の瘢痕組織が骨移動を制限するため計画通りの上顎移動が困難なことがある。こうした症例では、延長器を用いた仮骨延長法（distraction osteogenesis）による上顎移動治療も行われる。特に、移動量の多い症例では、周辺軟部組織を徐々に牽引して骨移動を促すことができる点で有利だが、骨の移動方向を定めることが困難、治療期間が長いなどの欠点もある。

④ 予後

　唇顎口蓋裂に伴うものでは、上記手術により硬組織の改善は得られるものの軟部組織不足が顔貌に与える影響も小さくなく、整容面での改善には軟部組織修正を含めた総合的治療が必要である。また、上顎の前方移動によって口蓋も前方移動するため、安易な

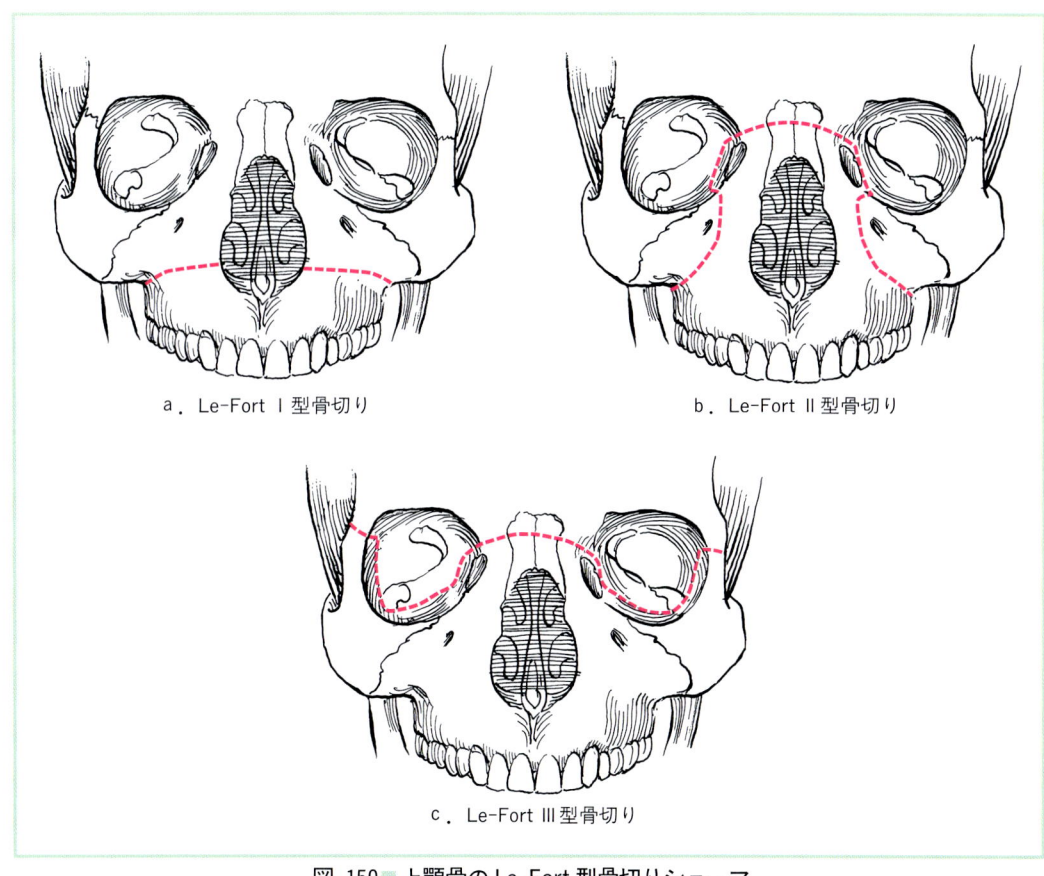

a．Le-Fort Ⅰ型骨切り　　　　b．Le-Fort Ⅱ型骨切り

c．Le-Fort Ⅲ型骨切り

図 150 上顎骨のLe-Fort型骨切りシェーマ

前方移動は鼻咽喉閉鎖機能を悪化させる可能性があるため慎重な対応が必要である。

●専門医へのコンサルトの時期
　手術治療は上述の如く16～18歳以降に行われるが、口唇口蓋裂に伴うものなどでは、顎裂部への骨移植や軟部組織の修正など先行して行う治療が少なくない。口唇口蓋裂の術後から継続して唇顎口蓋裂の専門医チーム診療によって経過観察されることが理想である。

（緒方寿夫）

5. 下顎前突症

① 疾患の全体的な解説、疾患の概念・病因

　下顎前突症(mandibular prognathism)はいわゆる受け口を総称して呼ばれる。下顎の発育が上顎に比して過剰であるものをいい、家族性のもの、内分泌異常(acromegalyなど)、腫瘍(血管腫・リンパ管腫など)、特発性のものなどがある。上下顎の発育の状態から下顎の発育が正常で上顎の発育不全によるものは仮性前突症 pseudoprognathismと呼ばれ、唇顎口蓋裂術後の受け口の多くは、上顎の発育不全による仮性前突症である。顔面における上下顎の位置関係の診断は頭部 X 線規格写真(セファログラム)の分析による。受け口では下の歯列が上の歯列より外側にある反対咬合を呈する。上顎歯列弓に対する下顎歯列弓の位置関係を表すものとして、Angle の分類(図 151)があり、上顎、下顎第一大臼歯の位置関係から分類され、反対咬合は Angle class Ⅲに分類される。

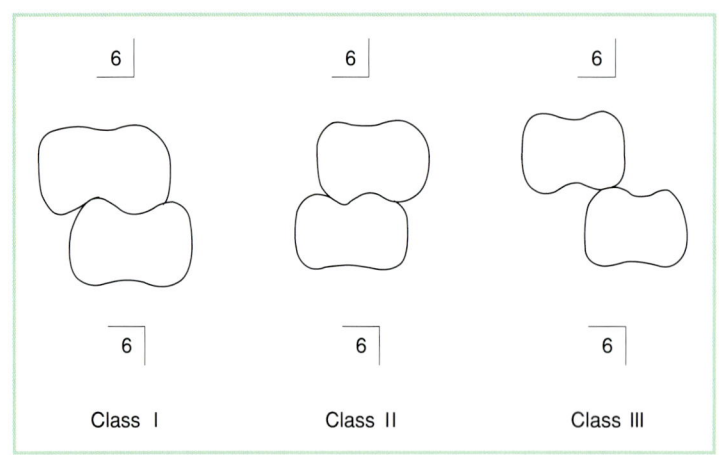

図 151 ■Angle 不正咬合分類(上下顎第一大臼歯の位置関係から 3 つの級に分けられる)

② 臨床症状

　下顎前突症の症状は、受け口と称される顔貌と噛み合わせ異常が挙げられる。噛み合わせ異常の多くは反対咬合であり、前歯でものを噛めないなどの症状がある。

3 治療方針

手術の目的は正常な咬合と形態の改善にある。

1. 矯正治療

前突の程度が軽度な場合は、歯科矯正的に行えるので、混合歯列期あるいは永久歯列期の早期に矯正治療を行うこともある。また、チンキャップ装着による保存的治療が行われる。

2. 手術治療

手術的治療は顎骨の成長がある程度終了する 16〜18 歳以降に行われ、外科的矯正治療とも称される。治療方針の決定には顎変形の局在と程度、患者希望の把握が必要で、咬合モデルをもとにした咬合状態の把握、頭部 X 線規格写真(セファログラム)を参考にしたペーパーサージャリーが有用である。実際の骨移動量の設定も咬合モデルとセファログラムを用いるが、左右非対称など複雑な変形を伴う場合には、後述する実体モデルを用いた手術シミュレーションも行う。下顎前突症では一般に下顎枝矢状骨切り術や下顎枝垂直骨切り術が行われ、整容面での改善も考慮し同時に頤形成術を行うことがある(図152)。顎骨骨切り術では咬合、開閉口の安定のために無理な骨移動は避けるべきで、下顎の移動量が過剰となる場合には上下顎骨切り術の適応を検討する。

a．下顎枝矢状骨切り術のシェーマ　　b．下顎枝垂直骨切り術のシェーマ

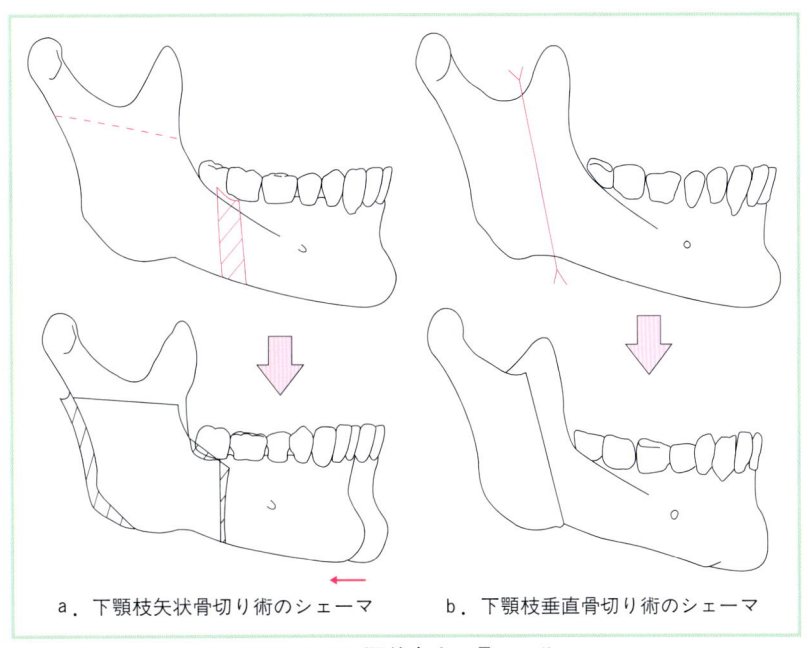

図 152 ■ 下顎前突症の骨切り術

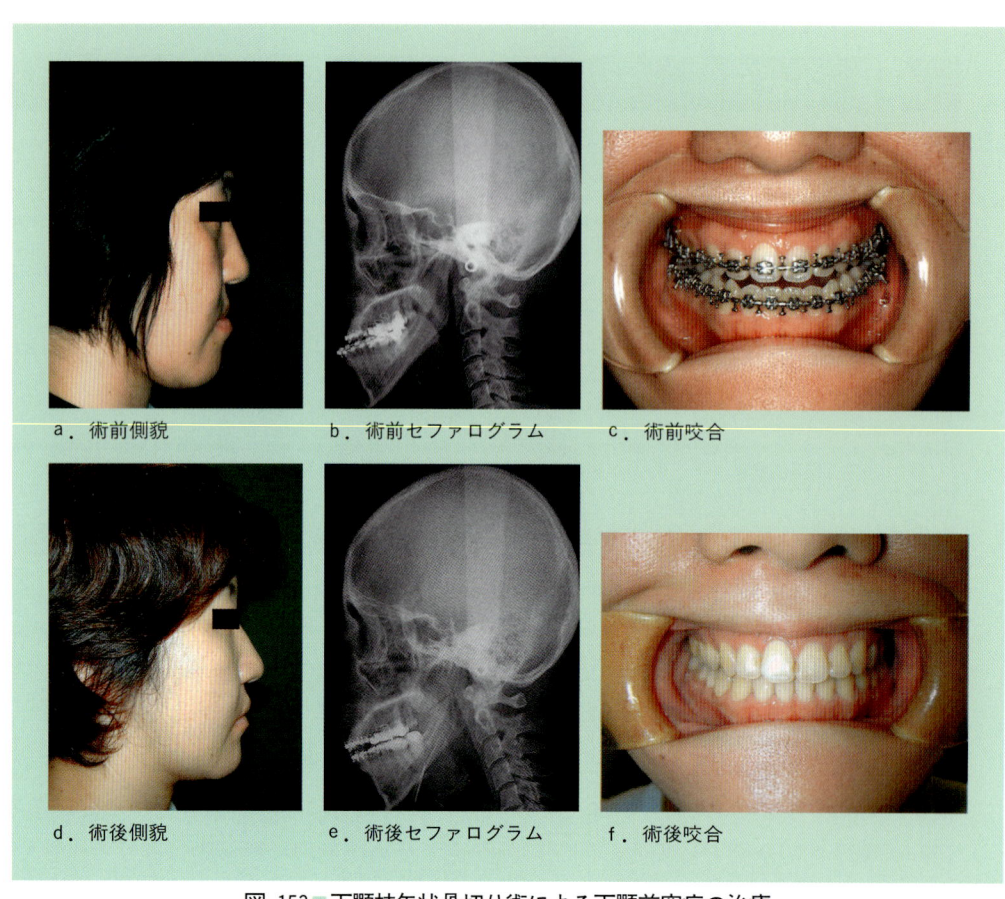

a．術前側貌　　　b．術前セファログラム　　　c．術前咬合

d．術後側貌　　　e．術後セファログラム　　　f．術後咬合

図 153 ■ 下顎枝矢状骨切り術による下顎前突症の治療

　術後の咬合を確実にするために術前歯科矯正は必須である。いずれの術式を行うにしても、術前より歯科矯正医との連携のもとに治療方針を検討し治療を行うこととなる（図153）。

4 予後

　骨移動後の骨片固定は、ビスやミニプレートによる強固な固定（rigid fixation）とサージカルワイヤーによる緩慢な固定（loose fixation）がある。それぞれ利点・欠点があるが、前者では術後顎間固定の期間を短縮でき、後者では顎関節への負担が小さい利点が挙げられる。

　術後は、移動した骨片の後戻りを予防する必要があり、また、最終的な咬合の獲得を目的として、相応期間の術後歯科矯正治療を継続することが多い。このほか、外科的治療の合併症として下顎枝矢状骨切り術では頤神経障害が重要である。合併の程度は評価法により大きく異なるが術前のインフォームド・コンセントに含めるべき事項の1つである。

● 専門医へのコンサルトの時期

　唇顎口蓋裂、頭蓋縫合早期癒合症など、他の顔面骨形態異常にも反対咬合、下顎前突症状は認められる。これらの疾患に伴うものは、幼児期に歯科的矯正治療および外科的矯正治療の適応を相談するなど、長期的な治療方針の検討が必要である。他の疾患を伴わず単なる受け口のみであれば、唇が閉じないほどの反対咬合がない限り、永久歯に生え変わってからのコンサルトでも手術治療に差し障りはない。

（緒方寿夫）

COLUMN ◆小顎症に対する骨延長治療

　小顎症とは、顎全体、特に下顎の小さいものを示すが、代表的疾患として第一第二鰓弓症候群（Hemifacial microsomia、Goldenhar症候群）、Treacher Collins症候群、Pierre Robin症候群などが挙げられる。下顎低形成による症状は、乳幼児では上気道狭窄による呼吸障害、それ以降は咬合不全が主たるものとなる。治療は主に下顎枝もしくは体部を延長増大させ、呼吸障害、咬合不全、顔貌の改善をはかることを目

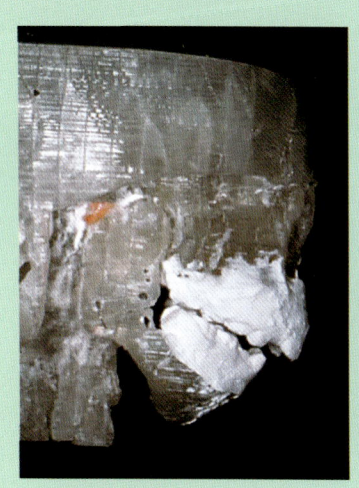

a．光硬化樹脂による実体モデルに咬合モデルを取り付けたところ。最近ではモデル作成の精度もあがり、歯牙まで正確に再現されるため咬合モデルとの組み合わせを用いないことが多い。

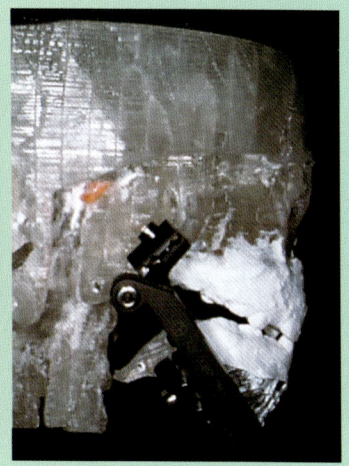

b．実物大モデルに創外延長器を装着し、延長シミュレーションを行ったところ。

図 154　実体モデルを用いた下顎延長シミュレーション

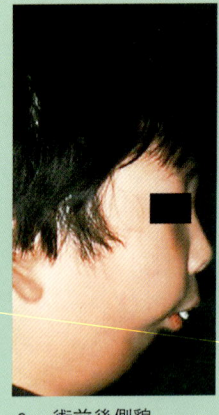

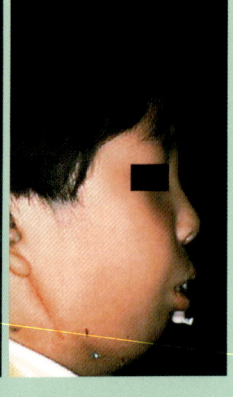

a．術前後側貌

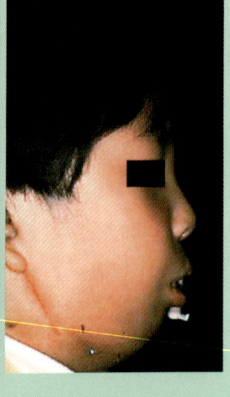

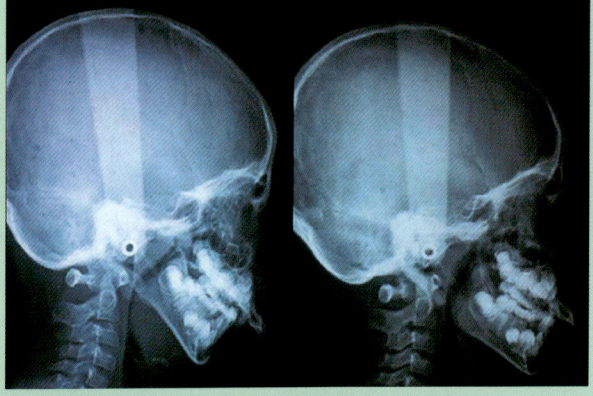

b．術前後セファログラム

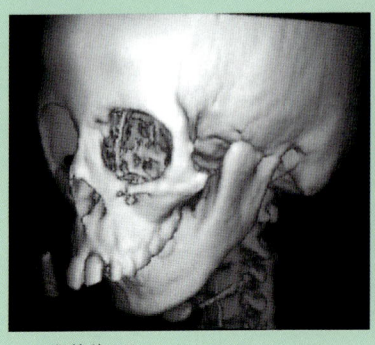

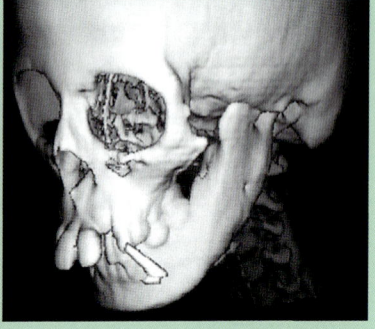

c．術前後 CT

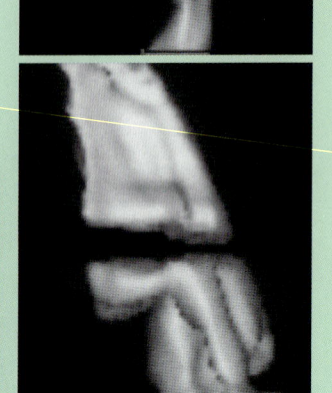

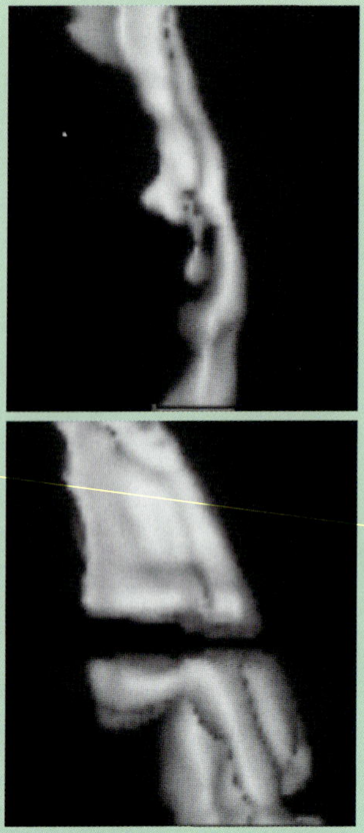

d．術前後中咽頭形態の変化。舌根上部、中咽頭腔を三次元描出したものである。確実な容量増加が得られ、呼吸障害、鼾などの改善が得られた。

図 155　8歳、男児。小顎症（Nager 症候群）に対する下顎枝延長治療

的とする。この目的のために、仮骨延長法を利用した下顎延長治療は比較的侵襲が少なく骨増量が得られるため最近よく行われる。第一第二鰓弓症候群では左右の非対称に伴う患側顎の劣成長を改善するためにも行われる。また、下顎のみの一方的な延長治療はあと戻りや結果的な咬合の破壊につながるため、延長後の矯正治療、上顎の下方牽引な

どの重要性が示されてきた。しかしながら、急速な下顎の変化に上顎は必ずしも追随しないため、上下顎骨切りを同時に行い上顎も一緒に骨移動をさせる方法も行われる。顎の延長治療では、骨切り部位、延長器装着部位、延長量を治療前に十分把握する必要があり、このためには実体モデルを用いたシミュレーションが有用である（図154）。特に第一第二鰓弓症候群では複雑な骨形態から延長結果を予測することが困難で、実体モデルでのシミュレーションが欠かせない。

シミュレーション上、下顎枝の延長は骨の延長方向を三次元的に規定する必要がある。この目的のため、二次元的、三次元的に延長方向を規定できる延長器も製品化されているが、一般には直線方向のみの延長器で対応することが多い。延長治療は、骨切りおよび延長器装着の後、約1週間の待機期間を経てその後およそ1日1mm程度の延長を必要量まで行うのが一般的である。延長終了後、骨化が完成するにはさらに2～4ヵ月程度の期間が必要である（「骨延長術」の項、56頁参照）。

図155に、小顎症に伴う上気道狭窄に対して下顎枝延長を行い中咽頭腔拡大をはかった症例を供覧する。

●参考文献

1) Stelnicki EJ, Lin WY, Lee C, et al：Long-term outcome study of bilateral mandibular distraction; a comparison of Treacher Collins and Nager syndromes to other types of micrognathia. Plast Reconstr Surg 109(6)：1819-1825, discussion 1826-1827, 2002.

● MEMO

I 顔面　C. 眼瞼

1. 眼瞼の解剖（治療上必要な）

　小児の視機能は、その大部分が3歳までに発達するといわれており、この時期に視性刺激を遮断することは弱視を招く可能性がある。手術による治療を検討する際は、解剖のみならず、小児の発達段階に特徴的な生理機能についても十分考慮する必要がある。

　眼瞼の解剖を理解するには、眼瞼を表層の前葉と深層の後葉の2層に分類し整理するとわかりやすい。また、小児にみられる眼瞼の内反や外反も、この前葉と後葉の力学的バランスの異常として捉えることができる。

　前葉は、①眼瞼皮膚、②眼輪筋、からなる。

　後葉は、③瞼結膜、④瞼板、⑤眼瞼挙筋、⑥Müller筋、⑦lower eyelid retractor、⑧眼窩隔膜、からなる。

　以下、各々について解説する。

① 前葉

　①眼瞼皮膚（表面解剖を図156に示す）：眼瞼の皮膚は薄く、特に瞼裂付近では皮下組織が疎で皮膚に直接、眼輪筋が付着する。このため血行は良好で眼瞼の創の治癒はよい。上眼瞼溝の頭側の皮膚が垂れ下がる場合、いわゆる二重瞼と呼ばれる。これは眼瞼挙筋の腱膜が皮膚に穿通し付着しているため、開眼時に皮膚が後方へ引き込まれることで生じる。この皮膚に付着する腱膜の穿通枝を欠く場合、上眼瞼溝は目立たなく一重瞼となる。これはオリエンタルアイと呼ばれわが国にも多い。また鼻側の上眼瞼皮膚に半月上の襞が存在する場合、これを内眼角贅皮という。6歳ぐらいまでに軽快することがある。

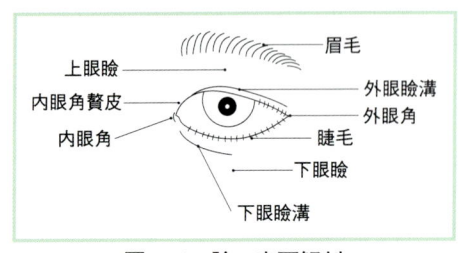

図156 ■ 瞼の表面解剖

　②眼輪筋：瞼裂を輪状に取り巻く横紋筋で顔面神経に支配され、主な作用は閉眼である。また瞬目時に涙を導出する働きもある。

② 後葉（図157）

　③瞼結膜
　④瞼板：内眼角靱帯と外眼角靱帯とともに眼瞼を支持する硬い線維性結合組織であ

る。脂腺のMeibom腺はこの眼瞼内にある。

⑤眼瞼挙筋：蝶形骨小翼から起こり横走靱帯と交差した後、腱膜となり扇状に拡がり瞼板の前面に停止する。開眼に働き、動眼神経支配である。

⑥Müller筋：挙筋腱膜の後方に位置し瞼板の上縁に停止する。交感神経支配で開眼に働く。

⑦lower eyelid retractor：下眼瞼を眼球に密着させる働きをもつ。上眼瞼での眼瞼挙筋とMüller筋に相当する。

⑧眼窩隔膜：内部に眼窩脂肪を入れる。

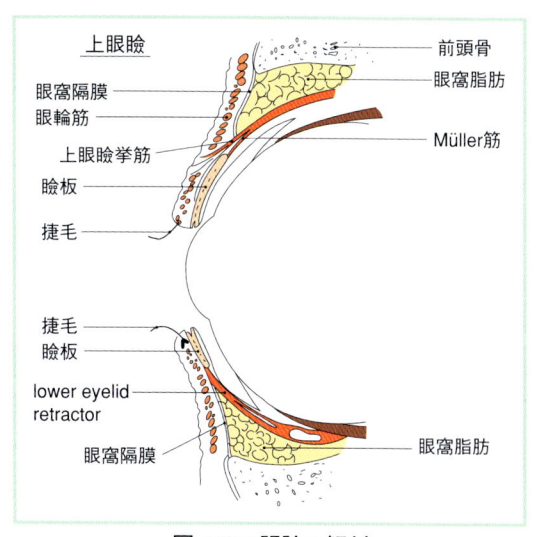

図 157 ■ 眼瞼の解剖

（高野淳治）

2．眼瞼下垂

1 概念

　眼瞼下垂とは種々の原因で眼瞼（まぶた）を挙げる筋肉が十分収縮せず、眼瞼が瞳孔に覆い被さり視野の妨げになっている状態である[1]。上眼瞼を挙げる作用をもつ筋肉には上眼瞼挙筋とMüller筋がある。それぞれの筋肉は瞼板という眼瞼の軟骨に付着している（図158）。

　病態では、①筋肉自体の機能が悪い場合、②筋肉が支持組織である瞼板などから外れている場合、③筋肉に作用する神経が働いていない場合、④腫瘍や外傷などで物理的に眼瞼の動きが制限されている場合、などがある。先天性と後天性があ

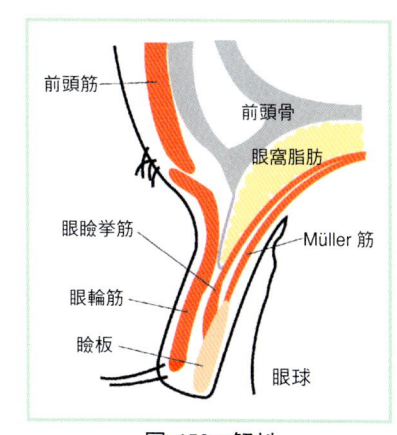

図 158 ■ 解剖

り、先天性とは生まれたときから上眼瞼挙筋の発達障害を認めるものである。眼瞼の異常の中で最も頻度が高く、日常の診療でも遭遇する機会が多い。後天性のものでは外傷やコンタクトレンズ装着により上眼瞼挙筋が損傷されて起こるものが多い。

② 臨床症状

　眼瞼が垂れ下がっているため、額に皺を寄せ、それでも足りない場合顎を突き出したり頭部を後屈してものを見ようとする。そのため生まれてから眼瞼下垂が改善してきたようにみえることがあるが、筋肉の発達に問題がある先天性の場合は眼瞼下垂が劇的によくなることはない。

　子どもの視力は6歳ぐらいまで発達する。それまでに眼をまったく使わない状態が続くと弱視という眼鏡などでも矯正できない視力の低下を招くことがある。眼瞼下垂児では斜視や弱視を合併している頻度が高い。また斜視が原因で患児が片目を閉じているために眼瞼下垂と間違われたり、眼瞼下垂しか異常がないにもかかわらず斜視など他の疾患を主訴に来院することがある。眼球運動障害や眼瞼の形態異常を合併していることもある。

③ 診断

　眼瞼下垂の程度と上眼瞼挙筋の機能を把握することが重要である。眼瞼下垂の程度は正面を見たときの上眼瞼下縁と瞳孔との関係でみる。正常で上眼瞼下縁は瞳孔より上になければならない。高度な下垂では瞳孔を半分以上覆うため視野が侵される(**表13**)。治療方針の決定は上眼瞼挙筋の機能による。眉毛を抑えた状態にし、下方を見たときと上方を見たときの動きで上眼瞼挙筋の機能を測定する。12〜15 mm 動くのが正常であり、4 mm 以下は高度な上眼瞼挙筋障害と診断される。眼瞼下垂の程度と機能は必ずしも一致しない。片側の先天性眼瞼下垂では下垂側の眼瞼が健康な方より短いため下を見たときに左右非対称になるのが特徴である。

表 13 ■ 眼瞼下垂の程度

正常〜軽度	上眼瞼下縁が瞳孔より上にあるもの	
中等度	瞳孔の中心より上にあるもの	
強度	瞳孔の中心より下にあるもの	

4 治療

1. 弱視の予防

　瞳孔がほとんど塞がれているような高度な下垂の場合には積極的に弱視を予防しなければならない。生後1ヵ月まではまったく開かなくても弱視の原因にはならないが、それ以降はいい方の眼をアイパッチで塞いで積極的に下垂側の眼を使わせたりテープで下垂側の眼瞼を吊り上げる方法がある。これらの方法がうまくいかない場合は手術に踏み切る必要がある。

2. 治療

　以前は視野が高度に障害されているような場合を除けば4～5歳以降に手術を行うのが適当と考えられていた。しかし近年の形成外科的な手技の発達に伴って2～3歳以降の早期手術が広く行われるようになってきている(図159)。これにより家族の精神的苦痛、患児への心理的影響を軽減することができる。また眼瞼下垂は多かれ少なかれ視機能の発達に悪影響を与えるという観点もある。後天性のものでは症状がある程度安定した時期に行う。

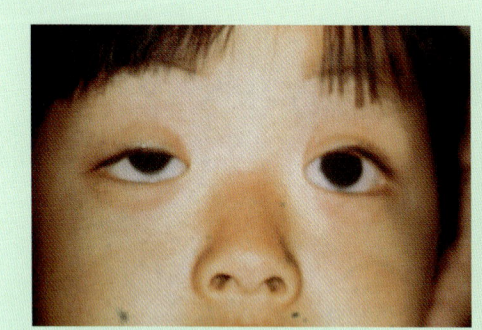

a．左眼瞼下垂

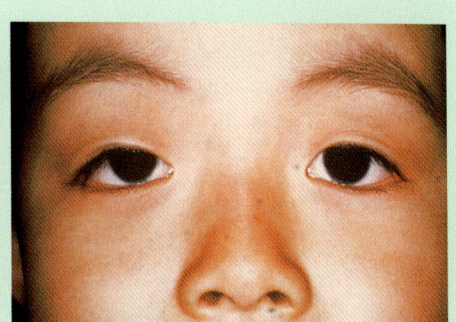

b．4歳時に挙筋短縮術を行った。手術後1年で良好な開瞼が得られている。

図 159 ■ 片側性眼瞼下垂

3. 方法

　①上眼瞼挙筋を前転して短縮する方法(挙筋短縮術)と、②眼瞼を額の筋肉(前頭筋)に吊り上げる方法(吊り上げ法)、がある。
　①挙筋短縮術が第一選択となる(図160)。アプローチとして皮膚側から切開する方法と皮膚の裏側(結膜側)から行う方法がある。結膜側を切開する方法は皮膚側から手術す

る方法よりもやや煩雑であり、皮膚側から切開した場合でも通常3〜6ヵ月で傷はほとんど目立たなくなる。上眼瞼挙筋の性状は症例によって異なるため、どの程度短縮するかは手術前の測定に頼らず手術中の上眼瞼の矯正位置で決定される。深麻酔で黒目（角膜輪部）の上縁より眼瞼が2mm下方にあるのを目安にする。

手術後は上眼瞼挙筋を短くして眼瞼を挙げた分だけ眼が閉じにくくなる（兎眼）。このため手術後は一定期間、油性・水性の眼軟膏やアイパッチで眼球を保護する必要がある。しかし通常寝ている間眼球は上を向いており（Bell現象）、多少白目が出ても問題にならないことが多い。手術前にBell現象の有無を診ておくことは術後の角膜障害を予見するうえで重要である。

②上眼瞼挙筋の機能がほとんどない場合には吊り上げ法の適応となる。上眼瞼挙筋の代わりに眼輪筋と前頭筋を連動させて吊り上げる方法（眼輪筋前頭筋連合筋弁法)[2]など

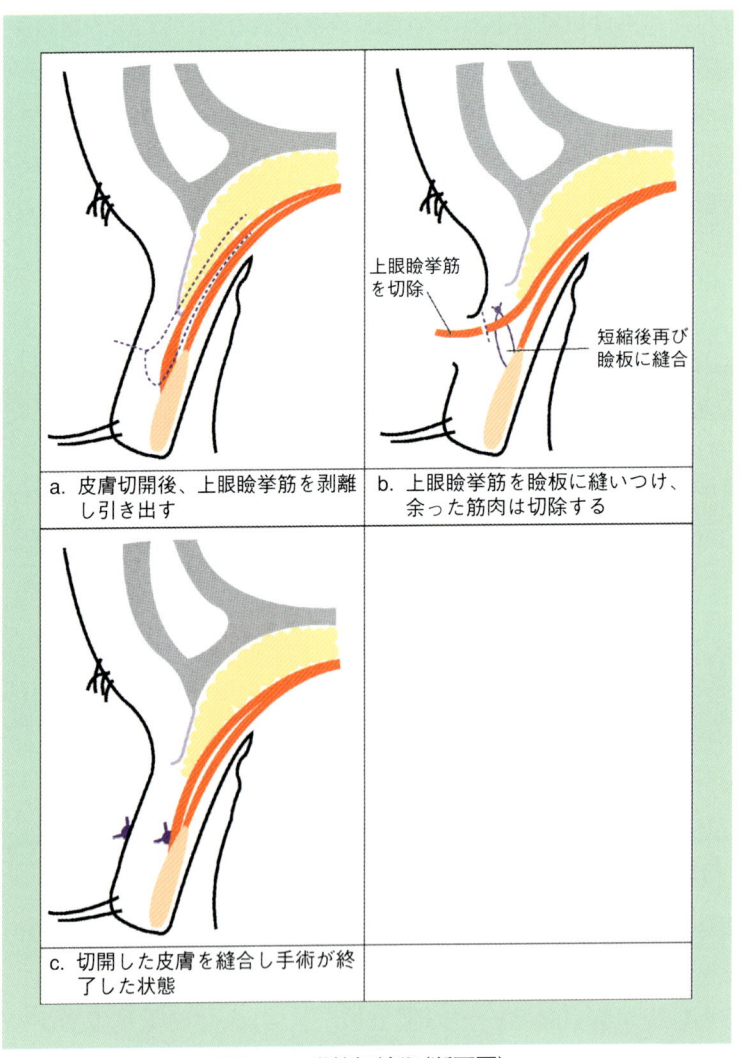

図 160 ■ 挙筋短縮術（断面図）

が行われる。以前、大腿筋膜や人工材料などが吊り上げ材料として使用されていたが、眼瞼以外の正常組織を傷つけなければならなかったり、人工物の長期的な強度・感染・組織適合性に問題があった。また下方を見たときに眼瞼が吊り上がった状態になりやすい(lid lag)ため、最近は行う機会が減っている。

5 予後

眼瞼下垂は生後早期からの形成外科と眼科の連携が必要である。手術を行う行わないにかかわらず発見された段階で受診しておくのが望ましい。

(宮本純平、中島龍夫)

文献

1) 中島龍夫:眼瞼下垂. 形成外科アトラス, 谷太三郎(編), pp 10-11, 医学教育出版, 東京, 1985.
2) 宮本純平, 中島龍夫, 吉川嘉一郎, ほか:眼輪筋・前頭筋連合筋弁による眼瞼下垂症手術. 日形会誌 23:502-505, 2003.
3) Nakajima T, Yoshimura Y, Onishi K, et al:One-stage repair of blepharophimosis. Plast Reconstr Surg Jan 87(1):24-31, 1991.

COLUMN ◆Blepharophimosis(瞼裂狭小症)

両側の眼瞼下垂のほかに眼瞼の形態異常を伴った先天性の症候群である。形態異常として、①眼の縦と横の長さが短い(瞼裂狭小)、②Mongolian foldと呼ばれるアジア人特有の上眼瞼内側のたるみとは逆に、下眼瞼の内側の皮膚がたるむ(逆内眼角贅皮)、③下眼瞼が外側にめくれ上がる(下眼瞼外反)、を特徴とする。内側の皮膚のたるみをとり眼が離れているかのような印象を改善する手術(内眼角形成)と眼瞼下垂に対する手術(挙筋短縮術)が必要である。以前はそれぞれ別な時期に行われていたが、最近は同時期に行い好結果が得られている[3](図161)。

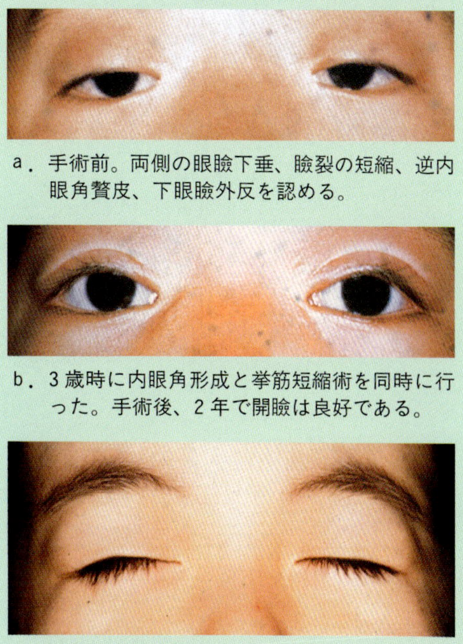

a. 手術前。両側の眼瞼下垂、瞼裂の短縮、逆内眼角贅皮、下眼瞼外反を認める。

b. 3歳時に内眼角形成と挙筋短縮術を同時に行った。手術後、2年で開瞼は良好である。

c. 閉瞼も問題ない。

図 161 瞼裂狭小症

COLUMN

①Bell(ベル)現象

正常では眼を閉じたとき眼球は上を向いている。これを Bell 現象という。この現象が消失している場合、通常の眼瞼下垂手術を行うと睡眠時に黒目(角膜)が露出し角膜損傷や失明の恐れがある。このため手術はできるだけ控えめに行う。

②Marcus Gunn(マーカス・ガン)現象

口を開けたり顎を横に動かすと下垂した上眼瞼が挙がる現象をいう(図 162)。上眼瞼挙筋と顎の運動を行う外側翼突筋との間の神経の異常連絡による。一般にこの現象がある場合には上眼瞼挙筋に手術は行わない方がよいとされている。

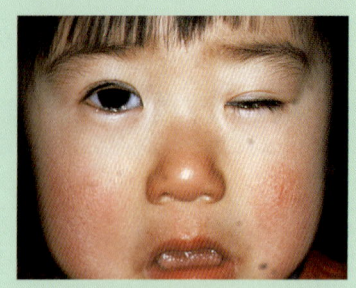

a．左眼瞼下垂

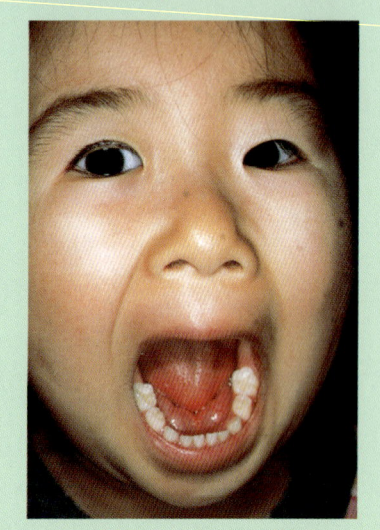

b．口を開けることにより眼瞼下垂が解消される。

図 162 ■ Marcus Gunn 現象

3. 眼瞼内反症・眼瞼外反症・眼瞼腫瘍

① 眼瞼内反症

1. 眼瞼内反症とは

　眼瞼内反症とは眼瞼縁および睫毛が眼球方向へ彎曲しているもので、睫毛、眼瞼縁皮膚が角膜に当たって角膜上皮が傷つけられる。

　症状は、流涙、眼脂、瞬目過多、結膜充血、眼の異物感などである。角膜びらんになると痛みを生じ、さらに進行すると穿孔による角膜潰瘍を生じる。

　眼瞼は解剖学的構造より、前葉(皮膚、眼輪筋)と後葉(瞼板、眼結膜など)に分けられる(図163)が、内反症とは前葉が後葉よりも過剰になった状態である。その原因は2つに分けられ、1つは前葉が後葉よりも長くなった場合で、先天性内反症、老人性内反症があり、もう1つは、後葉が前葉よりも短くなった場合で、瘢痕性内反症、機械的内反症がある。小児では主に先天性内反症、瘢痕性内反症がみられる。

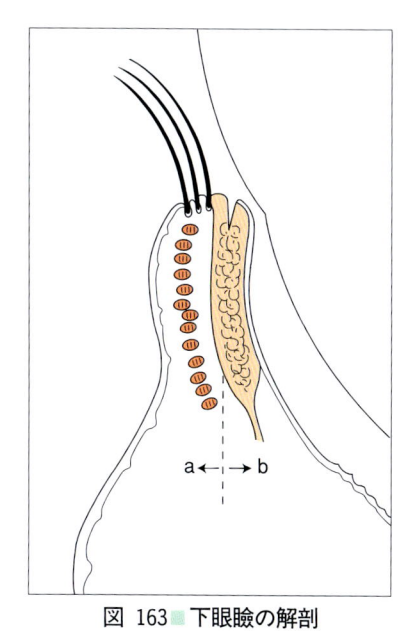

図 163 ■ 下眼瞼の解剖
a：前葉(皮膚、眼輪筋)
b：後葉(瞼板、瞼結膜)
(青島周明：形成眼科　内反症．あたらしい眼科6：489-496, 1989より引用)

2. 先天性内反症

1. 分類

　先天性内反症には、瞼板の欠損や眼輪筋の肥大により眼瞼自体が眼球側に向く稀な病態である狭義の眼瞼内反症と、眼瞼自体は正常の位置で睫毛のみが内反する皮膚性内反症である睫毛内反症に分けられるが、小児では睫毛内反症がほとんどである。一方、睫毛が不規則に方向を変えているものは睫毛乱生といい別の疾患である。一般にいわれている"逆さまつげ"にはこれらのすべてが含まれる。上眼瞼では睫毛内反症が主で、下眼瞼は眼瞼内反症と睫毛内反症の混在したものが多い。

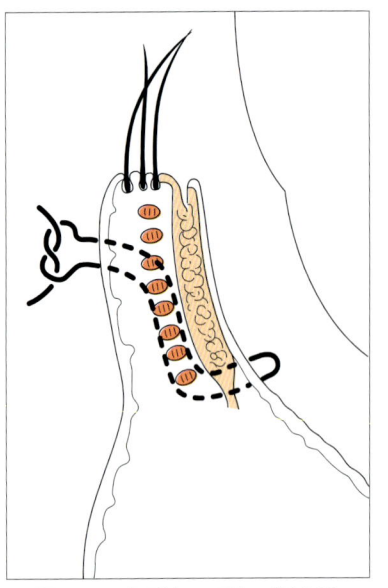

図 164 ■内反症の手術　河本法
(青島周明：形成眼科　内反症. あたらしい眼科 6：489-496, 1989 より引用)

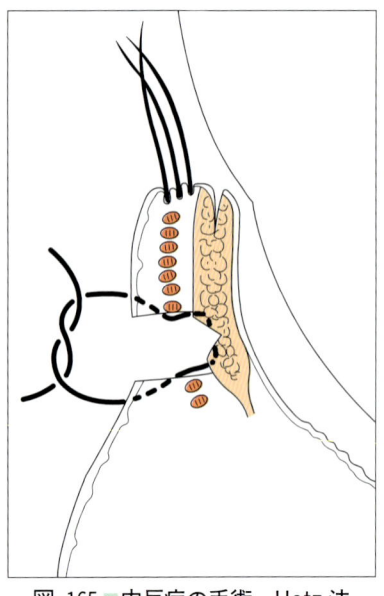

図 165 ■内反症の手術　Hotz 法
(青島周明：形成眼科　内反症. あたらしい眼科　6：489-496, 1989 より引用)

2．治療

　成長に伴う顔貌の変化により自然治癒する場合が大部分であるため、早期手術は行わない。2〜3歳頃までみて自然治癒が期待できないときに手術を検討する。この間は角膜保護剤の点眼で経過を観察し、症状の強いときに抗菌剤の点眼を行う。角膜混濁を生じる重症例や二次感染合併例では早期手術を行う。睫毛の抜去は一時的な症状の改善が得られても再生して根治性はなく、手術判断の妨げになる。また途中で切れた睫毛の断端が角膜を刺激し、症状を増悪させることもあるため行ってはならない。

3．手術

　眼瞼前葉と後葉の接着強化により内反を矯正する方法である。眼瞼に通糸した縫合糸に沿って形成される術後瘢痕を利用する河本法(図164)などの縫合法、眼瞼皮膚を切開あるいは皮膚のあまりを切除して前葉を瞼板に縫着する切開・切除法、またさらに瞼板の切除も行う Hotz 法(図165)など多くの方法があり、小児では全身麻酔下に行う。

3．瘢痕性内反症

　結膜、瞼板などの炎症、熱傷、薬傷などによる瘢痕から生じるものである。角膜症状が強く手術適応となる症例が多い。手術は、皮膚切開法に加えて、硬口蓋粘膜や鼻中隔軟骨・粘膜の移植による後葉の再建が必要になる。

2 眼瞼外反症

1. 眼瞼外反症とは

　眼瞼外反症とは、眼瞼縁、眼結膜が眼球から離れ、外方に反転し眼瞼結膜が露出している状態である。通常、上眼瞼よりも下眼瞼に多くみられる。外反症では閉瞼が困難となり、涙液の吸引不良のため流涙をきたし、外眼部の炎症に罹患しやすい。高度の外反症では閉瞼不全となって兎眼症となり、角膜障害のために視力障害をきたす。

　外反症の病態は内反症と逆で、眼瞼前葉が後葉よりも短くなると起こり、前葉が不足したものに、先天性外反症、瘢痕性外反症がある。一方、老人性外反症、麻痺性外反症では眼輪筋の緊張が失われ、眼瞼皮膚が弛緩して起こる。

2. 治療

　手術療法が主であるが、角膜障害の合併症に対しては、手術に先行して保存療法を行う。角膜保護剤の点眼、就眠時のアイパッチなどのテープによる閉瞼、重症例での一時的瞼縁縫合術などを行う。

3. 先天性外反症

　下眼瞼の発育障害によるcolobomaなどの皮膚の部分欠損に起因する。軽度のものは植皮術により、また顔面裂などの先天異常に合併する重度のものでは皮弁により、眼瞼を垂直方向へ延長する手術を行う。

4. 瘢痕性外反症

　外傷、熱傷などによる瘢痕拘縮のため眼瞼前葉が短縮して起こる。手術は瘢痕拘縮を解除した後、線状瘢痕ではZ形成などによる垂直方向への延長を行い、面状の組織欠損を生じるものでは植皮術や皮弁形成術を行う。

3 眼瞼腫瘍

1. 皮様囊腫(図166)

　乳幼児の眼瞼部に、弾性硬の球状の皮下腫瘍として比較的よくみられるもので、深部は眼窩周囲の骨縫合部に接している。治療は外科的摘出で、腫瘍に接する骨壁部分はドリルなどで表面を削り腫瘍の残存を避ける。

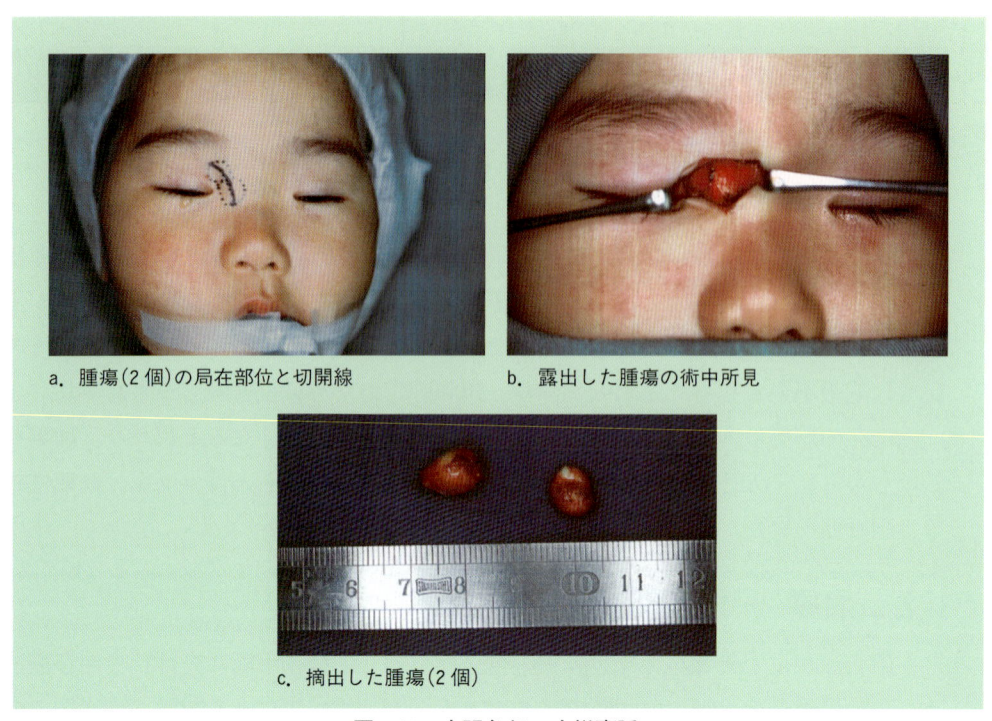

a. 腫瘍(2個)の局在部位と切開線　　b. 露出した腫瘍の術中所見

c. 摘出した腫瘍(2個)

図 166 ■ 内眼角部の皮様嚢腫

2. 血管腫(イチゴ状血管腫・海綿状血管腫)(図167)

　眼瞼を閉鎖するような大きなものは、弱視を起こす危険性があり、早期に手術を行う。イチゴ状血管腫に対しては、最近では早期よりレーザー治療を行う場合がある。

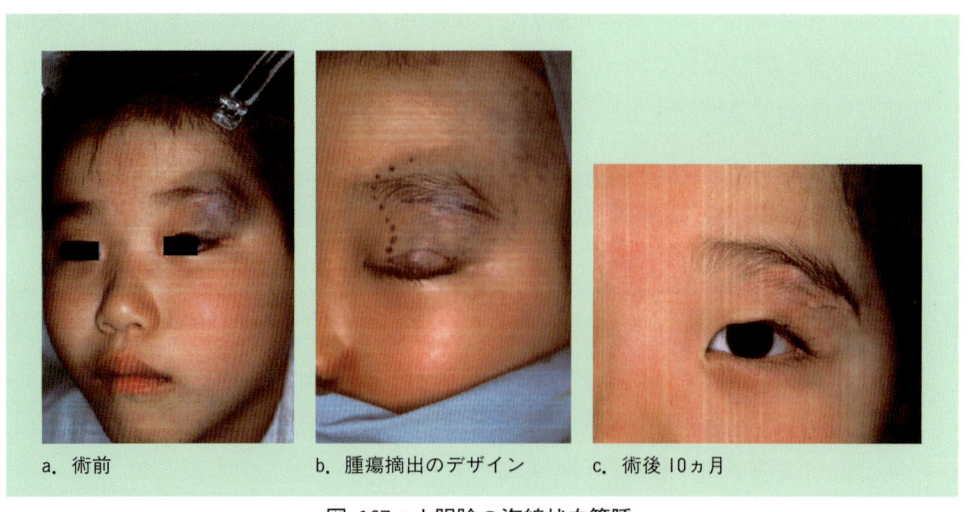

a. 術前　　b. 腫瘍摘出のデザイン　　c. 術後10ヵ月

図 167 ■ 上眼瞼の海綿状血管腫

3．霰粒腫

瞼板腺の閉塞によって起こる慢性肉芽腫で、皮下に弾性軟の球状の皮下腫瘤として触れる。治療は結膜側より切開して内容物を搔爬する。

4．分離母斑(divided nevus)(図168)

上下眼瞼にまたがる色素性母斑で、閉瞼すると1つの連続した形を呈し、眼裂の発生時期に母斑が上下に分離したものである。

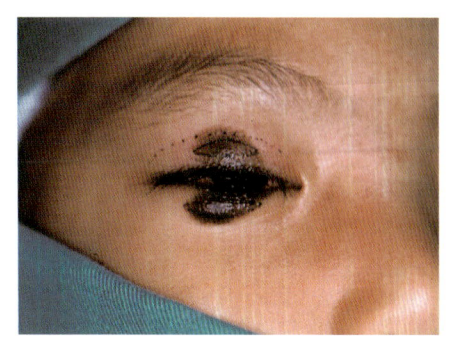

図 168 ■ 分離母斑

(田中一郎)

4．眼瞼の熱傷の治療(小児における眼球の熱傷)

① 発生原因

花火を覗き込んだり、打ち上げ花火を斜めに発射した結果受傷することが多い。

② その症状

眼球表面(角膜)および眼瞼粘膜の双方が熱傷により侵されている場合が多い。角膜表面は周辺より結膜細胞が迷入し、瘢痕組織が表面を覆うため角膜は混濁している。したがって視力は極めて低下しており、辛うじて明暗が判別できる程度である。眼瞼も瘢痕化している場合が多く、外反と拘縮が認められる。眼瞼が閉鎖不全となっているために眼球表面が保護されず、乾燥する結果さらに角膜の潰瘍化・瘢痕化が進行するという悪循環に陥っている。

③ 問題点

　混濁した角膜に対しては、整容的・機能的改善をはかるため組織移植を行うことが必要である。しかし角膜移植を行っても周辺の結膜および瘢痕組織から血管が入り込み、再混濁を生じる場合が多い。このため眼球熱傷の治療は従来、非常な困難を伴うものと考えられてきた。

④ 現在行っている治療とその成績

　しかし近年の再生医学の進歩により、この問題にも解決の可能性がみえてきた。角膜上皮幹細胞を含む輪部組織を移植することにより、結膜細胞の迷入を防ぐことが可能なことが証明されたのである。

　但しこの方法を用いてもなお、眼球熱傷に起因する角膜混濁の治療が容易になったわけではない。

　本法でもやはり角膜が安定化するまでに比較的長期を要するが、この間移植角膜がなんらかの原因により損傷されれば、移植片は穿孔・剝脱を起こし、移植は失敗に終わる。

　眼球熱傷においては多くの場合、眼瞼が熱傷により損傷された結果、拘縮・外反を起こし、眼球の表面に密着していない。その結果移植片が外界より刺激を受け、それが反復する結果穿孔を生じやすい。

　われわれはこの問題に対する工夫として、眼瞼の再建術を、角膜への移植治療と組み合わせて用いることにより、好成績を上げている（図169参照）。

1．われわれの行っている方法

1．眼瞼再建

　移植片の保護を目的として、まず眼瞼再建を行う。耳介より軟骨および皮膚よりなる移植片を採取し、これを下眼瞼に移植する。この移植を行うことにより、下眼瞼の長さおよび強度を得ることができる。眼瞼縁と眼球結膜が接触し、両者間での涙液の貯留が可能になるので、角膜が安全に保護され移植を確実に行うことができる。

2．角膜への移植治療

　輪部組織と羊膜を併用して治療を行う。角膜上皮細胞は、その幹細胞をもつ輪部組織の移植により供給され、羊膜はその足場として機能する（図170）。
　①まず混濁した角膜の瘢痕組織を除去する。
　②別に用意した組織および、輪部組織を角膜に移植する。

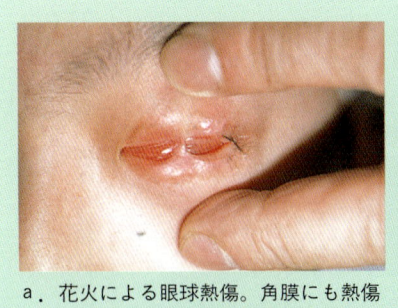

a．花火による眼球熱傷。角膜にも熱傷が及び、著明な混濁が認められた。視力改善のために角膜移植が行われたが、眼瞼の条件が不良なため成功しなかった。

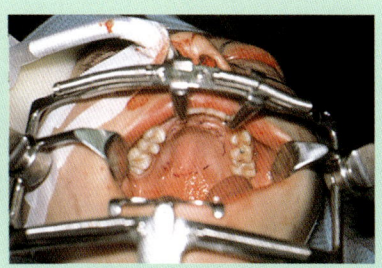

b．口腔内より口蓋粘膜および頬粘膜を採取。

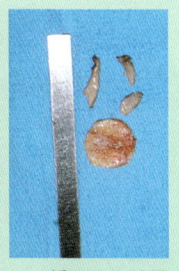

c．採取した粘膜が眼瞼結膜の形に合うように細工を行う。

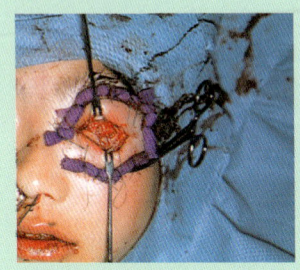

d．眼瞼結膜に粘膜を移植。

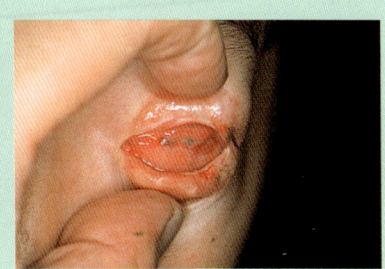

e．結膜の癒着が解除された。

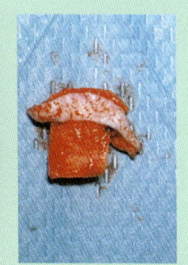

f．耳介より軟骨および皮膚を採取。

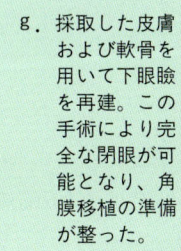

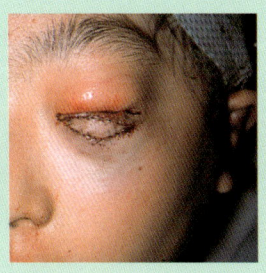

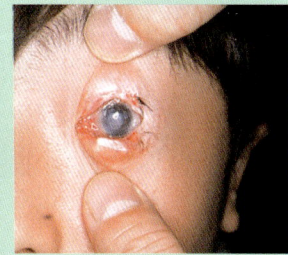

g．採取した皮膚および軟骨を用いて下眼瞼を再建。この手術により完全な閉眼が可能となり、角膜移植の準備が整った。

h．角膜移植後の所見。

図 169 ■ 眼球癒着症の手術

③輪部組織から供給された角膜上皮細胞は羊膜表面を被覆し、周辺から瘢痕組織が迷入するのを防止する。

5 今後の展望

上記のように従来ほとんど不可能と考えられていた角膜熱傷の治療は、近年の再生医学の発達により長足の進歩を遂げつつある。しかしいまだなお、十分患者にとり満足の

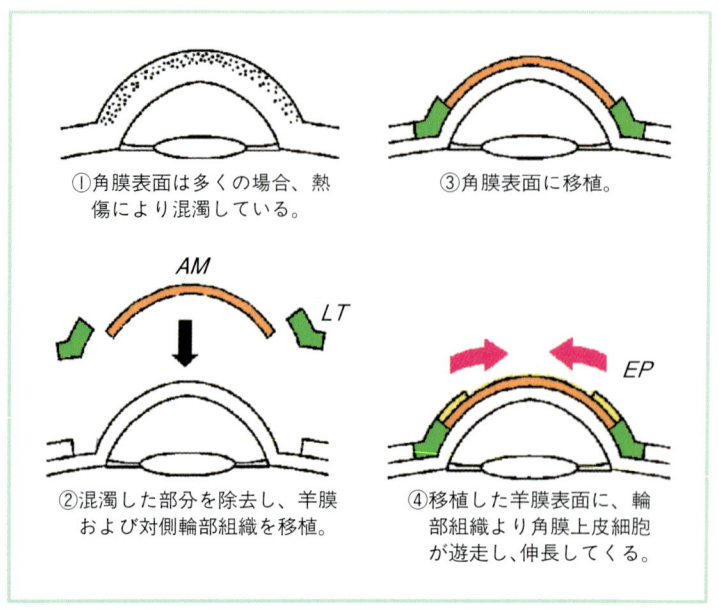

①角膜表面は多くの場合、熱傷により混濁している。

②混濁した部分を除去し、羊膜および対側輪部組織を移植。

③角膜表面に移植。

④移植した羊膜表面に、輪部組織より角膜上皮細胞が遊走し、伸長してくる。

図 170 ■ 眼球熱傷治療の模式図

ゆくべき水準に達しているとは言い難い。

　まず、移植の成績は改善したとはいえ確実な成功が約束されているわけではない。下眼瞼に対して十分な準備を行った後に輪部組織移植を行っても角膜が再白濁を起こす症例もやはり存在する。生着率をさらに上昇させる工夫が必要である。具体的には、患者自身の血清を点眼する方法などが試みられている。

　さらに、下眼瞼に移植した組織が目立たぬようにする工夫が必要である。島状の皮膚を移植するため、症例によってはこの部分が浮き上がってみえる場合がある。瘢痕を少しでも目立たぬようにする工夫が必要である。近年さまざまな成長因子の利用が注目されているが、われわれの施設では各種サイトカインが豊富に含まれている PRP (Platelet Rich Plasma：濃縮多血小板血漿) を患児の血液より作成し、これを創に塗布することによって、良好な創傷治癒を期待する工夫を行っている。

（永竿智久）

5．眼の周りの形成手術

1 社会的背景

　小児は屋外で遊ぶことが多く、車や自然物・犬などの動物などといった外傷因子にさ

らされやすい。かつ危険認識や反射神経が未熟であるため、成人においては軽微な外傷のみで回避される状況であっても、重篤な外傷を負う結果となりやすい。さらに母斑（あざ）などの先天性疾患は就学後の社会的背景を考慮して、幼児の時期に治療される場合が多い。

これらの理由により小児においては眼の周辺の手術を行わなくてはいけない場合が多く、治療における原則やその具体的手法に関して知ることは形成外科以外の臨床家にとっても有用であるといえよう。

2 眼瞼の解剖学的構造

上・下眼瞼ともに眼瞼の縁には軟骨が存在する。この軟骨は解剖学的に瞼板と呼ばれる。この瞼板と眼窩縁は眼窩隔膜により連結しているが、この隔膜を境として眼瞼は前葉と後葉に分けられる。瞼板は眼球表面のカーブに沿って彎曲し、眼球の表面形状と同一の輪郭を瞼縁に与えている。このため、眼球と眼瞼の間隙は極めて小さなものとなり、表面張力により涙液が保持されることを可能にしている（207頁、図157参照）。

3 治療における注意点

眼瞼は眼球に密着することによって涙液を眼球表面に保ち、角膜を乾燥から防いでいる。もしこの部位に創傷が生じたり、熱傷を受傷したりすると拘縮（ひきつれ）を起こし、もしその程度が著しい場合には眼瞼の外反が生じる。その結果涙液が角膜と眼瞼の間に保持されず、角膜の乾燥につながる。角膜は通常その表面が湿潤に保持されることにより保護されているので、乾燥にさらされると潰瘍形成を惹起する。このような場合、眼球表面を湿潤に保つため、外反を矯正する手術が必要となる。

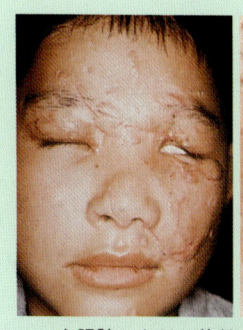

a．上眼瞼における拘縮が著しく、閉瞼が不可能な状態であった（左）。これに対して皮下茎皮弁の作成を行った（右）。

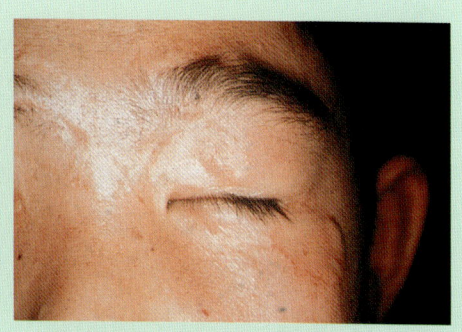

b．術後所見。上眼瞼内側が再建されたので閉瞼が可能になった。

図 171 ■ 眼球周辺の交通外傷

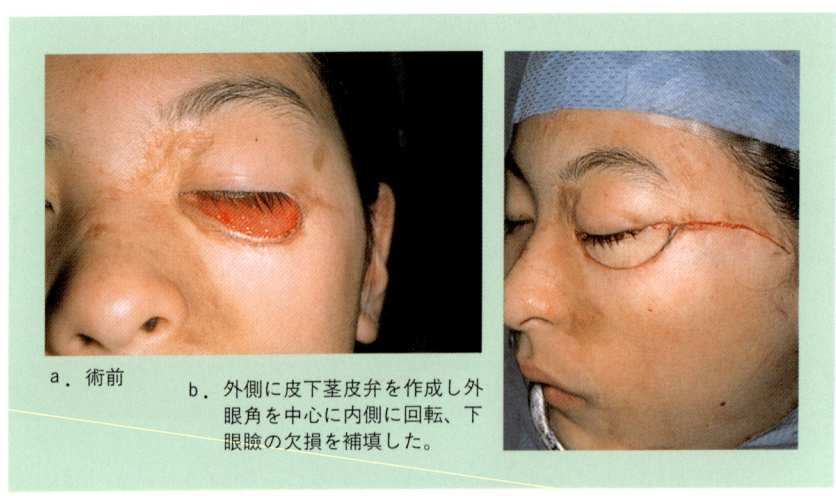

a．術前　　b．外側に皮下茎皮弁を作成し外眼角を中心に内側に回転、下眼瞼の欠損を補填した。

図 172 ■ 外傷性下眼瞼外反

④ 手術方法

■ 1．植皮

　色彩の類似した部位より皮膚を採取し、欠損部に縫着する。皮弁のみでは被覆できない欠損を覆ううえでは効果的であるが移植後拘縮を起こしやすく、眼瞼が外反する場合もある。

■ 2．硬口蓋粘膜・耳介軟骨移植

　硬口蓋粘膜・耳介軟骨は皮膚に比較して硬く、再拘縮が起こりにくい。このため眼瞼結膜再建にあたり、瞼板の代用としてよく用いられる。

■ 3．皮弁

　眼瞼に欠損が生じても、周辺部の組織に比較的余裕のある場合には皮弁により欠損部の再建を行うことが可能である。皮弁の手術を行うにあたってはどのような形態の皮弁を作成するか、皮弁採取部の犠牲をいかに少なくするかといった術前計画を綿密に行う必要がある。かつ、繊細な手術であるので操作には熟練が要求される。しかし、植皮を行う場合に比較して術後の拘縮や変色が少なく、機能的・整容的に良好な結果が期待できる。よって、皮弁が利用可能な場合には第一選択とするのが望ましい。

■ 4．症例

　図 171・172 参照。

（永竿智久）

6. 眉毛

　外傷、熱傷、母斑・血管腫などの切除による眉毛欠損や変形は、周囲の人々に奇異な印象を与え、患者のもつ精神的苦痛も多大なものがあり、眉毛再建を必要とする。

　眉毛の再建で重要なポイントは左右のバランスである。眉毛の毛の流れは内側1/4では内外上方へ、外側部では上1/3は外下方へ、下2/3は外上方へ向かっている。向き、濃さが、本来の眉毛に似ていて、残っている眉毛と自然な移行が得られるよう注意しなくてはならない。

　眉毛再建の手術方法としては、従来より、①単純縫縮術、②植毛術、③植皮術、④皮弁形成術、に大別される各種再建方法が報告されている。実際の治療においては、手術侵襲が少なく、手技が容易で、術後の瘢痕が眉毛の中のラインに一致し目立たないことなどが望まれる。これらの観点から眉毛再建の治療方法のポイントは図173の如くに留意しなくてはならない。

[眉毛再建のポイントと治療方法（図173）]
①ポイント
- バランス（対称性、つりあい）
- 眉毛本来の性状に近似する（大きさ、形、毛流、毛向、濃度など）
- 残存眉毛との自然な移行
- 手術侵襲が少なく、手技が容易
- 瘢痕が目立たない

②治療方法
- 部分欠損：縫合閉鎖、局所皮弁、皮下茎皮弁
- 完全欠損：頭皮分層植皮、耳後部中間毛移植、もみ上げ部移植

1　治療方針

1．部分欠損

　一般に眉毛の約1/3までは切除単純縫縮しても長さが短縮したという印象はほとんどない。また、それ以上の大きさの欠損においても各種有茎皮弁や皮下茎皮弁などの組み合わせで良好な治療結果が期待できる。反対側眉毛を含む皮弁は、毛流、毛向が変わり左右非対称となる、皮弁が細く壊死を起こしやすいなどの欠点が挙げられる。しかし眉毛の毛流は一定でなく、実際には皮弁採取部位、皮弁の形、方向など慎重に検討することで、反対側眉毛を含む皮弁でも良好な毛流をもった眉毛を再建することができる。壊死も、茎を太くする、一部に前頭筋を含めるなどの工夫により防ぐことができる。

2. 完全欠損

完全欠損には頭皮分層植皮、耳の後ろの中間毛や、もみ上げ部など生え際の頭毛を含む全層植皮(中間毛植皮)を行うが、縦幅が8 mm以上であると生着に問題を残すことがある。そのため皮膚表層をshaveした埋没分層植皮が行われる。頭皮植皮は、脂肪層を含めた全層植皮片として採取後、表皮層を浅くshaveし、脂肪組織を切除してから欠損部に埋め込む。こうすると移植組織全域への組織液の循環が確保されるため、安定した生着が得られる。軟らかい中間毛の毛根は真皮内から脂肪浅層に留まるため、植皮片の脂肪組織をすべて除去しても、眉毛再建に必要な休止期の毛根が温存できる。一方、脂肪深層に及んでいる硬い頭毛は脱落してしまうので、この術式で眉毛に近い性状の毛だけを残すことができる。さらに、埋没移植を行うことで植皮の生着率を高めることができる。埋没術後1週間から10日間で縫合部を切開し、移植皮膚を露出する。

② 症例

症例1　4歳、女児。左眉毛部色素性母斑

左眉毛中央部から外側約1/3、前額部にわたる色素性母斑(図173-a)。比較的外側上部の眉毛が残存していたので単純切除縫術を行った。図173-bは術後約1年の状態、縫縮した眉毛の長さは健側とつりあいが取れている。

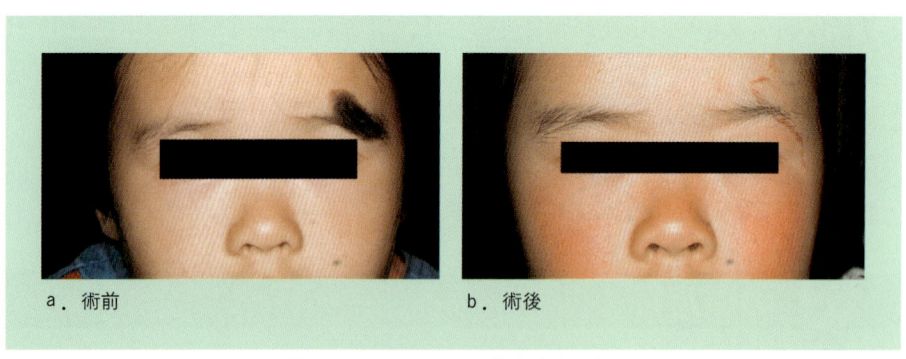

a．術前　　　　　　　　　　b．術後

図 173 ■ 眉毛部母斑単純縫縮術例

症例2　5歳、女児。右眉毛部血管腫

右眉毛中央部から内側約1/2、前額部にわたる消褪後の血管腫。眉毛欠損には患側の残存眉毛を皮下茎皮弁とし、前額部の皮膚欠損はZ形成術をデザインした(図174-a、b)。図174-cは術後約1ヵ月の状態、眉毛の長さは健側とつりあいが取れている。

a．デザイン　　　b．Z形成術　　　c．術後

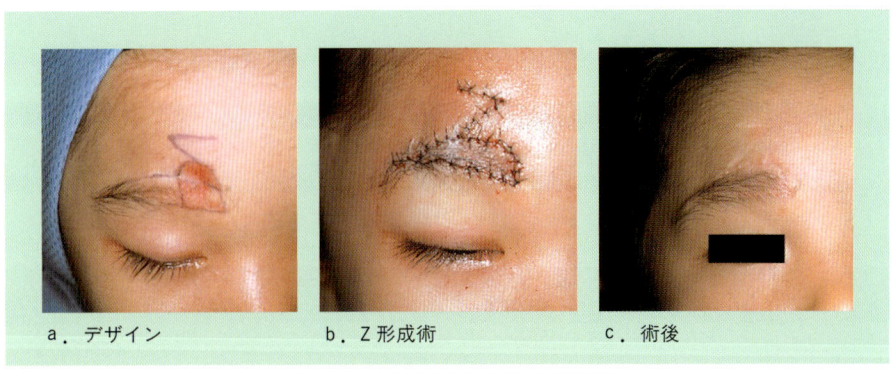

図 174 ■ 皮下茎皮弁による修復例

症例3 16歳、女児。左眉毛完全欠損

熱傷による左眉毛完全欠損(図175-a)。手術は頭皮側頭部より頭皮を採取し、生着を確実にするため上皮成分をshave後眉毛欠損部へ埋入した。術後10日目に埋没させた切開創を露出させたが植皮片の生着は良好であった(図175-b)。

図175-cは術後6ヵ月の状態、眉毛に近似した発毛を得られている。

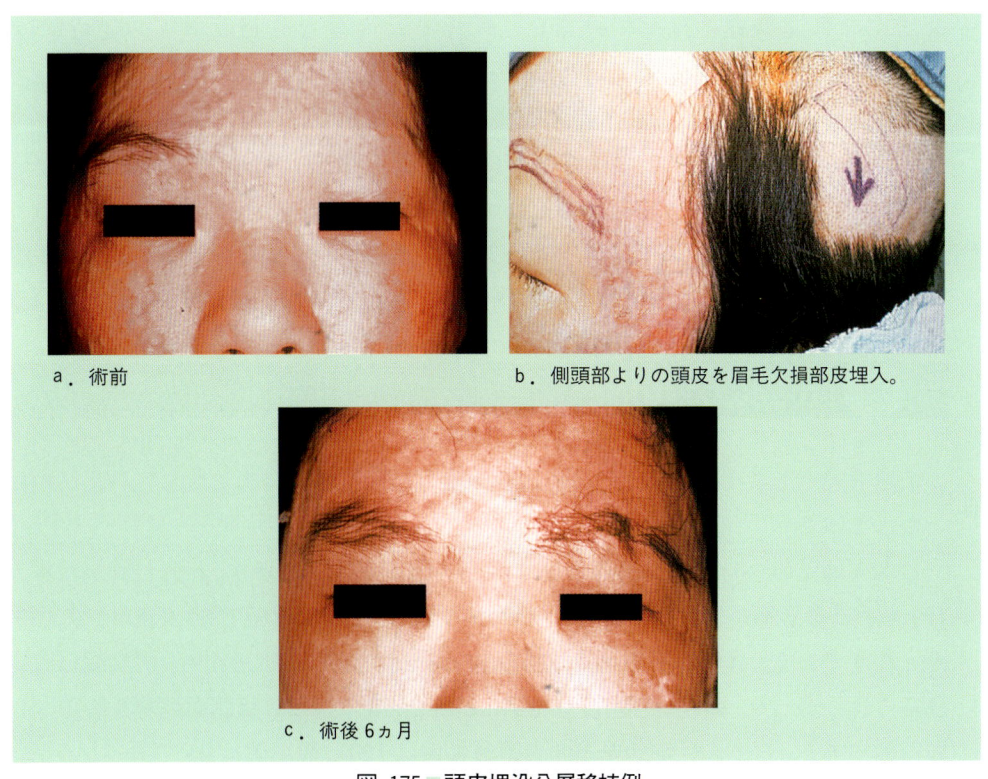

a．術前　　　　　　　　　　　b．側頭部よりの頭皮を眉毛欠損部皮埋入。

c．術後6ヵ月

図 175 ■ 頭皮埋没分層移植例

(小山太郎)

I 顔面　D. 鼻

1. 鼻の解剖

① 外鼻の成長

　小児から大人へと顔貌が変化するとき、外鼻を含めた中顔面の成長の占める役割は大きい。1958年増川によると、成人の外鼻の大きさを100としたとき、6歳児では男児で鼻長が71.3%、鼻幅が79.3%、女児で鼻長が76.7%、鼻幅が84.4%である。言い換えれば、外鼻では部位による成長速度が異なるため小児特有の外鼻形態が存在し、男女の性差も顕著である。すなわち、幼児の外鼻形態は成人の縮小形ではなく、鼻翼の発育に比べ鼻長が短い特有の外鼻形態であることがわかる。小児は成人に比して、外鼻の大きさの割には大きな鼻幅を有しており、発育が進むに従って鼻尖が下前方に向かう。これを幼児の耳介発育と比べてみると、耳介では性差なく男女とも7歳時で成人の84〜100%の発育を示している。

　鼻長は男子では6〜10歳に1つの成長のピークがあり、さらに12〜17歳にかけてもう1つのピークがある。17歳以後は徐々に発育して20歳代に達する。女子においても6〜10歳に発育のピークをみるが、それ以後は緩徐に発育を続け17歳においてほぼ成長が完了する。鼻幅については、男子では11〜14歳にかけて成長のピークがあり、17歳で成長をほぼ完了する。女子では6歳以降成長が進み、14歳でほぼ発育は完了する。

② 小児の外鼻形態

　前項で述べたように、小児の外鼻はその成長の特性から鼻幅に比して鼻長が短いものとなっている。

　日本人幼児(5〜6歳児)の外鼻形態標準例を**図176**、**177**に示す。われわれが日本人幼児109人の外鼻形態を分析した結果によれば、鼻幅の平均は男児で30.9 mm、女児で29.8 mm程度である。鼻深の平均は、男児で14.5 mm、女児で14.3 mm、男女間に有意差は認められなかった。鼻柱口唇角度(Nasolabial angle；NLA)は側面顔貌を印象づける重要な値である。日本人正常幼児109人の最大値は120°、最小値は65°であった。平均値は男児95.2°、女児96.8°で、男女間で有意差は認められなかった。一般的に正常値は90〜100°とされていたが、特に幼児顔貌の実際には個人差があった(**図178**)。

　また日本人幼児の鼻孔の形態は、**図179**の如く涙滴型、ハート型、丸型、三角型のほぼ4型に分類できる。そのうちわけを**表14**に示す。

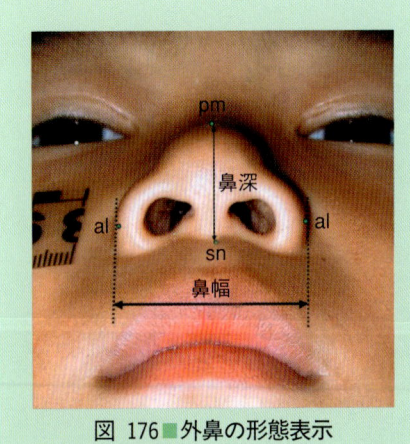

図 176 ■ 外鼻の形態表示
al-al：鼻幅　sn-prn：鼻深
al：アラーレ　sn：スブナザーレ
prn：プロナサーレ

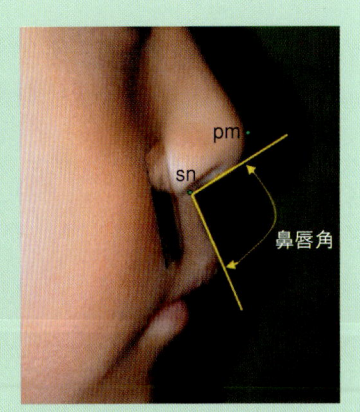

図 177 ■ NLA（鼻柱口唇角度：Nasolabial Angle）

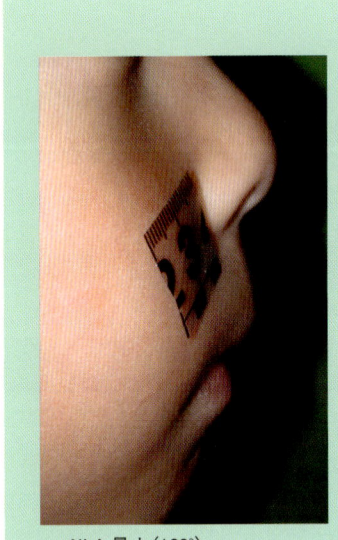

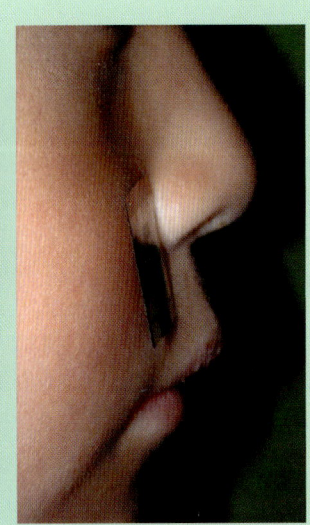

a. NLA 最大（120°）　b. NLA 平均値（95°）　c：NLA 最小（65°）

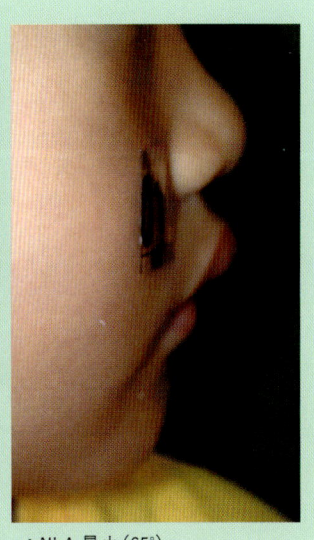

図 178 ■ NLA の大小による側面顔貌の違い

表 14 ■ 日本人幼児の鼻孔形態分類

鼻孔形態	男児（人）	女児（人）
①涙滴型	16	11
②ハート型	14	13
③丸型	16	26
④三角型	5	8

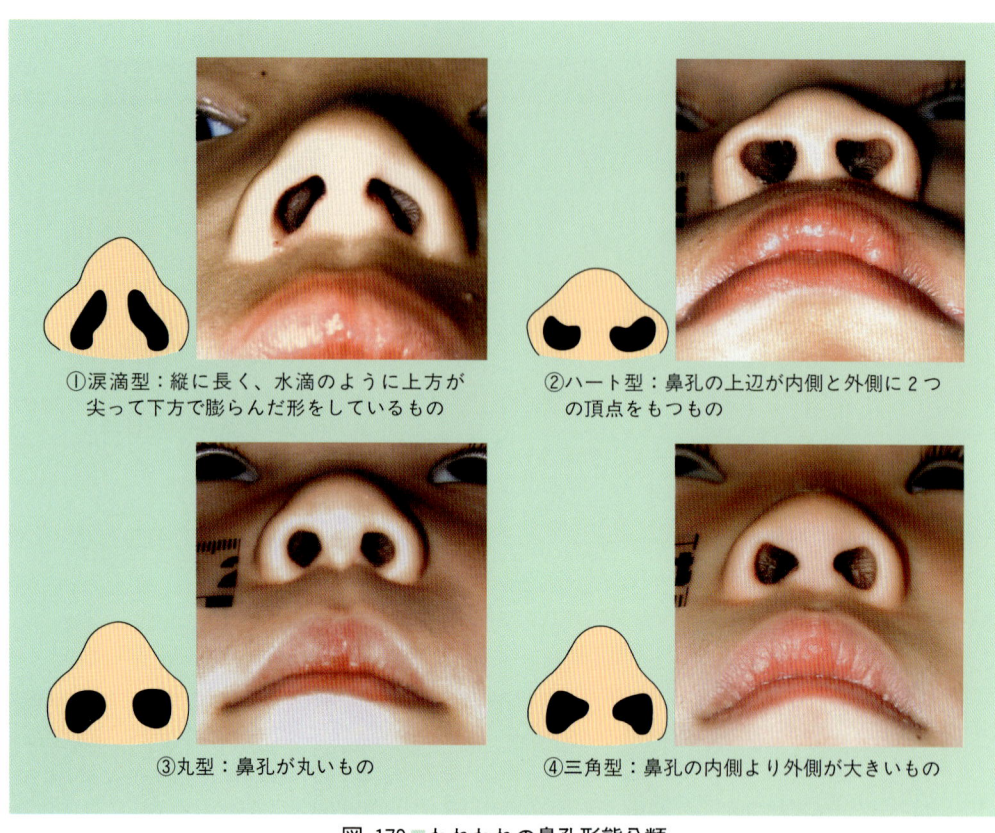

①涙滴型：縦に長く、水滴のように上方が尖って下方で膨らんだ形をしているもの

②ハート型：鼻孔の上辺が内側と外側に2つの頂点をもつもの

③丸型：鼻孔が丸いもの

④三角型：鼻孔の内側より外側が大きいもの

図 179 ■ われわれの鼻孔形態分類
左側がシェーマ、右側が代表的な実際像である。

③ 支持組織

　外鼻は、皮膚軟部組織とそれを支持する骨、軟骨組織によって構成されている。外鼻上半部分の骨からなる部分は非可動性外鼻、下半部分の軟骨および皮膚軟部組織で構成される部分は可動性外鼻ともいわれる。

1．外鼻を構成する骨(図180-a、b)

　外鼻を構成する骨には鼻骨、篩骨、上顎骨がある。鼻腔は梨状口として顔面前方に開く。左右の鼻骨は梨状口の上縁を成し、上顎骨はそれ以外の梨状口の大部分をつくる。梨状口下縁正中部の上顎骨部分は前鼻棘となる。前鼻棘の後方は上顎骨口蓋突起となって鼻中隔軟骨を支えており、さらに後方は鋤骨となる。

2．外鼻を構成する軟骨(図180-a、c)

　外鼻を構成する軟骨には、鼻中隔軟骨、外側鼻軟骨、大鼻翼軟骨、小鼻翼軟骨、副鼻

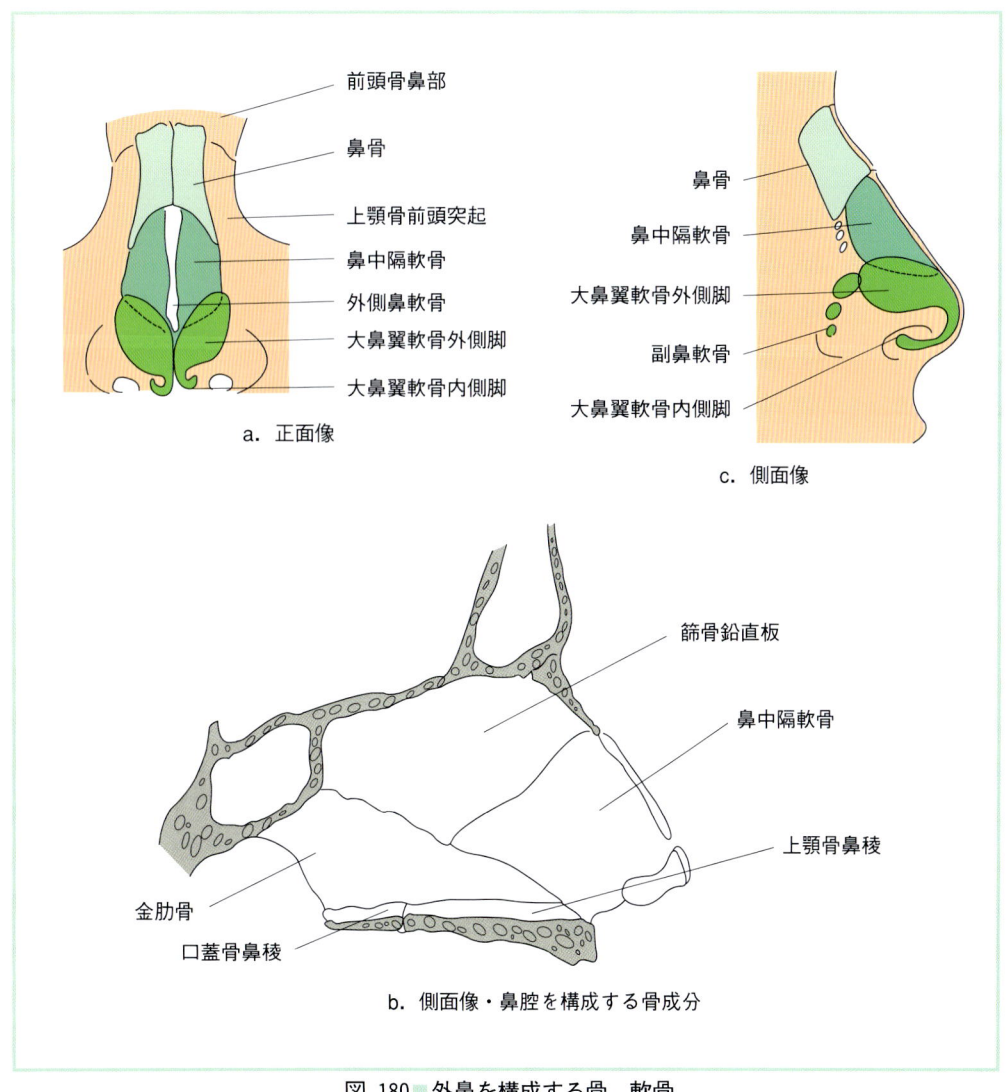

図 180　外鼻を構成する骨、軟骨
(Baker SR：Principles of NASAL Reconstruction. Mosby, pp 13～24, 2002 より改変して引用)

軟骨があり、いずれも硝子軟骨である。

（森　文子）

●参考文献

1) 増川允通：日本人外鼻形態の生体計測学的研究　特にその年齢的変化について　人類学，人類遺伝学，体質学論文集，第 27 冊，1958.

2. 鼻の先天異常

① 疾患の全体的な解説、疾患の概念・病因

　先天性の鼻変形に典型的なものはないが、顔面裂の1症状としての外鼻変形にはしばしば遭遇する。顔面裂にはTessier分類がよく利用され、そのうちNo.0～No.3が直接に外鼻に裂が入り変形をきたす(図181)。正中鼻裂、骨性広鼻、分裂鼻、二分鼻、重複外鼻、側鼻裂、鼻翼欠損などと表現される形態異常の報告があるが、いずれも先天性の鼻裂あるいは顔面裂(正中顔面裂、側顔面裂)の1症状と考えられる(図182)。

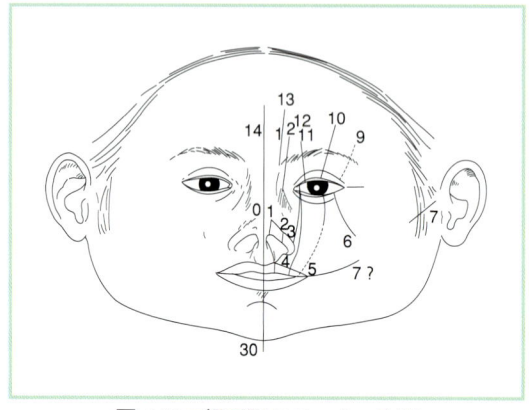

図 181 ■顔面裂のTessier分類
(Plastic Surgery of the Orbit and Eyelids Tessier. Mosby Year Book, 1981より引用)

　一方、先天性外鼻腫瘤、外鼻ポリープ状奇形、外鼻孔腫瘤、副鼻などと呼ばれる、外鼻孔周囲に認める副耳類似の腫瘤の報告が散見される。これらを正中顔面裂に伴うものと伴わないものに分類するものもあり、移行型を考慮するとこのような外鼻孔腫瘤も顔面裂(鼻裂)の1形態と考えられる。

　これらのうち、正中顔面裂疾患の表現型として正中鼻裂を示すものはMedian cleft face syndromeもしくはFrontonasal Dysplasia Sequenceと称される。また、頭蓋縫合早期癒合症を合併するものはCraniofrontonasal dysplasiaと呼ばれている。

　この鼻変形を伴う顔面正中裂は、De-Myer(1967)によってMedian cleft face syn-

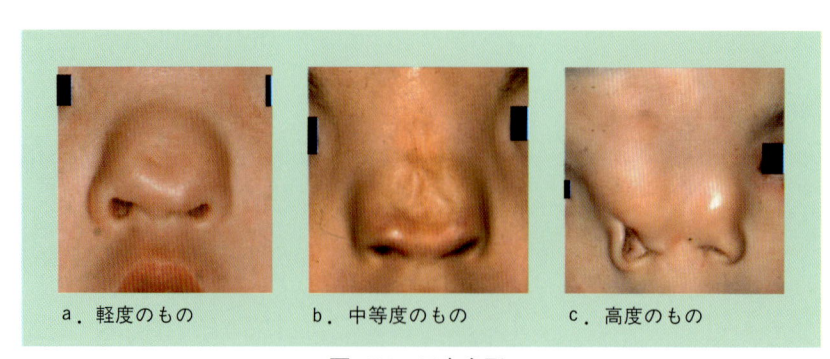

a．軽度のもの　　　　b．中等度のもの　　　　c．高度のもの

図 182 ■正中鼻裂

drome として、Sedano(1970)によって Frontonasal Dysplasia Sequence として報告され、Smith は後者を採用している。胎性初期の発生異常による顔面正中の変形を主とし、眼窩隔離と幅広い鼻根などを診断基準としており、その変形の程度はさまざまで、合併症状として、Widow's peak(前頭部の髪生え際がV字型)、潜在性二分頭蓋、内眼角開離、正中唇裂、鼻の正中裂、正中口蓋裂などが報告されている。

常染色体優性遺伝、常染色体劣性遺伝の症例報告はあるものの、発症は散発性であり、病因および責任遺伝子は明らかでない。

② 臨床症状

鼻：先端の平坦化程度のものから、正中唇の欠損も伴い完全に隔離分離した鼻孔鼻根となるものまでさまざまである。重度のものでは、正中唇裂、正中口蓋裂を示すものもある。

眼：裂の程度により、内眼角が外側にずれた内眼角開離や真性眼窩隔離などを示す。

前額：前頭部髪の生え際がV字型となるWidow's peak、前頭部の骨欠損(潜在性二分頭蓋、前頭洞の低形成)などが見られる。

その他の合併症状として、類皮腫、先天性白内障、虹彩欠損、脳梁欠損、髄膜腫右、耳介低位、伝音性難聴、多指症、合指症などの報告がある。

COLUMN ◆先天性外鼻孔腫瘤

外鼻孔周囲に認める副耳類似の先天性腫瘤であり、先天性外鼻腫瘤、外鼻ポリープ状奇形、副鼻などと称されている。軟骨を含むものと含まないものがあり、副耳、軟骨様母斑との類似性を指摘するものもある。外鼻は左右の内側鼻突起が癒合して形成されるものであることを考慮すると、この癒合線上に生じる皮膚隆起(外鼻孔腫瘤)にも副耳の発生機序と同様の機序を推察させる。また、正中裂に伴うものと伴わないものに分類する報告は、外鼻孔腫瘤の発生と顔面裂の発生の関連を示唆するものである。

●参考文献
1) 増田竜児, 瀬崎晃一郎, 石黒匡史, ほか：先天性外鼻孔腫瘤の3例. 日本形成外科学会会誌 24(5)：305-311, 2004.
2) 磯野伸雄, 佐々木健司, 野崎幹弘：異所性副耳と思われた先天性外鼻腔腫瘤の1例. 形成外科 43(1)：71-75, 2000.

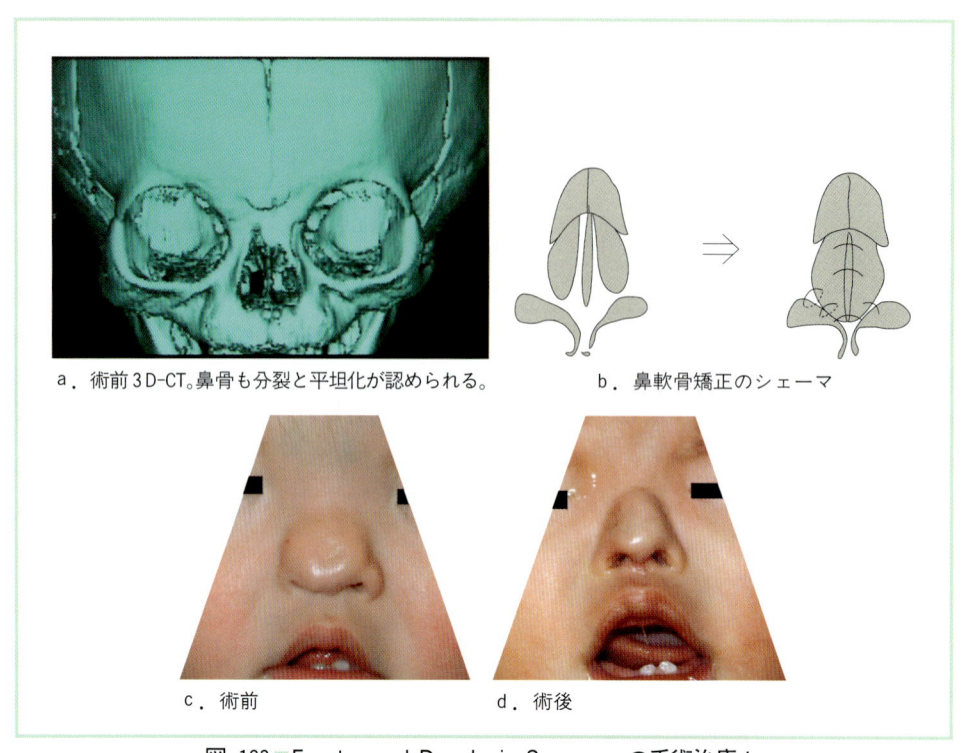

図 183 ■Frontonasal Dysplasia Sequence の手術治療 I
a．術前3D-CT。鼻骨も分裂と平坦化が認められる。　b．鼻軟骨矯正のシェーマ
c．術前　　d．術後
外鼻変形のみの症例で、open rhinoplasty により鼻軟骨の矯正を行った。

3 治療方針

　外鼻、眼窩領域の変形の程度に応じた形成外科的治療が行われる。
　軽度の鼻尖陥凹、鼻翼の外方偏位のみであれば、両側の鼻翼軟骨をよせて縫合することで修正できるものもある(図183)。一方、鼻背が扁平で幅広く、不規則な余剰組織がある場合には、鼻背の余剰皮膚の切除や内眼角贅皮の修正、鼻軟骨の修正のみならず、眼窩を含めた硬組織の移動や隆鼻術などが検討される(図184)。

4 予後

　中枢神経系異常のあるものでは生後間もなく死亡するものもあるが、軽度のものの生命予後は良好である。顔面変形に対する形成外科的治療および精神心理面での援助が必要とされる。

a．眼窩骨切りのシェーマ

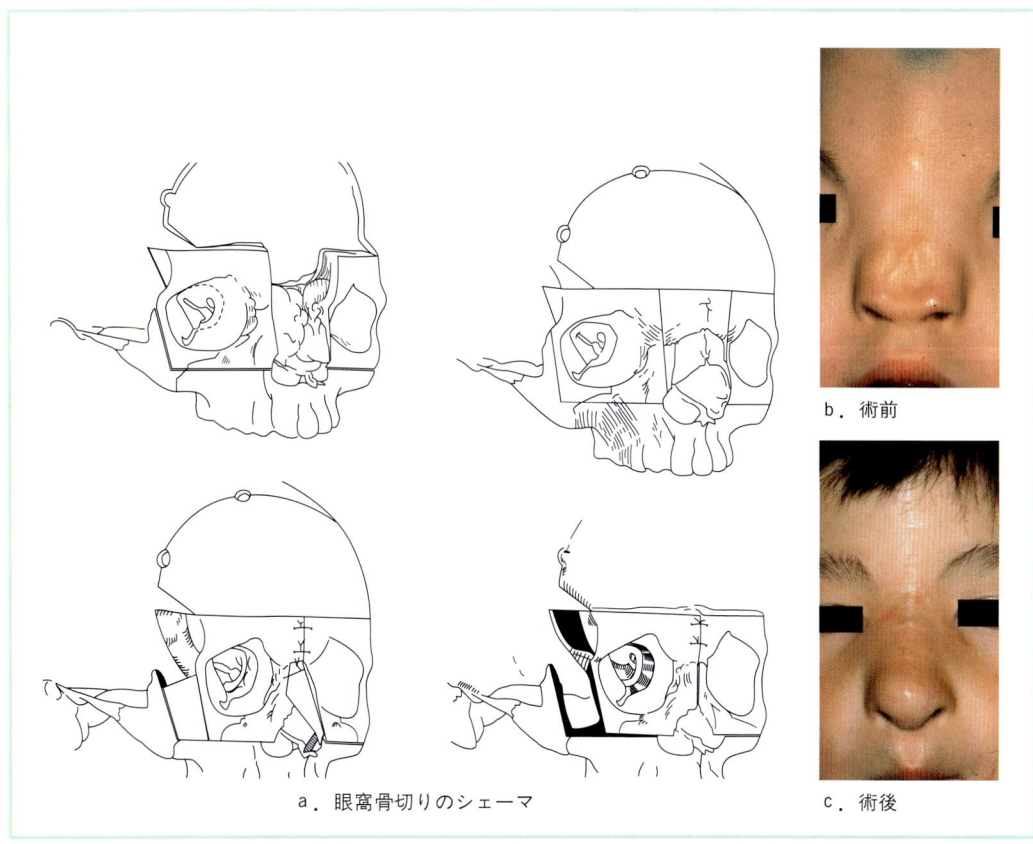

b．術前

c．術後

図184 ■ Frontonasal Dysplasia Sequence の手術治療 II
眼窩隔離を伴う症例で、眼窩骨切りを同時に行い修正した。

●ワンポイントアドバイス

軽度の正中鼻裂や痕跡唇裂に伴う鼻孔形変形はいずれも鼻翼軟骨の特徴的な形態異常を認める。先天性の外鼻変形を認めた際には早期のコンサルテーションが望ましい。

（緒方寿夫、中嶋英雄）

●参考文献

1) DeMyer W：The median cleft face syndrome；Differential diagnosis cranium bifidum occultum, hypertelorism, and median cleft nose, lip and plate. Neurology 17：961-971, 1967.
2) Sedano HO, Cohen MM, Jirasek J, et al：Frontonasal dysplasia. J Pediatr 76：906-913, 1970.
3) Smith's "Frontonasal Dysplasia Sequence" in Smith's Recognizable Patterns of Human Malformation. Kenneth Lyons Jones, MD, WB Sauders Company, 1996.

3．鼻の外傷性変形

① 疾患の全体的な解説、疾患の概念・病因

　外鼻の外傷性変形は、骨折に由来するものと軟部組織の瘢痕・欠損が原因となるものがある。
　鼻骨骨折による変形は受傷後早期の治療が重要で、小児新鮮例では非観血的に比較的容易に整復できるが、陳旧例の整復は困難で観血的手術が必要となる。鼻根部鞍鼻では、肋骨、肋軟骨、腸骨を用いて隆鼻術に準じた鼻稜再建を行う。一方、皮膚や鼻腔粘膜の欠損・拘縮を伴う場合には、局所皮弁などによる軟部組織再建も必要となる。

② 鼻骨骨折

　鼻骨の骨折は外力が外側から加わり鼻稜が彎曲する例が多い。受傷側が陥没し、反対側が外側に偏位隆起する。鼻骨片側のみの骨折は少ないが骨癒合の弱い小児にありうる。また、小児は骨が軟らかいため、顔面前方からの外力で鞍鼻型の骨折を生じることも少なくない。鼻骨が左右に広がり上顎骨前頭突起にかぶさる骨折形態は、open book type fracture と称される。子どもの鼻骨は軟らかく整復による修正が比較的容易であるが、整復は疼痛を伴うため全身麻酔下の処置が望ましい。Walsham 鉗子または Ash 鉗子などを用い整復する。鉗子にて左右の鼻骨をそれぞれ挟んで、軽く回転させながら整復するが、鼻内に挿入される鉗子先端の長さを予め鼻外で予測しておく必要がある(図 185)。陳旧例の鞍鼻変形には骨移植、軟骨移植などによる隆鼻術が行われる(図 186)。最近では培養軟骨などを用いた治療も臨床応用されつつある。

a．整復に用いる Walsham 鉗子

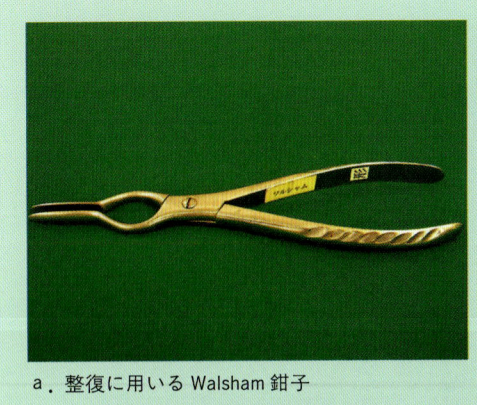

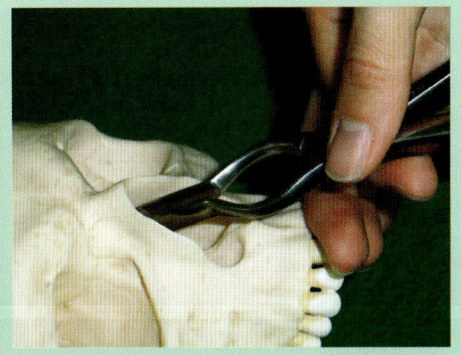

b．整復は鼻内に挿入される鉗子先端の長さを予め鼻外で予測しておく。

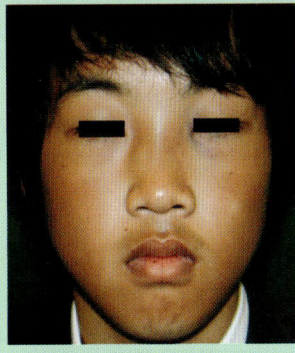

c．術前。鼻背左側が陥凹し、右側が外側に偏位したため、鼻稜が右側に彎曲し、くの字変形を示す。

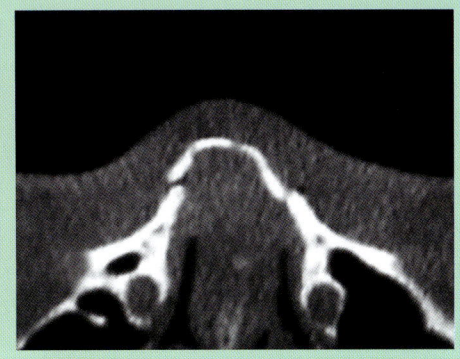

e．術前 CT

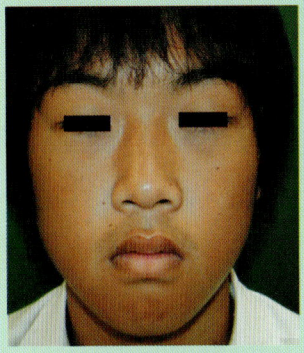

d．術後。Walsham 鉗子で整復し、1週間後の状態、鼻稜はほぼ正中に整復されている。

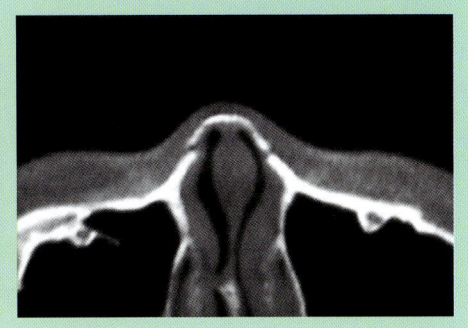

f．術後 CT

図 185 ■鼻骨骨折新鮮例（9歳、男児）

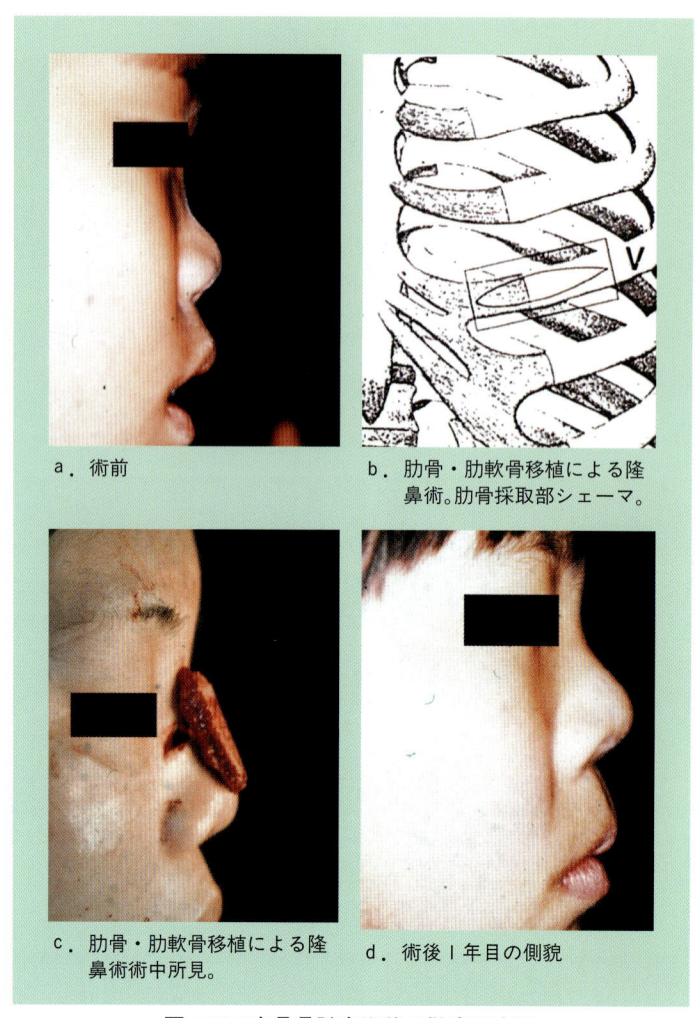

a．術前
b．肋骨・肋軟骨移植による隆鼻術。肋骨採取部シェーマ。
c．肋骨・肋軟骨移植による隆鼻術術中所見。
d．術後1年目の側貌

図 186 ■ 鼻骨・骨髄炎術後の鞍鼻型変形

③ 軟部組織の欠損・拘縮(図187〜189)

　鼻部の軟部組織欠損はその複雑な形態、軟骨を含む複合組織であるため再建は容易ではない。鼻翼の部分欠損などは、局所皮弁、耳介の皮膚軟骨複合移植(composite graft)が行われる。広範囲の組織欠損では前額皮弁・耳後側頭皮弁なども用いられる。

〈緒方寿夫〉

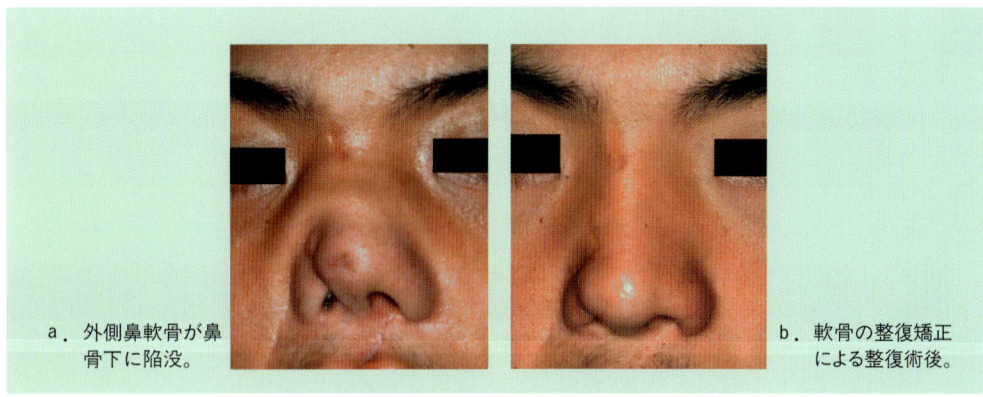

a．外側鼻軟骨が鼻骨下に陥没。　　b．軟骨の整復矯正による整復術後。

図 187 ■ 外傷による鼻軟骨陥没

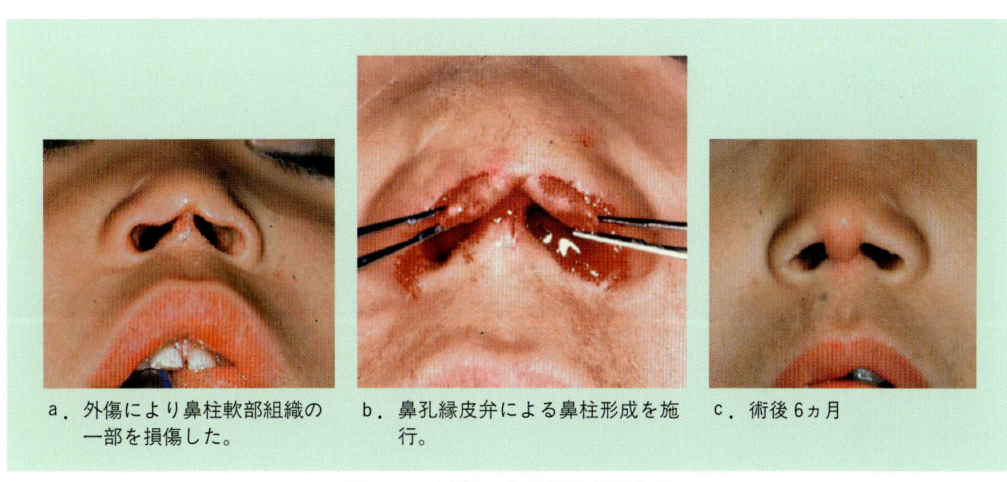

a．外傷により鼻柱軟部組織の一部を損傷した。　b．鼻孔縁皮弁による鼻柱形成を施行。　c．術後6ヵ月

図 188 ■ 外傷による鼻柱部分欠損

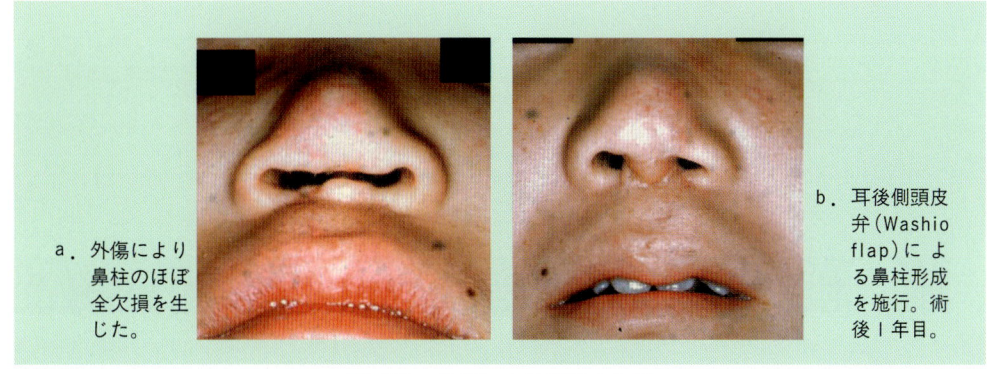

a．外傷により鼻柱のほぼ全欠損を生じた。　b．耳後側頭皮弁（Washio flap）による鼻柱形成を施行。術後1年目。

図 189 ■ 外傷による鼻柱全欠損

●参考文献

1) Mc Carthy JG：Plastic Surgery. W.B. Saunders, Philadelphia, 1990.

I 顔面　E. 耳

1. 耳介の解剖

① 耳介の発生

　耳介は、胎生4週頃より20週にかけて形成される。
　胎生4週頃、第一鰓溝を囲んで、第一鰓弓と第二鰓弓が発生する。胎生6〜7週までに第一鰓弓と第二鰓弓の溝縁にそれぞれ3個ずつ計6個の小結節（耳介小丘）ができ、これらが胎生12週までに癒合を重ねて、胎生20週までに耳介が完成する（図190）。
　このように、耳介は癒合過程が複雑であるため、各種の耳介変形が生じうる。

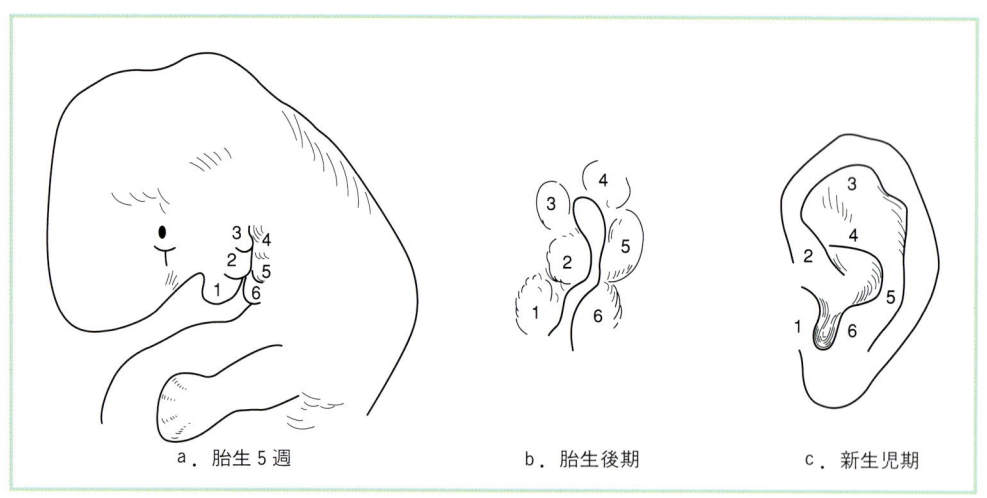

　　　　　a．胎生5週　　　　　　　b．胎生後期　　　　　　c．新生児期

図 190 ■ 耳介の発生
耳介は胎生の4週頃から20週にかけて形成される。

② 耳介の形状と各部の名称

　耳介の耳介各部の名称を示す（図191）。

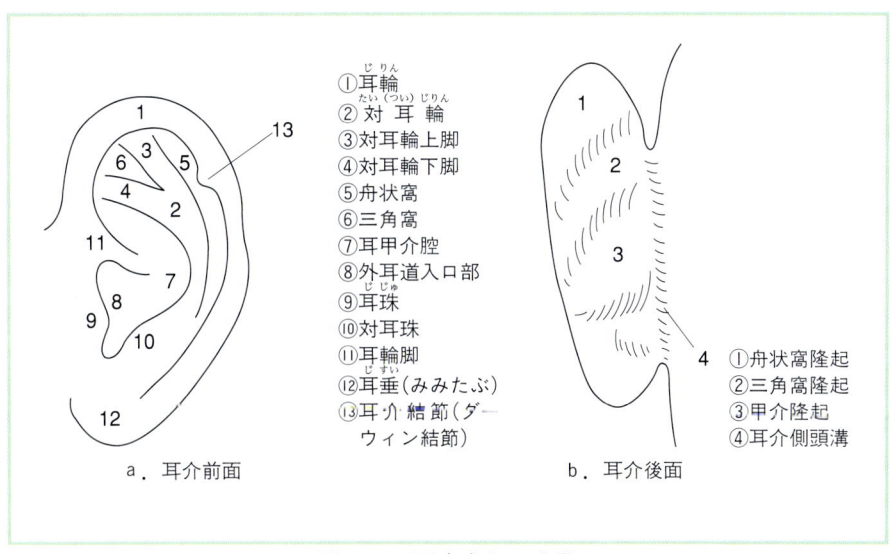

図 191 ■耳介各部の名称

a．耳介前面
① 耳輪(じりん)
② 対耳輪(たい(つい)じりん)
③ 対耳輪上脚
④ 対耳輪下脚
⑤ 舟状窩
⑥ 三角窩
⑦ 耳甲介腔
⑧ 外耳道入口部
⑨ 耳珠(じじゅ)
⑩ 対耳珠
⑪ 耳輪脚
⑫ 耳垂(みみたぶ)(じすい)
⑬ 耳介結節（ダーウィン結節）

b．耳介後面
① 舟状窩隆起
② 三角窩隆起
③ 甲介隆起
④ 耳介側頭溝

3 耳介の構成要素（図192）

　耳介の大部分は耳介軟骨と皮膚からなる。耳介軟骨は弾性軟骨で薄く弾力性に富んでいる。その形状はほぼ耳介の外形に一致するが、耳垂の部分を欠いている。内側では外耳道軟骨と連続している。

　耳介は、耳介靭帯により、側頭骨頬骨突起基部、側頭筋膜、乳様突起に固定されている。

　耳介筋には、頭蓋から出て耳介に着く外来筋（extrinsic muscle）として上耳介筋、前耳

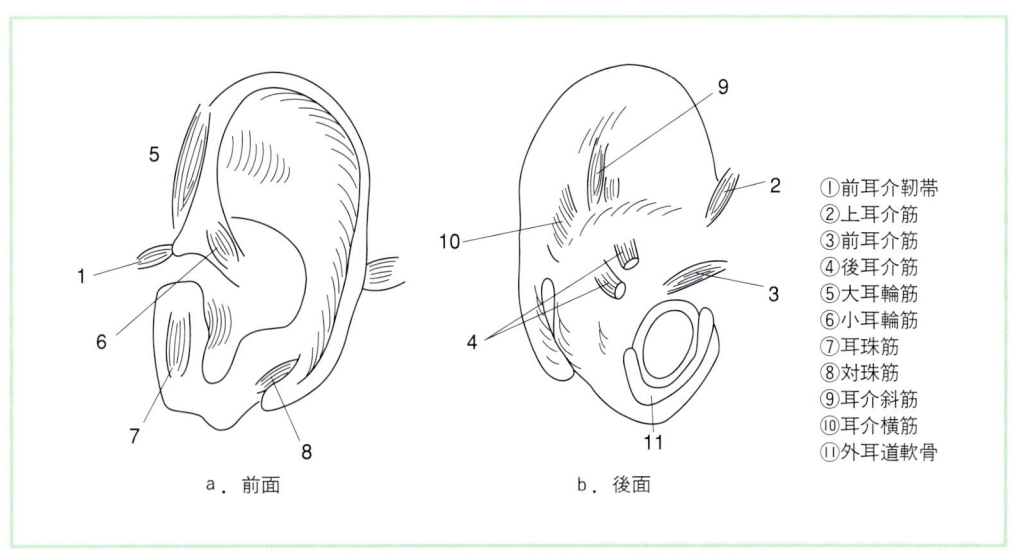

① 前耳介靭帯
② 上耳介筋
③ 前耳介筋
④ 後耳介筋
⑤ 大耳輪筋
⑥ 小耳輪筋
⑦ 耳珠筋
⑧ 対珠筋
⑨ 耳介斜筋
⑩ 耳介横筋
⑪ 外耳道軟骨

a．前面　　b．後面

図 192 ■耳介軟骨、耳介筋および耳介靭帯
耳介軟骨は耳垂部分が欠損する以外は耳介の外形とほぼ同じである。耳介筋の機能はほとんど退化している。

介筋、後耳介筋があり、耳介の一部から出て耳介に停止する6本の内在筋(intrinsic muscle)がある。いずれも後耳介神経支配(顔面神経由来)を受けるが、機能はほとんど退化している。

4 耳介の血行(図193)

耳介は血行が豊富な部位である。
動脈系：耳介両面の動脈は、互いに吻合し豊富な血管網を形成する。
　前面：浅側頭動脈の前耳介枝、後耳介動脈の枝、深耳介動脈の枝(顎動脈)。
　後面：後耳介動脈の後耳介枝、後頭動脈の耳介枝。
静脈系：前面は、浅側頭動静脈へ、後面は、外頸静脈へ流入する。

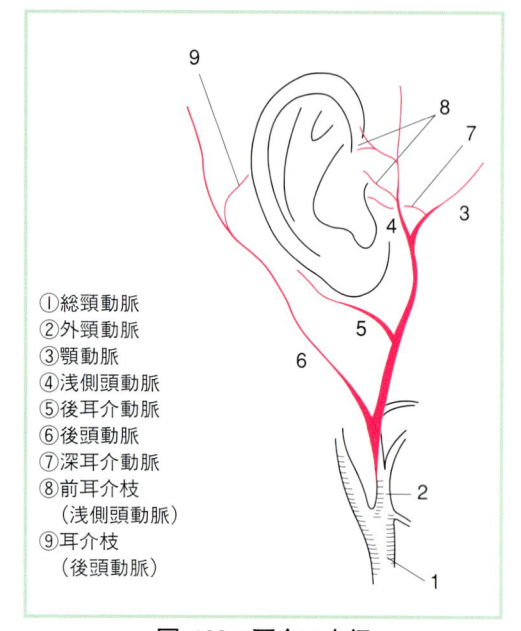

①総頸動脈
②外頸動脈
③顎動脈
④浅側頭動脈
⑤後耳介動脈
⑥後頭動脈
⑦深耳介動脈
⑧前耳介枝
　(浅側頭動脈)
⑨耳介枝
　(後頭動脈)

図 193 ■ 耳介の血行
耳介の動静脈はそれぞれ前後面で互いに吻合し豊富な血管網を形成している。

5 耳介のリンパ流(図194)

リンパ系：前耳介リンパ節、耳介後リンパ節、浅耳下腺リンパ節、耳下リンパ節に流入する。

6 耳介の知覚神経(図195)

耳介の前面、後面では神経支配が異なるので、局所麻酔を行う際には注意を要する。
前面：大耳介神経前枝(C3)、耳介側頭神経(下顎神経の枝)
後面：大耳介神経後枝、後耳介神経(顔面神経の枝)、小後頭神経(C2の枝)。

(金子　剛、木村章子)

図 194 ■耳介のリンパ流
①前耳介リンパ節
②耳介後リンパ節
③浅耳下腺リンパ節
④耳下リンパ節
⑤浅頸リンパ節

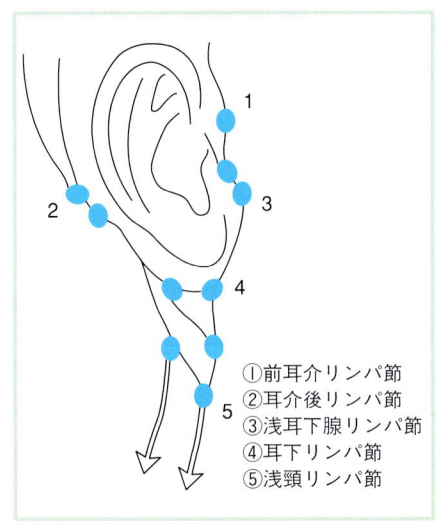

前耳介リンパ節、耳介後リンパ節、浅耳下腺リンパ節、耳下リンパ節に流入する。

図 195 ■耳介の知覚神経
①耳介側頭神経
②後耳介神経（顔面神経）
③大耳介神経前枝（C3）
④大耳介神経後枝（C3）
⑤小後頭神経（C2）

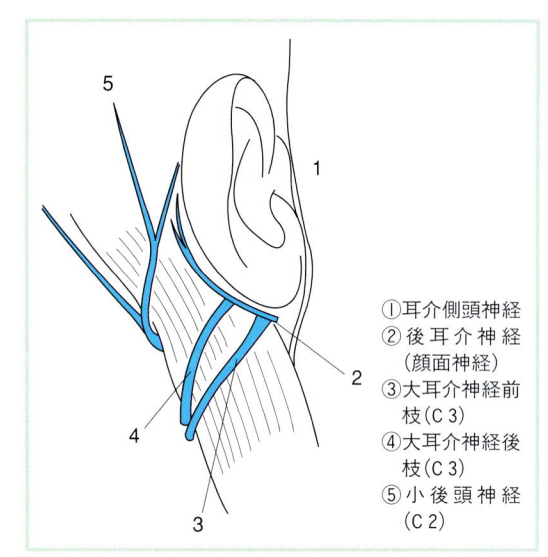

耳介の前後面では神経支配を異にする。

● 参考文献

1) Editited by Welner Platzer, Translated by Harry Monsen：Pernkopf Anatomy, Atlas of Topographic and applied human anatomy, Third Edition Volume I Head and Neck. Urban and Schwarzenberg Baltimore-Munich, 1989.
2) William J. Larsen WJ：ラーセン最新人体発生学．第2版，相川英三，山下和雄，三木明徳，大谷　浩（監訳），西村書店，新潟，1999.
3) 森　於菟，平沢　興，小川鼎三，ほか：解剖学 3 感覚器学・内臓学．金原出版，東京，1982.
4) 三井但夫，嶋井和世，安田健次郎，ほか：新版岡島解剖学．杏林書院，東京，1986.

2．耳介の形態異常の診断・耳介小変形の治療

1 耳介の診察項目

　耳介の形状には個人差があり、しかも正常とそうでないものの境界は必ずしも明確ではないが、形態異常の診断は耳介の形状を正確に把握して初めて可能となる。また耳介変形に対する治療は、整容面での改善を目的とするため、明確な基準に基づいて記載し判断することが重要である。

1．耳長、耳幅の計測

耳介の計測点を示す（図196）。日常臨床では耳長と耳軸の計測を行う。

- 耳長：耳上点（耳介最上点）−耳下点（耳介最下点）間距離
- 耳幅：耳前点（耳介基部を結ぶ線上で、耳後点と同じ高さの点）−耳後点（耳介最外側点）
  - ＊耳長の左右差が10％以内の場合、日常生活において認識されにくい。

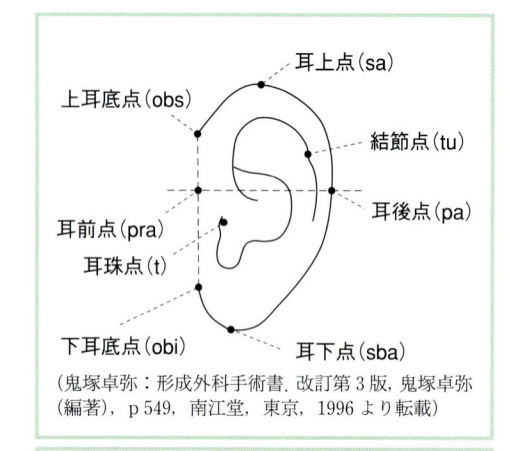

面相的耳長：耳上点−耳下点間距離（65.53mm）
面相的耳幅：耳前点−耳後点間距離（32.42mm）
形態的耳長：耳珠点−結節点間距離（31.02mm）
形態的耳幅：上耳底点−下耳底点（51.39mm）
（括弧内数字は芝本英博，ほか：日形会誌 11：775-788，1991 より引用）

図 196 ■ 耳介の大きさ
一般には面相的耳長と耳幅を用いる。

2．耳介形態

正常耳介もしくは耳介変形と診断するうえで欠かせない項目は、以下のとおりである。

1．耳輪

- 耳輪縁の短縮（耳輪上部の垂れ下がり）→カップ耳、constricted ear
- 耳輪が側頭部皮下に潜り込み、引き出すことができるが放すともとに戻る→埋没耳（袋耳）
- 耳輪が折れており、矯正すると正常になる→折れ耳（図197、198）
- 耳輪が欠損している→小耳症

2．対耳輪

- 対耳輪の欠損→小耳症、立ち耳（図199）
- 対耳輪が舟状窩を横切る→スタール耳（図200）、貝殻耳（図201）。

a．術前　　　　　b．術後

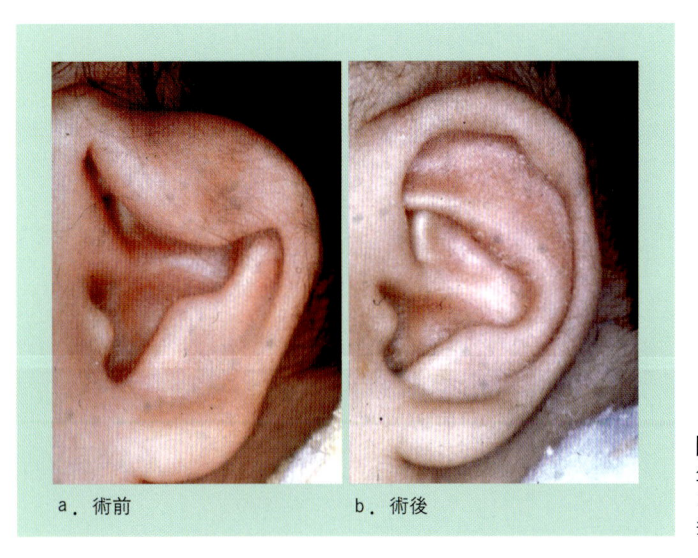

図 197 ■ 折れ耳、非観血的療法
生後 6 ヵ月以内であればテープとスポンジにより、手術をせずに耳弁変形は矯正できる場合が多い。

a．術前　　　　　b．対耳輪形成術施行後 1.5 年

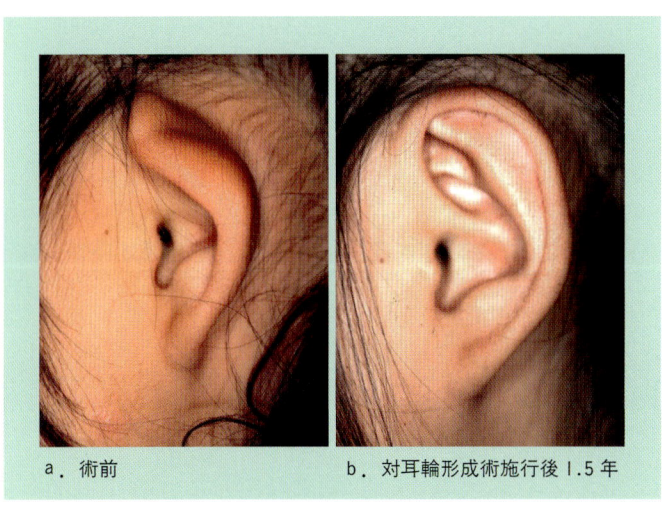

図 198 ■ 折れ耳

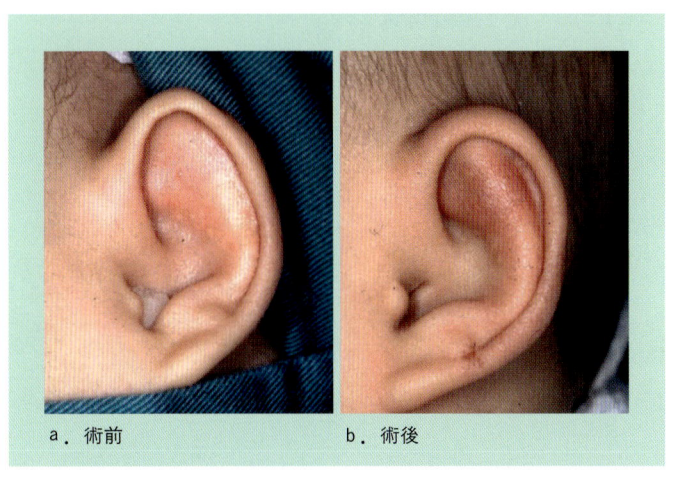

a．術前　　　　　b．術後

図 199 ■ 立ち耳
対耳輪形成術を施行。

各論 2

I．顔面／E．耳

243

a．術前　　　b．術後

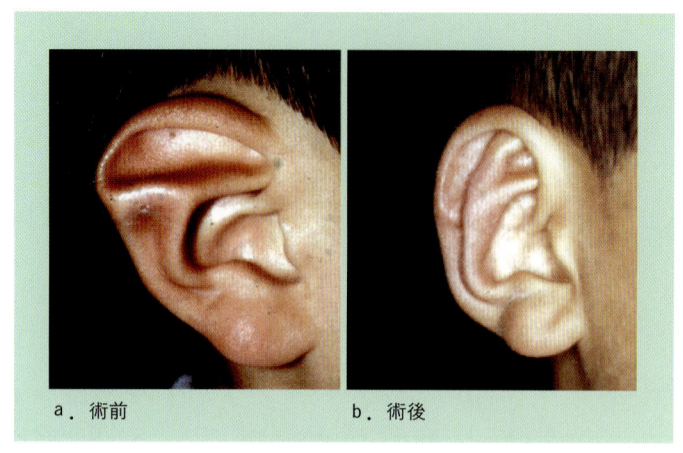

図 200 ■スタール耳

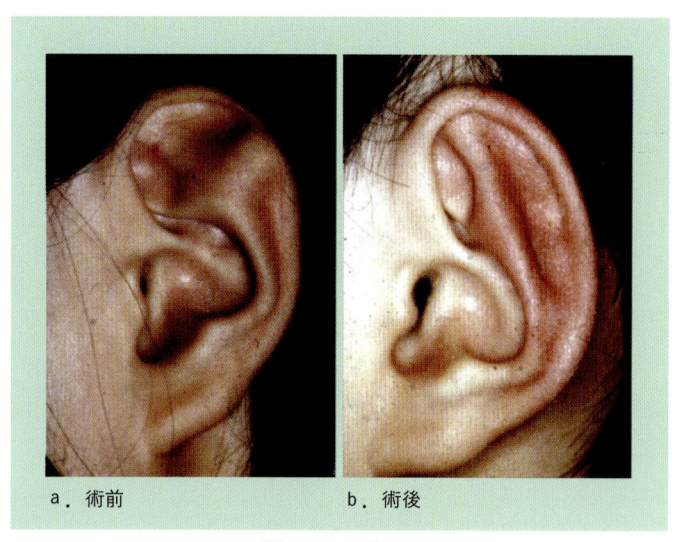

a．術前　　　b．術後

図 201 ■貝殻耳

3．耳珠・対耳珠

・変形・耳珠が欠損している→小耳症

4．耳垂

・耳垂が分かれている→耳垂裂
・耳垂が欠損している→耳垂欠損

3. 耳介聳立度(図202)

耳介聳立の程度は、主に耳介と側頭面のなす角度で判定され、それに側頭面と耳輪との距離が加味され、立ち耳の診断に用いられる。人種差があり、白人の耳介聳立は、平均30°程度だが、日本人ではそれやや聳立しており、83°とされている。

- 耳介と側頭面のなす角度が30°以上、耳輪 – 側頭面の距離が2.5 cm以上でかつ耳長は正常→立ち耳
- 耳介と側頭面のなす角度が30°以上で、かつ耳長が短い→カップ耳

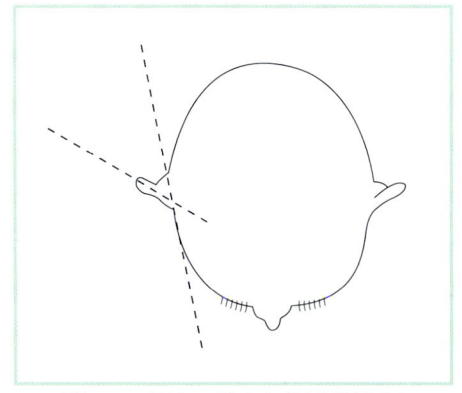

図 202 ■ 耳介の聳立度(耳介頭蓋角)
日本人では平均83°、白人では30°とされる。

4. 耳介の傾き(傾斜角)

いくつかのデータが知られているが(図203)、診断的な意義は少ない。耳介再建時の指標としては重要である。

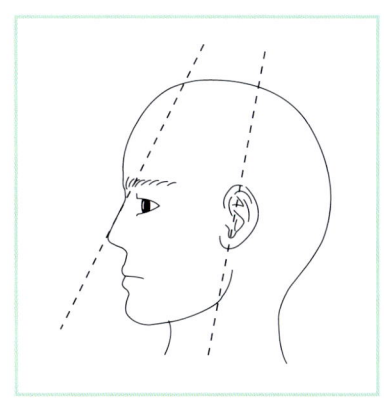

図 203 ■ 耳介の傾き(傾斜角)
耳軸と鼻稜線は白人では平行、日本人では15°前後前傾するとされている。

5. 耳介付着部の高さ

正常では眼窩外側縁より耳介の長さだけ後方で眉毛と鼻柱の基部との間に位置する(図204)。

- 耳介付着部上端が、外眼角(内眼角とする定義もある)と外後頭隆起(最突出部位)を結ぶ線より下にある→耳介低位(図205)。しばしば回転を伴う。

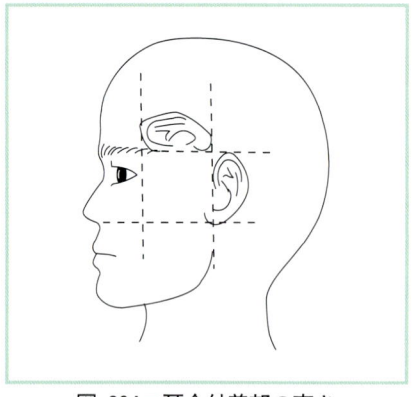

図 204 ■耳介付着部の高さ
正常では眼窩外側縁より耳介の長さだけ後方で、眉毛と鼻柱の基部との間に位置する。

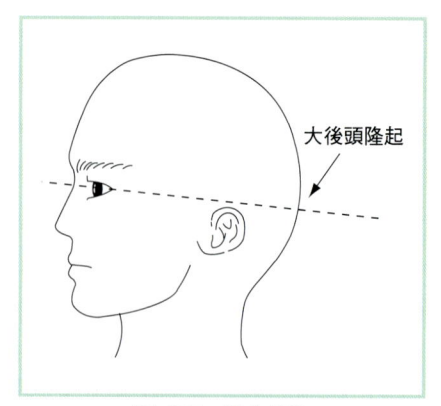

図 205 ■耳介低位
耳介付着部上端が外眼角（内眼角とする定義もある）と大後頭隆起を結ぶ線より下にあるもの。

6．組織量の過不足とその部位

組織量の不足は、矯正だけで変形が解消されるかどうかで判断する。組織量は、治療方針を見極めるために重要である。具体的には、組織量不足のない折れ耳、スタール耳、立ち耳などでは、乳幼児期であれば非観血的矯正を試みる価値はあるが、カップ耳のように組織量不足を認める耳介変形では、矯正での効果は見込めない。

② 耳介の成長（図206）

一般的に生下時では男女とも同じ大きさだが、生後4歳まで急速に大きくなり、それ

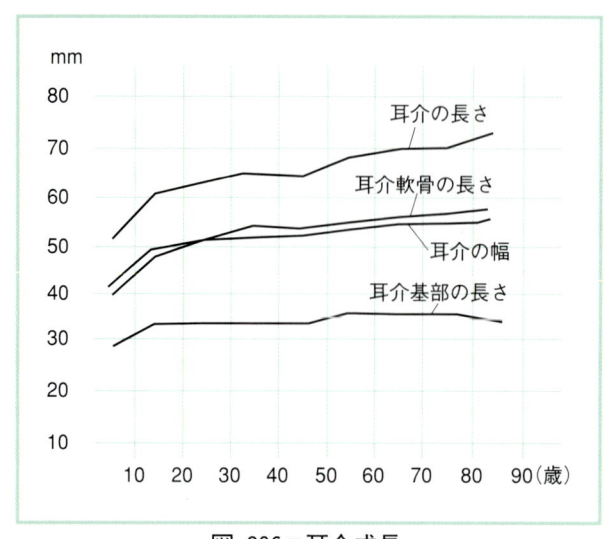

図 206 ■耳介成長
（朴沢孝治：耳介の解剖．JOHNS 17(2)：145-148, 2001 より引用）

以降は10歳頃まで僅かずつ成長していくといわれている(図206)。耳長に関しては、女性は10歳、男性は12歳で、19歳時の耳長の95%以上に達し、男性では最終的に長さ60〜64.9mmとなる。女性の耳介は男性の耳介よりやや小さい。

耳幅は、男女とも8歳で19歳時の95%以上に達し、平均33mm程度である。

③ 耳介の機能

耳介の機能として、以下の4つが挙げられる。
①耳甲介部での集音機能[実際には聴力への影響は小さいとされている。小耳症、埋没耳(袋耳)で問題となる]。
②立体聴(音の方向がわかる)
③外耳道への雨水、異物の進入を防ぐ防御機能。
④眼鏡、マスク、補聴器などの支持体としての機能。

(金子　剛、木村章子)

●参考文献
1) 鬼塚卓弥(著編)：形成外科手術書．改訂3版，南江堂，東京，1999．
2) 朴沢孝治：耳介の解剖．JOHNS 17(2)：145-148，2001．
3) 吉村陽子，中島龍夫，ほか：スタール耳の治療．形成外科 35(5)：501-509，1992．

COLUMN　◆耳たぶが大きいとお金持ちになれるの？

もちろん迷信ですが、民族や文化によっては耳の形に好き嫌いがあるのは事実です。欧米では大きな耳はロバの耳、立ち耳は悪魔の耳といってあまり歓迎されません。しかし日本ではこのような形状の方は、女優さん、モデルさんにもしばしば見かけます。耳の形については大変に寛容ということができます。また中華圏では耳垂の前傾斜は福相といって喜ばれるようです。耳介の大きさ、形状は個人差が大きいことを認識することが重要です。

3．埋没耳

① 特徴

埋没耳は、耳介上部1/3が側頭部皮下に埋没した状態になっているもので、指で引き

出すと外に出すことができるが、放すと再びもとの埋没状態になり、外見はもとより眼鏡やマスクの装用ができないという機能的な障害を伴う、耳介の先天性異常の1つである。

② 発生頻度

埋没耳は欧米では極めて稀だが、本邦では発生頻度が高く、出生約400人に1人の割合である。男女比は2～3：1、左右比は約2：1で右側が多く、両側性のものが約30％を占めている。

③ 成因

Cowanによると、埋没耳の発生原因として、①耳介筋・靱帯の異常(Wreden)、②胎芽の成長時における耳介の移動の異常(Sercer)、③舟状窩の遺伝的欠陥(Gosserez & Piers)、など種々の説を挙げている。鳥飼らは、外耳介筋である上耳介筋の停止部の異常により、また松尾らは、内耳介筋である耳介横筋と耳介斜筋の分布の発生学的異常により、耳介上部1/3で側頭面に傾くように対輪が折り畳まれるような軟骨変形を生じ、その結果埋没するという仮説を述べている。

④ 特徴

耳介上部の軟骨が側頭部皮下に埋没し、埋没部の耳介側頭溝が消失しているだけでなく、耳輪上部の皮膚の量的不足、軟骨の変形、舟状窩の発育不全、対輪・対輪脚の屈曲を認める。これにより、耳介は全体としてのバランスを崩し、耳介の長軸が前方に傾き、耳介の位置が低くみえるなどの二次的特徴を生み出している(図207)。

⑤ 分類

新井らは、対輪および対輪脚を基準として、耳介上部の埋没のために対輪のいわゆる生理的weak pointのどこで過度に屈曲しているかで4つのタイプに分類している(図208)。

松尾らは、内耳介筋の発生学的異常によるものとして、対耳輪の変形に応じて2つのタイプに分類している(図209)。すなわち、耳介横筋(transverse muscle)の作用が強く、対輪上脚の屈曲が強い対輪上脚型(耳介横筋型)と、耳介斜筋(oblique muscle)の作用が強く対輪下脚の屈曲が強い対輪下脚型(耳介斜筋型)である。

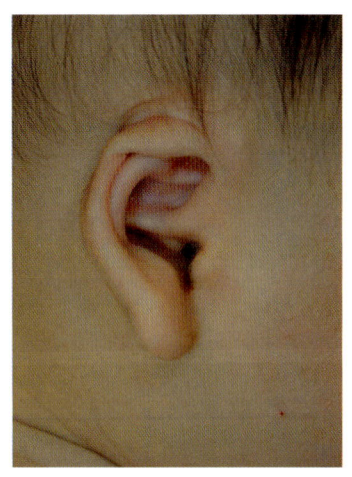

図 207 ■ 埋没耳の形態
対輪上脚の屈曲が目立つ。

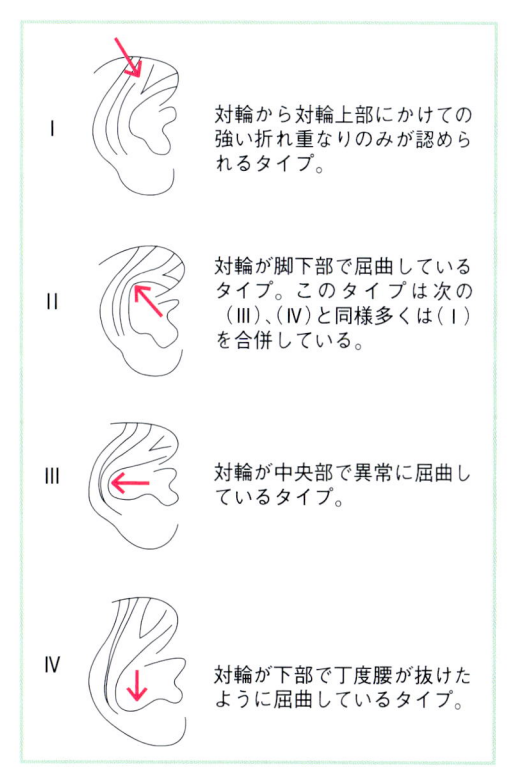

I	対輪から対輪上部にかけての強い折れ重なりのみが認められるタイプ。
II	対輪が脚下部で屈曲しているタイプ。このタイプは次の(Ⅲ)、(Ⅳ)と同様多くは(Ⅰ)を合併している。
III	対輪が中央部で異常に屈曲しているタイプ。
IV	対輪が下部で丁度腰が抜けたように屈曲しているタイプ。

図 208 ■ 新井らの分類

CROSS-SECTIONAL VIEWS

OBLIQUE MUSCLE（耳介斜節）
（耳介横節）TRANSVERSE MUSCLE

A. NORMAL SHAPE OF THE ANTIHELIX

TRANSVERSE MUSCLE

OBLIQUE MUSCLE

B. SUPERIOR CRUS TYPE
（TRANSVERSE MUSCLE TYPE）

C. INFERIOR CRUS TYPE
（OBLIQUE MUSCLE TYPE）

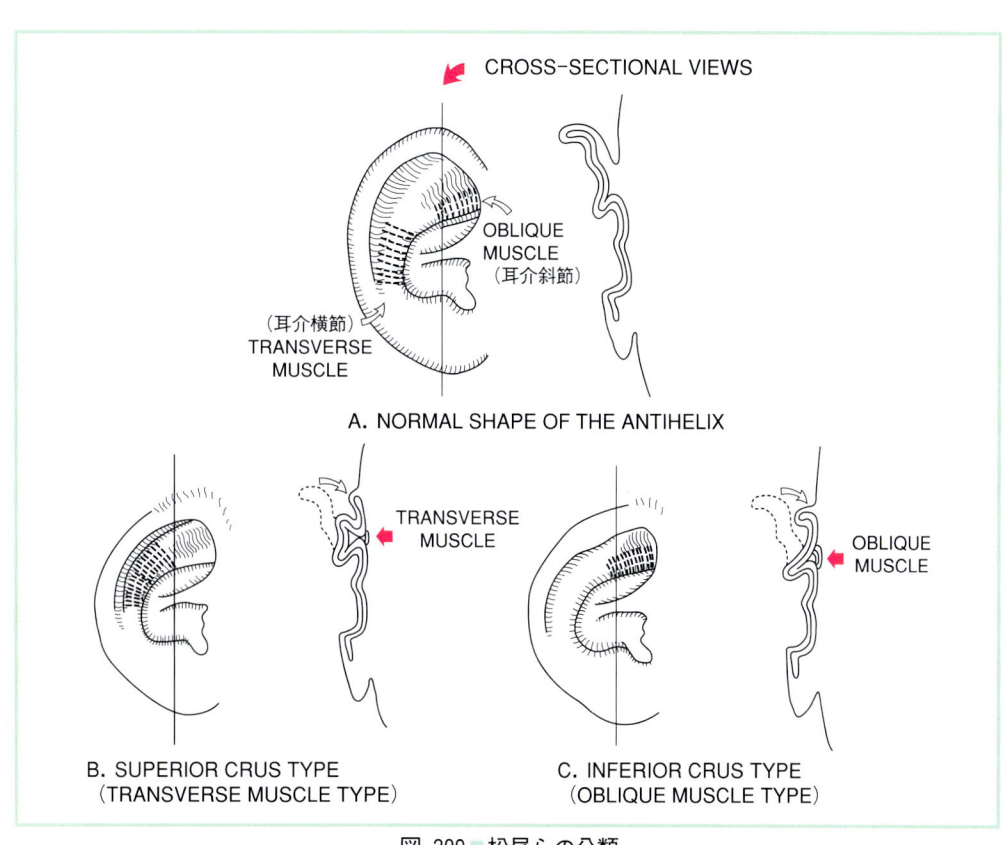

図 209 ■ 松尾らの分類

6 治療

　埋没耳に対する治療の目標は、耳介の埋没状態の解除および対輪、舟状窩の軟骨変形の修正を行い、外見を正常耳介に近づけることである。その方法は矯正治療と手術的治療に分けられる。

1. 矯正治療

　一般的に開始時期が早いほど短期間で矯正効果が得られるが、成長に従い、軟骨の可塑性が失われ、二次的な耳介発育不全をきたすことから、治療開始時期としては軟骨が軟らかく可塑性がある6ヵ月未満がよい適応である。しかし、軟骨が硬化した年長児や1歳未満でも軟骨自体に高度の変形が存在する場合は矯正治療のみでは限界がある。

　矯正治療は従来よりいくつかの方法が報告されている。われわれは身近にあるゼムクリップなど身近なものを使用する場合もあるが、既製の矯正装具(東名ブレース、高研など)を使った方が確実な効果が保たれる(図210)。これにより、1～3ヵ月間の装着で矯正されることが多く、早ければ早いほど好結果が得られる。

　林らは矯正装具を主として支える位置の違いにより、①耳介側頭溝を支えとして耳介上部を挟み出した状態に保ち耳輪を挙上する方法(耳介側頭溝型)、②耳甲介下縁を支えとして耳輪を挙上する方法(耳甲介型)、の2つに分類している(図211)。

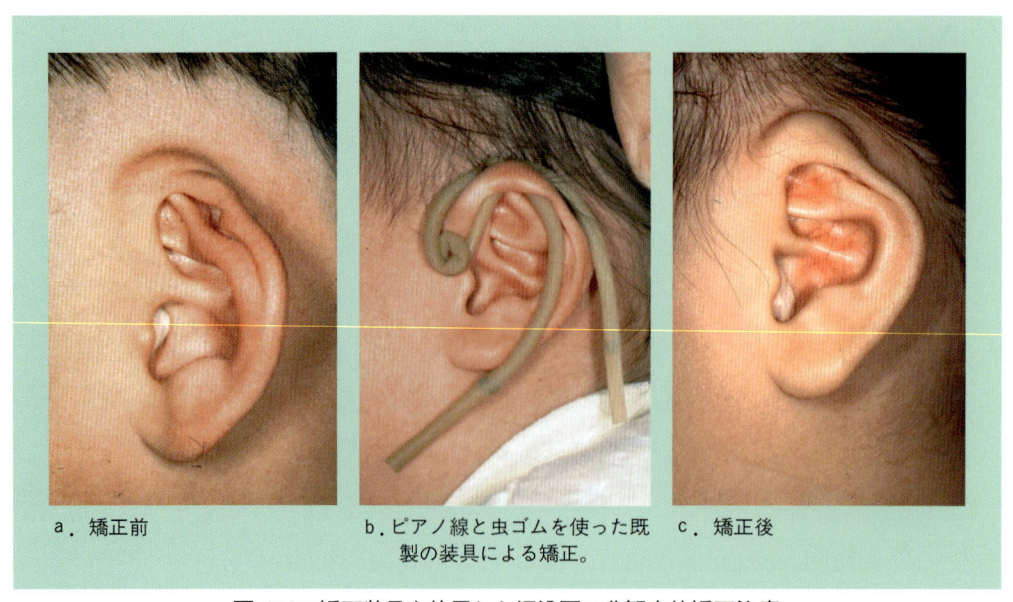

　　a．矯正前　　　　　b．ピアノ線と虫ゴムを使った既　　c．矯正後
　　　　　　　　　　　　　製の装具による矯正。

図 210 ■矯正装具を使用した埋没耳の非観血的矯正治療

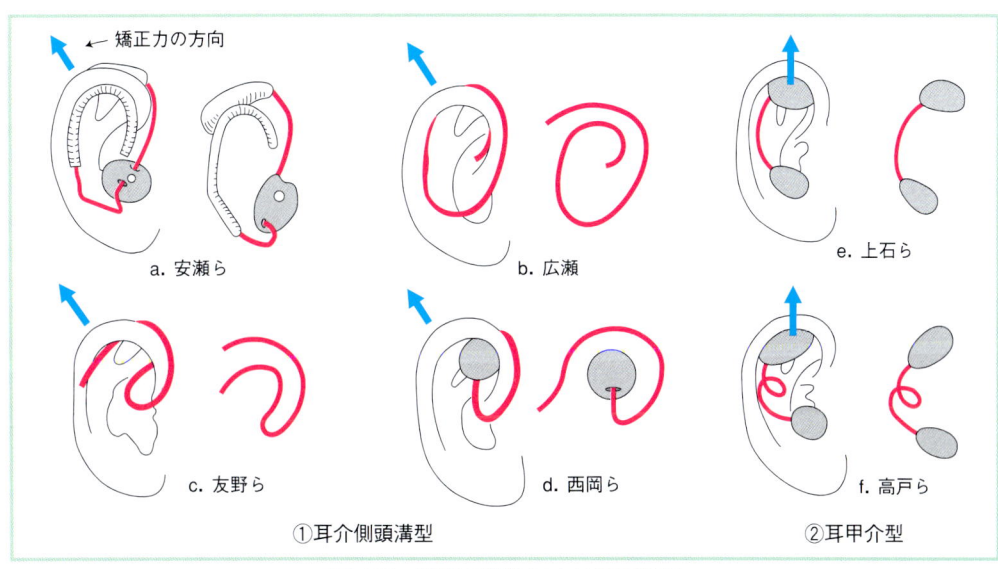

図 211 ■ 諸家の報告による矯正装具

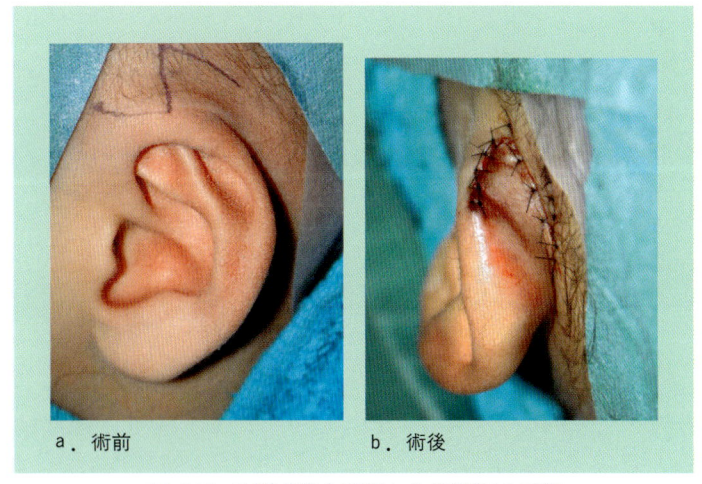

図 212 ■ Z形成術を利用した埋没耳の手術
a．術前　　b．術後

2．耳介後面小切開から内耳介筋切断を併用した矯正治療

　対輪の軟骨屈曲変形が強い場合、この原因となっている内耳介筋（耳介横筋・耳介斜筋）を耳介後面の小切開から切断した後、矯正治療を行うと、対輪が容易に拡がり矯正効果が高い。

3．手術的治療

　軟骨の変形が強く、矯正治療を行っても聳立が不十分であったり、年長児の場合は手術的治療を行う。手術時期は軟骨の発育を考えて5～6歳頃に行うことが多いが、より早

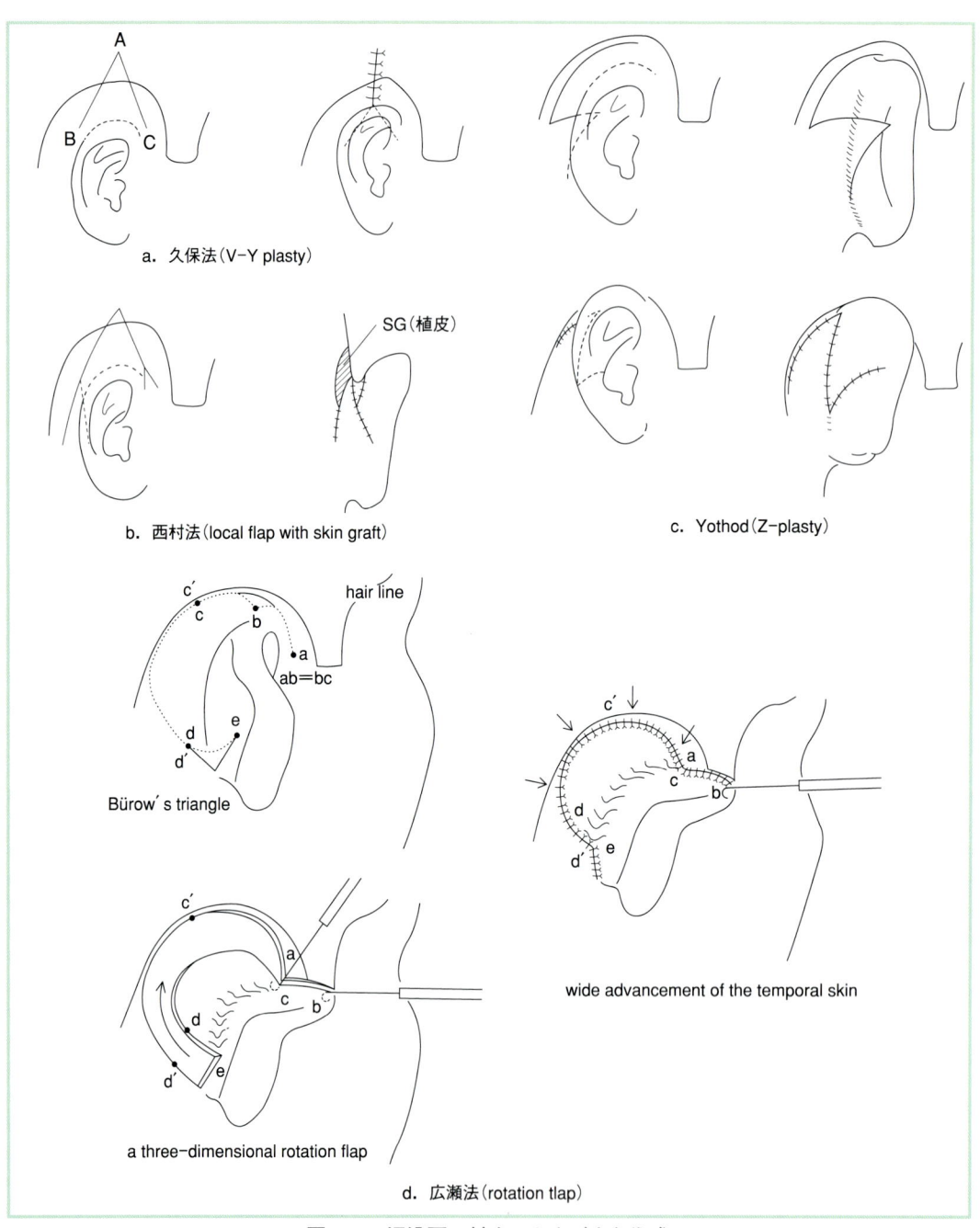

図 213 埋没耳に対するさまざまな術式

期でもかまわない。埋没耳の手術的治療の目標は、1つは埋没状態の解除であり、もう1つは耳介の対輪脚を中心にみられる、折りたたまれるような軟骨変形の修正にある。これらの操作により、埋没部分の耳介は大きくなり、耳介上部に皮膚欠損を生じる。これを被覆するために、久保法に代表される局所皮弁で耳介上部の皮膚を補う術式、局所皮弁に植皮を併用して皮膚不足を補う術式、耳介上部でのZ形成術(図212)、耳介後部から

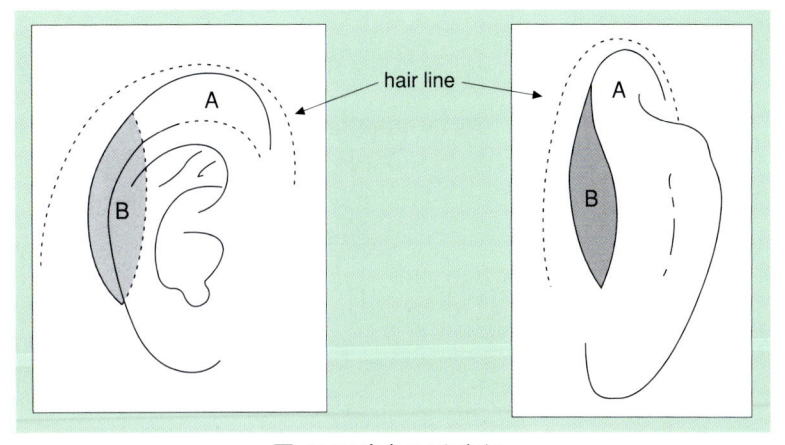

図 214 ■ 皮弁のデザイン
埋没した耳介上部を引き出し、久保法に準じて、側頭部の皮弁 A でまず耳介後面上部をカバーする。耳介の挙上により生じた側頭部皮膚欠損部は耳介後面中部の十分な幅の紡錘型の皮下茎皮弁 B で被覆する。

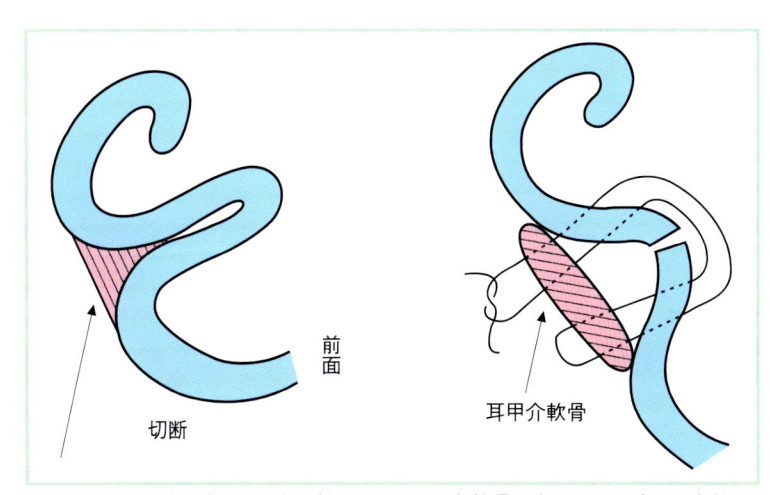

図 215 ■ 耳介横筋・耳介斜筋の切断、耳介軟骨の処理および耳甲介軟骨による支持
対輪から対輪上脚の屈曲の強い軟骨に切開を加え、軟骨の割面が耳介後面に出るように水平マットレス縫合をかける。軟骨の変形が強い場合は、後戻り防止のため耳甲介軟骨を採取し支えとして縫合固定する。

の回転皮弁による方法などが報告されている(図 213)。われわれは耳介下部の後部には比較的皮膚の余裕があることに注目し、皮下茎皮弁を耳介上部の皮膚欠損部にスライドさせる VY 型皮下茎皮弁による方法を行っている。

4．デザイン

　埋没した耳介上部を引き出し、新たに出現する耳介側頭溝の最前点になるポイントから生え際に沿って後方に弧状の切開線をデザインし、久保法に準じて耳介上部後面は側頭部の皮弁 A で覆い、側頭部に生じた皮膚欠損部には耳介後部の中下部にデザインした

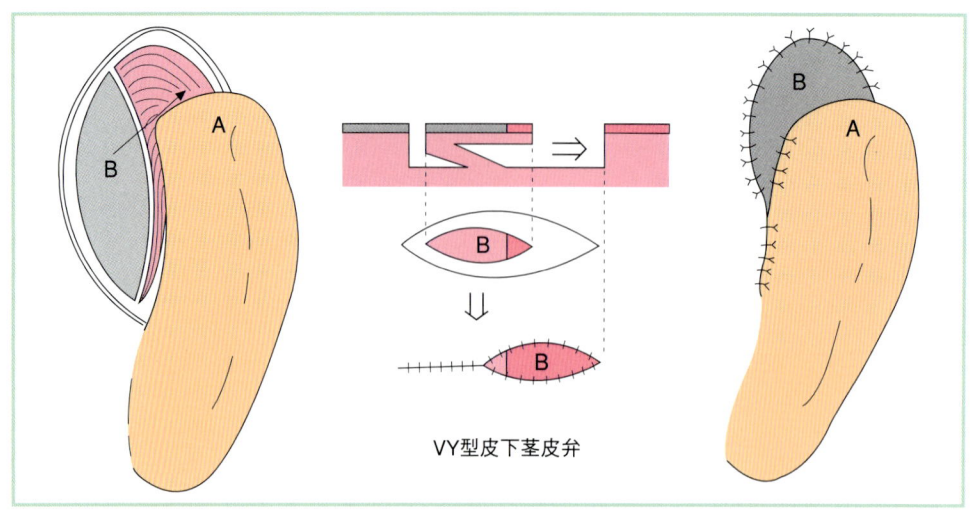

図 216 ■ VY 型皮下茎皮弁の作成
① 皮弁の血流を良好に保つため、STA と RAA との vascular anastomosis を温存するように努める。
② 皮弁の先端は薄くすると同時に後端部は深く剥離することにより皮弁の茎を斜めとし、蛇腹効果により皮弁の移動を確実にする。

紡錘形の皮下茎皮弁 B を移行する。埋没耳の場合、概して耳介中部後面の皮膚には比較的余裕があるため、耳介中部に皮弁 B の最大横径がくるようにデザインする（図 214）。

5．手術の実際

デザインに沿って皮切を行い、皮弁 A を挙上する。耳介上部の切開より耳介軟骨後面を側頭部から十分に剥離し、まず異常に発達した耳介横筋、耳介斜筋を剥離、切断する。次に、対輪から対輪上脚の屈曲の強い軟骨に切開を加え、軟骨の割面が耳介後面に出るように水平マットレス縫合をかける。軟骨の変形が強い場合は、後戻り防止のため耳甲介軟骨を採取し支えとして縫合固定する（図 215）。耳介上半分の low setting、耳甲介の歪み変形に対しては上耳介筋腱膜の耳輪後面への付着を剥離して、対輪溝、三角窩隆起に再縫着し、耳介の吊り上げを行う。以上の操作により十分な耳介の聳立が得られ、その結果側頭部に皮膚欠損部が生じるので、VY 型皮下茎皮弁 B を欠損部へ前進させる。一般的に耳介周囲の血管は豊富であるが、浅側頭動脈（superficial temporal artery；STA）と後耳介動脈（retroauricular artery；RAA）との交通枝を pedicle に含ませるようにすることで皮弁の血行を確実にする。また、この皮弁は回転型の皮下茎皮弁に比べ移動範囲に制限があるのでその欠点を補うため皮弁近位端は薄く剥離すると同時に、遠位端は深く剥離し、皮弁の茎を斜めとし、蛇腹効果により皮弁の移動を確実にする（図 216）。また、耳介上部の形態保持および皮下血腫予防のためボルスター固定を行う。

実際の症例を提示する。5 歳、男児。左埋没耳（耳介横筋型）にて生後 10 ヵ月より他院にて矯正治療を行っていたが効果がなく、VY 型皮下茎皮弁による耳介形成術を施行した（図 217）。術後、皮弁壊死などの合併症なく、術後 2 ヵ月では耳介の聳立が良好に維持

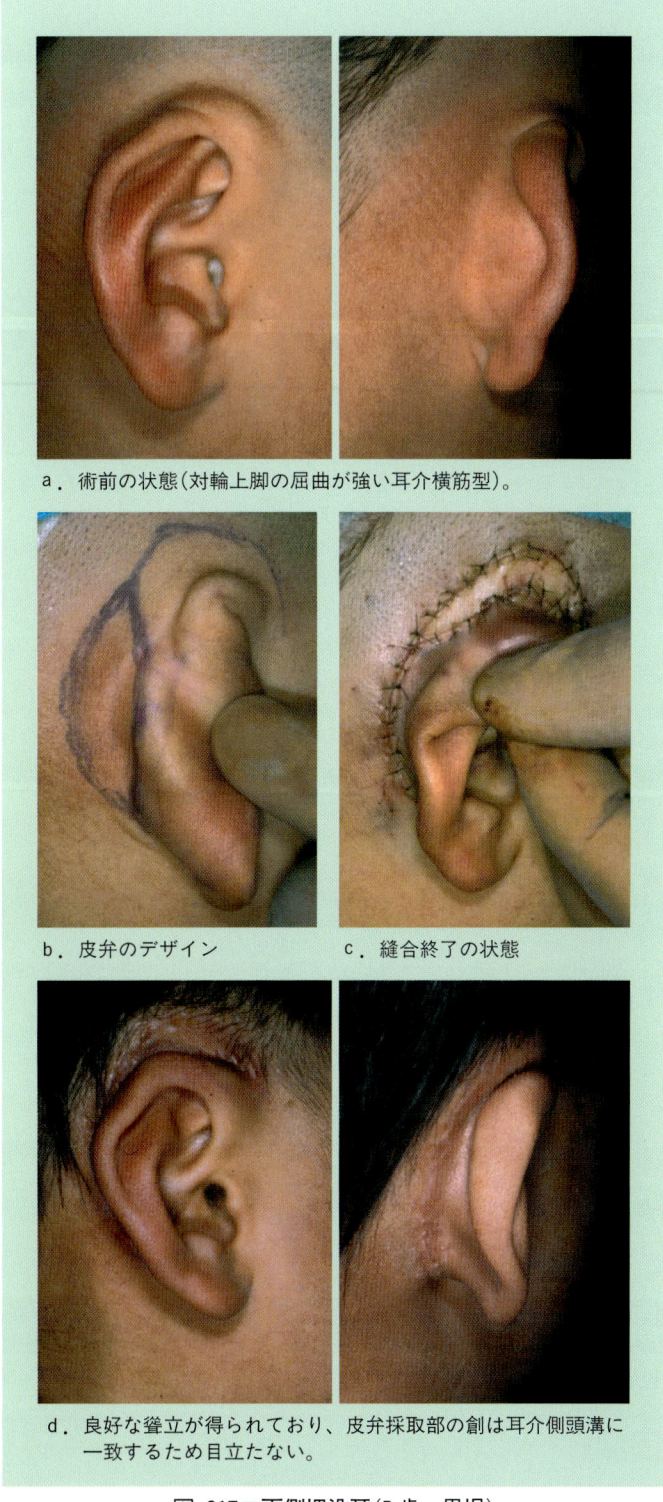

a．術前の状態（対輪上脚の屈曲が強い耳介横筋型）。

b．皮弁のデザイン　　　　c．縫合終了の状態

d．良好な聳立が得られており、皮弁採取部の創は耳介側頭溝に一致するため目立たない。

図 217 ■ 両側埋没耳（5歳、男児）

されている。

6．術後合併症と術後管理

術後数日間は皮弁の色調を細めにチェックする。皮弁縫合部の抜糸は術後7〜10日目で行い、ボルスター固定は10〜14日目で外し、術後数ヵ月間は矯正した耳介、特に作製した耳介側頭溝の形態保持のため、耳介を上方に引き出した状態でテーピングや綿花による固定を行う。

（佐久間　恒）

●参考文献
1) 松尾　清：埋没耳の研究（その1）；埋没耳形成手術について．日本形成外科学会誌8：1233-1249, 1988.
2) 松尾　清：埋没耳の研究（その2）；成因と分類について．日本形成外科学会誌8：1250-1270, 1988.
3) 新井克志, 福田　修：埋没耳の形態学的分類とその手術方法について．形成外科17：502-509, 1974.
4) Cowan RJ：Cryptotia. Plast Reconstr Surg 27：209-213, 1961.
5) 鳥飼勝行, 安藤晋一郎, 吉田豊一, ほか：耳介筋の解剖と埋没耳への応用．形成外科25：46-53, 1982.
6) 林れい子, 松尾　清, 広瀬　毅：埋没耳の非観血的矯正治療；各種矯正装置とその作用機序についての考察．形成外科35：483-488, 1992.
7) 松本維明, 高田彰好, 藤川昌和, ほか：埋没耳の手術的治療．形成外科35(5)：489-499, 1991.
8) 西村善彦：埋没耳の形成．形成外科18：696-701, 1975.
9) Yotsuyanagi K, Yamashita Y, Shinmyo K：A new operative method of correcting cryptotia using large Z-plasty. Br J Plast Surg 54：20-24, 2000.
10) Nakajima T, Yoneda K, Yoshimura Y：Correction of cryptotia using a subcutaneous pedicled flap. Br J Plast Surg 44：406-409, 1991.
11) Hirose T, Tomono T, Matsuo K, et al：Cryptotia；Our classification and treatment. Br J Plast Surg 38：352-360, 1985.
12) Nakajima T, Yoshimura Y, Kami T：The subcutaneous pedicle flap；widening of its applications. Ann Plast Surg 19：103-116, 1987.

4．副耳、頸耳、耳瘻孔、耳垂裂

１　副耳

1．病因

耳介と同一の組織が、耳介以外の部分に小さい皮膚隆起物として存在するものが副耳（auricular appendage, accessory ear）で、出生1,000に対し15の割合で生じる。両側性のものは遺伝性を認めることがある。耳珠の前方に片側性に存在するのが大多数であ

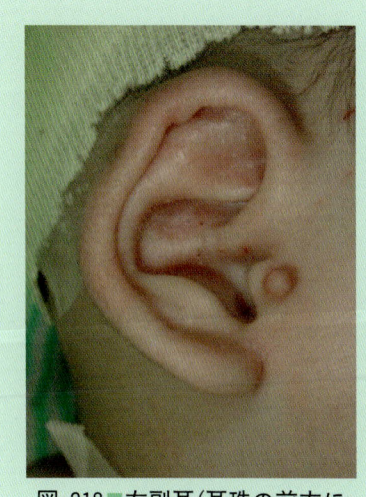

図 218 ■ 右副耳(耳珠の前方に存在する)

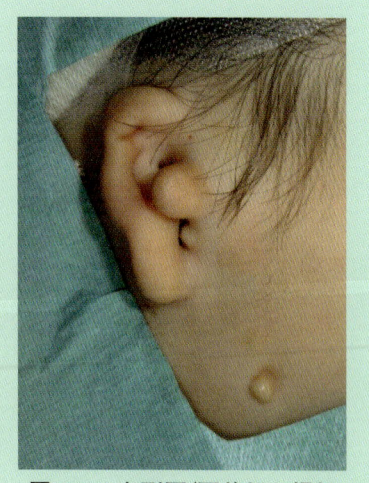

図 219 ■ 右副耳(耳前部と頬部に存在する)

る(図218)。1～2個のものが多いが、数個を数えるものもある。副耳は、耳珠前方のほかに、耳珠より口角に至る線上に発生することもある(図219)。この頬部副耳の場合、臍状の小陥凹であることもある。これらの副耳は、顔面発生に際して上顎・下顎突起の癒合線上にあり、発生過程における迷入組織と考えられる。多くの場合は副耳のみで他に異常を認めることはないが、小耳症や第一第二鰓弓症候群など同側の顔面発育異常を合併することもある。形態はさまざまであるが、中に軟骨(弾性軟骨)を含む場合が多く、しばしば耳珠軟骨との連続がみられる。

2. 治療

整容面での改善を目的に手術を行う。手術時期は全身麻酔が比較的安全に行える1歳以降が望ましい。小さいもので、茎が細いものに対しては、絹糸などで根部を結紮すると、壊死に陥って黒化し、7～10日で脱落する。しかし多くの場合、基部に弾性軟骨を含み、しばしば小結節として残存し再度治療を希望されることがあり、外科的治療を行うのが好ましい。皮膚切開線はRSTL(relaxed skin tension line)に一致するように、茎部の立ち上がりで紡錘形にデザインする(図220)。耳前部の副耳のRSTLは耳介前縁と平行の縦方向である。この際、軟骨も摘出するが、耳珠と連続している場合は耳珠の形態を損なわないように、耳珠軟骨を温存する必要がある(図221)。また、軟骨の切除が不十分の場合、皮膚の隆起が残存することがあるので軟骨の切除は皮膚表面から触れないレベルまで十分に行うことが重要である。

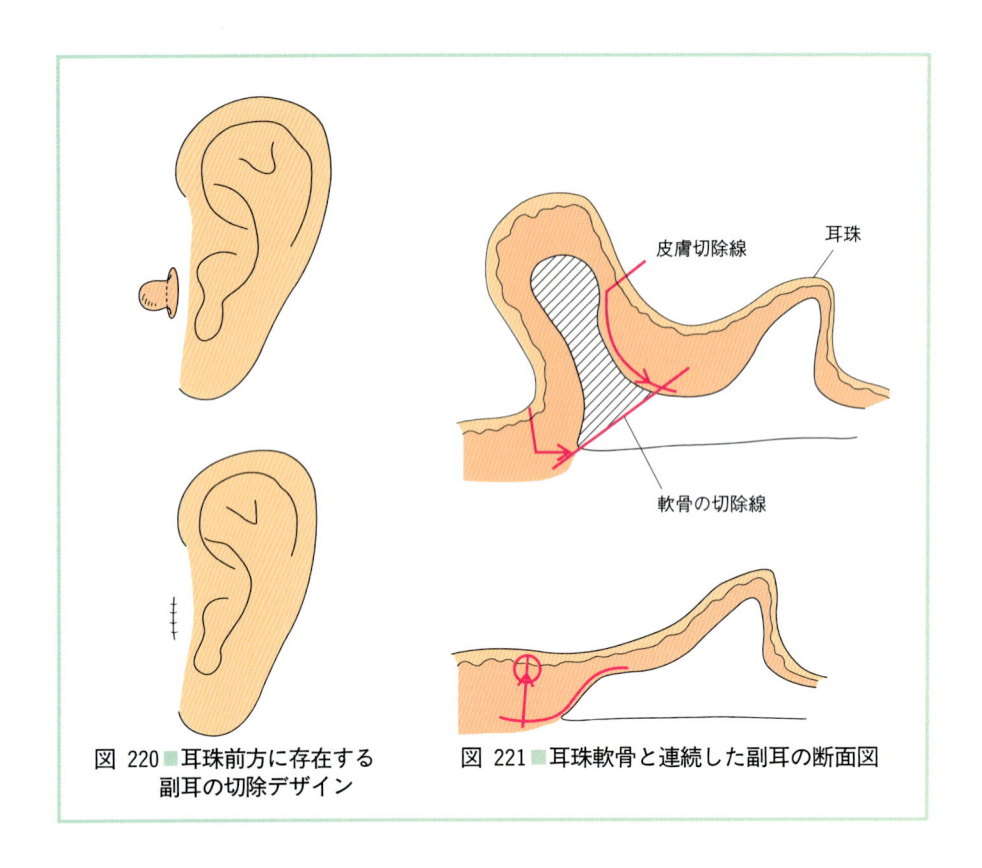

図 220 ■ 耳珠前方に存在する副耳の切除デザイン

図 221 ■ 耳珠軟骨と連続した副耳の断面図

● ワンポイントアドバイス

　なだらかに隆起した副耳では、すそ野を取り残すと術後に浅い盛りあがりが残存し、美容的に好ましくないので、術前に隆起の程度をよく把握して必要十分なデザインを行う。また基部が広い副耳の場合は、副耳の傾斜や高低をうまく利用すると、皮膚切除幅が最小限となり、縫合線も短くて自然な仕上がりとなる。

● 注意点

　無理に深くまで軟骨を切除しようとすると、深部を走行している浅側頭動脈の分枝を損傷したり、頬部の副耳では顔面神経を損傷する恐れがあるので、十分な注意が必要である。

② 頸耳 (cervical auricle)

　頸部副耳、頸耳介、頸付肉、軟骨母斑、branchial appendage などさまざまな名称で呼ばれている。

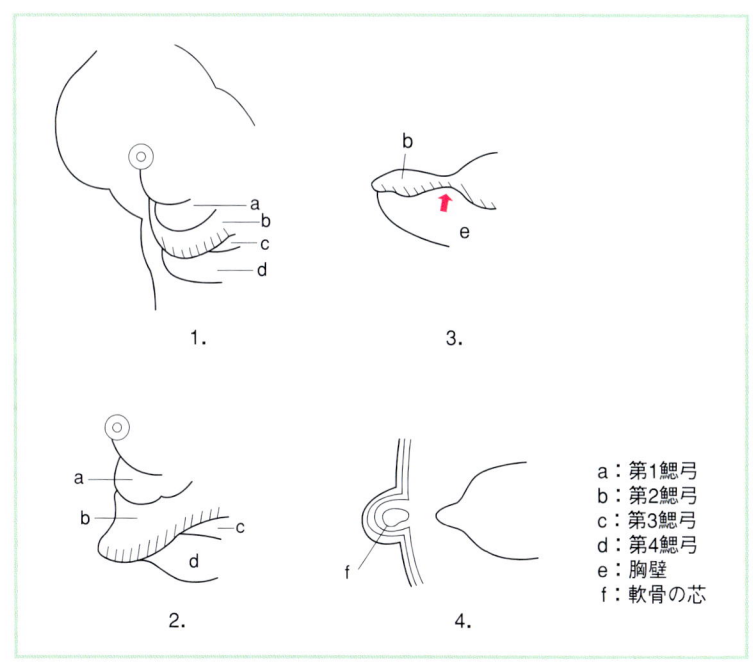

図 222 ■ Rabl の仮説の模式図

a：第1鰓弓
b：第2鰓弓
c：第3鰓弓
d：第4鰓弓
e：胸壁
f：軟骨の芯

頸部副耳の発生については定説がないが、Rabl の仮説がよく引用されている（図222）。すなわち、胎生4週で第一・第二鰓弓は第三・第四鰓弓より発育が早く、この不均衡な発育のため第二鰓弓がこれを乗り越えて過剰に発育した部位が、上方に向かって発育してくる胸壁によって被覆表皮・軟骨と一緒に離断され、胸鎖乳突筋の中央寄りのところに残存する。

頸部副耳の発生部位は hyoid wing と sternal notch の間に存在し、胸鎖乳突筋下1/3、頸部下半分の胸鎖乳突筋前縁に存在する（図223）。大きさは一般的に直径0.5 cm 程度の小さな無茎の突起物として存在するが、大きいものでは耳介様形態を呈するものもある。副耳を構成する軟骨は硝子軟骨と弾性軟骨の報告があるが、頸耳に含まれる軟骨は耳介軟骨と同じ弾性軟骨であるとの報告が多数を占めている。

頸耳の手術は副耳に準じて、皮膚や軟骨による隆起を残さぬように切除し、RSTL に沿った縫合線となるようにする（図224）。頸耳に含まれる軟骨は、一般に他の深部組織とは連続性をもたないが、頸耳が同側の耳介軟骨に連続した報告もある。

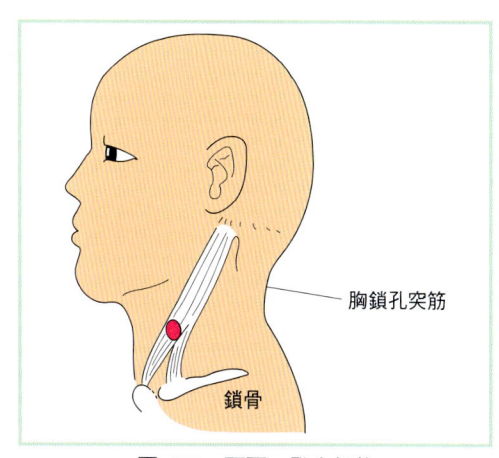

図 223 ■ 頸耳の発生部位

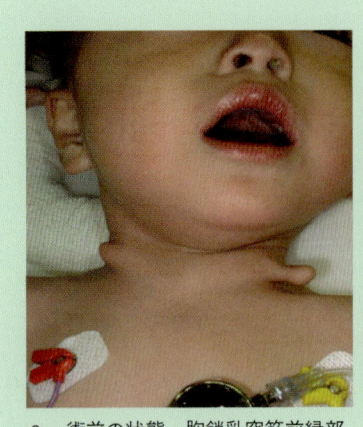

a．術前の状態。胸鎖乳突筋前縁部に有茎性の突起物を認める。
b．切除縫合後の状態。縫合線はRSTLに一致している。 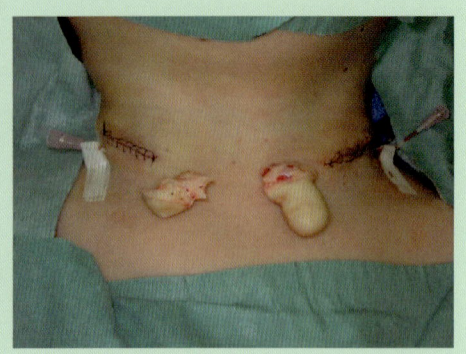

図 224 ■両側頸耳

③ 先天性耳瘻孔

1．病因

　先天性耳瘻孔は耳介またはその周辺に存在する瘻孔である(図225)。発生に関しては次のような説がある。耳介は胎生7週までに第一鰓弓と第二鰓弓の両側面に各3つの小結節が生じ、これら6つの結節が癒合を重ねて形成されるが、これらの小結節の癒合不全、つまり小結節間間隙の残存により生じるというものである。

　瘻孔の開口部を、Congdonらは前耳介型、耳輪前縁型、耳輪脚型、後耳輪型、後耳介型、耳輪耳垂型、耳垂中央型の7型に、SkokanはCongdonの分類にさらに耳珠下方型を加え8型に分類している(図226)が、いずれも耳輪前縁型が90％を占めると述べている。また、瘻孔の開口部と瘻孔の方向には一定の規則性があり、多くの場合、耳輪前縁型のものは下方、耳輪脚型のものは耳輪脚走行方向、後耳輪型では耳輪走行方向である。

　発生頻度はきわめて高く、Selkirkによると白色人種で0.9％、有色人種で5.2％にみられるとされる。わが国の諸家の報告は1〜14％と非常にバラツキがある。耳瘻孔は一般に家族内発生が多く、不規則あるいは不完全な常染色体優性遺伝といわれている。

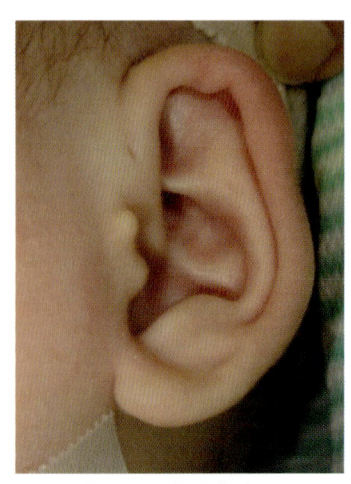

図 225 ■左耳前瘻孔
耳輪前縁部に瘻孔開口部を認める。

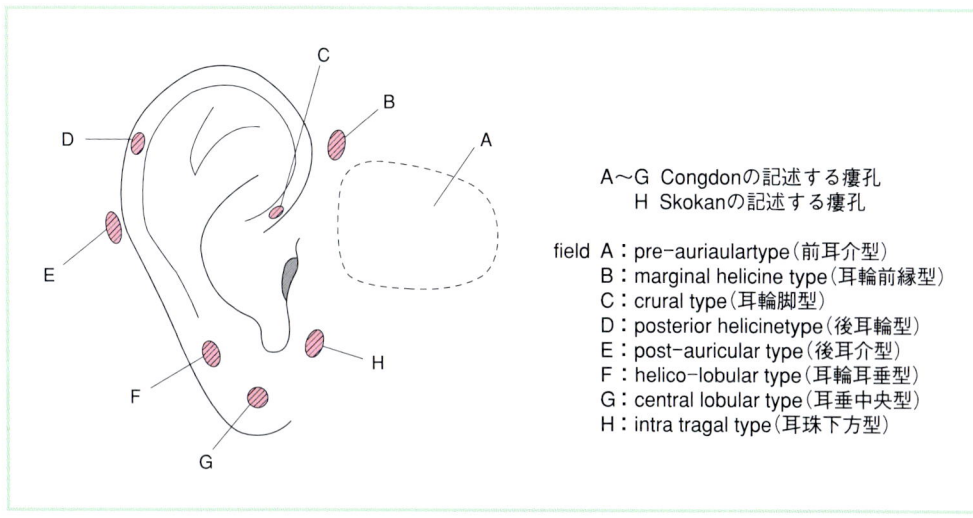

図 226 ■ 耳瘻孔の発生部位

A〜G Congdonの記述する瘻孔
H Skokanの記述する瘻孔

field A：pre-auriaulartype（前耳介型）
B：marginal helicine type（耳輪前縁型）
C：crural type（耳輪脚型）
D：posterior helicinetype（後耳輪型）
E：post-auricular type（後耳介型）
F：helico-lobular type（耳輪耳垂型）
G：central lobular type（耳垂中央型）
H：intra tragal type（耳珠下方型）

2．臨床症状

　耳前瘻孔は通常下方、外耳道上前縁へ向かって走行し、1〜2 cmの長さを有する。単一の瘻管であることもあれば、前方へ分岐したり、多房性を呈することもある。瘻管の本管は耳輪上行部軟骨に接して下降し、耳輪棘という軟骨の突起をかすめて、外耳道孔上縁に向かうところで終わっている。時に耳輪棘を越えて耳輪前脚と耳珠の間から外耳道上縁に向かう場合もある。

　耳前瘻孔はまったく無症状であることが多いが、時々圧迫すると白い粥状の分泌物が出てくることがある。そして感染をきたすと発赤・腫脹を認め、瘻孔開口部より前方または下方に膿瘍を形成するが、上方に伸びることは非常に稀である。この化膿した時点で瘻孔を完全に摘出することは至難であるので、一旦切開・排膿し、炎症が落ち着いた時点で瘻孔摘出を行うべきである。

3．手術

　開口部より24 G留置針の外筒を下方へ向かって挿入、ピオクタニンを瘻孔に穏やかに少量注入し、軽く揉むように圧迫して染色する。出血が多いと瘻管を確認することが困難となるので、エピネフリン添加1％キシロカイン® を局注し、出血量を減らすように努める。瘻孔開口部周囲に紡錘形の皮切を加え、耳輪前脚に沿って延長切開を加える（図227）。視野が狭いと瘻管を見失い再発につながるため、皮切は十分な視野が得られるようにしておくことがポイントである。前方に膿瘍がある場合（図228）は、別に皮膚切開を加える。

　瘻孔の前面では、枝分かれを取り残さないように注意する。感染によって、瘻孔より前方に別の開口部ないし肉芽がある場合は、これも瘻孔につなげて一塊として切除する。

2つの開口部の間の皮膚はbipedicle flap状となるが、血行に問題はない。瘻管の後面は耳輪の軟骨膜に接していて、特に炎症を起こした後では癒着があるので、慎重に剝離をすすめる。軟骨が一部取れてしまうこともあるが、やむを得ない。

摘出が終わったら、生理食塩水でよく洗浄し、前方の軟部組織を耳介軟骨へ引き寄せることで死腔を減らし、必要に応じて、フィルムドレーンやサーフロードレーンを留置する。

耳前瘻孔の手術はなかなか難しいという報告が少なくない。Gurらは、全体で再発率9％、化膿した例では16.7％としている。

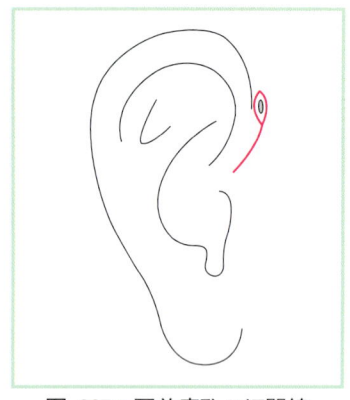

図 227 ■ 耳前瘻孔の切開線
瘻孔開口部周囲に紡錘型の皮切を加え、耳輪前脚に沿って延長切開を加える。

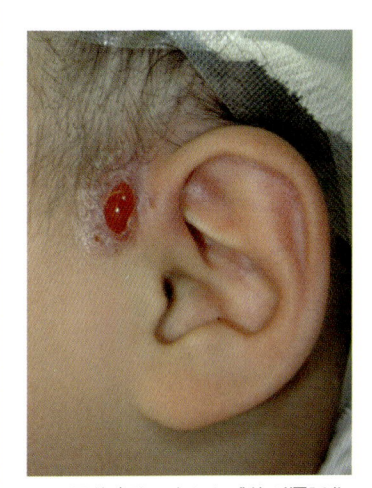

a．耳前瘻孔に生じた感染が遷延化して前方に腫瘍を認める。
b．肉芽または膿瘍形成部と瘻孔開口部とは別の切開とする。
c．瘻管とともに肉芽組織を全切除する。

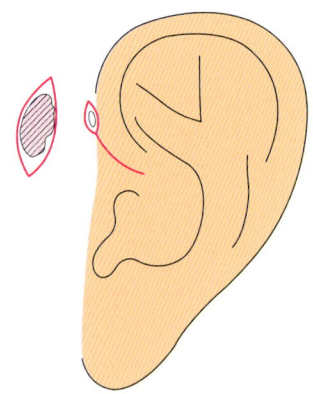

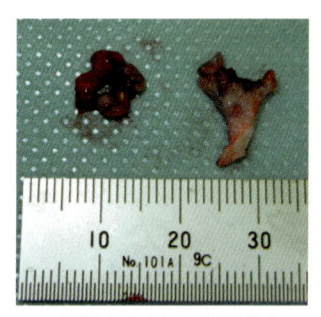

図 228 ■ 耳前瘻の手術

④ 先天性耳垂裂

耳垂の発生が完全に明らかにされていない現在、先天性耳垂裂の病因、発生機序については不明である。耳垂裂の表現型は極めて多様であり、耳垂上のさまざまな部位に裂を形成し、程度の差はあるが、大部分の症例で耳垂の発育障害を伴っている。山田らは、披裂の形態を、①前方型、②後方型、③重複型、の3型に分類し、北山らは、①縦裂型、②横裂型、③混合型、④耳垂欠損型、の4型に分類している（図229）。しかし、披裂形態は極めて多様性を有していて、それぞれの分類の移行型もあり、明瞭に分類することが

a. 山田らの分類

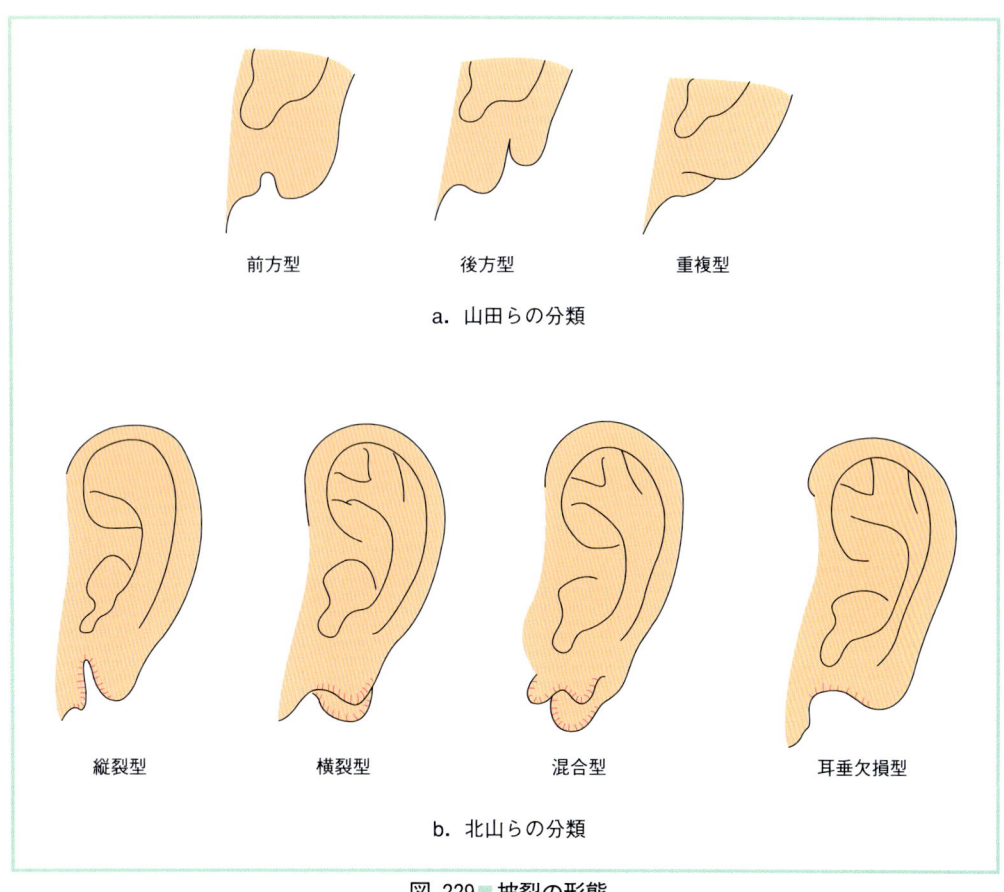

前方型　　　後方型　　　重複型

b. 北山らの分類

縦裂型　　横裂型　　混合型　　耳垂欠損型

図 229 ■披裂の形態

難しい例も少なくない。

　手術方法としては、古よりPassow法や三角弁法が知られている(図230)が、本法を適応できる形態の耳垂は比較的限られている。

　Z形成術や局所皮弁などを利用した方法としては図231の方法があるが、本症の耳垂の形態が極めて多様性に富んでいるうえに組織量の不足の程度もさまざまであることから、一定の術式をすべての症例に適応させるのは難しく、術前に個々の症例に対してデザインの検討を行っていくことが大切である(図232)。

（佐久間　恒）

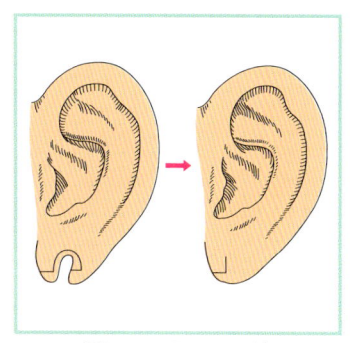

図 230 ■Passow 法

a. 山田法

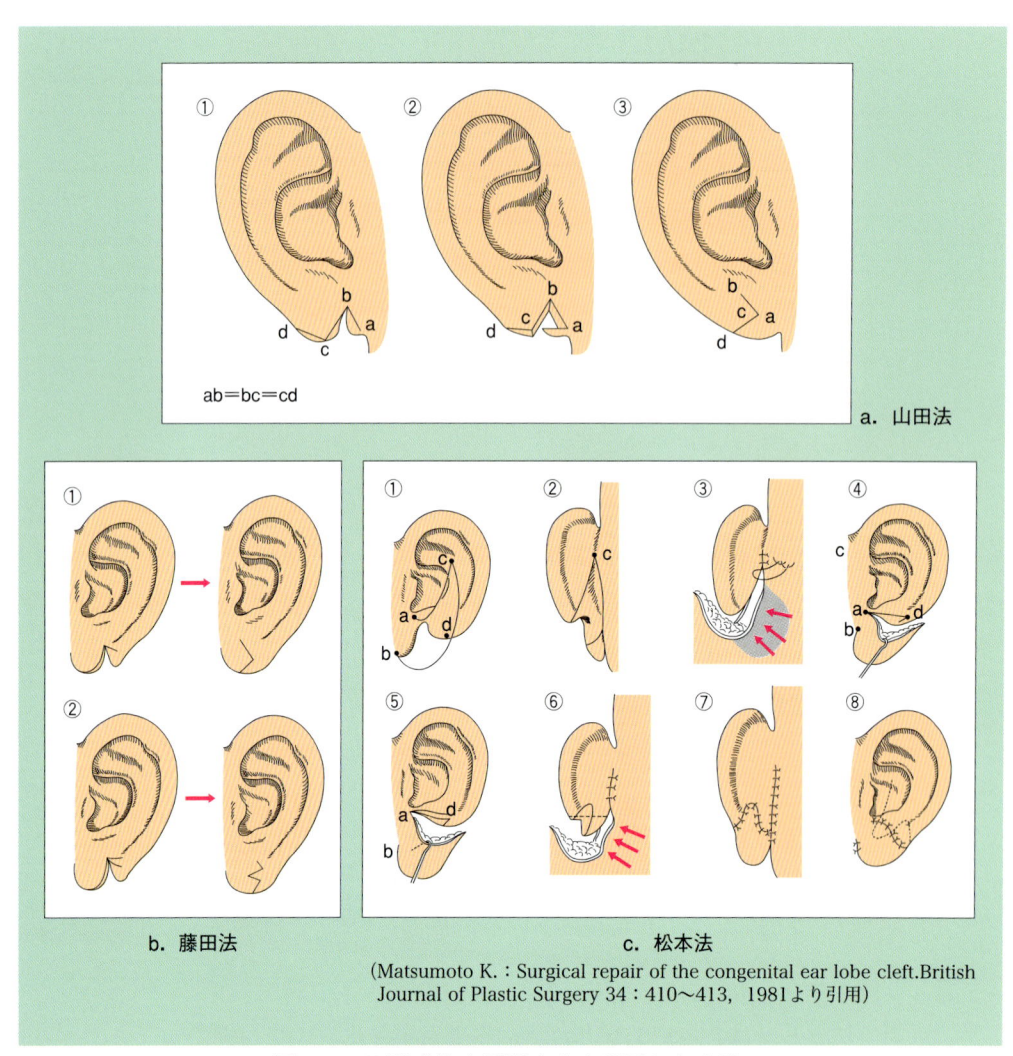

ab＝bc＝cd

b. 藤田法

c. 松本法

(Matsumoto K.: Surgical repair of the congenital ear lobe cleft. British Journal of Plastic Surgery 34：410〜413，1981より引用)

図 231 ■ Z形成術や局所皮弁を利用した方法

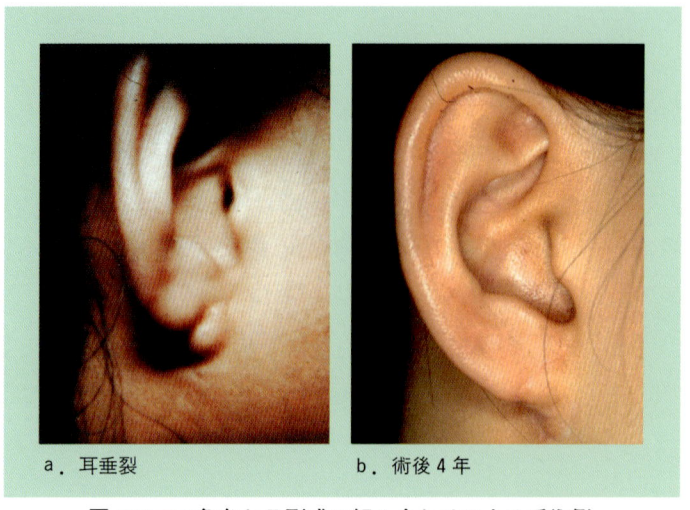

a．耳垂裂　　b．術後4年

図 232 ■ 三角弁とZ形成の組み合わせによる手術例

● 参考文献

1) 久島英雄, 松尾　清：副耳, 耳瘻孔の手術. 形成外科 42(増刊号)：S 219-S 222, 1999.
2) 植村富美子：副耳. 図説臨床形成外科講座, 4　頭部(前額部), 頬部, 耳, 眼, 顔面神経麻痺, 添田周吾, ほか(編), pp 66-67, メジカルビュー社, 東京, 1988.
3) 中村純次：副耳手術の検討と副耳の定義. 形成外科 34(5)：445-453, 1991.
4) 大塩猛人, 日野昌雄, 檜　友也, ほか：小児の頸部副耳について. 日本小児外科学会誌 37(4)：700-703, 2001.
5) 浅野　隆, 吉田豊一, 三宅淳一, ほか：Cervical Auricle(頸耳)の 17 例. 日本形成外科学会誌 2：60-66, 1982.
6) Congdon ED, Rowhanavongse S, Varamisara P：Human congenital auricular and juxtaauricular fossae, sinuses, and scars(including the so-called aural and auricular fistulae)and the bearing of their anatomy upon the theories of their genesis. Am J Anatomy 51：439, 1932.
7) Skokan W：Diagnosing and treating congenital fistula of the auricle；report of two cases. Laryngoscope 67：858-883, 1957.
8) 福田　修：耳介瘻孔(耳前瘻孔, 耳輪脚瘻孔). 形成外科 37(増刊号)：S 167-S 171, 1994.
9) 近藤　寛：先天性耳瘻孔に対する統計学的一考察. 耳鼻臨床 36：269-277, 1941.
10) 山本　博, 酒井直彦, 石黒匡史, ほか：当科における耳前瘻孔の検討. 日本形成外科学会誌 21：77-81, 2001.
11) 松本維明：耳瘻孔(耳介瘻孔, 耳前瘻孔). 図説臨床形成外科講座, 4　頭部(前額部), 頬部, 耳, 眼, 顔面神経麻痺, 添田周吾, ほか(編), pp 96-97, メジカルビュー社, 東京, 1988.
12) 山田　敦：耳垂裂. 図説臨床形成外科講座, 4　頭部(前額部), 頬部, 耳, 眼, 顔面神経麻痺, 添田周吾, ほか(編), pp 90-91, メジカルビュー社, 東京, 1988.
13) 北山吉明, 山本正樹, 塚田貞夫：先天性耳垂裂の分類. 形成外科 23：663-670, 1980.
14) 林　道義, 平山　峻：先天性耳垂裂の一手術法およびその形態学的分類. 日美外報 8：135-141, 1986.
15) 中島龍夫：耳垂裂, 耳垂欠損. 整 2, 整形外科. 形成外科 Q & A, pp 166-167, 六法出版, 東京, 1984.

5. 小耳症・外耳道閉鎖症

1 小耳症とは

　耳介の一部または全部が欠損を主徴とする耳介の先天性異常である．外耳道は正常のものから狭窄または閉鎖するものまである．外耳道閉鎖を伴うものでは鼓膜の欠損，中耳では耳小骨の異常があるが，一般に内耳は正常である．

　発生頻度は文献により異なるが 6,000～1 万 2,500 出生に 1 とされており比較的稀な先天異常である．男女比はほぼ 2 対 1 で，片側性での左右差は 1 対 2 で男子の右側に多いことになる．

2 分類

　荻野の分類が簡便で治療法の選択にも便利なのでよく用いられる(図 233)．

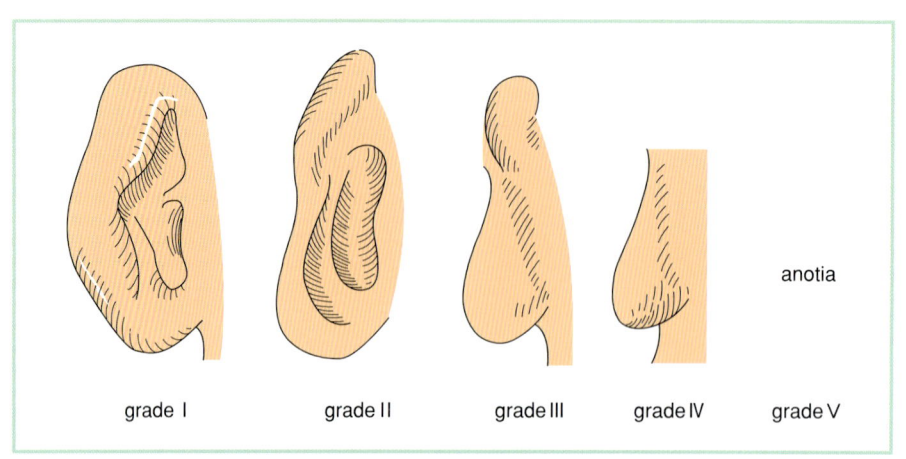

図 233 ■ 先天性小耳症、無耳症の分類（荻野）

grade Ⅰ：耳介構成部分がほぼ完全に存在しているが全体として矮少。
grade Ⅱ：耳介構成部分の一部分欠損。耳甲介は残存。
grade Ⅲ：grade Ⅱに耳甲介欠損を伴う（耳垂部分と小さな上方の残存耳介）。
grade Ⅳ：耳垂部分のみが残存している。
grade Ⅴ：無耳症。
（荻野洋一：形成外科学入門．荻野洋一，倉田喜一郎，牧野惟男（編），p 212，南山堂，東京，1980 より引用）

③ 症状

　小耳症は第一第二鰓弓症候群の一部分症であることも多い。この場合は下顎低形成、患側軟口蓋麻痺、稀に顔面神経麻痺などを伴う。

　片側小耳症では対側が健常であれば生活に支障はない。骨伝導は正常である。健常側が正常であれば、聴覚は正常とみなされるので身体障害者ではないということを家族に説明をして安心してもらう。但し音源の方向性はわかりにくい。また女児ではヒソヒソ話がしづらくて困るということがある。就学時には教室内では健常側に教壇がくるような位置に座席を設置してもらうよう指導する。

　両側小耳症では伝音性難聴であり、言語発達にも遅滞を生じるので早期に骨伝導補聴器を開始する。

　耳介には支持体としての機能がある。すなわちマスクやメガネをかけられなくなる。また女児では髪の毛をとめにくいといわれることがある。

　いじめによる社会的適応の問題は意外なほど生じにくいという印象がある。これは髪の毛などに隠しやすいこと、実生活での支障がほとんどないことによるのであろう。

④ 治療方針

　初診時より耳鼻咽喉科と併診とし、聴力検査、側頭骨 CT などを行う。6ヵ月〜1年に一度定期的検診を行い、感音性難聴の合併、中耳炎、真珠腫などの有無を検査する。ま

た両側小耳症では早期に骨伝導補聴器を開始する。

　耳介再建の方法には自家組織を用いる方法とシリコンプロテーゼを用いる方法がある。後者ではプロテーゼの固定法にテープ、接着剤、骨親和性インプラントが用いられる。耳介腫瘍切除後や外傷、熱傷後の耳介欠損に用いられることが多い方法であるが、小耳症の成人例でも用いられる。小児においては自家組織を用いる方法が優先される。

　耳介は支持組織である耳介軟骨と前後面の皮膚からなる。軟骨には肋軟骨が用いられる。側頭部の皮膚は不足しているのでエキスパンダーを用いて伸展するか、他部位からの植皮を行って補填する。軟骨の代わりにシリコン製やポリプロピレン製のフレームワークが用いられたことがあるが、現在ではほとんど行われていない。

　手術時期はわが国では8〜10歳以降としている術者が多い。家族は1日も早い手術を望むのが当然であり、就学前に手術が行われていた時期もある。しかし正常耳介の成長が6歳で成人の85％程度、10歳で95％に達すること、肋軟骨採取部位の胸囲が60 cm程度であると再建に必要な分量を採取しやすく、採取部位の変形を最小限にできるがこれに達するのが8歳以降であること、また耳介形成術は2〜4回程度の手術が必要となるので、患児とのコミュニケーションが取れて治療の協力が得やすいことなどによる。

5 手術法

　現在行われている手術のほとんどは、Tnazer法の流れをくむ自家肋軟骨フレームワークを用いるもので、患児の第6、7、8肋軟骨が平坦でかつ線維性に癒合している部分を利用し、これに耳輪の部分に別個の肋軟骨を重ねるものである。術者により肋軟骨フレームワークの作製法、側頭部皮弁の用い方、皮膚の不足の補填法、側頭部の筋膜弁

COLUMN ◆聴覚改善手術の考え方

　片側小耳症では聴力は正常であると家族に説明しても、やはり両耳で聞けるようにしてあげたいというのが家族はもちろん医療者側でも本音であろう。

　外耳道閉鎖症に対する聴覚改善手術は、植皮または皮弁による外耳道形成術、鼓膜形成術および鼓室形成術からなる。手術結果は耳小骨連鎖の低形成の程度に左右されるが、良好例では軽度難聴程度まで回復可能であるとされる。

　一方、問題点としては、①再建外耳道は狭窄を起こしやすく耳瘻処置を含め定期的通院が必要なこと、②鼓室形成術時に顔面神経麻痺の可能性があること、③小児期の手術例は聴覚改善効果が維持されにくいこと、④再建外耳道の位置は正常と異なり耳甲介から対耳輪の部位になるので整容的には問題を生じやすいこと、などがある。したがって、聴覚改善手術は耳介形成術と同時には行わずに、患者本人から十分なインフォームド・コンセントを得ることができる年齢まで待つのがよいと考えている。

a. レーザー光利用非接触三次元計測装置を用いた耳介の計測。

b. データを鏡像処理してコンピュータ制御切削機でワックスモデルを作成する。

c. 右は作成した鏡像ワックスモデル。

d. 鏡像ワックスモデルを肋軟骨フレームワーク作成時にテンプレートとして用いている。

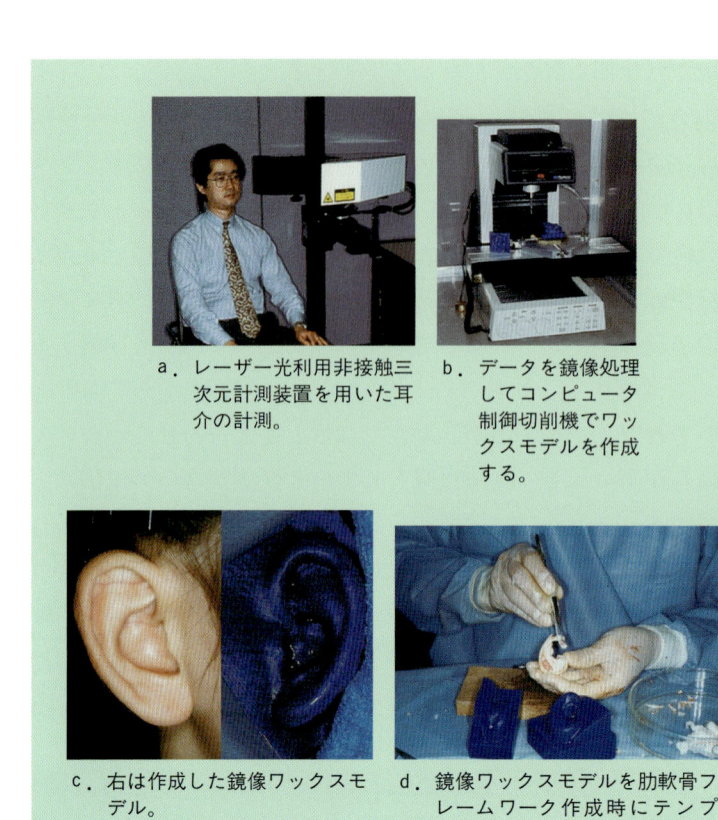

図 234 ■ コンピュータ支援外科の応用：三次元テンプレートの作成

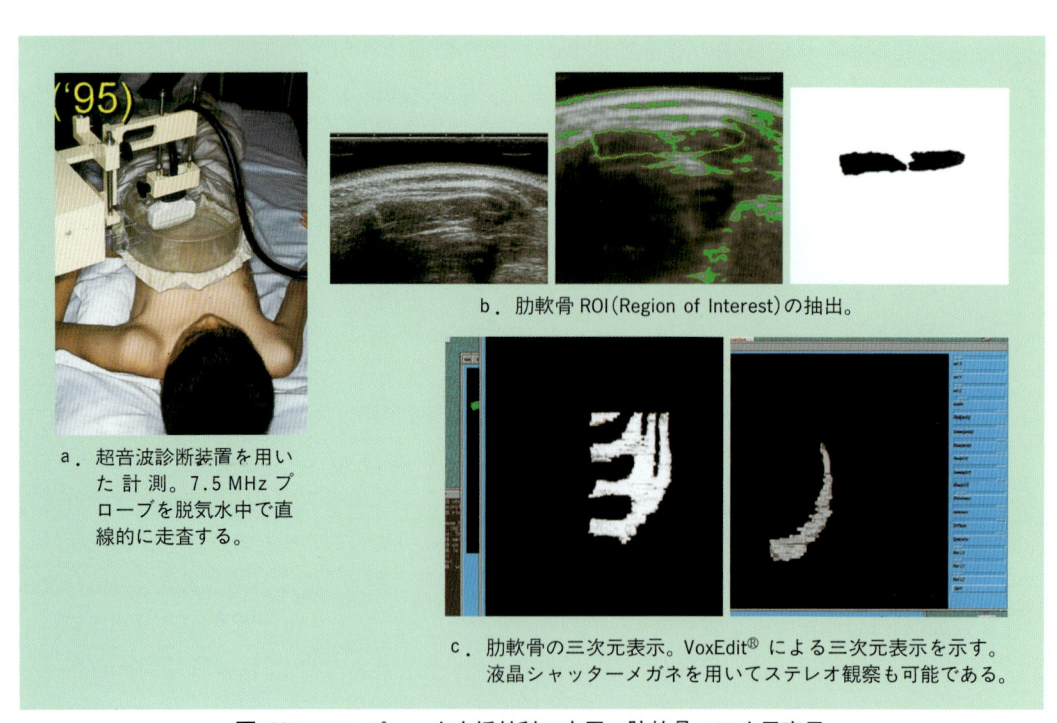

a. 超音波診断装置を用いた計測。7.5 MHz プローブを脱気水中で直線的に走査する。

b. 肋軟骨 ROI(Region of Interest)の抽出。

c. 肋軟骨の三次元表示。VoxEdit® による三次元表示を示す。液晶シャッターメガネを用いてステレオ観察も可能である。

図 235 ■ コンピュータ支援外科の応用：肋軟骨の三次元表示

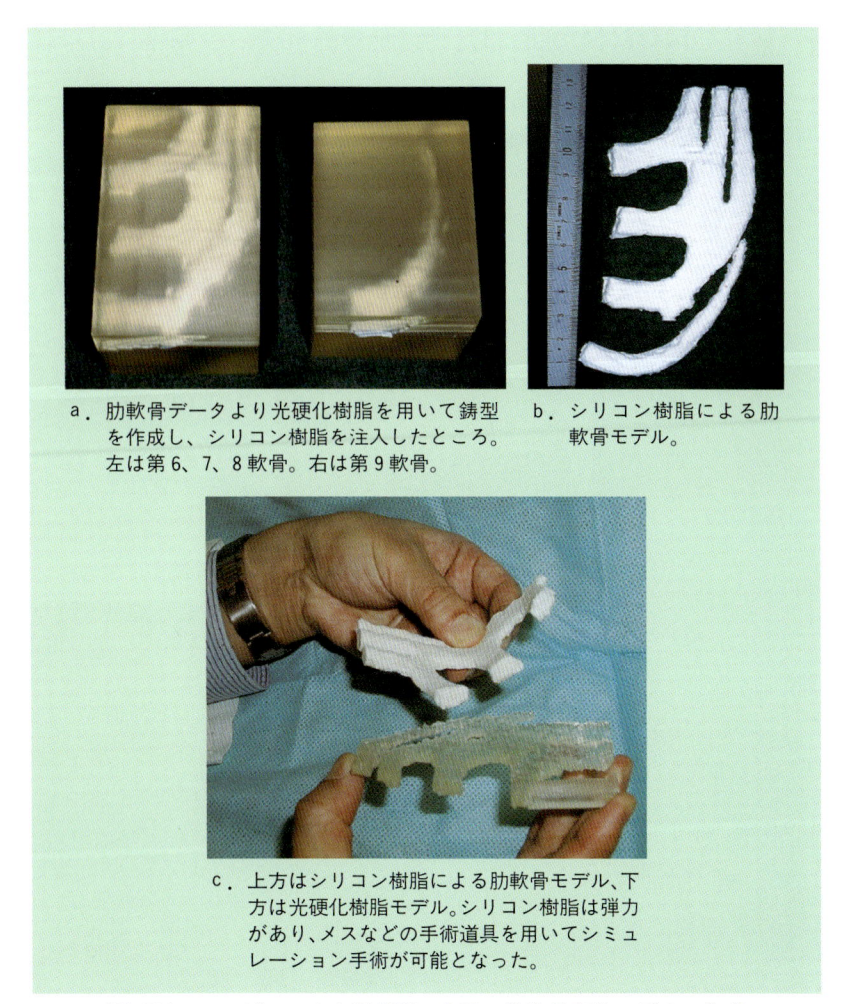

a．肋軟骨データより光硬化樹脂を用いて鋳型を作成し、シリコン樹脂を注入したところ。左は第6、7、8軟骨。右は第9軟骨。

b．シリコン樹脂による肋軟骨モデル。

c．上方はシリコン樹脂による肋軟骨モデル、下方は光硬化樹脂モデル。シリコン樹脂は弾力があり、メスなどの手術道具を用いてシミュレーション手術が可能となった。

図 236 コンピュータ支援外科の応用：肋軟骨実体モデルの作成

の用い方、手術回数などさまざまな手術法がある。

著者らは、整容的に満足できる三次元的なフレームワークを用いるには、事前に側頭部皮膚を伸展しておくことが不可欠であることからエキスパンダーを用いた耳介形成術を行っている。当初はコンピュータ支援外科的な手技を導入し、鏡像実体モデル、超音波診断装置を用いたシリコン製肋軟骨モデルによる手術シミュレーションなどを導入して現在の手術法に至っている(図 234〜236)。手術回数は 3 回となるのが欠点であるが、再建耳介の形状が良好なこと以外にも残存耳垂 remnant lobule をほとんどそのまま温存可能であるので、特に女子ではピアスを安全に使えること、筋膜皮弁を用いる必要がないので局所の手術侵襲が少ないことが利点として挙げられる。

実際の手術例を供覧する。

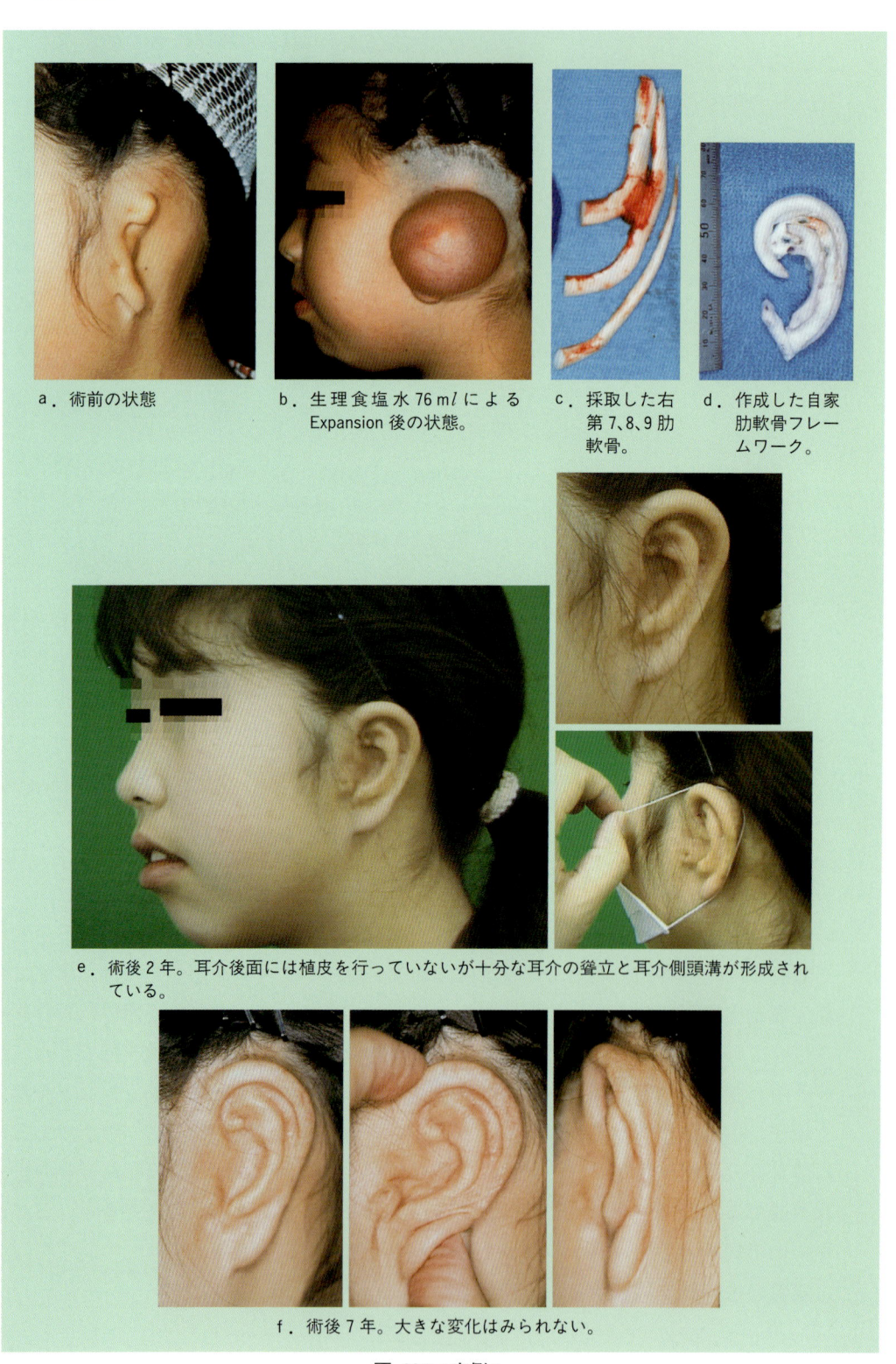

症例1 左小耳症（Grade Ⅲ）。手術時年齢10歳、女児（図237）。

a．術前の状態

b．生理食塩水76 m*l* による Expansion 後の状態。

c．採取した右第7、8、9肋軟骨。

d．作成した自家肋軟骨フレームワーク。

e．術後2年。耳介後面には植皮を行っていないが十分な耳介の聳立と耳介側頭溝が形成されている。

f．術後7年。大きな変化はみられない。

図 237 ■ 症例1

症例2　左小耳症(Grade Ⅲ)手術時年齢11歳、男児(図238)

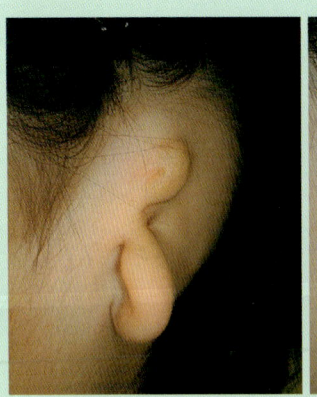

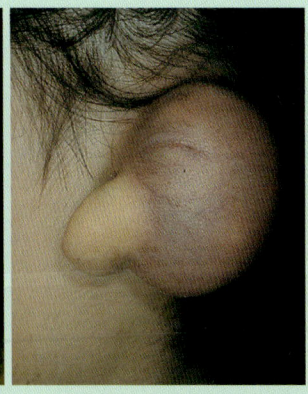

a．術前の状態。

b．生理食塩水29 mlによるExpansion後の状態。第2期手術直前。

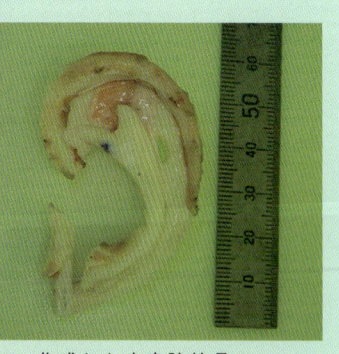

c．作成した自家肋軟骨フレームワーク。反対側に低形成があるのでやや小さめに作成した。

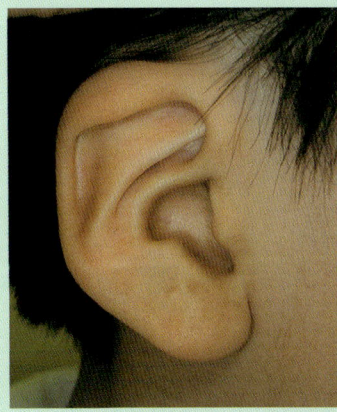

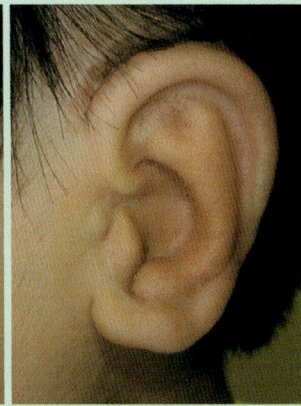

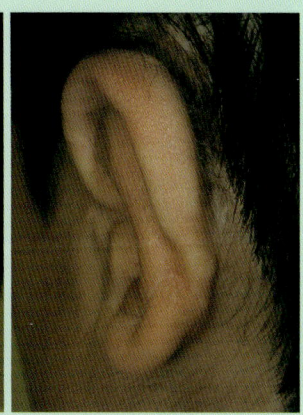

d．術後1年。本症例では耳介後面に全層植皮を行い耳介側頭溝を形成した。

図 238 ■ 症例2

COLUMN ◆再生医療はいつから応用できるでしょうか？

　形成外科の手術の多くは組織欠損の修復を目的としたものです。したがって再生医療の成果の応用が最も期待されている分野です。耳介形成術についていうと、数年前から耳介の形状を再現した培養軟骨が発表されています。しかしこれらは形状付与に吸収性素材を用いているため、長期にわたる形状維持には問題があるとされています。

　一方、現在行われている自家肋軟骨フレームワークを用いる術式は、約40年の歴史があり、これまでのところ形状が維持されることが確認されています。

　再生医学の急速な進歩により、初診の患者さんと御家族には、数年後には培養軟骨か自家肋軟骨のどちらかを用いるか選択して頂くことになるでしょうと説明しています。

●参考文献

1) 荻野洋一，倉田喜一郎，牧野惟雄（編）：形成外科入門．南山堂，東京，1980.
2) Kaneko T：A system for three-dimensional shape measurement and its application in microtia ear reconstruction. Keio J Med 42(1)：22-40, 1993.
3) 金子　剛，小林正弘，大熊　潔，ほか：形成外科領域へのコンピュータ外科の応用．新外科学大系　追補4　小児外科・形成外科，中塚貴志（編），pp 233-244，中山書店，東京，1997.
4) 高野淳治：超音波断層データに基づいた肋軟骨の3次元表示を用いた耳介形成シミュレーション．慶應医学 75(1)：51-62, 1998.
5) 金子　剛，高野淳治，小林正弘，ほか：シリコン肋軟骨モデルの作成と手術シミュレーション．形成外科 46(8)：771-778, 2003.

〔金子　剛〕

I 顔面　F. その他

1. 顔面のリンパ管腫

① 概念

　胎生期の原始リンパ嚢の発生・分化障害により生じた囊腫である。元来良性腫瘍であるが、頸部〜顔面に発生するいわゆる頸部リンパ管腫は周囲の重要血管、臓器に浸潤性あるいは樹枝状に伸展し入り込んでいることが多い。生直後に認められるものが多いが、ほとんどは2歳までに発見されることが多い。出生前診断されることもある。喉頭、前縦隔に伸展していることも稀ではなく、出生直後より呼吸障害をきたす場合もある。また、内腔の出血・感染により腫瘍が増大し気道を圧迫することがある。

② 臨床症状

　出生時にみられる頭頸部腫瘤、あるいは局所の腫瘤として認められる。腫瘤は通常非常に軟らかく、炎症を起こしていなければ緊満感に乏しい。発生部位は頭頸部が36〜88％と最も多い。

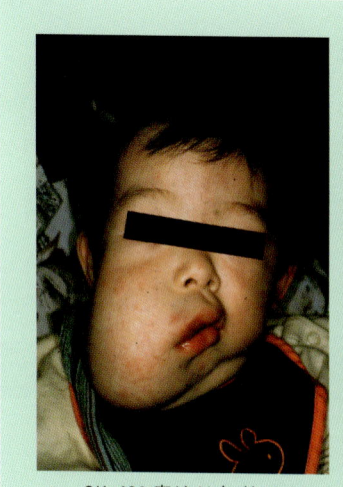

a．OK-432療法は無効であった。

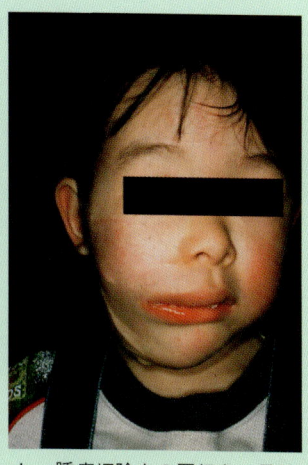

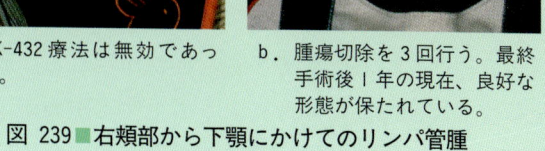

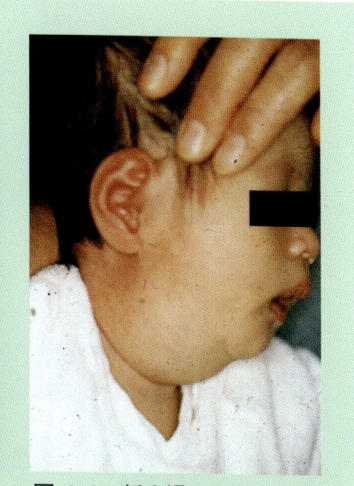

b．腫瘍切除を3回行う。最終手術後1年の現在、良好な形態が保たれている。

図 239 ■ 右頰部から下顎にかけてのリンパ管腫

図 240 ■ 新生児の下顎から縦隔へかけてのリンパ管腫

1個〜数個大きな囊腫によって構成される囊腫型リンパ管腫、小さな毛細血管状のリンパ管の集合よりなる海綿状リンパ管腫、およびその混合型がある。

MRIではリンパ管腫はT1強調像で低信号に、T2強調像では高信号に描出される。

3 治療方針

かつては外科的切除が唯一の治療法であった。多くのリンパ管腫は周囲の重要臓器（血管、神経）を巻き込んで発育していることが多く、それらの機能を温存し、完全切除することは困難なことが多い。不完全な部分切除では再発率が高く、硬化療法の併用などが行われる。

硬化療法ではエタノールやethanolamine oleate、OK-432などリンパ管内に注入するが、macrocysticなものには有効であるが、microcysticなもの、実質成分が多いものに関しては効果が少ない。また、硬化療法を長く行うとリンパ管腫内が瘢痕化して重要血管、神経の同定が困難になるので早めに手術適応の是非を判定する必要がある（図239、240）。

4 予後

OK-432による硬化療法の有効性は50〜70％といわれている。手術的に完全切除ができれば再発率は低く抑えられるが、副損傷回避のため部分切除にとどめるとその再発率は60％となる。しかしこのような腫瘍では、部分切除によるリンパ管腫との共存を原則とし、完全切除による顔面神経麻痺などの機能障害は避けなければならない。

（大西文夫）

2．顔面神経麻痺

1 顔面神経麻痺とは？　麻痺による症状にはどのようなものがあるか？（図241）

顔面神経は主に顔の表情をつくる筋肉（表情筋）の運動を支配している神経で、この神経が麻痺すると主に眼や口唇部の周囲を中心として多彩な症状が現れる。表情筋への各分枝の麻痺による症状は、側頭枝では前頭筋の麻痺により眉毛や上眼瞼が下垂して、眉毛の位置が下がり左右非対称となり、下垂して覆い被さった上眼瞼のために視野が狭

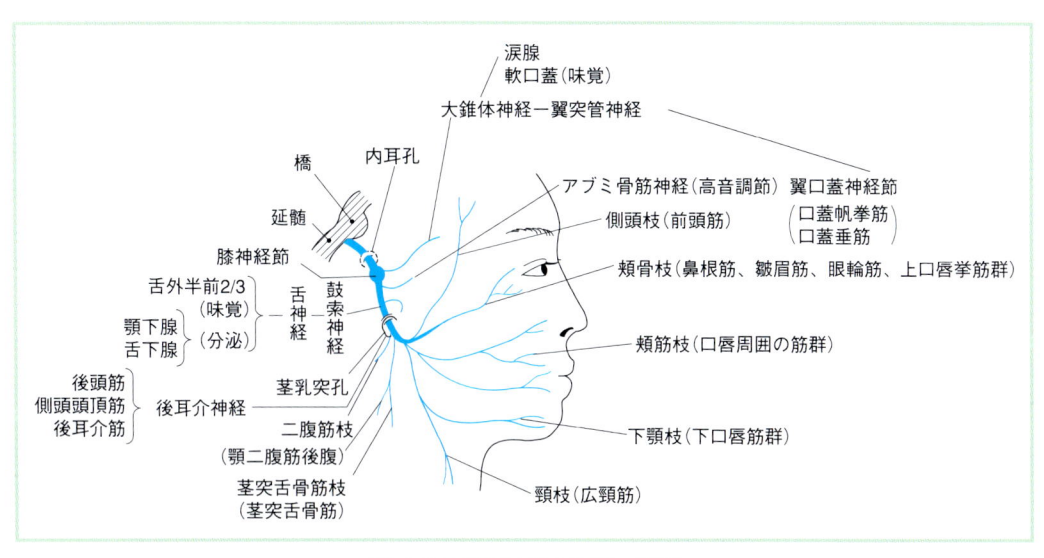

図 241 ■顔面神経の走行・解剖
(藤野豊美：顔面神経麻痺．コアテキスト形成外科学，鬼塚卓弥，藤野豊美(編)，pp 181-188, 廣川書店，東京，1989 より引用)

なる。頰骨枝では眼輪筋が麻痺して眼瞼が閉じなくなり、角膜が露出し乾燥して角膜炎や角膜潰瘍を引き起こし、失明にまで至ることがある。また、下眼瞼が緩んで外反を引き起こし、眼痛や流涙を生ずる。頰枝では口角や口唇の挙上ができなくなり麻痺側の口唇が下垂して、鼻唇溝が消失し左右非対称な表情となる。また、十分な閉口ができなくなり、摂食時の口唇からの食物の漏れを生ずる。下顎縁枝では口角や口唇を引き下げることができなくなり、下口唇は健側へ引っ張られて非対称の口唇変形を生ずる。

顔面神経麻痺は障害部位により、大脳皮質から顔面神経核までの中枢性麻痺と、顔面神経核より末梢の末梢性麻痺に分けられる。顔面神経の分枝のうちで側頭前枝は両側の大脳皮質の支配を受けているため、片側の中枢性麻痺の場合は、麻痺の程度は片側の顔面下部に著明で、両側支配を受けている顔面上部には麻痺が起こらない。それに対して、末梢性の場合はすべての分枝に麻痺が生ずる。

このほか、顔面神経には知覚および自律神経線維も含まれ、味覚、唾液分泌、涙液分泌、聴覚調整などにも関与しているため、障害部位によりこれらの機能障害の症状も生ずる。

② 小児の顔面神経麻痺の原因

成人での顔面神経麻痺の原因としては、主に Bell 麻痺、Ramsay-Hunt 症候群、外傷(顔面外傷)、腫瘍切除後(耳下腺腫瘍、小脳橋角部腫瘍など)などがあるが、小児においても Bell 麻痺、Ramsay-Hunt 症候群が主体である。しかし、小児では先天異常や小児に特有な疾患に起因するものがあるのが特徴である。

小児の顔面神経麻痺の原因は大別して、先天異常、感染性、外傷、腫瘍、その他に分

表 15 ■ 小児の顔面神経麻痺の原因

1. 先天異常
    先天性一側性口唇麻痺
    第一第二鰓弓症候群
    Moebius 症候群
    脊髄空洞症
2. 感染性
    Bell 麻痺
    Ramsay-Hunt 症候群
    細菌感染症（髄膜炎、化膿性中耳炎・乳様突起炎、耳下腺炎など）
    ウイルス性疾患（ムンプス、EB ウイルス、エンテロウイルスなど）
    Guillain-Barre 症候群
3. 外傷
    分娩外傷
    頭部外傷（側頭骨骨折など）
4. 腫瘍
    脳腫瘍（脳幹グリオーマ、聴神経腫瘍など）
    中枢神経白血病
5. その他
    中枢神経疾患の一症候

けられる（表15）。先天性では、先天性一側性口唇麻痺、第一第二鰓弓症候群、Moebius症候群などがある。感染性では、Bell 麻痺、Ramsay-Hunt 症候群、化膿性中耳炎・乳様突起炎などの細菌感染症、ウイルス性脳炎（ムンプス、EB ウイルスなど）、Guillain-Barre 症候群などがある。外傷では分娩外傷、側頭骨骨折などがあり、腫瘍では、脳腫瘍や中枢神経白血病などがあり、その他に中枢神経疾患の1症候としてみられるものがある。

　発症年齢でみると、新生児・幼若乳児では先天異常や分娩障害などによる場合が多く、乳児期以降は Bell 麻痺、化膿性中耳炎・乳様突起炎などの感染、腫瘍、頭部外傷などによるものが多い。

3 小児の主な顔面神経麻痺

1. 新生児・幼若乳児

1. 先天性一側性口唇麻痺

　下口唇下制筋、口角下制筋の不全による。第一第二鰓弓症候群などでの小顎症、片側巨口症などには好発する。保存的治療の効果はないが、成長に伴い麻痺は目立たなくなっていく場合が多い。約半数に心臓・その他の先天異常を伴って Cardiofacial 症候群を形成しているため、染色体検査、心疾患合併の精査を行う必要がある。治療として、健側の口角下制筋の筋切断術や患側への移行術などで改善が期待できるが、表情の乏しい印象を与えたり、口唇・頬を噛むなどの弊害があり、また自然経過での改善も見込まれる

ため、手術適応には慎重を要する。

2．Moebius 症候群

先天性両側顔面神経麻痺と一部に外転神経麻痺が起こり、その他の脳神経麻痺、精神遅滞、四肢欠損の合併もある。両側性のため非常に変化に乏しい表情となるので、治療には両側の頬部への神経血管柄付き遊離筋肉移植による笑いの表情再建が、比較的よい治療結果を出すことができる。この際、移植筋の運動神経を吻合する宿主神経としては、三叉神経の咬筋枝などが用いられる。

3．分娩外傷

鉗子分娩時の、顔面神経管や顔面神経分枝への外傷で生ずる。自然治癒するものが多いため経過観察を行い、外科的治療を要するのは稀である。

2．乳児期以降

1．化膿性中耳炎・乳様突起炎に合併する麻痺

化膿性中耳炎は抗生剤の進歩に伴って重症例が減り、顔面神経麻痺の合併も少なくなっているといわれている。保存療法以外に、乳突削開術・顔面神経管開放術などの耳鼻科的手術も行われる。

4 治療

Bell 麻痺、Ramsay-Hunt 症候群などの多くは薬物などの保存的治療でかなりの程度まで回復する。外傷や腫瘍切除後によるものは、神経切断や神経損傷の程度が強いものが多く、保存的治療だけでは回復が悪く、多くは手術を要する。Moebius 症候群や第一第二鰓弓症候群などは形成外科的手術の適応となる。

形成外科では、神経自体を修復する手術や麻痺による障害が残ってしまった患者の顔面の再建形成手術を行い、必要に応じて薬物などによる保存的治療や、麻痺に対するリハビリ治療を行っている。

1．新鮮例に対する治療

麻痺発症後の経過が長くなく顔面表情筋の変性・萎縮が著明でない場合に行う。神経縫合術（切断された神経断端を縫合）、神経移植術（下腿後面や頸部の知覚神経を一部採取して、切断された神経断端同士の間に移植）、顔面交叉神経移植術（両側の顔面で上口唇皮下を通して交叉する長い神経移植を行って、患側の末梢側の顔面神経を、健側の顔面神経の一部の枝と吻合）などを手術顕微鏡下に行う。

2．陳旧例に対する治療

　麻痺発症後の経過が長く（1〜2年以上）、神経縫合術や神経移植術などの顔面神経自体を修復する手術が適応にならない症例に行う。神経、筋などの組織移植が必要になり、形成外科的手技が生かされる分野である。まず静的再建手術といい、変性・萎縮が著明となった表情筋の筋力では引き上げることができずに重力で下垂している顔面の組織を、大腿筋膜や耳介軟骨移植を利用して物理的に上方に引き上げたり、下垂して弛んでいる余剰分の皮膚を切除する方法がある。また動的再建手術といって、顔面神経以外の神経（三叉神経）により支配される咀嚼筋（側頭筋や咬筋）や、新たに身体の別の部位（大腿・背部・腹部など）から一部の筋肉を筋肉の支配神経と栄養血管を付けて採取して手術顕微鏡下に顔面へ移植し（神経血管柄付き遊離筋移植術）（図242）、これらの筋肉を用いて下垂部を引き上げる運動や顔面の表情運動を新たにつくり出す方法がある。静的再建手術は安静時の顔の歪みを改善させる方法であるのに対して、動的再建手術は表情運動も改善させようという方法である。

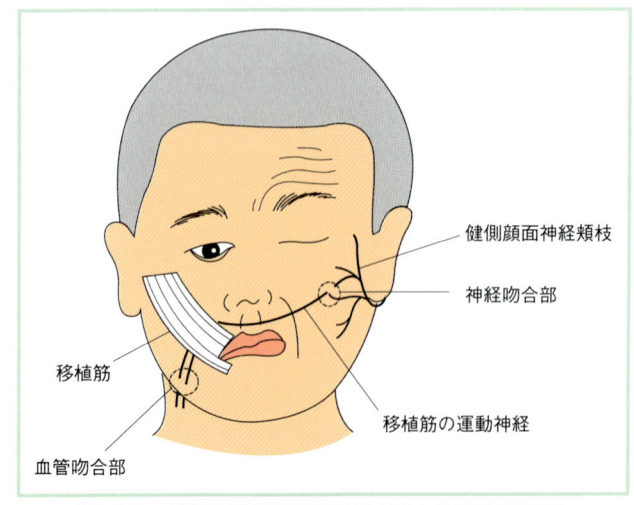

図 242 ■ 陳旧性顔面神経麻痺に対する動的再建術
患側頬部への神経血管柄つき遊離筋移植術により、笑いの表情が再建できる。移植筋の運動神経は、健側の顔面神経頬枝と吻合する。

COLUMN ◆顔面神経損傷の判定法

神経損傷の有無の判定法
・側頭枝──前額にしわを寄らせる
・頬骨枝──目を強く閉眼させる
・咬筋枝──口を「ウー」と突き出す
・下顎縁枝──口を「イー」と横下に引っ張る
・頚枝──臨床上判定の必要なし

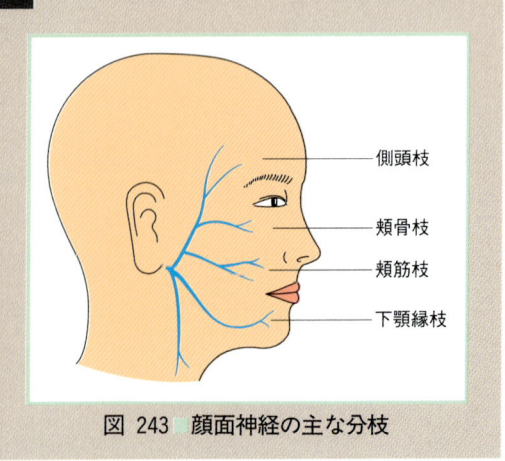

図 243 ■ 顔面神経の主な分枝

部位別には大きく分けると、眼周囲と口唇周囲の治療に分けられ、一度に両方を治療する場合や複数回に分けて治療する場合がある。

　また、最近では再生医学の発達とともに、神経欠損部にコラーゲンチューブを架橋したり、シュワン細胞を三次元培養したハイブリッド型人工神経などが開発されつつある。

（田中一郎）

3．Romberg症候群（進行性顔面片側萎縮症）

① 疾患概念・病因

　Romberg症候群とは、顔面片側の組織の一部が突然、進行性の萎縮に陥る疾患である。病因としては遺伝説、中枢神経説、交感神経説、三叉神経説、感染症説、強皮症説などがあるが、現在のところ不明である。進行性顔面片側萎縮症（progressive hemifacial atrophy）ともいわれる。

② 臨床症状

　頬部、前額、下顎部に不規則な斑点状の色素の増加や減少や三叉神経領域の神経痛様疼痛を初発症状として、進行性に顔面の片側の萎縮が認められる（図244）。思春期前後に発症することが多く、萎縮は通常2年半～10年の間に停止する。病変は皮下組織に留まるものから、顔面骨に至るものまでさまざまな程度があるが、三叉神経の支配領域を中心とした萎縮に陥っていくものが多い。この一方、顔面の知覚、表情筋の機能障害は通常みられない。顔面骨の発育が未完成の10歳前後に発症すると骨の萎縮までみられる高度な変形が現れることが多く、20歳以降では軟部組織を中心にした萎縮のみの症例が多い。また、両側性や上肢、体幹、下肢にまで症状の及んだ例も報告されている。

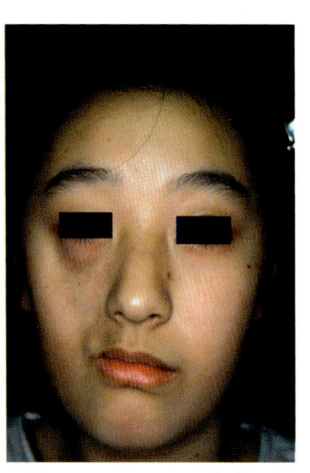

図244 ■ Romberg症候群
（13歳、女性）
右頬部を中心とした顔面の萎縮を認める。

図 245 ■遊離肩甲皮弁による再建術を施行

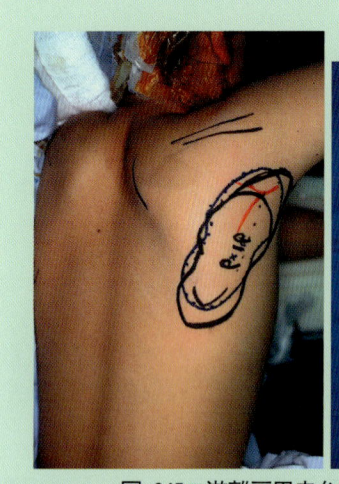

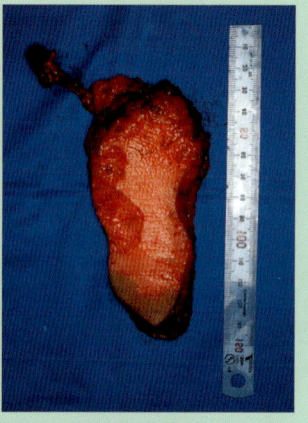

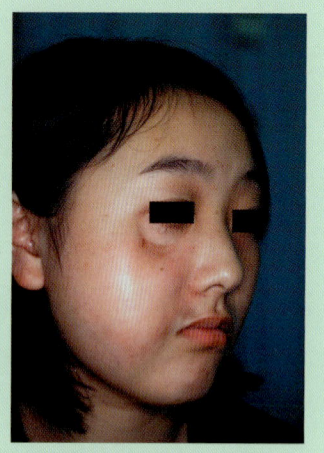

図 246 ■術後6ヵ月
移植皮弁の下垂を認める。

③ 治療方針

　萎縮が停止した後に再建を行うことが原則である。萎縮が停止しない時期に手術を行うと移植した組織までも萎縮することも少なくない。

　頬部を中心とした陥凹変形に対して、再建手術により改善をはかる。顔面骨の萎縮が高度な症例では、軟部組織の再建に先立ち、骨組織の再建を行うこともある。軟部組織の再建においては、萎縮が軽度であれば遊離真皮脂肪移植が行われ、萎縮が高度の場合は血管柄付き遊離組織移植が第一選択となる。皮弁としては、筋皮弁は術後の筋萎縮の程度が予測しにくいため不適であり、表皮を切除した鼠径皮弁、肩甲皮弁などが用いられる（図245）。遊離皮弁移植後により、大まかな輪郭は得られるが、多くの場合二次的な部分修正（volumeの修正、下垂修正など）を必要とする（図246）。

（大城貴史、田中一郎）

● 参考文献

1) Gregory LR：Progressive hemifacial atrophy；Romberg's disease. Plastic Surgery, McCarthy, pp 3135-3143, Saunders, USA, 1990.
2) 新冨芳尚：progressive hemifacial atrophy. 図説臨床形成外科講座 5, 頭蓋顎顔面外科, pp 166-169, メディカルビュー社, 東京, 1987.
3) 山中俊幸, 横山明子, 西岡　清：剣創状強皮症. 皮膚病臨床 18(9)：749-796, 1996.
4) 関　姿恵, 石川　治：限局性強皮症. 最新皮膚科学体系 9, 膠原病非感染性肉芽腫, pp 106-115, 中山書店, 東京, 2002.

COLUMN ◆剣状強皮症（剣創状強皮症）

　限局性強皮症の1病型であり、若年者の前額部に好発する帯状の光沢のある陥凹性硬化病変で、前額部が剣で切られたように見えるため、剣状強皮症（sclerodermie en coup de sabre）と称される（図247）。陥凹部に限局して、軟毛がみられたり、部分的に多毛がみられる場合もある。頭部に及ぶと脱毛を合併する。顔面では、片側の筋肉萎縮（facial hemiatrophy）を合併することもある。
　Romberg症候群は、この剣状強皮症との合併も認められることから、限局性強皮症の1亜型とする考えもある。

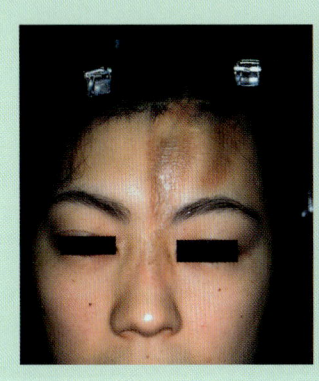

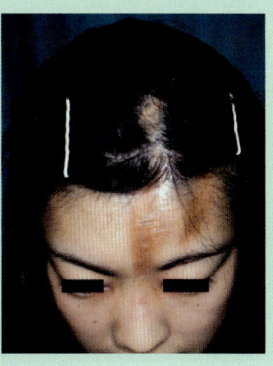

図247　22歳、女性。剣状強皮症
左前額部を中心とした帯状の光沢のある陥凹性硬化病変を認める。頭部には部位に一致して脱毛を合併している。

4．頭部皮膚欠損（瘢痕性禿髪症）

① 疾患の病因

　脱毛を生じる原因は種々あるが、子どもに関するものとして、以下のような原因が挙げられる。

1．先天性

①先天性無毛症
②代謝異常症
③先天性毛包欠損（脂腺母斑、表皮母斑など）

④瘢痕性（鉗子分娩、吸引分娩など）

2．後天性

①円形脱毛症、男性型脱毛症
②内分泌異常によるもの（男性ホルモンの分泌減少、過剰など）
③外傷性
④薬剤（抗腫瘍薬、過剰のビタミンA投与など）、ストレスによるもの

2　臨床症状

　脱毛は、原因によって頭部全体に及ぶものと、一部に限局するものがある。また瘢痕や母斑など禿髪部に器質的変化を認めるものと、脱毛のみで頭皮自体には器質的変化を認めないものとがある。

3　治療方針

　病因によって治療法は異なる。内分泌異常によるものは、基礎疾患の治療を行い、薬剤性のものは、原因薬剤の投与を中止することにより、徐々に軽快することが期待される。また、円形脱毛症は数ヵ月で自然治癒するものもあるが、広範囲のものほど治りにくく、ステロイドの外用やPUVA療法などが行われている。
　形成外科的に手術適応となるものは、瘢痕や母斑などによる頭皮に器質的変化を伴う禿髪である。小範囲のものは、単純に切除・縫縮が可能であるが、ある程度の大きさになると、病変部を1回で切除・縫縮するのは困難となる。そのような場合は、分割切除法かエキスパンダー法、あるいは皮弁法が用いられることになる。

1．分割切除法

　複数回に分けて切除する方法である。通常2～3回で行う。手術の間隔は半年程度はあけて、頭皮にゆとりができるまで待つ。最終回を除き、帽状腱膜下の剥離は最小限にとどめ、頭皮が効果的に伸展されるようにする。

2．エキスパンダー法

　エキスパンダーを病変周囲の健常頭皮下に埋め込み、これを徐々に膨らませることにより、あらかじめ頭皮を伸展しておき、余裕をもたせたうえで、病変部を切除し、一期的に縫縮する（図248）。

a．術前　　　　　　　　　　　　　b．エキスパンダー挿入中（左後頭部）

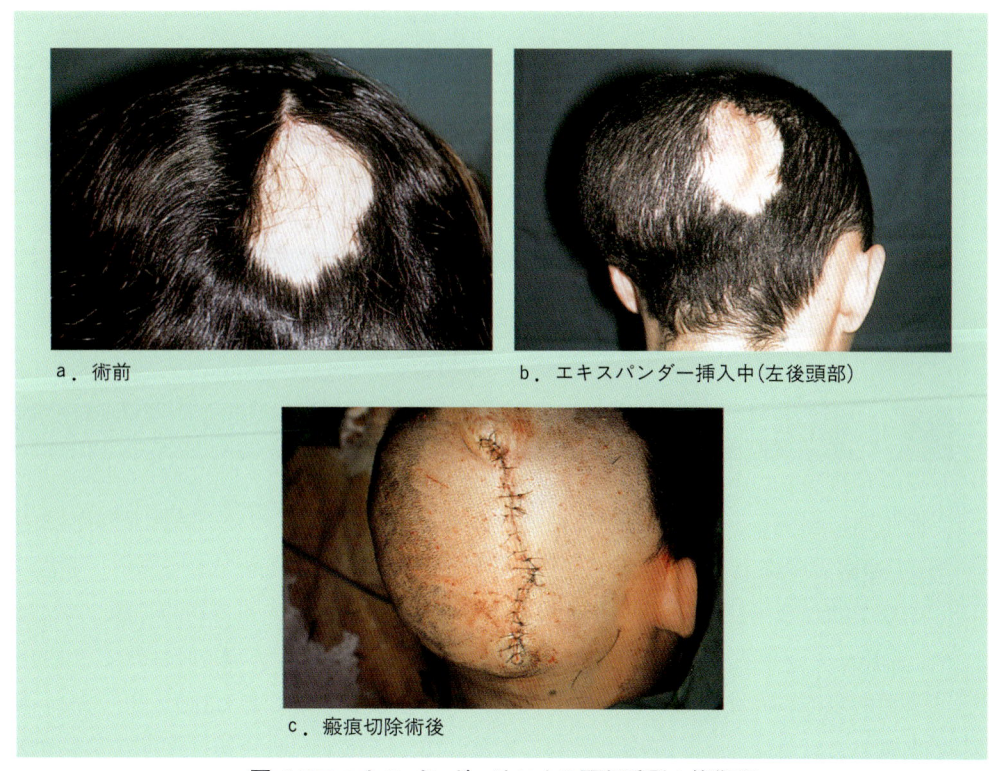

c．瘢痕切除術後

図 248 ■ エキスパンダー法による頭部禿髪の修復術

3．皮弁法

　病変部を切除後、局所皮弁、動脈皮弁、あるいは遊離皮弁などを用いて、欠損部を閉鎖する（詳細は他章に譲る）。

　また、若年者に施行することは稀であるが、男性型脱毛症などの頭皮に器質的変化を認めない病変に対しては、植毛術も有効である。

> ●注意点
> 　エキスパンダーを埋め込む手術を行った場合、頭皮を徐々に伸展させるのに、2ヵ月程度の期間が必要となる。その間、外力により頭蓋骨の陥凹変形をきたしたり、エキスパンダーの破裂や創感染を起こす場合もあるため、患児本人のみならず、周囲の者の注意も必要となる。

（島田卓治）

II 体幹　A. 頸部

1. 正中頸嚢胞・側頸嚢胞

1 正中頸嚢胞

　胎生期に出現し、本来閉鎖するはずであった甲状舌管といわれる管が残存した場合である。通常正中線上で、舌骨のすぐ下に生じることが多い。乳幼児で同部位に表面平滑なしこりを触れる場合、本疾患の可能性が高いが、小児期か成人して初めて気づくことも多い。嚢胞または瘻孔の形で出現する。甲状舌管嚢胞、甲状舌管瘻と呼ばれることもある。
　男性に多く、舌骨下に好発するが、左右に変移することもある（図249、250）。無痛性で皮膚との癒着はない。腫瘤は舌骨と癒着しているので、嚥下時に頭側に移動する。

1. 診断

　術前にCT検査をして、病変の拡がりを確認しておく。その他の検査としてMRI、超

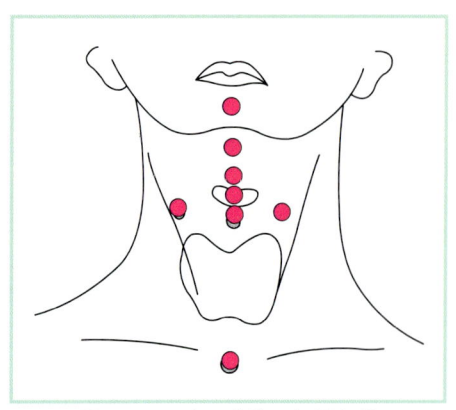

図 249 ■ 正中頸嚢胞の好発部位

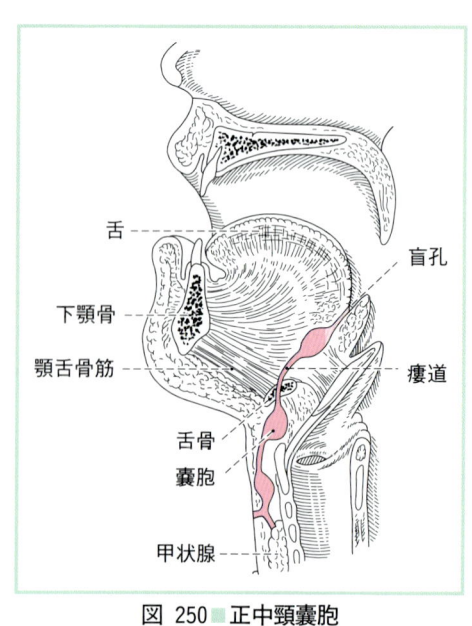

図 250 ■ 正中頸嚢胞
（林　四郎：頸嚢胞，頸瘻の手術臨床外科手術全書，第1巻，福田　保（編），pp 120-135, 金原出版，東京，1969より引用）

音波検査、穿刺なども重要である。穿刺吸引をすると黄色半透明の混濁液が得られる。穿刺の際は感染に十分注意する。鑑別診断としては異所性甲状腺腫、脂肪腫、皮様嚢腫、血管腫などがある。

2．治療

治療は全身麻酔下に摘出手術を行う。摘出を行わないと治癒しない。穿刺排液や硬化療法では治癒しない。手術時期は呼吸管理に気をつけて3歳以降に行うことが多い。嚢腫に炎症がある場合は切開排膿し、抗生剤投与により炎症を沈静化してから嚢腫摘出を行う。

② 側頸嚢胞

胸鎖乳突筋上部の前縁に発生する軟らかいしこりとして触れる（図251）。胎生期の第2、第3鰓溝、すなわちtractus thymopharngensの遺残である場合が多い。瘻孔を形成する場合は胸鎖乳突筋下1/3の高さに開口し、嚢胞は上1/3に触知することが多い。上気道感染に伴って、嚢胞内容液が貯留し成人になってから発症することが多い。感染を繰り返すと難治性瘻孔となって炎症を繰り返す。また発生頻度は少ないが、炎症を繰り返すと側頸嚢胞が悪性化することがあり、鰓性癌と呼ばれるがんになり、予後不良である。

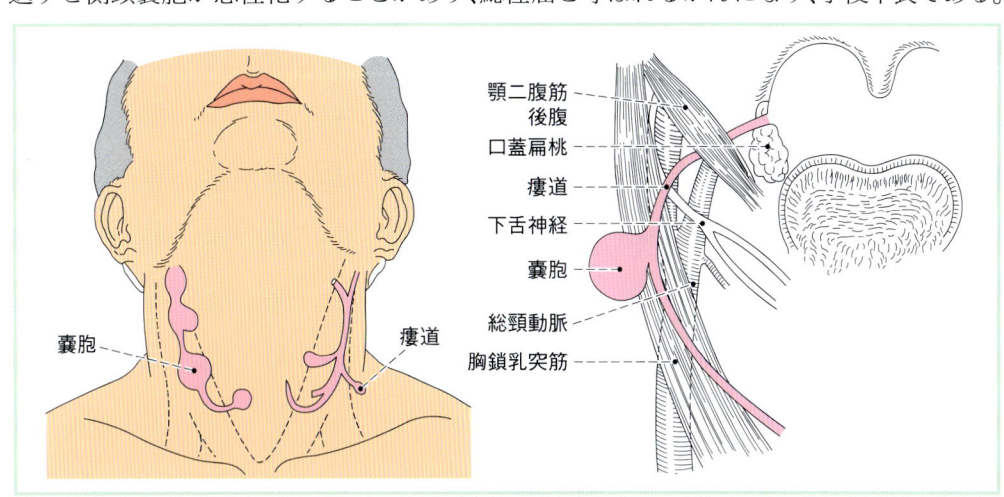

図 251 ■ 側頸嚢胞
（林 四郎：頸嚢胞，頸瘻の手術臨床外科手術全書．第1巻，福田 保（編），pp 120-135．金原出版，東京，1969より引用）

1．診断

診断はCT検査、超音波検査、MRI、穿刺が有用である。穿刺液は膿汁様で、鏡顕でコレステロール板状結晶、リンパ球、剥離した上皮などがみられる。治療は本疾患も全身麻酔下の摘出術を行う。

（貴志和生）

2．翼状頸

　ターナー症候群の症状として出現する。ターナー症候群は、性染色体のX染色体の異常で、低身長、二次性徴欠如（思春期になっても乳房が大きくならない、初潮がこない）、外反肘（上腕に比べて前腕が外側に偏位）、翼状頸（頸部両側のひだ状の皮膚）などの症状を認める。

　形成外科的には翼状頸の治療を目的に来院することが多い。一般に乳幼児例では頸部の皮膚は過剰であることが多く、成人例では皮膚が緊張して両側頸部の水かき様変形を主徴とするものが多い。乳幼児の場合は全身麻酔下に余剰皮膚切除術を行う。切除する皮膚は側部で切除したり、正中で切除したりそれぞれの長所短所が存在する。成人例では側頸部にZ形成術を行うのがよく知られている（図252〜254）。身長増加のために成長ホルモンは有効であるとされている。

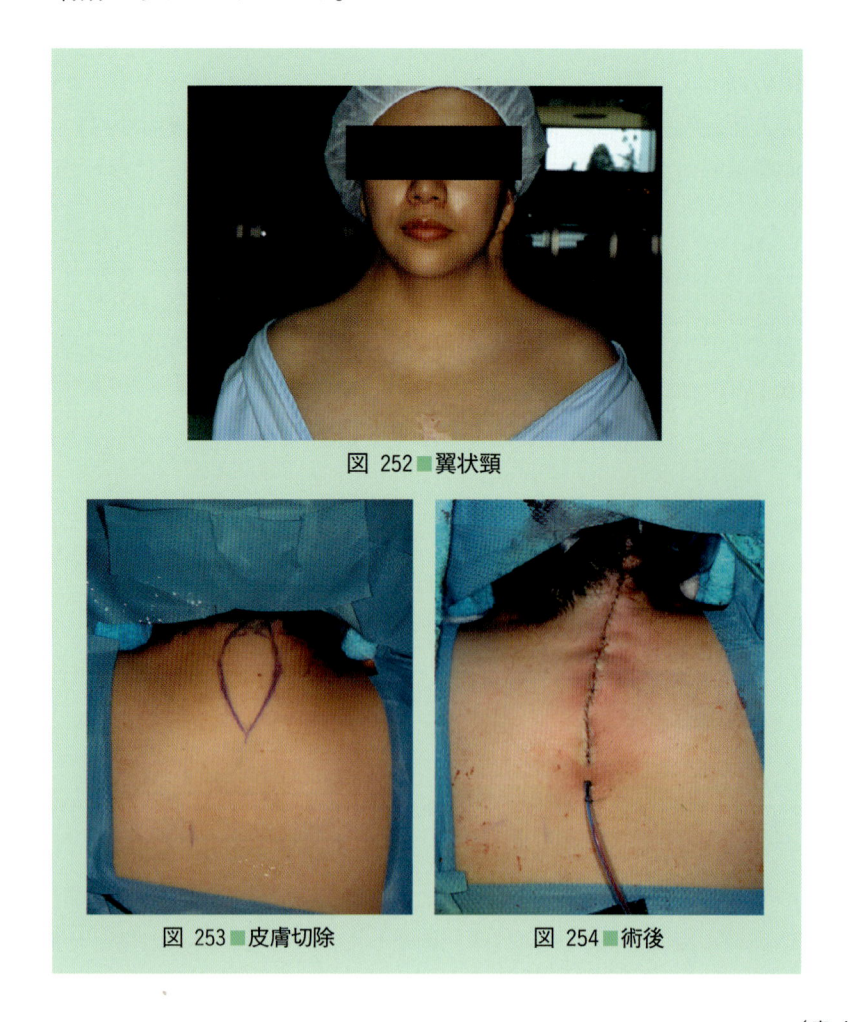

図 252 ■翼状頸

図 253 ■皮膚切除　　図 254 ■術後

（貴志和生）

II 体幹　B. 胸部

1. 漏斗胸

1 疾患の全体的な解説、疾患の概念・病因

1．漏斗胸とは

　前胸壁の形態異常で、前胸壁中央が後方に向けて漏斗状に陥凹しているものをいう（図255）。前胸壁を形成する胸骨、肋軟骨、肋骨の一部に異常が認められる。funnel chest、または、pectus excavatum とも呼ばれる。逆に、前胸壁が隆起しているものは「鳩胸」という。

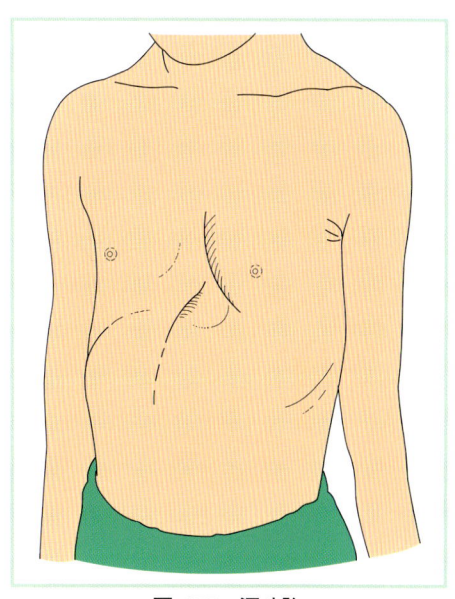

図 255 ■漏斗胸

2．発生頻度

　発生頻度は、報告により差があるが、概ね出生数の 0.3〜0.5％である。男女差は、男性に多く、その比率は、3：1〜4：1である。

3．診断（分類）と鑑別診断

　漏斗胸の診断は、X 線検査などによらず、肉眼的所見で、前胸壁に漏斗状の陥凹変形を認めることにより容易である。
　変形の持続する「真性漏斗胸」に対して、変形の自然消失する「偽性漏斗胸」が存在するので鑑別が必要である。これは、乳幼児期にみられる前胸壁の吸気性陥凹であり、通常、2〜3歳までに消失する。
　「先天性漏斗胸」に、不良姿勢の継続が加わり、胸部変形が増強したものを、「後天性漏

斗胸」という。

　陥凹の程度は、必ずしも左右対称でなく、左右の陥凹に非対称性を認める場合がある。陥凹が左右対称なものを「対称性漏斗胸」、非対称なものを「非対称性漏斗胸」という。非対称性漏斗胸では、胸骨が左右に傾いている。

4．病因

　発生原因は、これまで多くの説が指摘された。子宮内における胎児の発育障害から発生するという説（栄養不足・圧迫などによるもの）、胸壁構造上の欠陥から発生するという説（胸骨靱帯・横隔膜中心腱の短縮説、骨過成長説）、気道疾患の合併による説、心臓の左旋による説などがある。

　現在では、遺伝的な傾向に基づく、肋骨・肋軟骨の過成長によるという説が多く支持されている。

② 臨床症状

1．形態的異常

　肉眼的に、前胸壁の皮膚表面に、漏斗状の陥凹変形を認める。生下時より存在し、程度は次第に増大する。胸骨・肋軟骨・肋骨に陥凹変形がある。通常、第3肋骨より変形が始まり、第5、6肋骨で最も陥凹が著明となる。肋骨弓は、逆に突出している場合が多い。

　非対称性漏斗胸の多くは右に回旋している。非対称性漏斗胸の女性では、非対称性の乳房を認める。

　思春期以降の漏斗胸では、脊椎側彎症を合併することがある。

　漏斗胸は、やせ型、無力型の体格の人に多い。

2．機能的異常

　ほとんどの場合は無症状であり、患者の関心は、機能的な異常でなく、整容的な問題である。

　症状がある場合、症状は胸郭内臓器の圧迫から生じる。具体的には、反復する気道感染、易疲労性、運動能低下、運動時呼吸困難、動悸・頻脈、胸痛・上腹部痛、体重増加の不良などである。

　術前に、訴えがなくても、手術による胸郭容量の増大により、術後に心肺機能の改善に気づくことがある。

　漏斗胸では、精神的に問題になることが多い。人前で裸になることを嫌い、思春期以降に、胸壁陥凹に基づく劣等感から、消極的で内向的な性格になることが多い。

3．検査所見

1．胸部単純 X 線検査

肉眼的にみれば診断はできるので、漏斗胸の診断としてはその必要性は低い。

正面胸部 X 線検査で肋骨の走行の変化、心陰影の左への偏位を認める。脊椎側彎症を合併する場合、その診断が可能である。

側面胸部 X 線検査では、陥凹の程度がよくわかる。

2．胸部 CT 検査

「漏斗胸指数」などの計算のため必要となる。術後の定量的な評価が可能である。

三次元 CT とすることにより、骨の変形状態が容易に把握できる。肋骨の変形開始部位の判断に有用である。

3．心機能検査

陥凹による心臓の偏位のために心電図異常を指摘される場合がある。心臓の異常による所見か偏位による所見かの判断をする必要がある。

4．肺機能検査

心肺機能に自覚的な訴えがなくても、肺活量が減少している場合が多い。

3 治療方針

1．治療方法

治療方法は放置、または手術による治療のみである。手術方法は、骨切り手術・Nuss 法と呼ばれる矯正手術などいくつかの方法が存在する。

2．手術適応

心肺機能に異常・障害のある場合は、絶対的な適応である。それ以外の場合は、患者、または、家族の判断による。

但し、手術は侵襲も比較的大きく(特に骨切り手術の場合)、また、変形も 100％修復されるわけではないので、術後の状態に関して十分な説明をすることが必要である。

陥凹の程度が強い場合判断は容易であるが、陥凹の少ない場合は、判断に迷うことも多い。

3. 手術時期

　偽性漏斗胸との鑑別が可能となる3歳までは手術をしてはいけない。骨切り手術は、3歳以降6歳前後まで、矯正手術(Nuss法)は、後戻りの少なくなる8歳前後が望ましい。

　幼小児期に手術をした方が、心肺機能の改善が期待できる。成人では、胸郭変形は改善されても心臓の位置異常の改善、心肺機能の大きな改善は期待できない。

4. 手術方法

1. 胸骨挙上法

　陥凹開始部位(後方への屈曲部位)での胸骨骨切りと変形した肋軟骨の切除により、胸骨を可動化し、胸骨を前方に挙上固定し、陥凹変形を修正する手術法である。

　その後、Ravitch[1]により、胸骨の固定強度を高めるため、肋骨と胸骨を固定する胸骨3点固定法が報告され、現在、広く普及している(図256)。

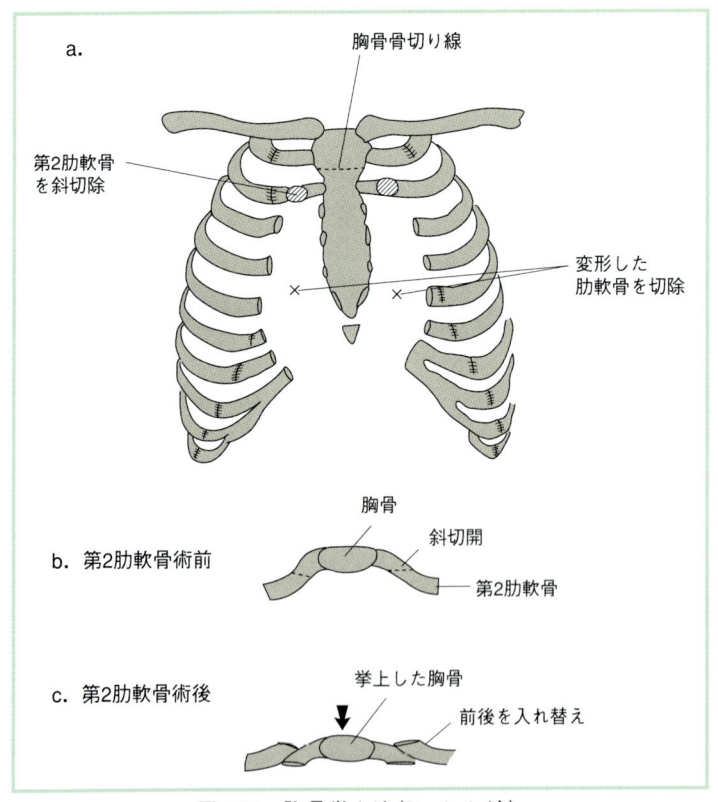

図 256 ■ 胸骨挙上法(Ravitch法)
陥凹開始部位での胸骨骨切りと変形した肋軟骨の切除により、胸骨を可動化し、前方に挙上固定する手術法である。Ravitch法では、第2肋軟骨を斜切開し、前後を入れ替えて、胸骨を挙上した状態に固定する。
a：胸骨骨切り線と変形した肋軟骨の切除範囲を示す。b：第2肋軟骨を頭側からみた図、術前。c：同、術後。

さらに、胸骨の後方への後戻りを防止するため、胸骨後面に strut を入れる方法も考案されている。

胸骨の血流温存のため、片側の内胸動静脈を温存する術式も行われている。

胸骨挙上法は、骨切り手術の中で、最も広く一般に行われている術式である。

2．胸骨翻転法

和田[2]による方法で、陥凹した胸骨と変形した肋軟骨を一塊として切除し、翻転・固定する手術法である。陥凹を翻転することで、隆起に変える（図 257）。

従来の胸骨挙上術において、正しい形状である前方に弧を描く胸壁が形成されない欠点を補うために開発された手術法である。

胸骨、肋軟骨を完全に切除し、遊離骨として翻転する「遊離胸骨翻転法」と、骨への血流を温存するため内胸動静脈を含む腹直筋を茎とする「有茎胸骨翻転法」の 2 通りが存在する。さらに、内胸動静脈を血管吻合する「血管吻合胸骨翻転法」も行われている。

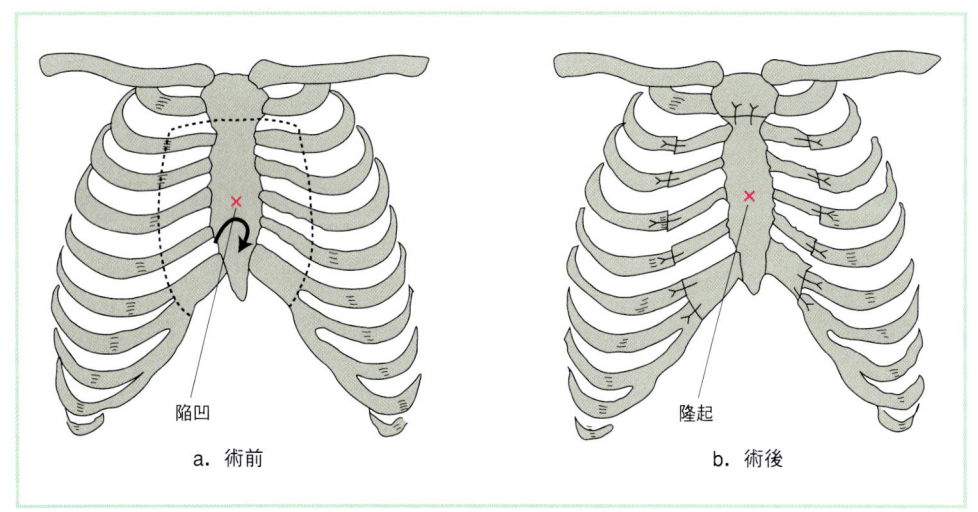

図 257 ■ 胸骨翻転法
陥凹した胸骨と変形した肋軟骨を一塊として切除し、翻転・固定する手術法である。陥凹を翻転することで、隆起に変える。

3．内視鏡下における骨切り手術

内視鏡下に骨切り術を行う手術法である。

直視下骨切り術（胸骨挙上法、胸骨翻転法）は胸骨正中切開、または女性においては乳房下縁切開にて手術が行われている。いずれも皮切線は長く、また、部位が前胸部であることから目立つ場合がある。この皮切線を短くするために考案されたのが、内視鏡下における骨切り手術である。内視鏡を使用することにより、数 cm 以下の皮膚切開で手術が可能である。

ほぼ同時期に、後述の Nuss 法が登場したため、骨切りが必要な症例を除き、多くの症

例は、Nuss法で行われるようになっている。

■ 4．人工材料補填法

　低侵襲の手術法として、皮下に人工物を埋入する手術が行われている。

　あらかじめ患者の変形に合わせて準備したシリコン埋入物（シリコンバッグ、シリコンブロック）を使用する。皮下脂肪の厚い女性で、主として陥凹程度の低い症例のみに、適応が限られる。

　今後は、再生医療による脂肪組織移植などへの展望がある。

■ 5．Nuss法

　Nuss[3]により報告された手術法であり、より少ない侵襲でより大きな効果が期待できる手術法である。

　側胸部の小さい切開から、ステンレス、または、チタン製のプレートを、胸腔内胸骨下に挿入し、そのプレートにより胸骨を矯正・挙上させる方法である（**図258**）。

　従来の骨切り手術は、胸骨の挙上に限界があり、丸く前方に弧を描く胸郭の形成は難しく、平坦な胸に留まることが多い。Nuss法は、従来の手術より少ない侵襲の手術であるにもかかわらず、隆起した自然な形状の胸郭形成が可能である。また、皮膚切開も、側胸部にあり目立たない。心嚢膜への損傷を避けるため内視鏡を胸腔内へ入れ直視下にプレートを挿入する。

　肋軟骨が硬化し、矯正による効果が望めなくなる年長者・成人を除き、現在における第一選択の手術法となっている。

４　予後

　手術により、形態の改善は認めるが、100％の改善には至らない。

　従来の骨切り手術は、胸部中央部の目立つ部位に瘢痕ができることが欠点である。形態の異常が改善されても、術後は瘢痕が訴えとなることもある。特に胸部はケロイドの好発部位であるため、注意が必要である。

　Nuss法手術や内視鏡下手術など、皮膚切開の小さい手術を心がけるべきである。

> ●**専門医へのコンサルトの時期**
> 　可能であれば、発見時に専門医へ依頼することが望ましい。
> 　受診が難しい場合は、偽性漏斗胸との鑑別ができるようになる3歳以降には依頼をしたい。

（小林正弘、永竿智久）

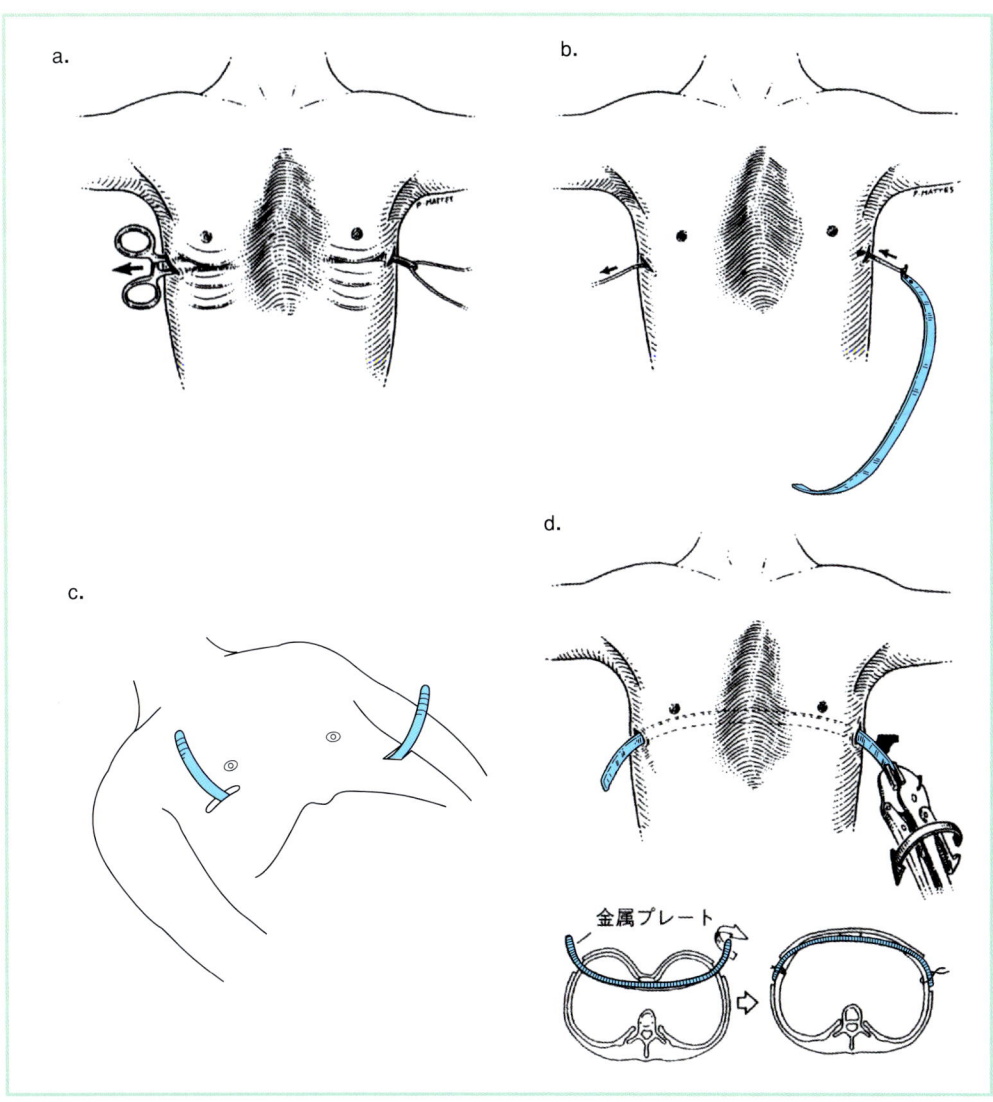

図 258 Nuss 法

側胸部の切開から、金属プレートを、胸腔内胸骨下に挿入し、プレートを翻転することにより、胸骨を矯正・挙上させる方法である。
a：側胸部に小切開をおき、長い曲ケリー鉗子を、胸腔内胸骨下に貫通し、反対側に達する。b：ケリー鉗子で、ガイド用のテープを通し、そのテープを引くことで金属プレートを貫通させる。c：プレートが胸腔内胸骨下に挿入された状態。d：プレートを 180°翻転することにより、プレートが前方に凸となり、陥凹している胸骨を押し上げる。
(Donald N, Kelly RE Jr, Croitoru DP, et al：A 10-Year Review of a Minimally Invasive Technique or the Correction of Pectus Excavatum. J Pedi Surg 33：545, 1998 より引用)

● 文献

1) Ravitch MM：Technical Problem in the Operative Correction of Pectus Excavatum. Ann Surg 162：29, 1965.
2) Wada J：Surgical Collection of the funnel chest "Sternoturnover". West J Surg Obst Gynec 69：358, 1961.
3) Donald N, Kelly RE Jr, Croitoru DP, et al：A 10-Year Review of a Minimally Invasive Technique or the Correction of Pectus Excavatum. J Pedi Surg 33：545, 1998.

2. 鳩　胸

① 鳩胸とは

漏斗胸とは逆に、胸中央部が突出した胸郭変形をいう。

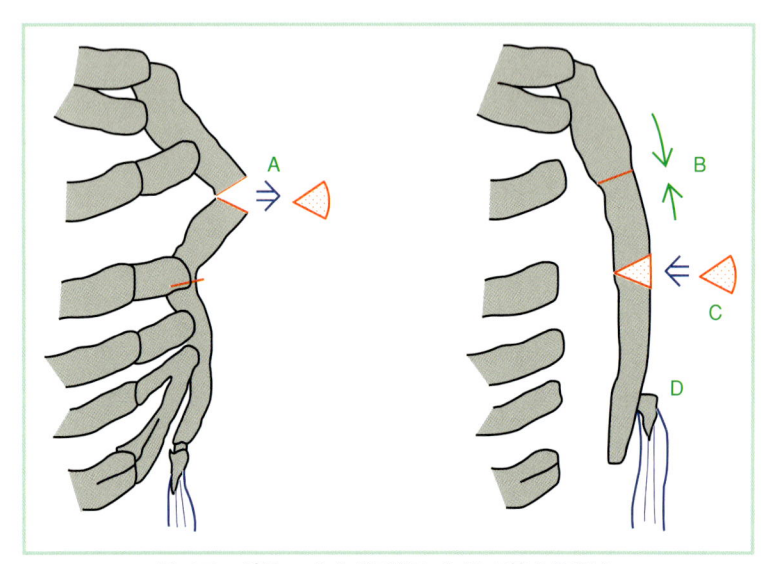

図 259 ■ 鳩胸の古典的手術における基本的概念
突出部の胸骨が楔状に切除され(A)、胸骨の彎曲が矯正される(B)。この際、逆に陥凹していた部分においては骨に間隙が生じるため、切除しておいた骨片をここに充当する(C)。腹直筋は剣状突起よりはずして、上方に移動する。これにより胸骨形態の矯正が補強される(D)。

② 原因および発生頻度

発生原因については現在のところ解明されていない。逆のタイプの胸郭変形疾患である漏斗胸に比較すると頻度はかなり少なく、その1割[1]ないし2割弱[2]とされている。男女比では4対1で男性に多く[3]、家族内発生(26%)[4]や脊椎側彎(35%)[5]との関連も報告されている。

③ 分類

胸骨の最突出点の部位により中節型(Chondrogladiolar　Type)と柄型(Chondromanubrial Type)に分類される(Brodkin)[6]。

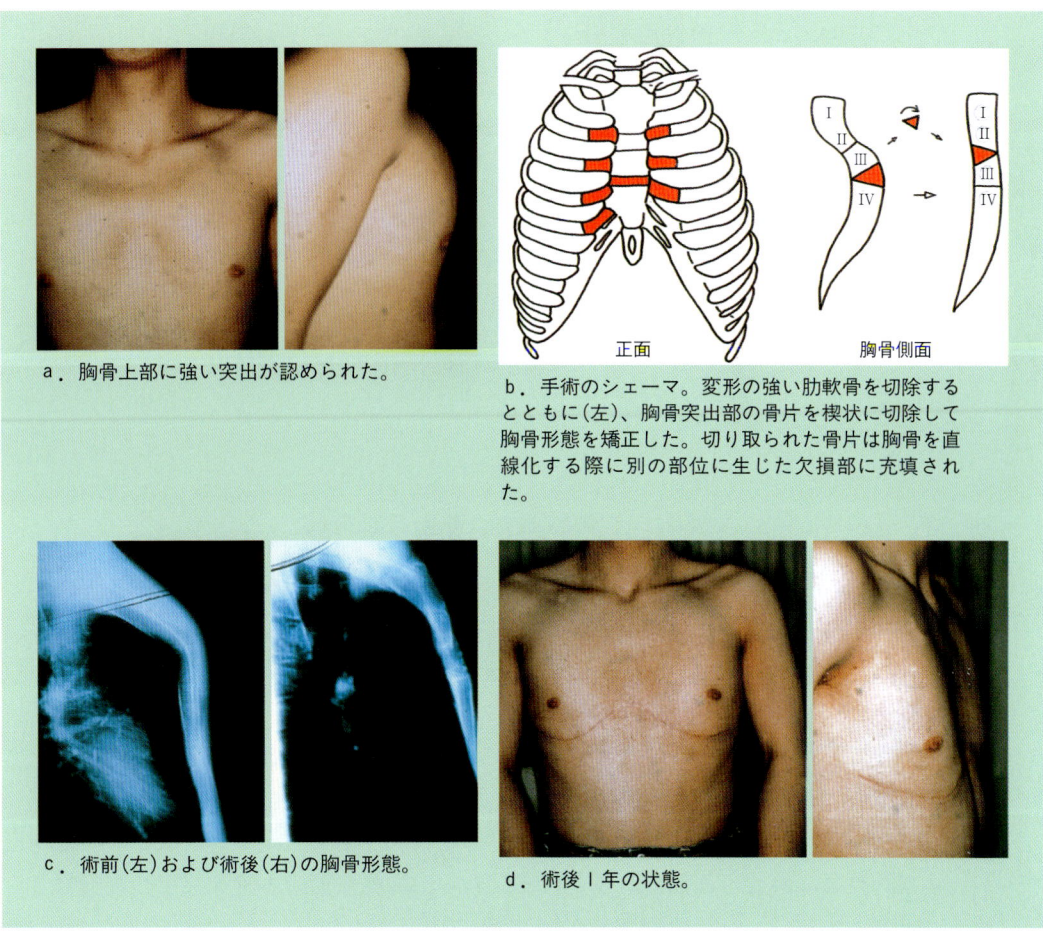

a．胸骨上部に強い突出が認められた。

b．手術のシェーマ。変形の強い肋軟骨を切除するとともに(左)、胸骨突出部の骨片を楔状に切除して胸骨形態を矯正した。切り取られた骨片は胸骨を直線化する際に別の部位に生じた欠損部に充填された。

c．術前(左)および術後(右)の胸骨形態。

d．術後1年の状態。

図 260 ■ 症例1　22歳、男性

④ 機能的症状

　本疾患の最大の問題点は美容的側面であるが、軽度の機能的問題点が併存する場合もある。運動時にすぐ息切れしたり、喘息や他の呼吸器感染症に容易に罹患しやすいといった症状が挙げられる。こうした症状は幼少時にはほとんどみられず、思春期に次第に自覚されることが多い。手術や保存的治療により胸郭の形が矯正されると、ある程度心肺機能が改善する場合が多い。

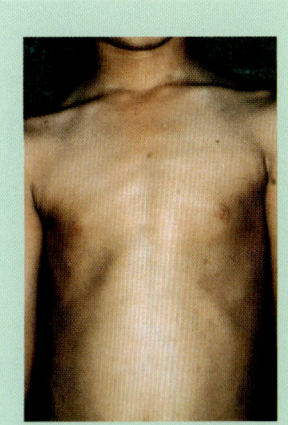

a．術前
b．胸骨の変形は軽度で 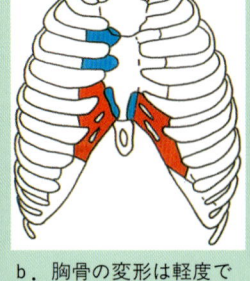
あったため、肋軟骨の切
除のみを行った。
c．術後2年の状態。 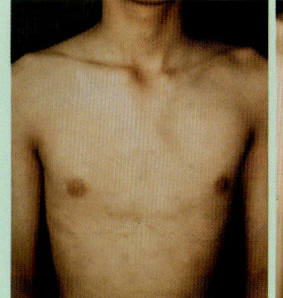

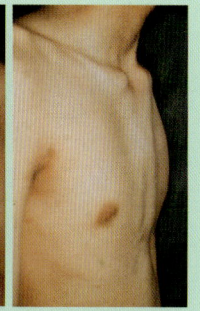

図 261 ■症例2　12歳、男性。下部突出型

5　治療方法

1．手術

　1950年代よりRavitchをはじめとする諸家によりいくつかの方法が報告されているが、基本的概念は共通する部分が多い。すなわち、鳩胸変形の本質を突出した胸骨と、それに付随して変形した肋軟骨ととらえ、それらの因子を修正しようというものである。まず胸骨に関しては最も突出した部分を楔状に切除し、彎曲を改善する。陥没した部分も同時に胸骨に存在する場合、この部分にも骨切りを行う。胸骨が直線状に修正された結果、陥没していた部分には欠損が生じるから、ここに突出部にて切除しておいた楔形骨片を補充する。こうして組織を効率よく利用しつつ胸骨の形を修正することが可能になる。胸骨に付随している肋軟骨は、上に凸に変形している場合と下に凸に変形している場合とが存在するが、正常なカーブをもつ部分以外は切除する。修正効果を増強する目的で、剣状突起を腹直筋に付着させたまま切除し、これを本来の位置よりやや上方に再縫合する場合もある。

　しかしこうした古典的方法においては患者への手術侵襲が大きく、かつ胸郭の一部が失われるために奇異呼吸や、外表から心拍が視認されるなどといった合併症が大きな問題となっていた。漏斗胸の低侵襲手術として1997年に報告されたNuss法に啓発を受け、より低侵襲な方法が開発されつつある。Fronkalsrudら[2)]は近年60例の治療経験をもとに、変形肋軟骨の全部を切除しなくても内外側端のみを切除すれば十分であり、胸骨も前半分を切るだけで十分矯正効果を得ることが可能であると報告している。次項で述べる矯正装具が低侵襲治療の最たるものといえるが、今後このような低侵襲手術が術

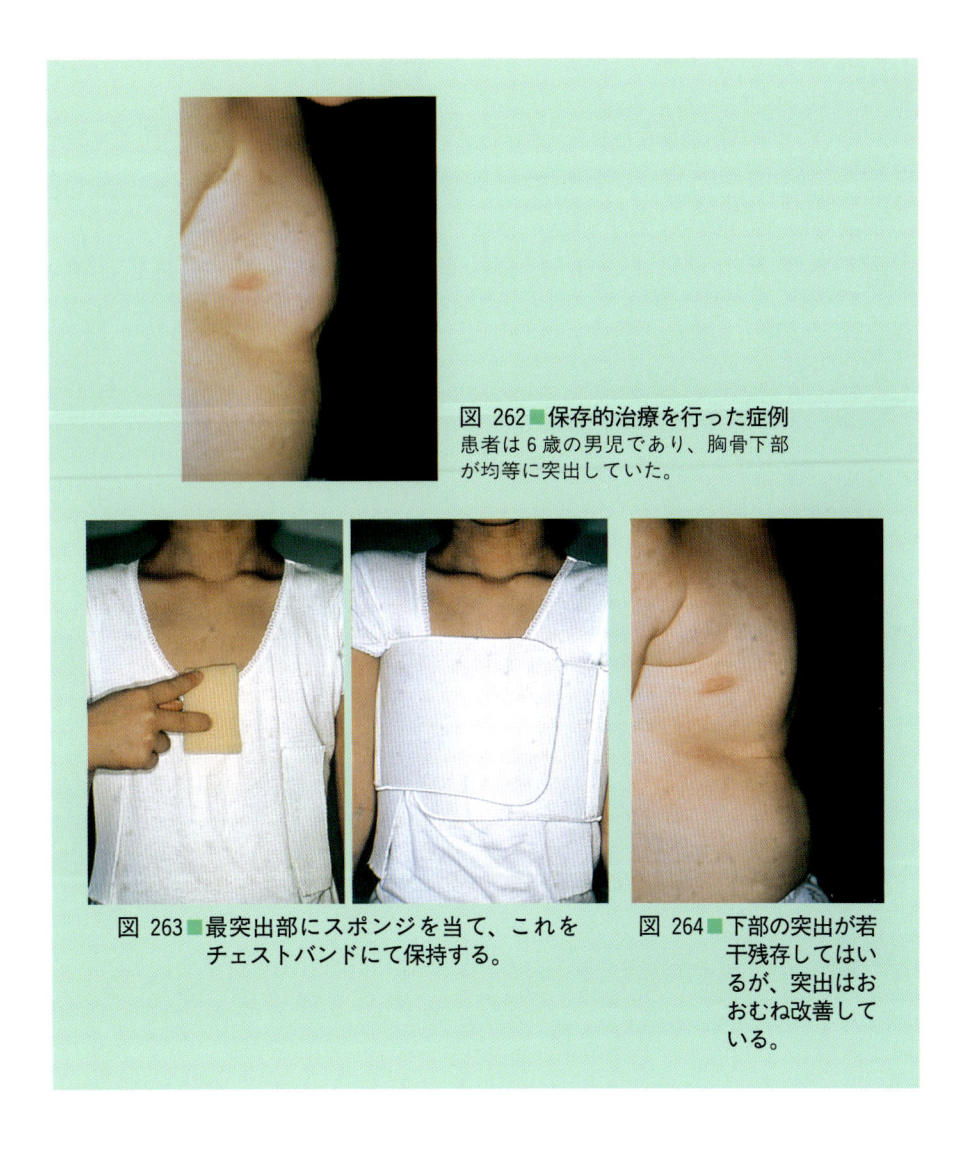

図 262 ■ 保存的治療を行った症例
患者は6歳の男児であり、胸骨下部が均等に突出していた。

図 263 ■ 最突出部にスポンジを当て、これをチェストバンドにて保持する。

図 264 ■ 下部の突出が若干残存してはいるが、突出はおおむね改善している。

式の主流になると思われる。

2．非観血的矯正治療(図263、264)

　肋軟骨は10歳前後までは非常に軟らかく、外力により容易に変形する。このことを利用して手術療法を行うことなく変形を矯正する方法も試みられている[1]。マジックテープ、スポンジ、サポーターなどを用いて胸郭前面の突出部に圧力がかかるような装具を作成し、これを装着することにより除々に胸郭形態を矯正しようというものである。恒常的に装着しなくては効果を上げることが困難である点や、必ずしも完全な矯正が得られるわけではないといった問題点が存在するものの、手術と比較すると患児への負担が少ないという意味で幼少時においてまず推奨されるべき方法であるといえよう。

(永竿智久)

●文献

1) 山田 大, 中島龍夫, 吉村陽子, ほか：鳩胸の非観血的矯正治療の有効性とその限界. 形成外科 40(6)：579-583, 1997.
2) Fronkalsrud EW, Anselmo DM：Less extensive Techniques for Repair of Pectus Carinatum；The Undertreated chest deformity. J Am Coll Surg 198(6)：2004.
3) Shamberger RC, Welch KJ：Surgical correction of pectus carinatrum. J Pediatr Surg 22：48-53, 1987.
4) Shamberger RC：Congenital chest wall deformities. Current Prob Surg 33：469-552, 1996.
5) Foncalsrud EW, Beanes S：Management of pectus caricatrum；30 years experience. World J Surg 25：898-903, 2001.
6) Brodkin HA：Pigeon breast congenital chondrosternal prominence；Etiology and surgical treatment by xiphosternopexy. Arch Surg 77：261-268, 1958.

● MEMO

3．胸筋欠損（ポーランド症候群）

　ポーランド症候群は先天的に胸部の筋肉が欠損し同側の軟部組織の形成不全も生じる。欠損する筋肉は通常、大胸筋だが、それ以外にも小胸筋、前鋸筋、広背筋が欠損することもある。女児では思春期以降患側の乳房低形成が著明になる（図265）。また乳輪乳頭は頭側に変移する。肋骨、肋軟骨の変偏も存在することがある。患側の短合指症を合併することも多い（図266）。また本症は腎や脊椎の奇形、右胸心や肋骨の変形や欠損を合併することがある。

　発生頻度は3万人に1人といわれていて、男女比は3対1で男性に多い。

　治療は手術により左右の胸部の形態をできる限り合わせることを目的とした形成術が行われる。男性では大胸筋の形態を再建すべく、広背筋が残存しているものでは広背筋弁の前胸壁への移行術が行われることが多い。また乳輪乳頭の移動を行い左右の対称性をもたせる。女性では広背筋の移行とともに組織拡張期を用いて低形成に陥った乳房皮膚を拡張し、その後にインプラントを挿入したり、背部の脂肪を広背筋皮弁移行術の際に移動させたりする（図267）。

　手術は女性の場合は通常、乳房の発達し終わった思春期以降に行う。

（貴志和生）

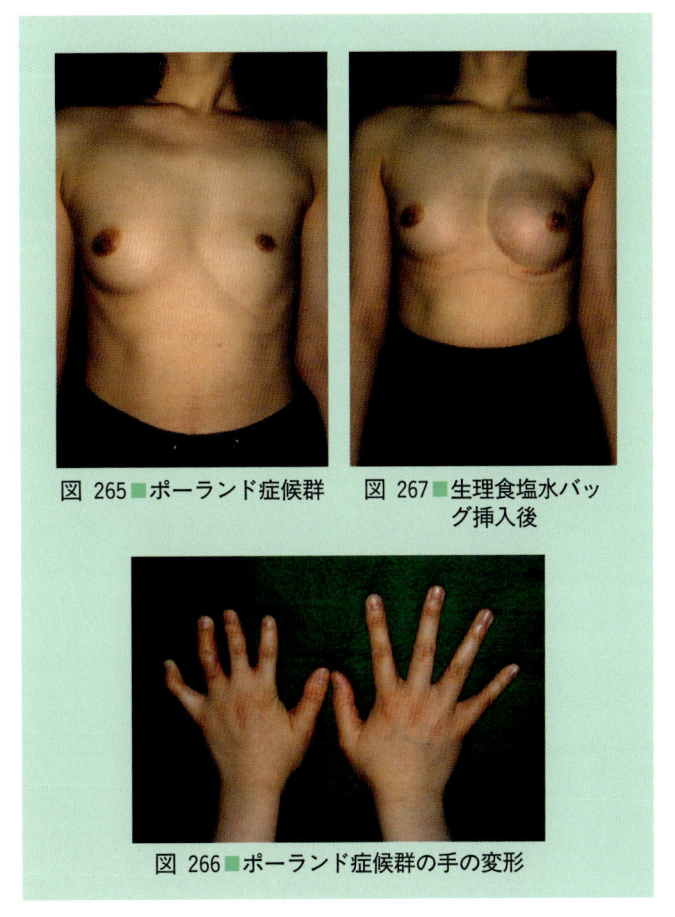

図265■ポーランド症候群

図267■生理食塩水バッグ挿入後

図266■ポーランド症候群の手の変形

4．副乳・女性化乳房

1 副乳

1．副乳とは

　両側の腋窩から鼠径部にかけての乳腺堤線上に沿って、胎生期の乳腺原基が遺残したものである（図268）。発生部位は日本人では腋窩に好発する。発生頻度は1〜20％と報告により差があるが、欧米に比べると多い傾向がある。家族内発生をみる場合がある。大きさは多くが0.1〜0.4 cmで、色調は淡紅色ないし暗褐色が主である。副乳の分類にはKajava分類[1]が有名で、乳腺組織のあるものを多乳房症、ないものを多乳頭症に分け、さらに乳頭、乳輪、その他の所見の有無により分類している。副乳の組織はさまざまで、表皮基底層の色素沈着や真皮結合組織の増殖のみがみられるものから乳腺組織を完全に備えたものまであり、性別や年齢、女性では月経周期や妊娠に伴って変化する。小児の副乳はほとんどが結合組織からなり、導管は僅かに認められる程度で、乳腺組織のみられることは稀である。

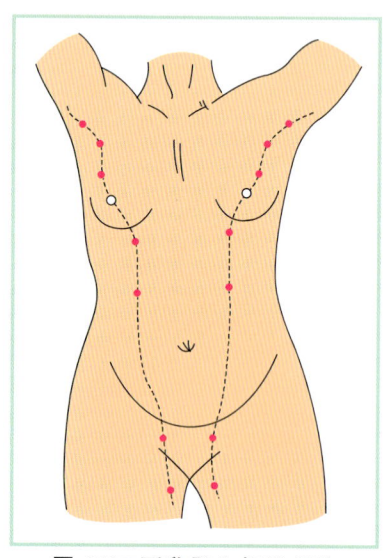

図 268 ■ 副乳発生好発部位
embryonal milk line
（中島龍夫, 田嶋定夫, 青柳文也, ほか：家族内発生をみた典型的な両側副乳症例. 形成外科 20：31-34, 1977 より引用）

2．鑑別診断

　副乳と鑑別されるべきものに腋窩乳腺症がある。これは妊婦や産後女性の腋窩に生じる腫瘤で、乳輪・乳頭を欠き、産後2週間くらいで退縮し、非妊娠時には無症状である。以前は副乳の一種と考えられていたが、妊娠のホルモン動態の影響により、腋窩の汗腺から乳腺組織が生じたものとされ、副乳とは区別されている。また、肥満傾向の小児にみられる皮膚のたるみとも鑑別を要する場合がある。

3．治療

　整容的、あるいは乳汁うっ滞を起因とする感染の予防という理由により切除が望ましい。手術は小児では全身麻酔下に行い、皮膚の皺線に沿って紡錘形に皮膚を含めて切除

する。小児期の不十分な切除により二次成長期に残存した乳腺組織が発育する場合もあるため、十分に皮下組織も切除する。

4．予後

　副乳からの乳癌の発生頻度は低いが、腋窩に生じた乳癌はその位置からリンパ行性転移が早いといわれ、予防的には早期の切除が望ましいとされる。

② 女性化乳房

1．女性化乳房とは

　男性にみられる乳腺の過剰な発育で、女性乳房のように乳房が腫大した病態である。思春期男子に比較的多く認められる身体所見の1つであるが、時に乳房痛を伴う異常な乳房腫大に、不安や悩みをもつ思春期男子も少なくない。

2．病因（表16）

　生理的と病的原因に大きく分けられ、生理的なものは、新生児期、思春期、加齢によるものがある。病的なものは、内分泌疾患あるいは肝障害・栄養失調などの基礎疾患に起因する男性ホルモンと女性ホルモンの不均衡によるものや、薬物投与の副作用による。

表 16 ■女性化乳房の原因

生理的女性化乳房	新生児期 思春期 加齢	
病的女性化乳房	内分泌疾患に合併	精巣機能障害、クラインフェルター症候群、甲状腺機能亢進症、性ホルモン産出腫瘍
	基礎疾患に起因	慢性肝疾患、尿毒症、脊髄損傷、栄養失調
薬剤性女性化乳房	女性ホルモン ステロイド核の基本となるもの プロラクチン分泌促進 肝のエストロゲン不活性化能低下	各種ホルモン剤 強心剤、利尿降圧剤 向精神薬、抗潰瘍薬 抗結核薬

3．生理的女性化乳房

1．新生児期女性化乳房

　母体のホルモン刺激により乳腺が肥大するもので、乳汁の分泌を伴うことが多い。生後2〜3週間は乳腺腫大は持続するが、その後は縮小し、数ヵ月で目立たなくなる。

2. 思春期女性化乳房

14歳前後にピークをもち、思春期男子の60〜70％にみられ、両側非対称で痛みを伴うことが多い。男性ホルモンより女性ホルモンが先に成人レベルに達して、エストロゲン/アンドロゲン比がエストロゲン優位になるためとされる。一過性のものであり、二次性徴開始後半年から1年で発症し、短いものでは3〜4週間、長いものは1〜2年間持続して消褪する。直径4cm以下のものは自然消褪するといわれ特に治療の必要はないが、患児の不安を取り除くために十分な説明を行う。直径6cm以上のものはアンドロゲン製剤、抗エストロゲン製剤の投与が有効といわれる。4年以上経過したものは、乳腺組織が線維化して乳房腫大は不可逆性となり、形成外科的治療が必要となる。

4. 病的女性化乳房

生理的な思春期女性化乳房の特徴に合致しなければ、内分泌疾患、慢性的基礎疾患、薬物、乳腺腫瘍などを疑い精査・治療を行う。精巣容量が小さい場合はクラインフェルター症候群を考え、染色体検査を行う。

5. 外科的治療

一定期間の観察によって消褪しない、内服治療が無効、整容的改善を求める場合などに外科的治療が適応される。手術は、過剰発達した乳腺組織と周囲脂肪組織の摘出が目的となる。乳輪縁・乳房下縁・腋窩などの切開からの単純摘出術が一般的であるが、最近では症例により脂肪吸引法や超音波メス、内視鏡を利用する方法も行われている。

（田中一郎）

●文献

1) Kajava Y(Quoted by Brightmore T)：Bilateral double nipples. Br J Surg 58：55, 1972.

II 体幹　C. 臍

1. 臍の異常

　臍は、胎生期に母親と胎児をつないでいた臍帯の断端にあたり、人間の皮膚表面の組織の中でも非常に特徴的な構造をもっている。子どもの臍に生じる病気としては、いわゆる「でべそ」という言葉に代表される、臍突出症・臍ヘルニアなどが代表的であるが、ほかにも臍がいつまでもじくじくしているなどといったことで気づかれる、臍腸管遺残に起因する病態も存在する。

1 臍突出症・臍ヘルニア

1．通常自然に閉鎖されるべきヘルニア門(腹直筋の割れ目)が閉じないで残ったために、啼泣などをきっかけとして、腸管をはじめとする腹腔内容が皮下に突出してくる状態を臍ヘルニアと呼ぶ。一方、ヘルニア門は収縮して腹腔内容の脱出は認めないが皮下に瘢痕組織が多く残ってしまったために常に臍が突出した状態になっているものを臍突出症(いわゆるでべそ)と呼び、区別する。しかし、この分類の方法には諸説があり、厳密には区分されていない。

2．臍ヘルニアでは脱出した腸管が腹腔内に還納されず、ヘルニア門でちょうど首が絞められるような状態になって血流障害から腸管の壊死を招く、「嵌頓(かんとん)」という状態を招く可能性があるが、一般に脱腸と呼ばれる鼠径ヘルニアと比較するとその可能性はかなり少ない。一方、常に臍が突出した状態になっている臍突出症では、こういった心配はなく、主に外見的な面のみが問題となる。

3．ある時期を過ぎても(後述)、改善がない場合には手術による治療を行う。手術は臍窩に隠れるような弧状の切開から病変部に達する。臍ヘルニアではもちろんのこと、臍突出症でもほとんどの場合小さなヘルニア門の残存はみられるため、このヘルニア門の修復を行い、臍の凹みを維持するように腹直筋の筋膜に向けて縫合する。臍の突出が軽度で、皮膚の伸展がさほどでもないような場合にはこの操作だけで十分整容的に満足できる結果が得られるが、長い間高度な突出を認めていたような場合で、皮膚の余剰が著しい場合には、余剰の皮膚を切除する。この余剰皮膚の切除方法に関してはさまざまな術式が報告されているが、いずれも最終的な臍部の縫合線が、自然な臍の皺に一致するように工夫されている。

4．何歳頃まで自然閉鎖を期待して経過観察を行えばよいか、という点に関してはいくつかの異なる見解もあるが、現時点では2歳を過ぎても改善のみられないものを手術の対象とする、という考え方が一般的となっている(図269)。

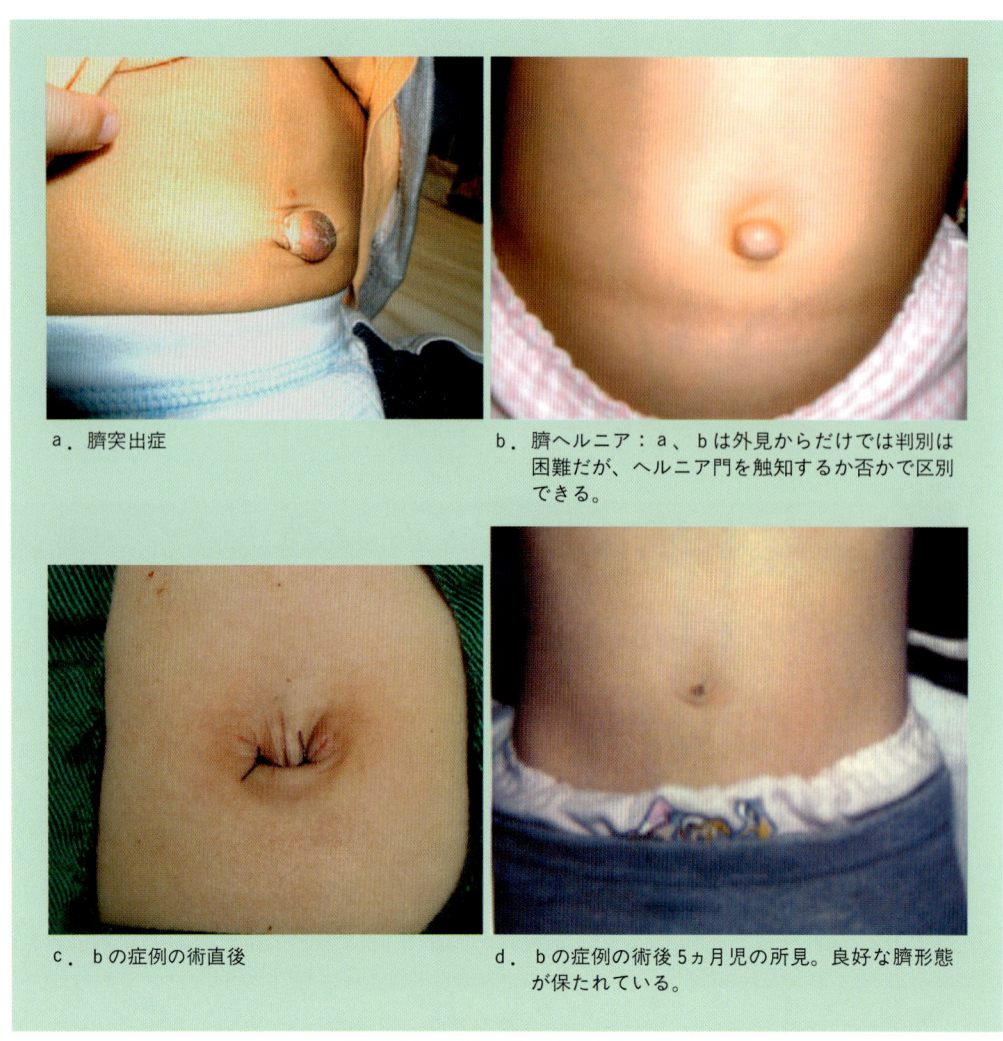

a．臍突出症　　　　　　　　　　　　b．臍ヘルニア：a、bは外見からだけでは判別は
　　　　　　　　　　　　　　　　　　　困難だが、ヘルニア門を触知するか否かで区別
　　　　　　　　　　　　　　　　　　　できる。

c．bの症例の術直後　　　　　　　　　d．bの症例の術後5ヵ月児の所見。良好な臍形態
　　　　　　　　　　　　　　　　　　　が保たれている。

図 269 ■ 臍突出症と臍ヘルニア

② 臍欠損

1. 小児外科の領域で、生後すぐに手術が必要になる疾患として、「腹壁破裂」や「臍帯ヘルニア」という病気がある。これらは、腹膜のみに包まれた状態、あるいはそのまま何にも覆われていない状態で、内臓が腹腔外に脱出した状態で生まれてくる病気である。内臓を腹腔内に還納する手術が行われるが、このような病気の患児には正常な臍は存在しないため、手術によって臍を形成する必要がある。

2. 手術の方法は、まずその時期から大きく2つに分けられ、1つは新生児期に内臓を腹腔内に戻す手術をする際に同時に臍形成を行う方法で、もう1つは学童期になるのを待って手術を行う方法である。新生児期に手術を行えば、手術の回数が少なくて済むという長所があるが、感染のリスクを高める・できあがった臍の形態の維持に問題が

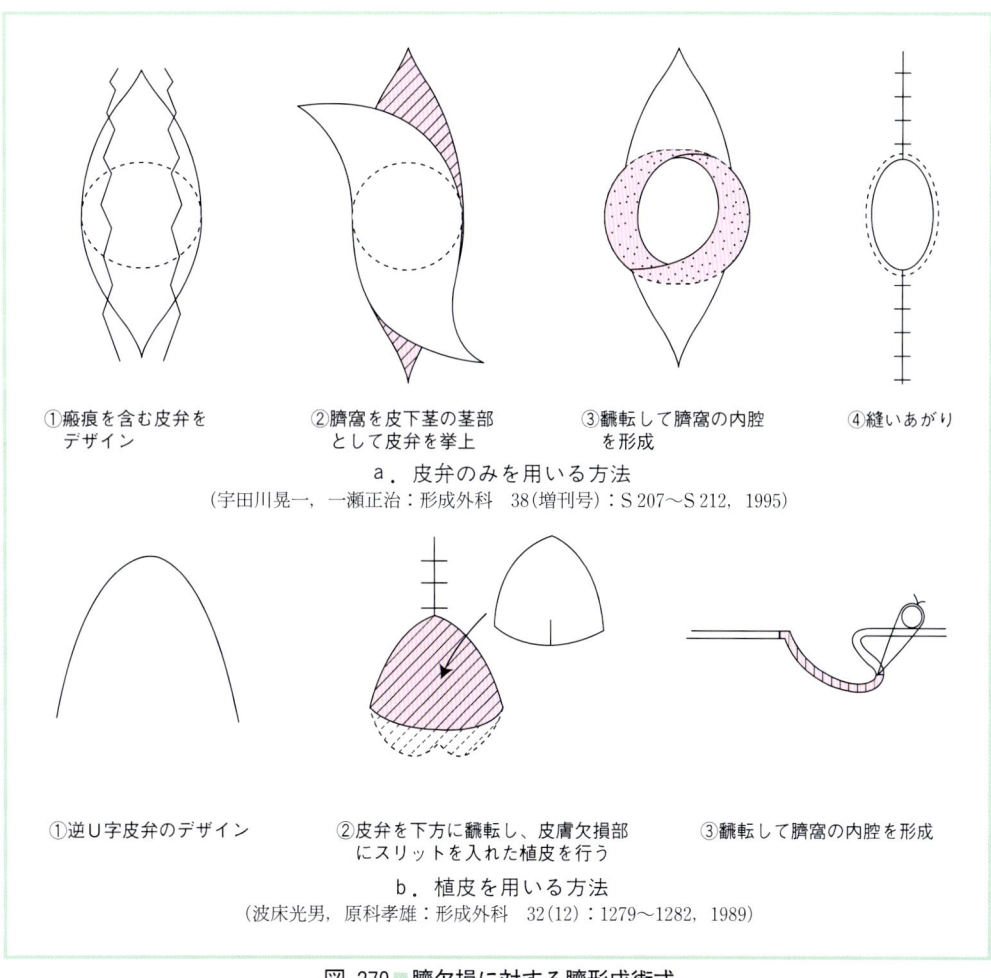

①瘢痕を含む皮弁を
　デザイン
②臍窩を皮下茎の茎部
　として皮弁を挙上
③翻転して臍窩の内腔
　を形成
④縫いあがり

a．皮弁のみを用いる方法
(宇田川晃一, 一瀬正治：形成外科　38(増刊号)：S 207〜S 212, 1995)

①逆U字皮弁のデザイン
②皮弁を下方に翻転し、皮膚欠損部
　にスリットを入れた植皮を行う
③翻転して臍窩の内腔を形成

b．植皮を用いる方法
(波床光男, 原科孝雄：形成外科　32(12)：1279〜1282, 1989)

図 270 ■ 臍欠損に対する臍形成術式

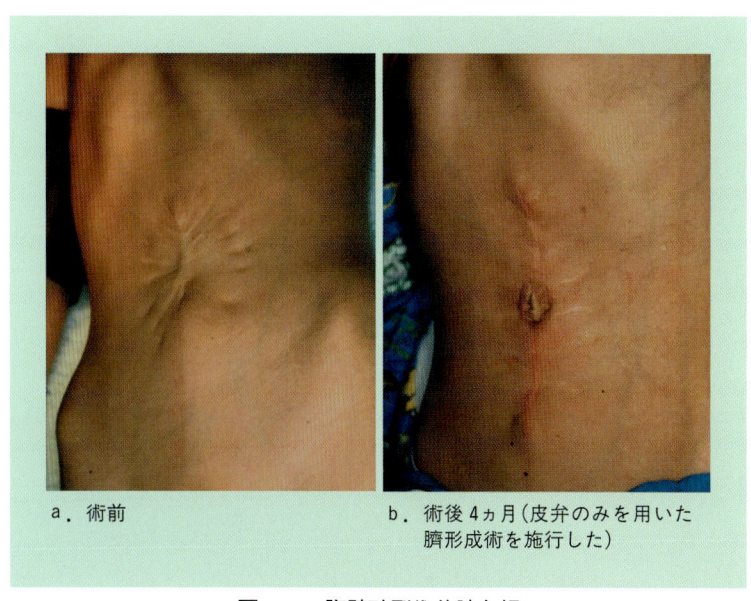

a．術前
b．術後4ヵ月(皮弁のみを用いた臍形成術を施行した)

図 271 ■ 腹壁破裂術後臍欠損

ある場合がある、といった欠点もある。一方、学童期に手術を行う方法では、手術の回数が1回増えることになり、その際に開腹してしまう可能性がある、といった短所があるが、ある程度体幹が成長しており、臍をつくる位置が決めやすく、腹壁の瘢痕や緊張の程度によって適切な術式を選択できるという長所もある。臍をつくる方法は、皮弁を用いて行う方法と植皮を用いて行う方法に大別できるが(図270)、腹壁の脂肪の量や瘢痕の程度、創への腸管の癒着の有無など、さまざまな要因を考慮して決定する。

3. 先に述べた臍突出症や臍ヘルニアと違い、微細な臍の皺まで再現することは極めて困難で、しっかりと凹んだ臍窩を維持する、ということに手術の主眼がおかれる。それでも長期的にみた場合、臍窩の再収縮などの変形により、修整術が必要になる場合もある(図271)。

③ 臍肉芽・臍腸管遺残・尿膜管遺残

1. 胎児は臍帯を通じて母体とつながっているが、胎児の身体の中でも、成人とは違っ

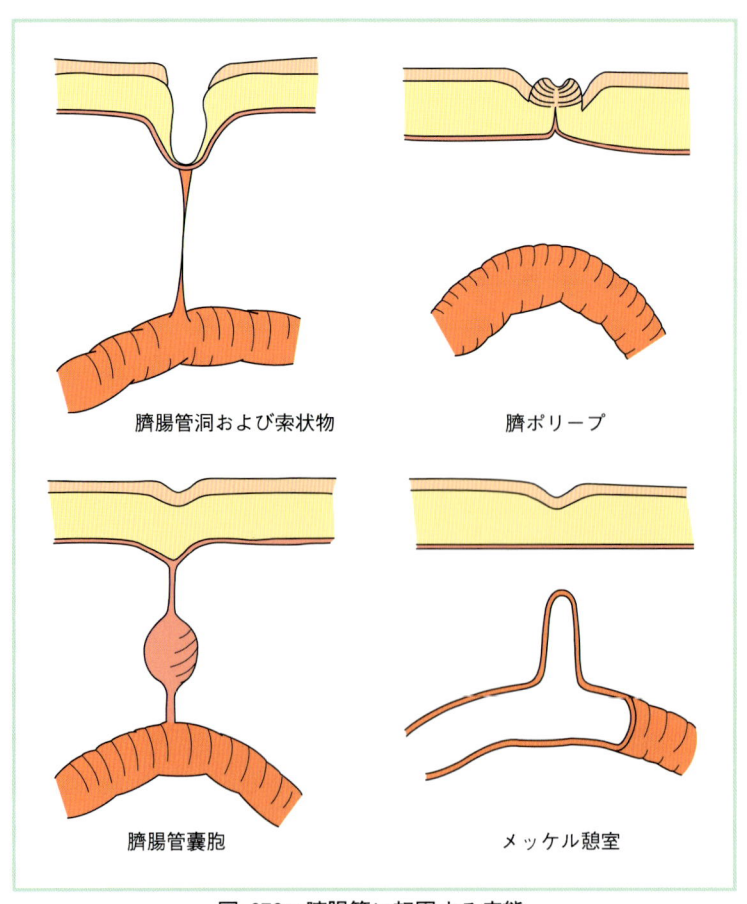

図 272 ■臍腸管に起因する病態

た臍と各臓器のつながりがある。これらが出生後も閉鎖されずに残ったものが臍腸管遺残や尿膜管遺残という状態で、そのタイプによりさらに詳しく分類がなされている。臍周囲の炎症に伴って形成される臍肉芽も似たような外観を示すが、その病態はまったく異なっている（図272、273）。

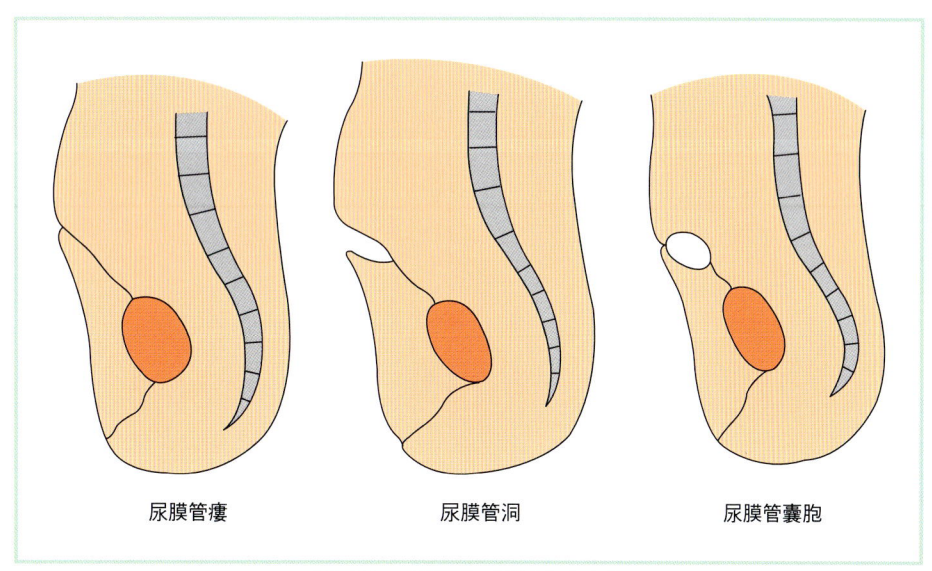

尿膜管瘻　　　　尿膜管洞　　　　尿膜管嚢胞

図 273 尿膜管に起因する病態
図272、図273に示した以外にも遺残のバリエーションや組み合わせが存在する。
(Robert E. Cilley, Thomas M. Krummel：Omphalomesenteric Remnants. Pediatric Surgery, Fifth Edition, James A. O'Neill, Jr., Marc I. Rowe, Jay L. Grosfeld et al, 1033〜1037, Mosby, USA, 1998 より改変)

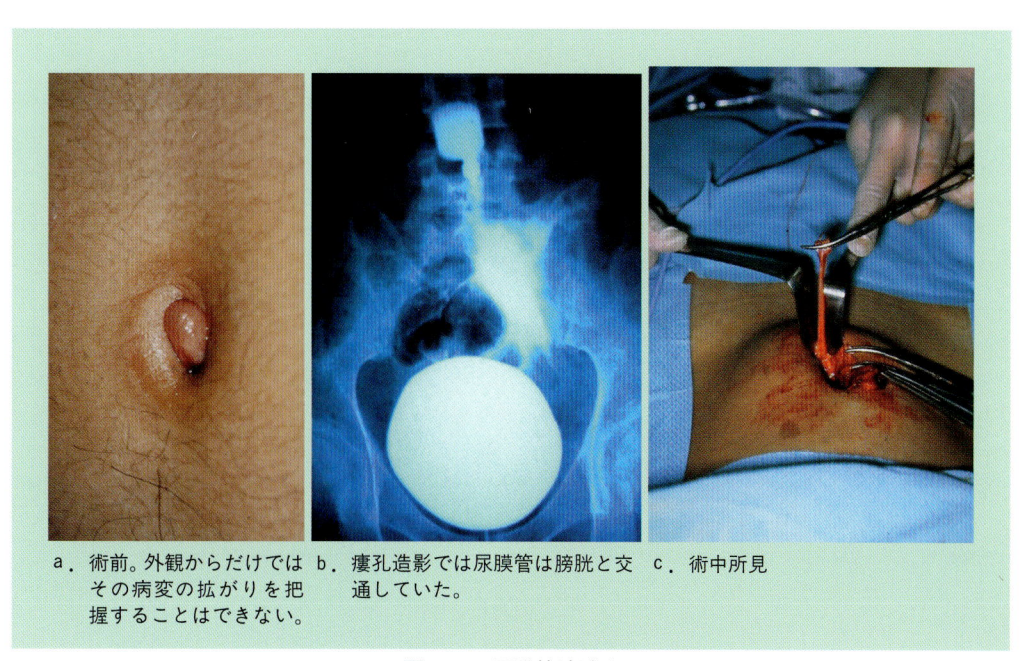

a．術前。外観からだけではその病変の拡がりを把握することはできない。
b．瘻孔造影では尿膜管は膀胱と交通していた。
c．術中所見

図 274 尿膜管遺残症

2．臍から分泌物が出る、じくじくしている、赤い肉が飛び出しているなどといったことで受診される。遺残による臍ポリープと単なる炎症に伴う肉芽を外観のみからはっきりと区別することは難しく、硝酸銀などで肉芽の焼灼が試みられることも多いが、遺残によるものの場合は症状がまた再発してくることが特徴といえる。また、瘻孔内部の炎症を虫垂炎による痛みと誤認して来院する場合もある。

3．同じようなみた目でも、腹腔内での遺残の様式はさまざまであり、手術も臍の周囲を切開するだけで行えるものから、開腹手術が必要な場合までさまざまである。CT、エコー、MRI、瘻孔造影などでの精査を行ってから治療計画を立てることが重要である(図274)。

（玉田一敬）

II 体 幹　D. 外陰

1. 尿道下裂・包茎

① 尿道下裂（図275）

　尿道の先天異常のうち最も多くみられるもので、尿道海綿体の形成不全により瘢痕化し、索状物(chorolee)形成により尿道が亀頭先端に開かず、その海綿体の欠損した部分に開口する。外尿道口が開口する部位により分類される(図275)。陰茎腹面、陰嚢、会陰に開口しているものがある。高度のものは半陰陽の亀頭部尿道下裂、陰茎部尿道下裂(図276)、陰嚢会陰部外観を呈し、出生時、性の判定を誤ることがある。原因として遺伝、精巣機能不全、妊娠初期のプロゲステロン剤の投与などが挙げられているが詳細は不明である。

　陰茎が索状物によって下方に彎曲しているため、立位による排尿は困難で、かつ正常な性行為もできない。精神上の理由のため学齢期までに手術を完了するのが望ましい。

　発生頻度は男児150～300人に1人くらいといわれている。

　包皮は陰茎下部では少なく、背側では余剰である。このため排尿は下向きになり、前方に排尿し難い状態になっている。診断は視診によって尿道口の位置異常と特徴的な陰茎、外陰部の形態から診断されるが、性の分化異常の有無につき性染色体検査、内分泌検査、尿道造影など行っておく必要がある。陰嚢が2つに分かれた二分陰嚢を合併していることがある(図277)。

　索切除術によって陰茎の腹側屈曲を是正するとともに、尿道を亀頭部まで形成する尿

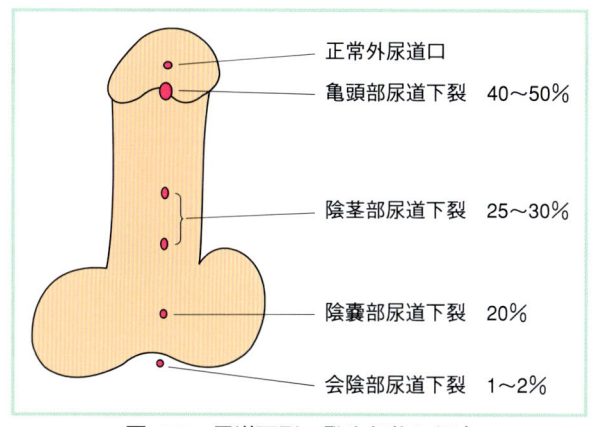

図 275　尿道下裂の発生部位と頻度

- 正常外尿道口
- 亀頭部尿道下裂　40～50%
- 陰茎部尿道下裂　25～30%
- 陰嚢部尿道下裂　20%
- 会陰部尿道下裂　1～2%

a．術前　　b．手術中　　c．術後排尿時

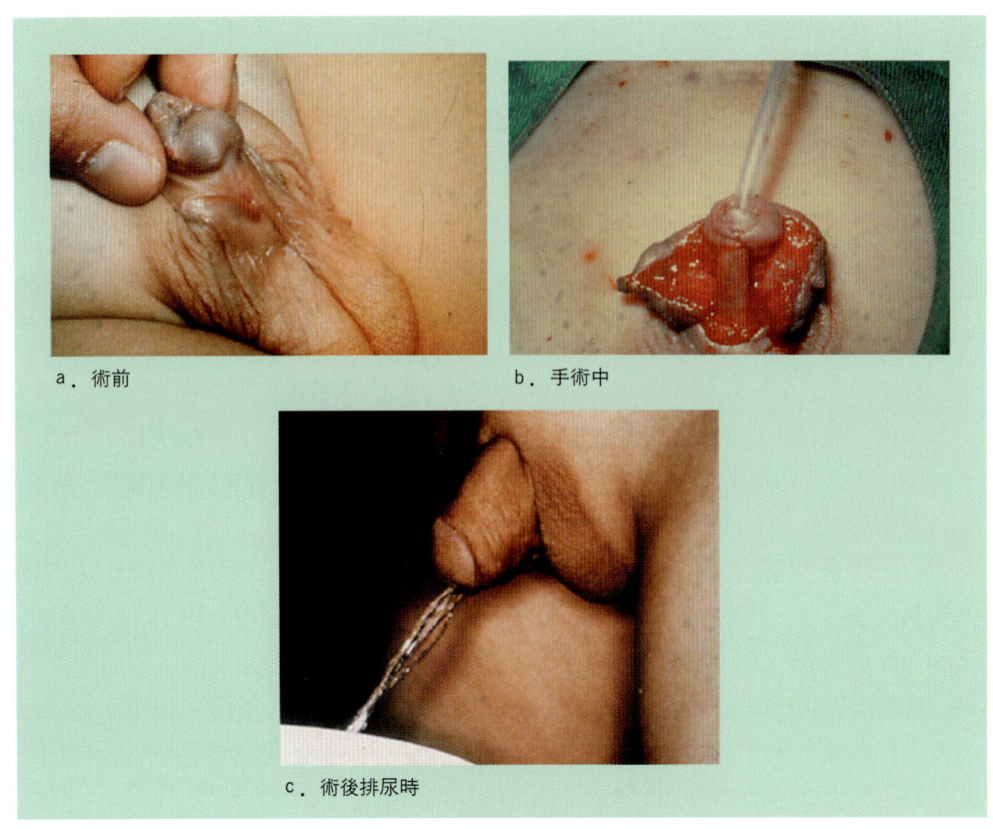

図 276 ■陰茎部尿道下裂

道形成術を行う。索切除術と尿道形成術を1回で同時に行う一期的手術と約6ヵ月の間隔をおいて2回に分けて行う二期的手術とがある。治療は小児専門の泌尿器医と相談し、共同で治療を行う必要がある。Broadbent法、Kings変法などがよく普及している。手術の目的は立位で排尿ができるようにすることと、将来性行為を可能にすることである。術後、尿道狭窄を合併することがあるので、排尿状態に注意する必要がある（図276、277）。

2 包茎

　包茎とはペニスの先にある亀頭部分が包皮に被われた状態のことで、小児ではこれが正常の状態である（図278-a）。多くの場合、包皮は成長とともに翻転できるようになる。現在小児の包茎は包皮の先端が狭いタイプや強い痛みを伴う場合は約2〜4週間、副腎皮質ホルモンを含んだ軟膏を包皮に塗布することにより、包皮を軟らかくしてから包皮反転を試みる（図278-b）。包皮炎を起こしている場合は、抗生剤の内服投与と同様の軟膏を行う。繰り返し包皮炎を起こす場合や、嵌頓包茎を起こす場合、包皮先端の強い癒着や比較的高学年の患児、包茎が原因で尿路感染症や膀胱尿管逆流などが発症している場合

a．術前　　　　　　　　　　b．手術中

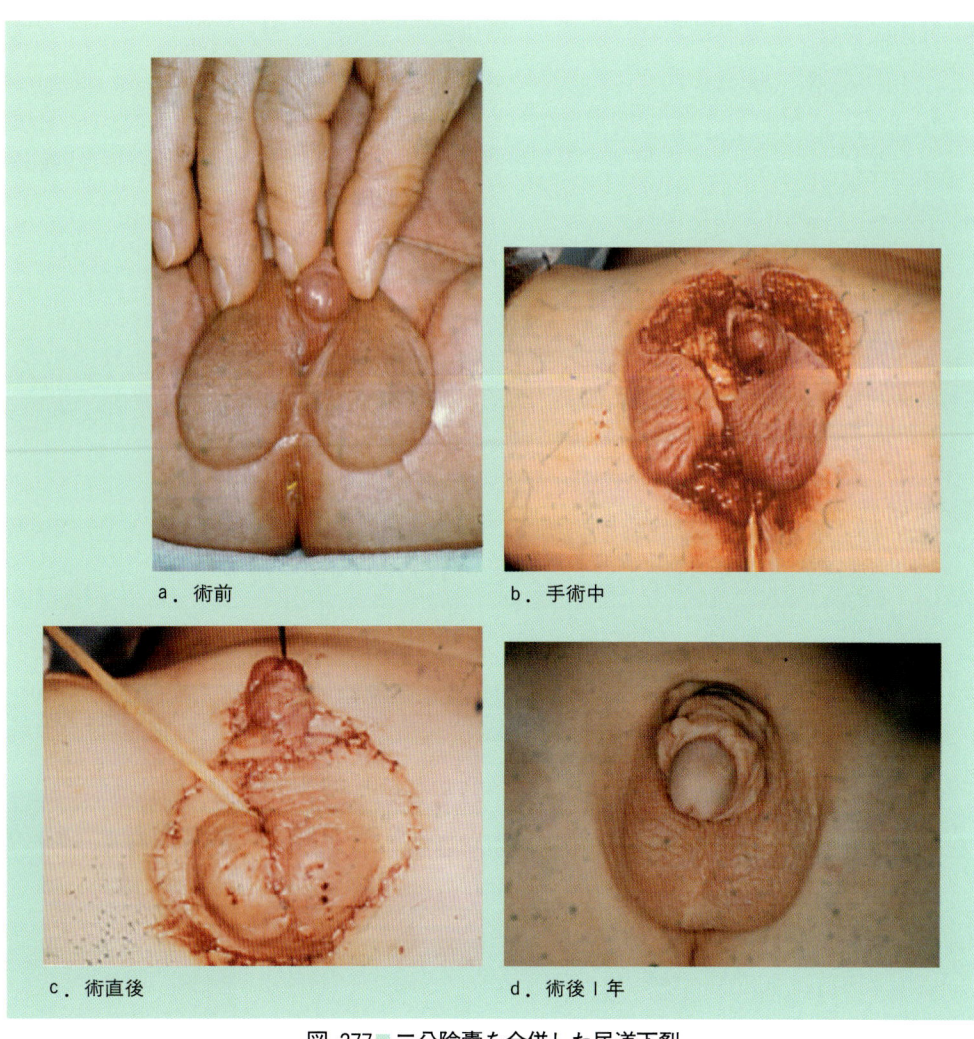

c．術直後　　　　　　　　　d．術後1年

図 277 ■ 二分陰囊を合併した尿道下裂

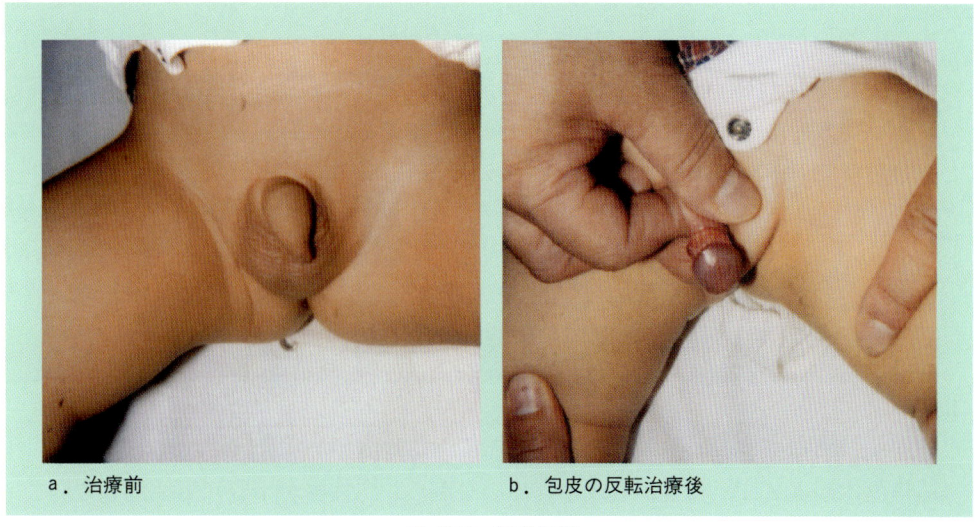

a．治療前　　　　　　　　　b．包皮の反転治療後

図 278 ■ 仮性包茎

は手術を行う必要がある。

手術は環状切開法を行うことが多いが、最近では全身麻酔下に gumko clamp と CO_2 レーザーを併用した出血と術後浮腫の少ない手術方法が普及しつつある。

（貴志和生）

● 参考文献

1) 吉村陽子，中島龍夫，名出頼男，ほか：尿道下裂の手術時期術式に関する検討．形成外科 32(8)：803-810, 1987.
2) Nakajima T, Yoshimura Y, Naide Y：surgical correction of complete bifid scrotum using subcataneous pedicle flaps. Brtish J of plastic surgery 42：328-332, 1989.

2. 半陰陽・会陰部の形成異常

1 真性半陰陽

妊娠中のホルモン曝露などが原因で、遺伝子上の性別と肉体上の性別が食い違うものを半陰陽といい、仮性と真性がある。真性半陰陽同一個体に男女両性の生殖腺、性器を備えているものをいい、染色体構造は 46,XX に次いで 46,XY が多く、46,XX/46,XY モザイクも多い。外性器は男性型では尿道下裂、女性型では陰核肥大、陰唇癒合を起こす。内性器は精巣、卵巣以外に卵精巣 ovotestis が存在する（図 279）。

卵巣は大半が腹部に存在し、精巣組織を含む性腺は鼠径部以下に下降していることが多い。

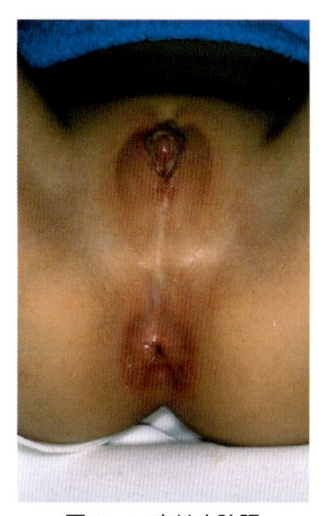

図 279 ■真性半陰陽

2 仮性半陰陽

仮性半陰陽は外陰部の形状が本人の性に一致しないものをいう。

染色体が XY で、精巣が形成されていながら、内性器が十分に男性化していない病態を男性仮性半陰陽という。精巣での男性ホルモン生合成異常によるものと、男性ホルモ

ン標的臓器での男性ホルモン作用発現異常によるものに大別される。前者にはテストステロン生合成障害、5α-還元酵素欠損症などがあり、後者では精巣性女性化症、ライフェンシュタイン症候群などがある。

女性仮性半陰陽は性腺が両方とも卵巣であるにもかかわらず外性器に男性化が認められる状態をいう。これには進行性と非進行性があり、進行性のものはさらに先天性副腎過形成と後天性の男性ホルモン産生腫瘍によるものに分類できる。

非進行性の女性仮性半陰陽は、妊娠中の外性器の分化発育時期に母体が合成黄体ホルモン剤など男性ホルモン作用のある薬剤の投与を受けた場合や、母体に発生した男性ホルモン産生腫瘍などにより外陰部の男性化が起こる。外陰部形成術が必要となる症例がある。

内外性器の形態、精神面、社会的状況などを総合的に考慮して男性、または女性とするか決定する。必要に応じて外性器の形成術を行う。形成外科以外に小児科、小児外科、泌尿器科など他科との総合診療が必要である。

(貴志和生)

●参考文献

1) 西山智宏, 中島龍夫, 中西雄二, ほか：半陰陽3例の手術経験. 形成外科38(8)：859-865, 1992.

3. 外陰部の腫瘤・リンパ管腫

1 疾患の全体的な解説、疾患の概念・病因

小児外陰部には、尿道下裂や半陰陽に伴ういわゆる外性器形成異常とは別に、リンパ管腫、血管腫、アポクリン汗囊腫などのほか、先天性皮膚隆起(ポリープ)などの腫瘤病変を認めることがある。

2 リンパ管腫 (図280〜282)

リンパ管腫(lymphangioma)は、皮下に深在する腫瘤で組織全体の腫大を示す。Vascular malformation の1つで、浅在性の限局性リンパ管腫と深在性の海綿状リンパ管腫および囊腫状リンパ管腫がある。CTやMRIにより腫瘍の占拠範囲などの診断を行うが、陰部・陰茎の腫瘍は皮膚皮下組織や陰囊にも浸潤しており正常組織との境界が不明

a．治療前　　　　　　　　b．手術後3年

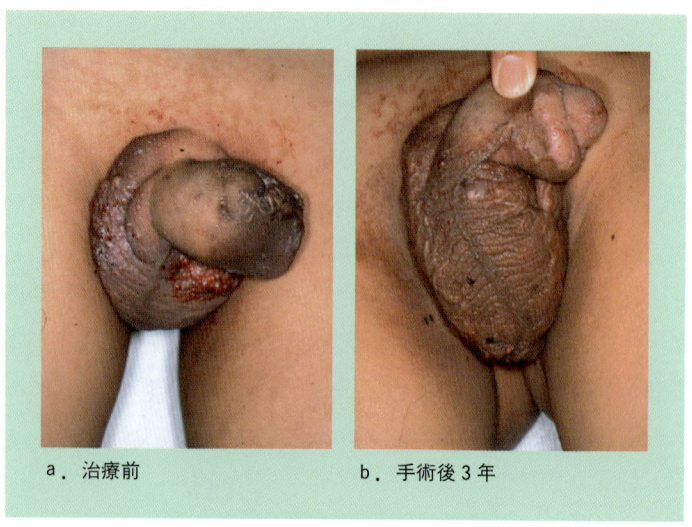

図280■陰茎・陰嚢リンパ管腫

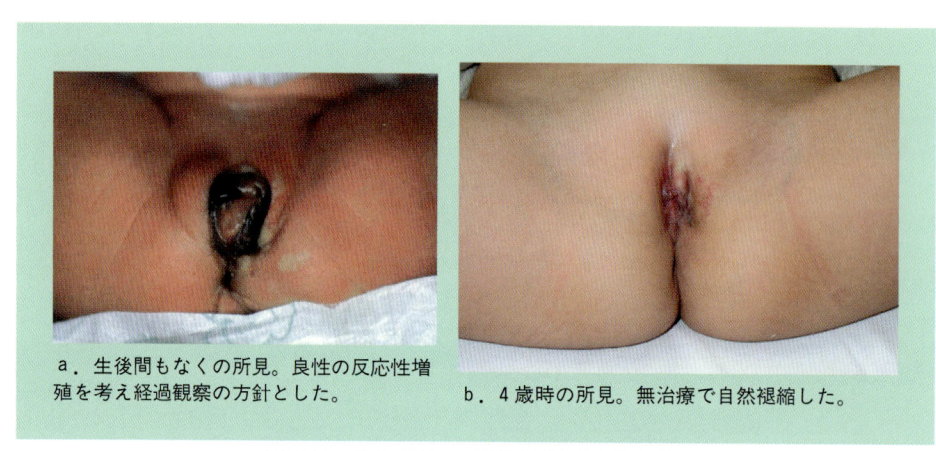

a．生後間もなくの所見。良性の反応性増殖を考え経過観察の方針とした。　　　b．4歳時の所見。無治療で自然退縮した。

図281■外陰部リンパ管腫（疑）自然退縮例

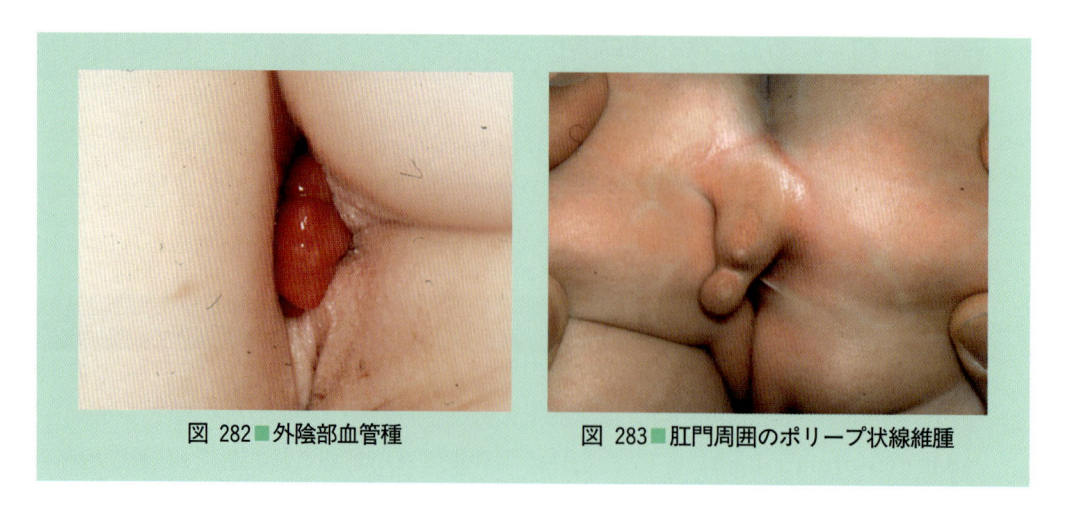

図282■外陰部血管腫　　　　図283■肛門周囲のポリープ状線維腫

瞭であることが多い。

　外陰部リンパ管腫、陰囊内リンパ管腫、陰茎リンパ管腫などの名称で治療報告が散見され、一般に外科的切除が行われている。しかしながら、陰部のリンパ管腫はその構造上完全切除が困難で、形態的な改善が得られにくく再発も少なくない。

③ アポクリン汗囊腫

　半球状隆起性の透明あるいは青色調の腫瘍で、真皮内に囊腫構造を認める腺腫である。陰茎腹側・亀頭に生じたものを陰茎縫線囊腫(Median raphe cyst of the penis)という。治療は切除による。

④ ポリープ（図283）

　会陰部には脂肪腫やポリープ、尾骨周囲には骨の過剰発育（人尾）を認めることがある。治療は切除による。

> ●専門医へのコンサルト
> 　リンパ管腫、血管腫など脈管系腫瘍では、臨床・組織・発症機序などから多方面からの診断病名があり、その異同が問題となることがある。良性の反応性増殖から、真の腫瘍・悪性腫瘍まで類似した臨床像を示すことがあるので診断には慎重を要する。安易な生検よりも経過観察による病態把握を要することもあり、腫瘤を認めたら早々の専門医への相談が望ましい。

（緒方寿夫）

4．仙骨部の形態異常（先天性皮膚洞）

① 先天性皮膚洞とは

　神経管閉鎖障害により、身体の背面正中線上か、やや側方部にみられる数mm径の皮膚の陥凹や瘻孔（洞管）で、内腔が重層扁平上皮に覆われているものをいう（図284）。皮膚の陥凹や瘻孔開口部周囲には、異常毛髪や血管腫などがみられる。

　好発部位は脊柱では腰仙部であるが、頭部でも後頭部にみられる。病因は、中枢神経

系の発生過程で、胎生3〜5週頃の神経板が閉鎖して神経管が形成される時期の、神経系と皮膚系の外胚葉の分離不全によるものである。頻度は出生2,500人に対して約1人とされる。

洞管は通常皮下の深部で腸腰筋膜に盲端として終わるものが多いが、類皮腫などを形成するものもある（図285）。また、腸腰筋膜を貫き、脊椎被裂を介して脊椎管に入り、硬膜に終わるもの、さらに硬膜を貫いた後に脊椎管を上行して終糸あるいは脊椎円錐に終わるもの、などの型がある。

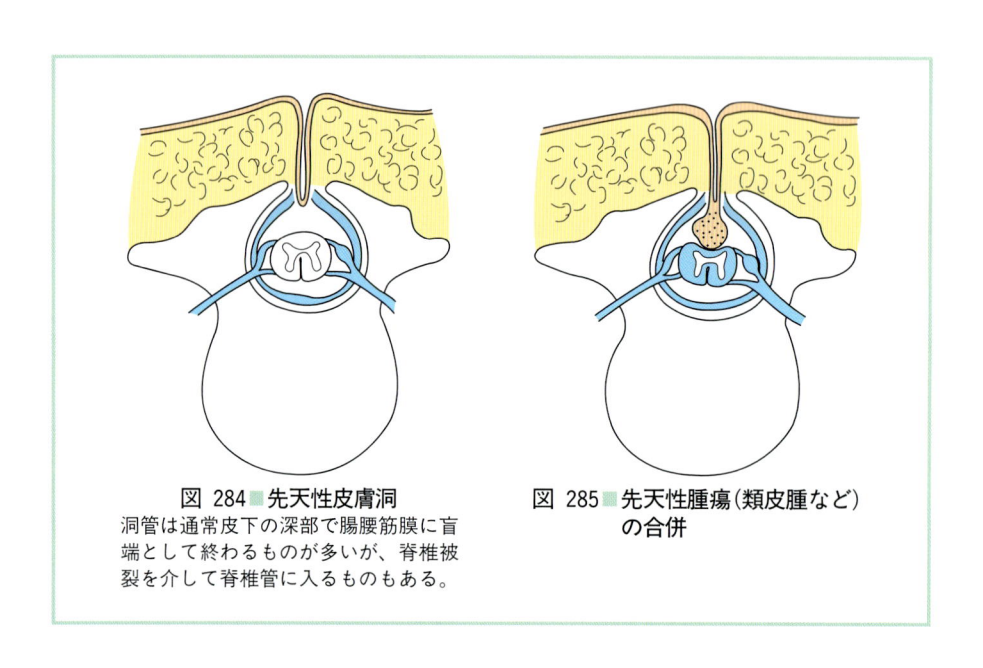

図 284 ■ 先天性皮膚洞
洞管は通常皮下の深部で腸腰筋膜に盲端として終わるものが多いが、脊椎被裂を介して脊椎管に入るものもある。

図 285 ■ 先天性腫瘍（類皮腫など）の合併

② 臨床症状

無症状のことも多いが、感染症状と随伴する腫瘍による症状に分けられる。

1．感染

皮膚洞部の局所炎症症状や、皮膚洞の深さにより皮下から脊髄内までの部位の膿瘍形成と反復性の髄膜炎を生じる。

2．腫瘍による症状

皮膚洞の末端に形成される腫瘍としての神経脱落症状と、脊髄係留症候群としての背部痛、下肢への放散痛と知覚異常、尿失禁、側彎症などがみられる。脊髄係留症候群とは、胎生期の脊椎管の病変により固定された脊髄円錐が、成長に伴って脊柱とともに頭側に移動しようとするために脊髄円錐が尾側に牽引され、脊髄の循環障害や機械的圧迫

によって生じるものである。

3 診断

脊柱正中部の数 mm 径の皮膚陥凹、周囲の多毛・血管腫などの所見や、再発性の局所感染・髄膜炎などにより本症を疑う。画像診断では、X 線検査で二分脊椎や脊椎破裂の所見としての骨欠損の有無に注意をはらわなくてはならない。瘻孔造影は感染のリスクがあり禁忌である。MRI は洞管を末端まで追跡でき、脊髄円錐や終糸との関係や随伴する腫瘍の診断などが可能で、最も有用である。

4 治療

皮膚陥凹だけの場合は放置でよいが必要であれば整容面の改善のため手術を行う。皮膚洞が脊柱管内に達する場合は、感染（髄膜炎）予防と脊髄係留状態の解除のため、早期に皮膚洞を随伴腫瘍を含めて摘出する。既に感染を併発している場合は、抗生剤投与により感染が鎮静化してから手術を行うが、膿瘍などにより神経症状の急性増悪を認めた場合は緊急に手術を行う。

（田中一郎）

II 体幹　E. 臀部

1. 二分脊椎症、脊髄髄膜瘤

1 概念

二分脊椎症(spina bifida)とは脊椎管の背面にあたる椎弓が正常に形成されず、かつ神経学的になんらかの症状を認めた状態である。神経溝の閉鎖不全によって生じる先天異常であり、椎弓形成不全はその結果であると考えられている。

2 分類(図286)

現在脊髄発生異常の観点から、①閉鎖性神経管閉鎖障害、②開放性神経管閉鎖障害、に分類されている。これらは外見の相異に加え、障害の程度、合併症の頻度、治療の緊急度、機能的予後についても異なる。
　①閉鎖性神経管閉鎖障害：潜在性二分脊椎(spina bifida occulta)
　②開放性神経管閉鎖障害：脊髄髄膜瘤(meningocele)

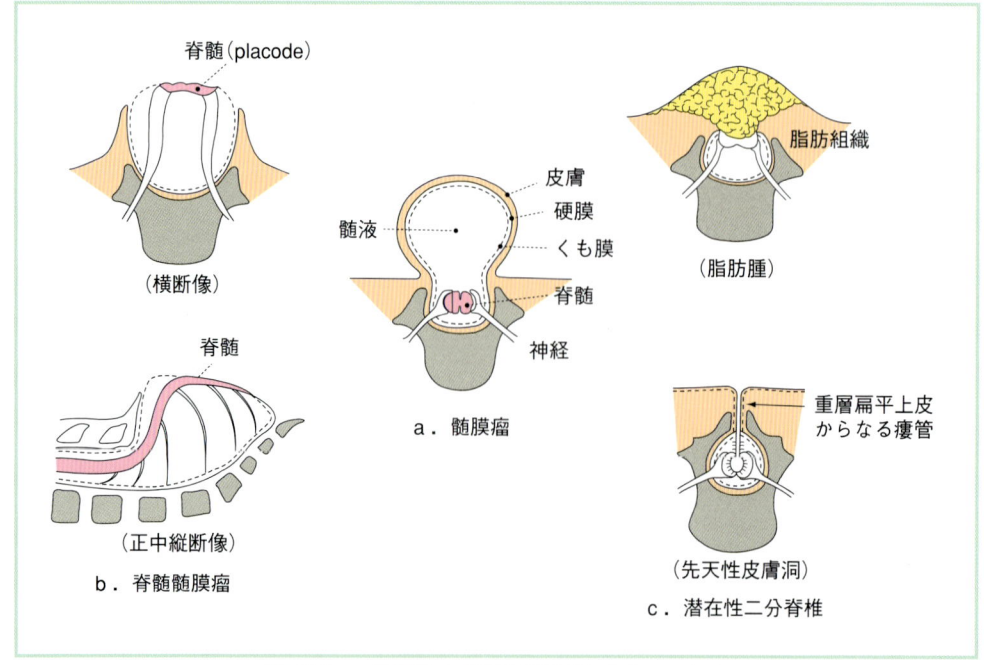

図 286 ■二分脊椎の分類(標準脳神経外科より引用)

3 病因・疫学

わが国では脊髄髄膜瘤は5,000人に1人程度、髄膜瘤はその1/10程度とされている。病因は多因子遺伝すなわち遺伝因子に環境因子が合わさって発生すると考えられている。

4 臨床症状

潜在性二分脊椎(図287)は下部腰椎から仙椎部に好発する。出生時から下肢の麻痺や足の変形、皮膚症状で気づかれることもあるが、多くは成長とともに障害が明らかになり進行する。その理由は、脊髄が胎生期の位置につなぎ止められたまま身体が成長するため、成長に伴い神経が無理に引き伸ばされてしまうからである(脊髄係留症候群)。下肢の運動麻痺、仙髄領域下腿、足の知覚脱失、足底部の難治性損傷、時に膀胱、直腸障害を生じる。皮膚症状は70〜80％に合併し、皮膚陥没、皮膚洞(瘻孔)、円形瘢痕、皮膚

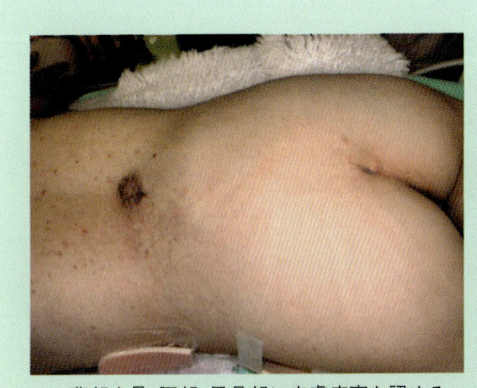

a. 背部全景。腰部、尾骨部に皮膚病変を認める。　b. 尾骨部の病変。陥凹と中央に小隆起を認める。

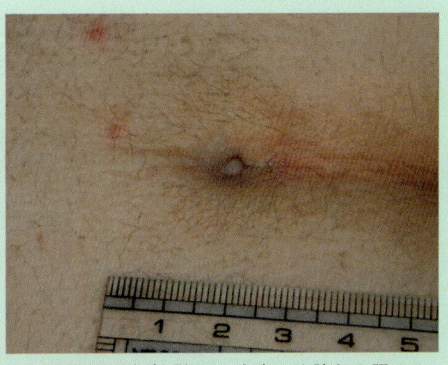

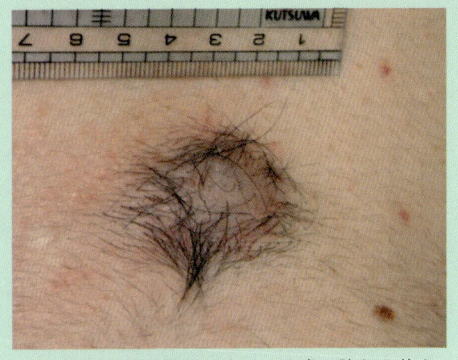

c. 腰部の病変。限局性多毛に皮膚の隆起を伴う。

図 287 ■潜在性二分脊椎

萎縮、血管腫様母斑、限局性の多毛、脂肪腫などがある。

　髄膜瘤は下部腰椎から仙椎部に好発する。通常は神経症状がなく、仙椎に発生した場合に時として圧迫症状で膀胱、直腸障害を示すが進行はしない。皮膚症状は血管腫様の母斑がみられることが多い。

　脊髄髄膜瘤は腰椎部、腰仙椎部に70％が、胸椎部、胸腰椎部に20％、仙椎部に10％が発生する。病変部位より下位の神経学的欠損症状（運動障害、感覚障害）が出現する。水頭症が約90％に合併し、Arnold-Chiari奇形（後脳の下垂）はほとんどすべてに生じる。また、脊髄髄膜瘤患者ではラテックスアレルギーの発症率が高いことが知られており、ラテックスフリー環境での手術操作を行うように努める必要がある。

5　治療方針

　潜在性二分脊椎では無症状のものは手術適応はないが、脊髄係留症候群が出現する前に予防的に手術を行う考えもある。

　髄膜瘤は無症状あるいは正常皮膚が覆っている場合は神経学的症状の進行がないため緊急手術の必要はない。しかし髄液の流出や被覆している膜が薄い場合は、髄膜炎予防のため速やかに手術を行い、くも膜、硬膜、皮膚の形成と再建を行う。

　脊髄髄膜瘤では髄膜炎の予防と神経機能の最大限の温存を目的とした手術（脊髄腔の形成とその被覆組織の再建）を、生後早期もしくは感染予防をしたうえで1週間以内に行

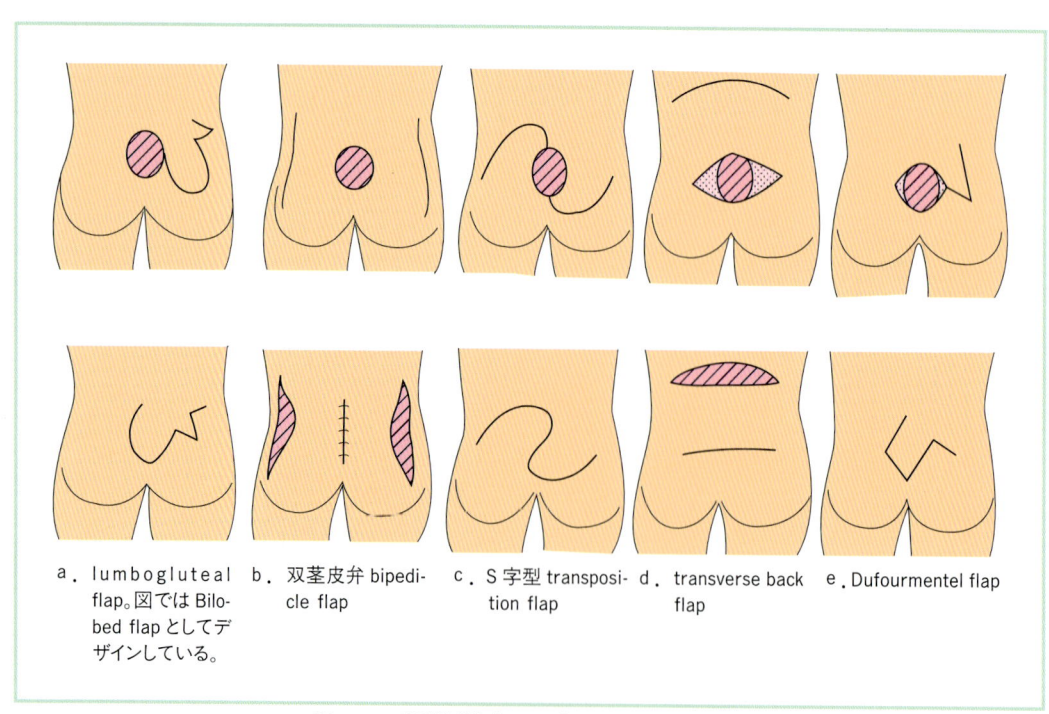

a．lumbogluteal flap。図ではBilobed flapとしてデザインしている。　b．双茎皮弁 bipedicle flap　c．S字型 transposition flap　d．transverse back flap　e．Dufourmentel flap

図 288 ■ 脊髄髄膜瘤の再建に用いられる皮弁
（斜線は皮膚欠損部、細点部は追加切除部を示す）

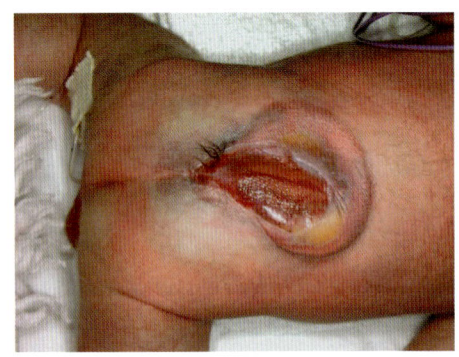

a．術前。被膜が薄く髄液の貯留が透見できる。尾側の多毛部を認める。

b．脳神経外科医により硬膜が修復された状態。

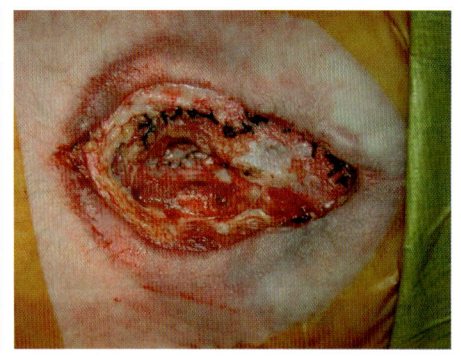

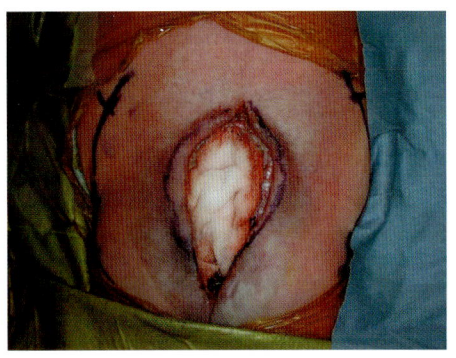

c．皮弁のデザインを示す。両側より双茎皮弁（Bi-pedicle flap）を正中に移動させることで安全に縫合可能となる。

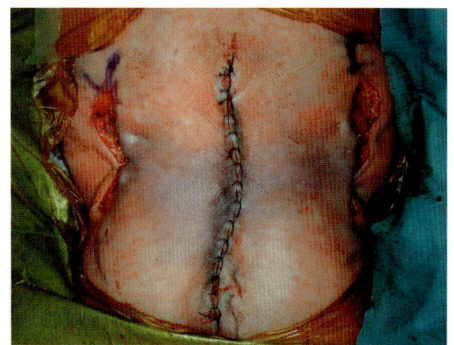

d．縫合終了時の状態。両側側胸部に生じた皮膚欠損部は保存的に治癒させる。速やかに上皮化して瘢痕は問題とならない。

図 289 ■症例　脊髄髄膜瘤
生後2日の男児。破裂前に手術を行った。

う。しばしば皮膚欠損の修復に局所皮弁が必要となる（図 288）。症例（図 289）として両側双茎皮弁による再建例を示す。

【トピックス：胎児手術】
　近年、母体血清の AFP 測定によるスクリーニング、超音波検査、MRI などにより胎児期の脊髄髄膜瘤の診断が容易になってきたこともあり、脊髄髄膜瘤に対する胎児期修復術が試みられてきた。出生後の神経障害発症を予防ないし改善することを期待して妊娠19〜25週に行われている。これまでの米国の3施設の成績では、脳室シャント留置を要する水頭症の発生率が減少したこととシャント手術までの観察期間の延長が認められたと報告されている。
　また2003年より米国では multicenter prospective randomized clinical trial が開始されており、その結果が俟たれる。

（松田就人、金子　剛）

III 四　肢

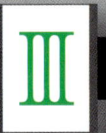

1. 多指症

　多指症とは指または趾が通常に比べて多い状態をいい、重複性手指先天奇形に分類される[1]。

① 原因

　胎児においては「しゃもじ」型をした手掌原基に裂隙が生じることによって、独立した指が形成される。こうした変化は胎生の14〜16週頃に起こるが、余剰に裂隙が生じると指（趾）数は増加する。この結果多指症が発生する。この現象を引き起こす原因に関しては現在のところ不明である。

② 頻度

　圧倒的に拇指に多く90％を占める。発生頻度は1,000〜2,000出生に1例であり、男女比は男：女＝3：2である。裂手と異なり、両側発生例、尺側発生例は稀である（図294）。

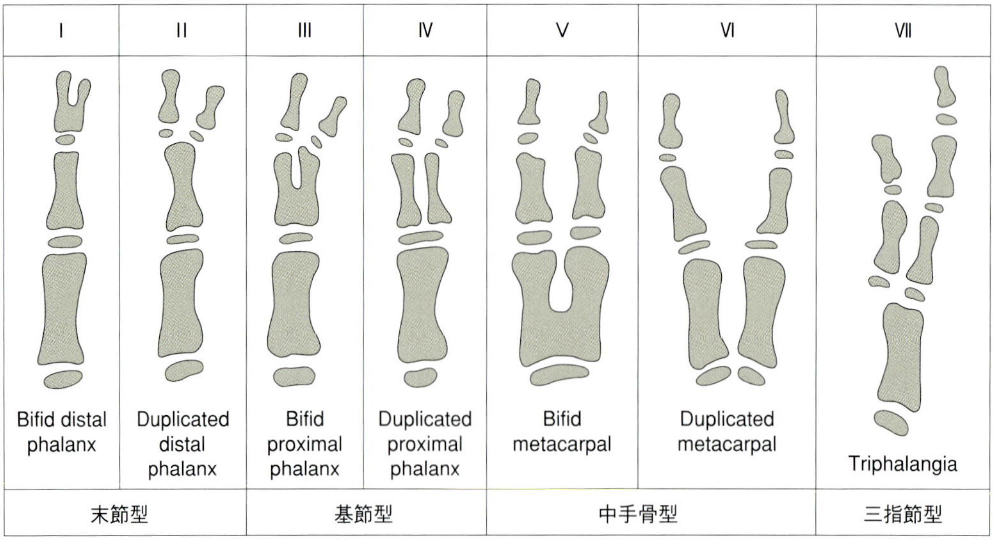

I	II	III	IV	V	VI	VII
Bifid distal phalanx	Duplicated distal phalanx	Bifid proximal phalanx	Duplicated proximal phalanx	Bifid metacarpal	Duplicated metacarpal	Triphalangia
末節型		基節型		中手骨型		三指節型

（註）以上のほかに痕跡型ともいうべきものがある。

図 290 ■ 拇指多指症の Wassel 分類

3 症状

前述したように、元来1枚の手掌原基に過剰分離が生じたことが多指症の原因である。分離の状況は個々の症例においてさまざまであり、それに応じて症状も異なる。すなわち、余剰指の存在するレベルおよびその構成される組織は多岐にわたる組み合わせを取りうる。

臨床像は多岐にわたるので分類をすることは困難であるが、著名な分類方法としては拇指多指症における Wassel 分類などがよく知られている（図 290 参照）。

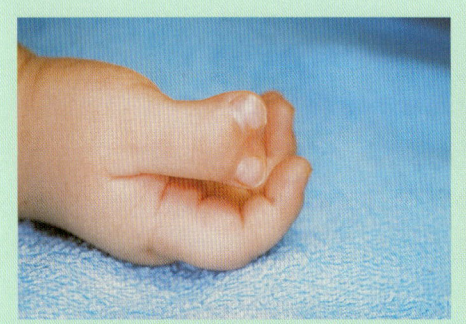

a．橈側成分と尺側成分の大きさがほぼ等しい。本例のような症例においてはいずれの成分を残すことも可能である。関節の屈曲・腱の付着の状態より遺留すべき側を決定する。また、それぞれの指の半分を残し、1つにまとめる方法（Bilhaut-Cloqutte 法）を選択することも可能である。

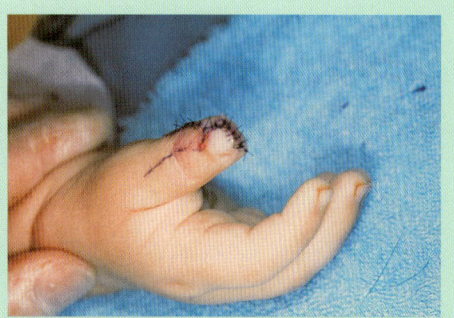

b．本症例においては外側成分の切除を行った。

図 291 拇指多指症の症例

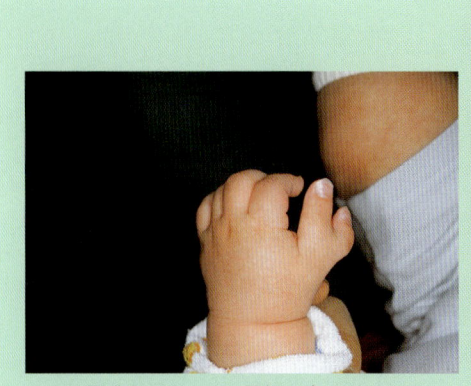

a．橈側成分が小さく、関節の変形が大きい。このような場合には切除側の決定が容易である。

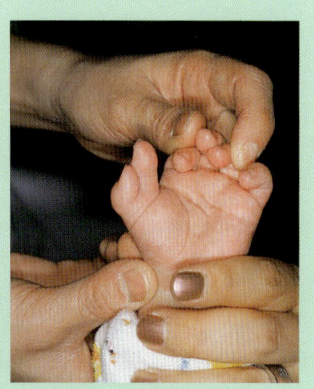

b．掌側よりみた所見

図 292 拇指多指症の別例

一般的に余剰指の基部が中枢に近く、かつ骨や関節で共有される部分が多いほど症状は重篤である。例えば拇指多指症においては、程度の軽いものとしては、余剰指が末節骨に存在しかつ骨成分を含まないものが認められる（Wassel Type Ⅰ）（図291）。このようなタイプでは機能障害はほとんど存在しない。しかし、余剰指が基節骨や中節骨に基部をもち、かつ関節が他指と共有されているタイプでは屈曲・伸展の機能障害があることが多い（Wassel Type Ⅳ-Ⅶなど）（図292）。

④ 手術方法

　症状に応じて手術方法を決定する。余剰指が小さく、かつ遺留すべき指と骨または関節の共有が少ない場合には、余剰指の切除を行うのみで可である（図293）。場合により短拇指外転筋が必要である。橈骨側の指の発育が不良な場合が多く、これを余剰指として切除する場合が多い。

　しかし橈・尺側の2本の拇指がほぼ同じ（いわゆる「カニバサミ型」）で、かつ橈骨側の拇指の方が良好な機能を有していると考えられる場合には、尺側の拇指を切除したり、拇指を双方半分ずつにし、左右で合わせることにより拇指を再建する場合もある（Bilhaut-Cloqutte法）。

　このように、どの指を切除すべきか、余剰指の組織をどの程度利用するかは症例に応じて異なっており、個別に判断を行う。

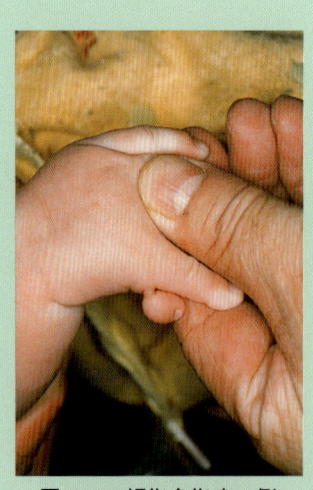

図 293 ■拇指多指症の例
骨および腱成分の癒合はまったくなく、皮膚のみが瘤上になり橈側に突出し、floatしている。このような症例では機能的・整容的予後は良好である。

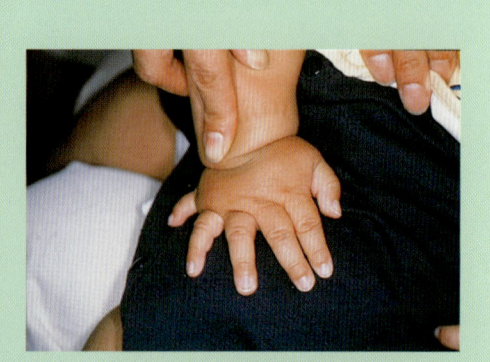

図 294 ■小指側多指症の例
手指における多指症は拇指多指症（軸前性多指症）が大部分であり、小指側のものは稀である。

5 手術時期について

手指は露出部であり、整容上顔面部に次いで重要な意味をもつ部位であるといえよう。加えて、手を握る動作は幼児にとり両親をはじめとする大人とスキンシップを取るうえで極めて重要なウエイトを占める。したがって社会的因子の観点からみると早期に手術を行うことが望ましい。

また、手指の正常な運動パターンを身につけるうえでも、早期に矯正を行うことが理想的であるといえるが、ある程度骨軟骨の成長を待ってから手術を行うのが有利である。また、後述するように症例によっては関節形成や腱移行が必要な場合も存在する。その場合、手指がある程度成長してから手術を行った方が解剖学的な位置関係を把握しやすく、正確な機能の再建を行うことができる。

関節や骨の変形が少なく機能上の問題の少ないタイプ(末節骨型)では生後6ヵ月以降で、機能再建が重要な意味をもつもの(基節骨型)では10ヵ月以後に手術を行う場合が多い。

足趾の多趾症に関しては機能的な意味が少なく、かつ靴下によるカバーも可能である。そのために両親もそれほど早期の治療を希望しない場合が多く、多指症に比較するとやや手術年齢は遅くなる。

6 術後の問題点

関節形成や腱移行が必要とされる症例においては、術後指軸が彎曲する、いわゆる"Z変形"が認められる場合がある。このような場合には装具装着による形態の保定が必要である。

〈永竿智久〉

●文献

1) Swanson AB：A classification for congenital limb malformations. J Hand Surg 1：8-22, 1976.

2. 巨指症

1 症状

手指の肥大・過長を示す疾患で、過成長型の手指奇形に分類される。

示指および中指に発生率が高い。

出生直後より認められるタイプと、成長に伴い次第に著明となってくるタイプが存在する。過成長に伴い関節が変形し、手指が橈・尺側の一方に彎曲する場合もみられる。

肥大が手掌より起始する症例もみられる一方、末節に限局している場合も存在し、過成長が認められる部位は一定していない(図295)。

さらに、指全体に肥大が認められる場合、肥大がいずれかの側に限局している症例も認められる。左右非対称に指が成長する結果関節に変形が生じ、指が彎曲する場合もみ

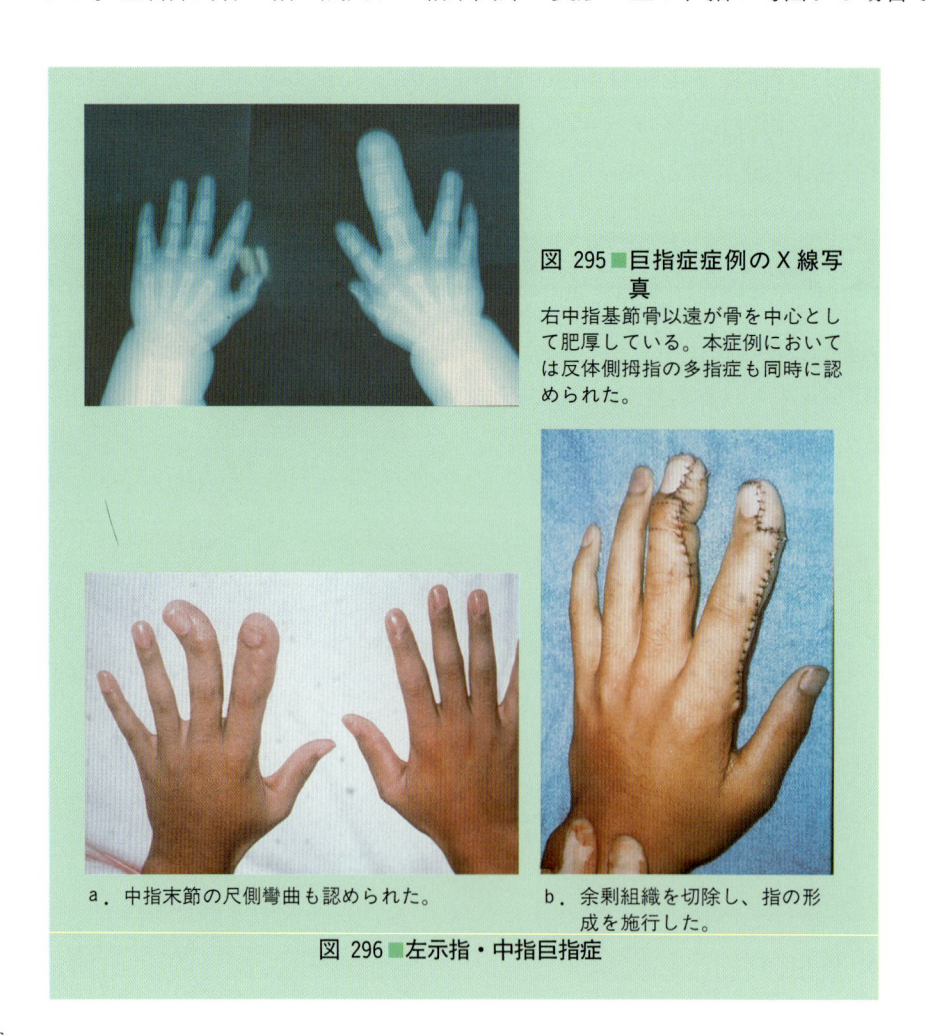

図 295 ■巨指症症例のX線写真
右中指基節骨以遠が骨を中心として肥厚している。本症例においては反体側拇指の多指症も同時に認められた。

a．中指末節の尺側彎曲も認められた。

b．余剰組織を切除し、指の形成を施行した。

図 296 ■左示指・中指巨指症

られる(図296)。

　病理組織所見上も、肥大の原因となる組織は症例により異なっている。骨が主体となる場合もあれば、脂肪や神経など、軟部組織が主として肥大の原因となっている症例も認められる。

　手指のみでなく、足にも同様の病態(巨趾症)は存在しうる。津下ら[1]は26例の過成長性疾患を経験し、その中で巨指症と巨趾症の発生率はほぼ同様であったと報告している。

2　頻度・遺伝

　比較的稀な疾患である。遺伝性は認められず、特発性が多いとされる。

3　原因

　定説はないが、神経の過成長がその原因とする見解が主流となっている。McCarrollら[2]は、neurofibromatosisに関する治療経験の中で手指肥大部分と健常部分との比較を施行している。手指軟部組織に肥大が認められた部分に関しては神経も肥大していたと述べ、神経肥大と手指の過成長の関連性を示唆している。われわれが経験した範囲においても、軟部組織を詳細に観察すると神経線維および神経鞘に肥大が認められるのに対し、血管増殖を認めることは少なかった。この所見は上記仮説と矛盾していない。しかし同説によると骨の肥大を説明することはできないので、今後原因の究明が求められる。

4　治療

　小児においては成人に対する場合と異なる治療方針をとることが必要である。すなわち、小児においては手指が成長中であるので以後成長の段階において症状が悪化する可能性が否定できない。このため、手指の成長を抑制することを意図して手術を行う必要がある。さらに瘢痕拘縮による成長への悪影響を回避することも必要である。したがって手術にあたっては操作部位をできるだけ小さい範囲にとどめ、極力侵襲を少なくするように努力しなくてはいけない。しかし、このような注意を払っても腫瘍性に指が増大し、結局は切断のやむなきに至る場合もある。

　これに対し、既に成長の完了した成人に対しては、機能を低下させない範囲において、できる限り形態を手術で改善させる方針をとることが可能である。

　以下具体的方法について記す。

　前述のように神経の過成長が巨指症の原因になっているという説が有力である。実際に手術を行ってみると、肥大した神経がかなりのボリュームを占めることが多い。

　したがって肥大した神経を切除すればボリューム減量と成長能抑制の、2つの効果を

期待できることになる。われわれは増大した神経を、周辺部脂肪組織を含めて切除している。

この操作を行うにあたっては知覚が重要である示指および中指においては過度に切除を行わないよう留意する必要がある。また患肢には組織の肥大だけでなく末梢循環障害が存在する場合があり、複雑な皮弁を作成する場合には皮弁の安全生着に留意する必要がある。

また、同様に手指の成長を抑制する目的で骨端軟骨の切除を行う場合もある。

(永竿智久)

●文献
1) 津下健哉：手の外科の実際．南江堂，東京，2003．
2) McCarroll HR：Clinical manifestations of congenital neurofibromatosis J. Bone Joint Surg 32-A：601-617, 1950.

3. 短指症

1 症状(図297、298)

低形成型先天奇形に分類。手指の短縮を認める。出生時には異常のない場合が多く、成長に伴い短縮が著明になる場合が多い。手指短縮の責任部位は手指骨の場合も、中手骨の場合もある。手指においては中指に発生する場合が多く、足趾においては第4趾に診られる場合が多い(図299)。

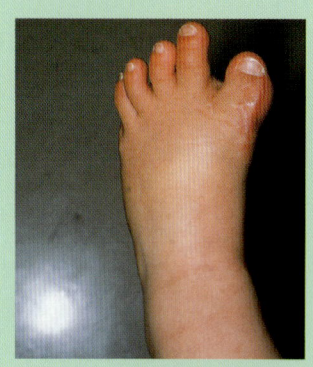

図 297 ■第1趾短趾症例
足趾における短趾症は第3・4足趾に多く、本例のようなケースは稀である。

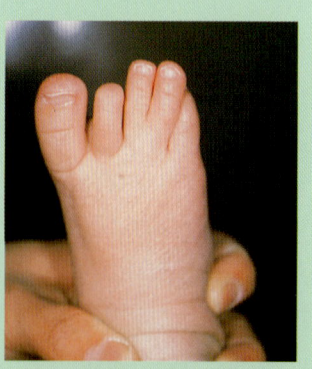

図 298 ■第2趾短趾症の例
図299の症例と同様、第3・4趾短趾症に比較して頻度は少ない。

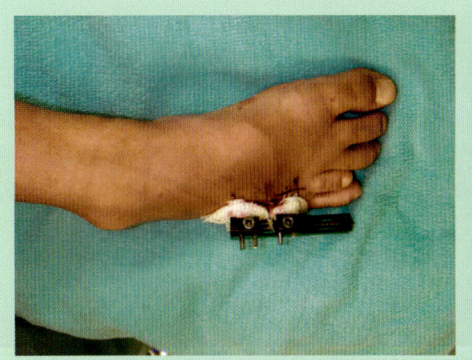

a．右側第4趾中足骨を延長する計画を立て、骨延長器の装着を行った。装着直後の所見。

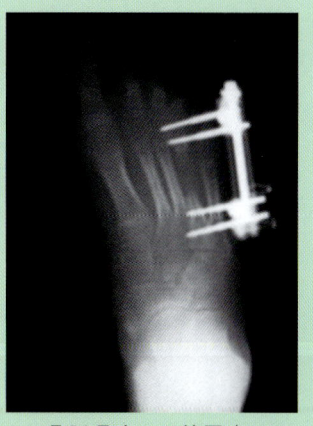

b．骨延長中のX線写真。14mmの中足骨延長を目標とし、1日0.5mmの割合で延長を施行した。近位・遠位骨片の間に仮骨が形成されつつある。

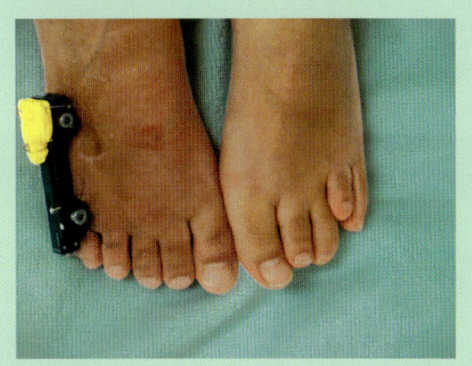

c．延長器抜去前の所見。左第4短趾は未治療。別途延長を予定している。

図 299 ■ 両側第4趾短趾症の症例

単純な骨長の短縮以外にも、腱の付着部位や関節の拘縮がみられる場合もある。

2 頻度

女性に多い。しばしば両側性で遺伝を認める場合もある。

3 治療

以前は骨移植やスペーサーの埋入が主流であったが、骨延長術の進歩により骨延長器を用いた短縮した骨の延長が普及している。

偽関節の形成・骨の背側変位・腱の過伸展による屈曲障害などを起こさぬよう留意する必要がある。

（永竿智久）

4．合指症

① 疾患の概略と原因

「多指症」の項でも述べた如く、手の原基は本来1枚の板状をしており、この一部が壊死して裂が生じることにより手指が発生する。その分離が不十分な場合に、合指が生じる。合指症は手指・足趾の先天性疾患の中では最多であり、1,000～3,000症例に1例の割合で発生する。手では中指・環指の間の発生率、足趾では第2・第3趾間に多い。

単独で認められる場合も多いが、しばしば多指症・短指症・巨指症など他の手指先天性疾患を合併する。

② 種類および症状

合指間で共有する組織の種類により皮膚性合指症・線維性合指症・骨性合指症に分類される。皮膚性合指症では皮膚のみの共有で、各指はそれぞれ独立した骨・靱帯を有す。線維性合指症では腱や靱帯が癒合しており、良好な機能回復を得るにはそれらの分離が必要である。骨性合指症では骨が共有されている。また、このタイプの合指症ではそれぞれの成分の大きさが小さいことが多く、2指の分離を行うといずれかの手指が小さくなりやすい。したがって、大きさの矯正のために複数回の手術を要求されることもある。

③ 治療の時期

成人に比較すると当然、乳幼児期においては手指における血管・神経が小さい。手術は通常拡大鏡を使用して行うが、なお解剖学的構造を把握することが困難な場合がある。したがって操作上からは、手指がある程度大きくなってから手術を行った方が有利といえる。また、乳児の手指は通常屈曲位をとっており、術後の安静を保つことが難しい。このため、5～7歳程度まで待機した後に手術を行うとする報告もある。

しかし特に手指の合指症の場合には露出部でもあり、患児の社会生活的側面からは早期の手術が望ましいといえる。さらに、合指を放置することが手指の成長のバランスを損なう可能性も否定できない。

加えて、拇指と示指が合指となっているような症例では、両指の運動方向性が大きく異なるために、一部の関節が脱臼して均衡をとっていることがある。

以上のように、手術時期の決定にあたっては対立する要素が存在する。個々の症例に応じこれらの要素を検討したうえで手術時期を決定する必要がある。

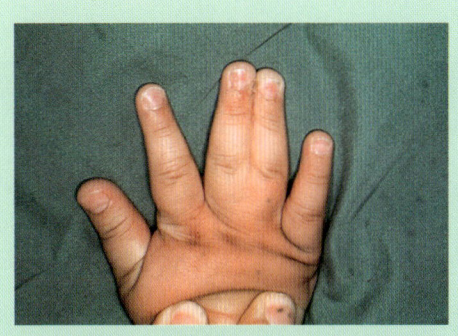

a．指間部より指尖部にかけて全長にわたる癒合が3・4指間に認められた。腱および骨の癒合は認められなかった。

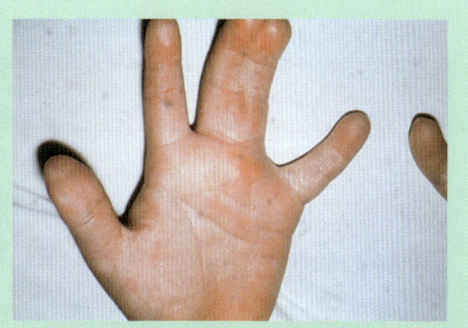

b．手掌側よりの所見。

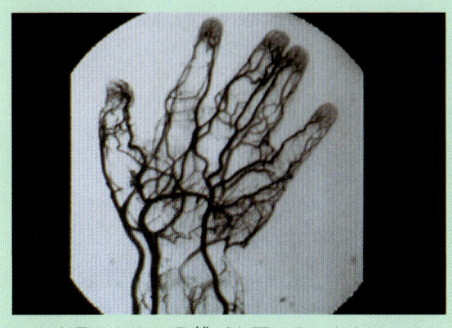

c．全長にわたる分離が必要であったため、血流上の安全を考え術前に血管造影を施行した。3・4指は個別の固有動脈を有し、安全に分離が行えることが判明した。

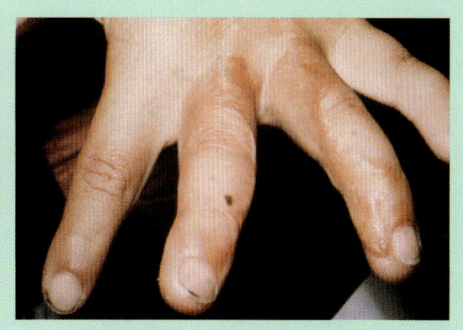

d．指間を分離し、皮膚欠損部に植皮を施行した（手背側よりの所見）。

図300 ■ 右手3・4指間合指症の症例

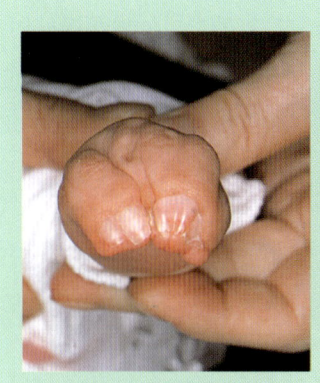

a．本症例は頭蓋骨早期癒合症であるApert症候群を基礎に有する。5指すべての手指が基節骨より癒合し、自由度は著しく低い。このような合指症はmitten handと称される。

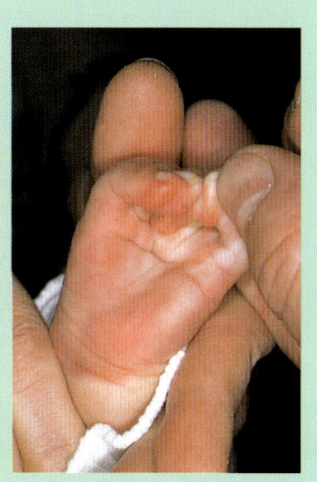

b．掌側外観

図301 ■ 重度合指症の例

われわれの施設では、6ヵ月〜2歳で手術を行うことが多い。

4 どのような手術を行うか

合指の分離および指間の形成・皮膚欠損部への植皮術を行う。植皮の際には鼠径部を使用する場合もあるが、術後の色素沈着をきたす場合が多い。内顆、外顆または足底部の皮膚を使用する方が整容的に良好な結果が得られる。

また、足趾は手指に比較して長さが短く、その合趾症においては治療の方法が若干異なる。手指の合指症においては指分離によって生じた指間皮膚欠損部に対しては、術後拘縮を防止するために、ほとんどの場合に内顆・外顆よりの植皮が必要である(図300)。しかし合趾症において趾間に皮膚欠損が生じた場合では、植皮は必ずしも必要ない場合がある。皮膚欠損部はそのまま上皮化させても拘縮をきたすことがなく、植皮による「つぎはぎ」が目立つこともないという利点がある。

さらに、足趾の軽症例では手指と同様な方法で趾間を形成した場合、趾間が目立ち過ぎ、却って整容上不良な結果を招く可能性もある。このような場合にはZ形成術による趾間形成術を行う。

5 固定期間・後療法について

合指の程度により異なる。皮膚成分のみの合指症で、手指間に植皮を行った場合には、原則としてギプス固定は1週間で解除し、リハビリを開始する。腱移行や、関節形成が必要な症例では2〜3週間の固定を行う。

また、皮膚欠損の範囲が大きく、術後手指拘縮の可能性が高い場合には、装具の装着を6ヵ月程度継続する。

(永竿智久)

5. 裂手症

1 症状

裂手とは、手指の先天異常の一種で中央指(趾)が欠損し、その部分の指(趾)の裂が中手(足)にまで及ぶ異常をいう。種々の表現型を有し、裂の広さも多岐にわたる。

両側の第1・2指または第4・5指は合指を形成している場合が多い。この場合カニの

鋏のような形態を形成し、lobster-claw hand と呼称される。他の先天異常に比較して両側性が多いことがその特徴であり、片側と両側がほぼ同じ割合で存在する。手と足の双方に裂手(足)変形が存在する例も多く認められるが、他の合併奇形は少ない。

中指中手骨が欠損するタイプが裂手症の典型であり、この場合手掌はV字型を呈す(図302)。しかし同様に一見V字型を呈するものの、その本態は中指骨の短縮と示指や環指への合指であり、上記典型例とは別に考えるべきタイプの病態も存在する。Barsky[1]は両者をそれぞれ定形的裂手・非定形的裂手と呼び、区別している。

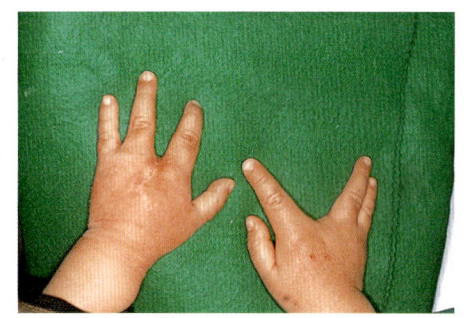

図302 ■ 裂手症の症例では本例のように両側罹患症例が多くみられる

② 頻度・遺伝性

家族内発生をする場合が多く、遺伝的素因が示唆されるが、その様式については一定していない。優性遺伝を示す例が多いが、劣性遺伝例や不明のものもあるとされている。男女比は男性：女性＝2：1である[2]。

③ 治療の方法および時期

裂手を呈していても生活上は不自由を感じず、機能面のみを考えると生活上ではなんら問題のない場合が多い。このような場合手術を行うのは、もっぱら整容的意味合いをもつ。むしろ手術を行うことにより、却って機能的には増悪する場合も多い。そこで手術適応は患児の社会的背景と、生活上の要求を十分考量したうえで決定することが大切である。

裂手症の手術においては裂隙の閉鎖が最大のポイントとする。ただ、症例によっては本来の中手骨の軸方向とは垂直な方向にcross boneと呼ばれる介入骨がみられる場合もある。このような場合には、裂隙の閉鎖のほか、cross boneの切除が必要である(図303〜306)。

残存した中手骨を利用し、骨延長術を利用したり、足趾の移植により新しい末節骨を形成する試みも行われているが整容面と術後の機能面から勧められない。

④ 治療の時期

手術時期に関しては、施設によりさまざまである。手指の機能の発達を考えると早期

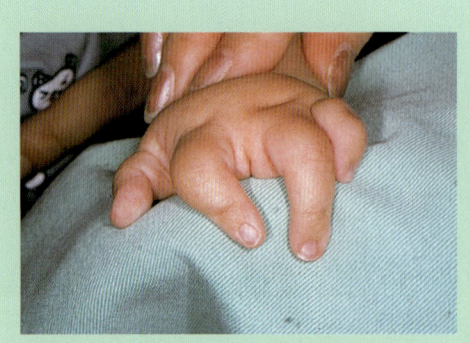

図 303■中指の完全欠損が認められた

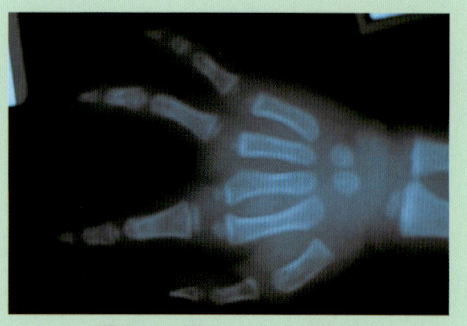

図 304■図 303 の X 線所見
中指の基節骨よりの欠損が認められた。本症例では中指の中手骨はその方向性において大きな偏移は認められないが、症例によっては軸に対して中手骨が横転しているものも存在する。このような骨は Cross bone と呼ばれ、広い裂隙の一因になっている。

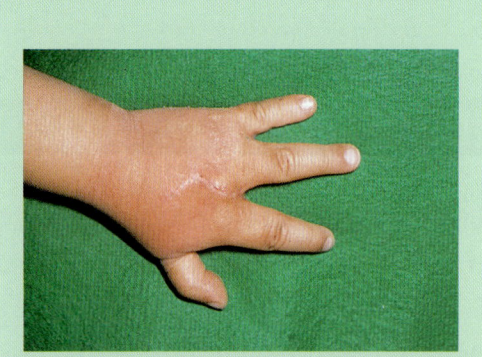

図 305■第 3 中手骨を切除し、第 2 および第 4 中手骨を求心方向に移動させることにより裂の狭小化を行った

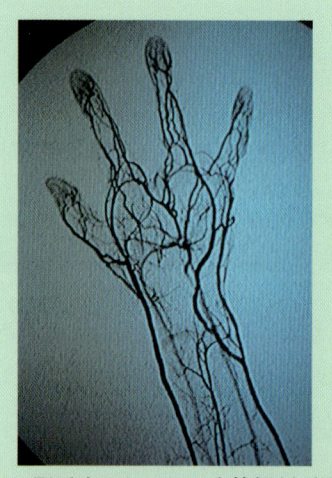

図 306■裂手症においては血管解剖が通常と異なり、裂の両側において分離した血管網を有する場合がある
このような場合、不用意に手術を施行すると手指の血流不全を惹起する可能性もある。このような合併症を予防するためには、術前に血管造影検査を行い、それに基づいた手術計画を練る必要がある。

に手術を行うことが望まれるが、手がある程度の大きさに達した方が緻密な手術を行いやすい。したがって手術操作の用意さの観点より考えるとある程度年長になってから初回手術を施行した方が有利であるといえる。

しかし反面加齢とともに、解剖学的に不正な状態での手指の運動パターンも形成・成熟してくる。然る後に手術を行った場合、矯正された解剖学的位置での機能再獲得に苦

労することになる。

よって、あまり年長になるまで待機するのも好ましくない。以上の要素を勘案して手術時期を決定する必要があるが、実際には2～4歳に手術を行う場合が多い。

5 術前検査としての血管造影

裂手の手術においては裂隙の閉鎖のために介入骨を切除したり、1・2指間を広げるため、3・4指間からの皮弁を移動したりする場合がある。このため、手の血行動態は大きく変化する。さらに裂手においては一部指に固有血管が欠損しているなど、血管にもバリエーションを認める場合が多い。

よって、不用意に手術を行うと血流不全を生じ、手指が壊死する可能性がある。これを避けるため、術前検査として血管造影を行い、術式について詳細な検討を行った後に手術を行うことが望ましい（図306）。

6 どのような施設を受診すべきか

裂手症は、その変形の程度が多指症や合指症に比較して著明である。したがって、手術においてはさらに高度な知識と技術が要求される。

具体的には、骨が幅広いV字型を呈しているような場合、骨を接合する必要もある。骨に付着している手内筋も同時に移動することになるので、その程度によっては手指の運動機能が低下する可能性もある。また裂手間を強く縫合し過ぎると指の交差傾向が強くなるので注意が必要である。さらに拇指球筋の形成不全を認める場合もあり、その場合には拇指の対立位の移行が必要になる。

裂手においては皮膚成分は通常不足している。有効に閉鎖を行うにあたっては、少ない皮膚を有効に使用することが肝要である。

加えて、術後の手指が虚血にならないように血行動態にも関心を払うことが大切である。

このように裂手症の手術においては、手指の先天性疾患の中でも高い専門性が要求される。小児手術症例の多い施設を受診することが推奨される。

〔永竿智久〕

● 文献

1) Barsky AJ : Cleft Hand ; Classification, incidence and treatment. J Bone Joint Surg 46-A : 1707-1720, 1964.
2) 南山堂医学大辞典：南山堂，東京，2001.

6. 先天性絞扼輪症候群、その他の低形成

① 症状

　先天性絞扼輪症候群(Congenital constrictionring syndrome；CCRS)は四肢の一部に全周性にわたる狭窄が認められる症候群である。索状物により四肢が縛られたかの如く、一部の周径が急に細くなっていることより命名された。

　事実初期においては羊膜などにおける四肢の絞扼原因と考えられていた。しかし現在においては皮下組織の発生過程で中胚葉組織の形成不全が起こり本症候群を引き起こすとされている。

　本疾患は多彩な表現系を示す。典型的な例においては、前腕や下腿がその途中において全周性に細くなっており、あたかも輪ゴムや糸で強く縛ったかのように見える。

　しかし狭小化の程度は症例により一定しない。狭小部より遠位部と近位部を比較した場合、両者の太さがほぼ等しいもの、若干遠位部が細くなっているもの、遠位部が痕跡状になっているもの、遠位部がまったく存在しないものなど、種々のタイプのものが存在する。

　さらに特に手指においては、手指の先端のみ癒着がみられ、指間は離開している如き症例も認められる。これは開窓合指(Fenestrated Syndactyly)と呼ばれるが、元来絞扼輪症候群により壊死した指尖部が創傷治癒機転により再癒合した結果生じるものであると考えられる。

　また、実体上は遠位組織の形成不全が存在しており、本来絞扼部以遠の組織量は不足しているにもかかわらず、見かけ上太くなっている症例も存在する。これは狭窄部においてリンパ管が断絶または狭小化しているため、それより遠位が浮腫により肥大することにより起こるとされている。

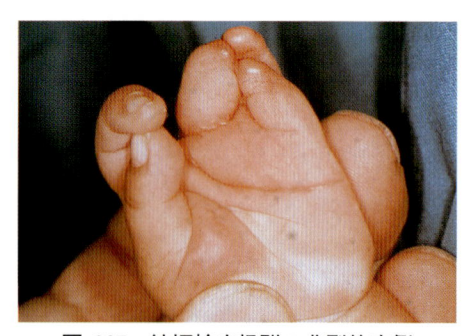

図 307 ■ 絞扼症候群の典型的症例
左手指中指が基部において狭小化しており、それより末梢には浮腫による肥大が認められる。中節骨は欠損している。

② 治療

1. 比較的軽度なもの

　軟部組織の周径が一部狭くなっている程度の症例に対しては、Z形成、またはVY形

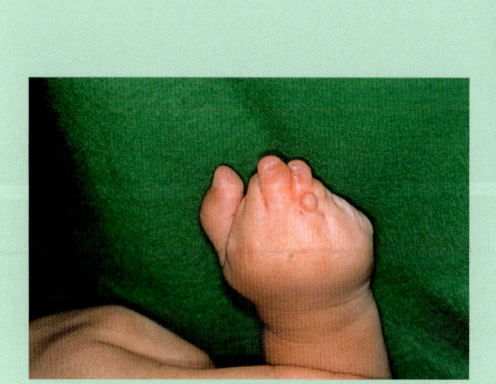

図 308■右手における絞扼輪症候群の例
示指から小指にかけての形成不全が著明である。環指基部には豆粒大の余剰指を認める。

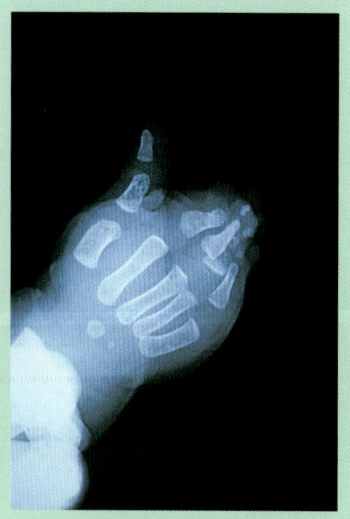

図 309■図308のX線写真
示指においては基節骨および末節骨は完全に欠損している。中指から小指にかけては痕跡的に残存している。

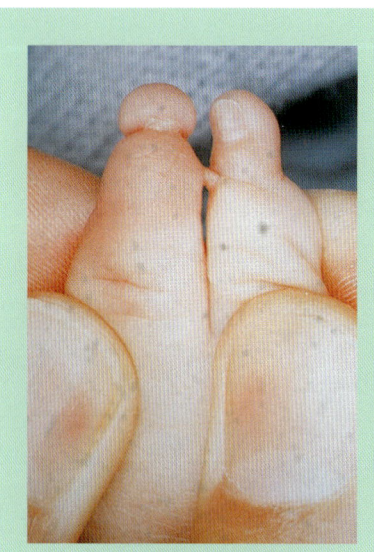

図 310■開窓合指（Fenestrated Syndactyly）が存在する絞扼輪症候群の例
元来壊死した指尖部が創傷治癒機転により再癒合する結果、本例のような状態が生じるものであると考えられる。

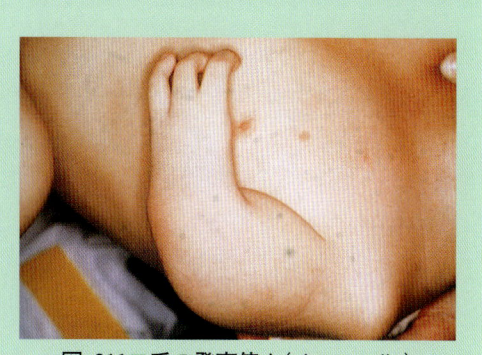

図 311■手の発育停止（phocomelia）

成により周径の拡大をはかる。この際、一時に全周に対して操作を行うと末梢部の血行不全を惹起し、壊死を起こす可能性もあるので2期に分けて手術を行う配慮が必要である。

■2．開窓合指・他手指の著明な低形成を伴うもの(図311)

足趾・他遊離組織移植による手指の再建が必要である。

(永竿智久)

7．爪の形態異常・欠損

① 爪の異常の原因

爪の異常の原因は、大別して生理的、先天性、後天性に分けられる。

乳幼児では生理的な異常として、爪の発育過程での変化や爪甲が菲薄であることによる外力からの変化などが起こりやすい。白色爪、爪甲縦条、匙状爪、爪甲層状分裂などであるが、成長に従い正常化する。

先天性異常には、毛髪、皮膚、骨、歯などの異常を合併する全身性の先天異常症候群と、末梢骨に異常を認める局所的な異常がある。

後天性異常は、全身性疾患に伴うもの、皮膚疾患に伴うもの、爪にのみ異常を認めるものに分けられる。全身性疾患に伴うものは、すべての指趾爪甲に同じ変化を生じ、全身性疾患の進行につれ爪変化も強くなる。鉄欠乏性貧血による匙状爪、心肺疾患による時計皿爪などがある。皮膚疾患に伴うものは、一部の爪のみに変化を生じることが多く、皮膚に発疹を認めることが多い。尋常性乾癬、アトピー性皮膚炎などがある。爪にのみ異常を認めるものには、真菌感染、過彎曲爪・陥入爪・爪下血腫・爪噛み癖などのように爪に対する物理的・化学的刺激による異常、グロームス腫瘍・色素性母斑などの爪周囲組織の腫瘍(図312)、爪異栄養症などの爪母・爪床に突発的に生じる炎症による変化などがある。

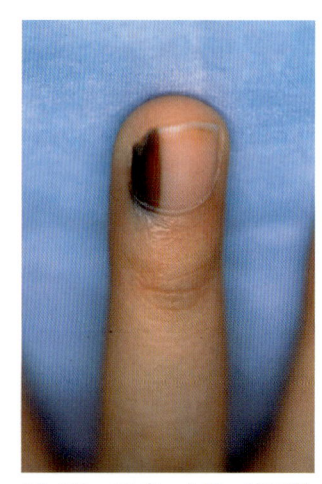

図 312 ■12歳、女児、爪甲帯状色素沈着症

2 診断の要点

爪の異常の原因より、診断にあたっては下記の点に注意する。

1．爪の変化の出現時期

先天性か後天性か。先天性の場合は他の先天異常の有無に注意する。

2．爪変化の部位と過程

特定の爪のみか、多くの爪にあるか、指趾双方にあるか。爪変化が先端部から始まれば外因によることが多く、基部からは爪母の異常によることが多い。

3．皮膚疾患の有無

皮膚疾患の部分症状としての爪変化か。

4．全身性疾患の合併の有無

内分泌・代謝・血液・循環器・呼吸器疾患、精神的要因など。

3 治療の要点

先天性疾患に伴う爪異常は、治療が困難である場合が多い。先天性疾患の他の合併症状については、小児科医などの専門医に紹介する。後天性で全身性疾患に伴う爪異常は、全身性疾患が治癒すれば軽快する。皮膚疾患に伴う爪異常は、皮膚科医などの専門医に紹介する。物理的・化学的刺激による異常や腫瘍に伴う爪異常は、形成外科において外科的治療や爪処置を行う場合が多い。

4 主な爪の形態異常・欠損

1．先天性異所爪

異常な部位に爪甲が発生するもので、掌側にほぼ正常に近い爪甲がみられるもの、指尖部に小さな爪様突起物がみられるものがあるが、小指の掌側先端に生じるものが多い。成因として、胚芽迷入説、多指症の爪だけ残ったという説、異常角化が爪に変化した説などがいわれている。治療は異所爪の切除後、縫縮や皮弁形成による創閉鎖を行う。

2．無爪症

先天的な1指趾以上の爪欠損であるが、全爪欠損は極めて稀で、通常は爪の形成不全（低形成、痕跡的爪など）を合併する。第2指に好発する（先天性示指爪甲欠損症）。遺伝疾患として、あるいは特発的に発生する。

3．外胚葉形成異常症

毛髪、歯牙、爪、汗腺など外胚葉組織の形成異常を特徴とする先天性の全身性疾患で、60以上に分類されている。

4．先天性爪肥厚

常染色体優勢遺伝の外胚葉形成異常症の1型で、生後3〜5ヵ月以降に左右対称性の爪遠位部の進行性肥厚を生じ、爪囲炎を起こしやすく、整容上も問題となる。掌蹠角化症、舌の白色角化、毛囊性角化などを合併する。爪床・爪母の切除などが行われる。

5．爪膝蓋症候群

常染色体優勢遺伝性疾患で、爪は低形成を示し特に拇指の尺側の萎縮が強い。膝蓋は消失か低形成で、膝が不安定である。

（田中一郎）

● MEMO

COLUMN ◆先天性示指爪甲欠損

①先天性示指爪甲欠損とは

礒（1969）が先天性示指爪甲欠損症という病名で初めて報告した示指の両側性爪甲異常であり、先天性、両側性の示指爪甲に発現し足趾に変化がない、無爪型・矮爪型・多爪型がある、家族的・遺伝的発生がない、骨関節異常がない、などの特徴をもつ。後にKikuchiら（1974）が、本症は爪甲の欠損でなく、無爪型、矮爪型、多爪型、爪甲鉤彎症の4型に分けられる形成不全であると考え、またBaran（1980）により方向不揃型が追加され、現在では先天性示指爪甲形成異常（不全）症と呼ばれている。現在までに主に本邦を中心に世界で約120例の報告しかない比較的稀な疾患である。

②臨床症状・X線像

好発部位は左側の示指で、爪甲の変化は頻度の多いものから、矮爪型・多爪型・無爪型・爪甲鉤彎症・方向不揃型の5型に分類され（図313）、多くは橈側が障害される。X線では示指末節骨側面像でY字型形成異常と、正面像で末節骨の先細り像を呈する。

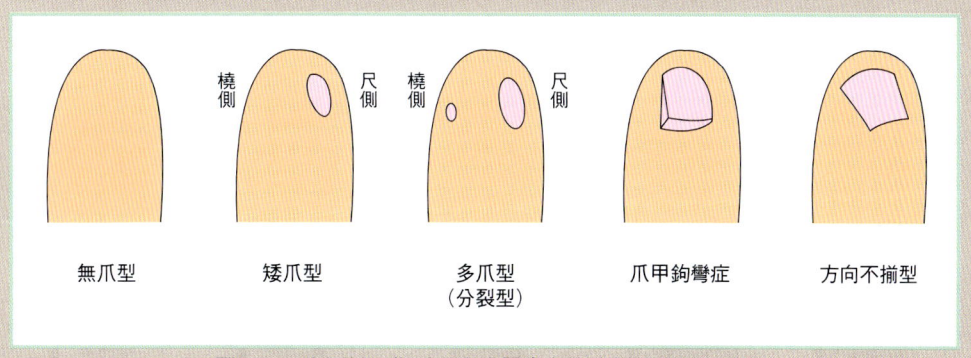

図313 ■ 先天性示指爪甲形成異常（不全）症の分類（5型）

③原因

胎生期の原始爪野の障害、胎生期の指尖部の血行障害、拇指が示指を圧迫するように握る異常な把握反射による血行障害、などいくつかの原因が挙げられているが、明らかではない。常染色体優性遺伝の遺伝性が10数パーセントあるとの報告もある。

④治療

主に整容的な目的で治療が行われる。手術が不要で最も容易な方法には、単に付け爪をするだけの義爪がありいつでも可能であるが、患者の満足度は必ずしも高くない。手術では、足爪からの爪移植（遊離複合組織移植）は比較的成功率の高い方法で採爪部の犠牲は少ないが、術後の爪甲の縮みと発育障害が問題であり、必ずしも満足な爪にならない場合がある。血行を有する形での爪移植には、微小血管吻合を利用した血管柄付遊離爪移植や静脈皮弁による爪移植があり、手術手技的には難しくなるが、成着すれば術後の爪甲の変形や発育障害は少ない。しかし、瘢痕などの足趾ドナーの犠牲は増える。これらの手術時期は、患児の疾患に対する治療の希望が出る就学期以降がよいと思われる。

8. 陥入爪・瘭疽

1 陥入爪

1. 陥入爪とは(図314)

　爪甲側縁が爪溝、側爪郭に食い込み、爪甲周囲の炎症を起こしている病態を呼ぶ(図315)。指爪にも生じるが多くは足趾の爪で、第1足趾に多い。

　原因は、先天性の形態異常の場合もあるが、多くは環境や外傷などの後天的な原因による。深爪、先の細い靴やハイヒール靴の着用、スポーツや長時間の歩行、打撲などの外力による刺激などである。特に深爪は最大の要因で、側爪郭が露出するまで爪の角を斜めに切り込むと、歩行時に下からの反発力を受けて爪縁から軟部組織が盛り上がるとともに、爪は圧迫されて彎曲し巻き爪となる。そして爪の角のトゲ(爪棘)が軟部組織に食い込み、組織を傷つけて炎症を起こす。

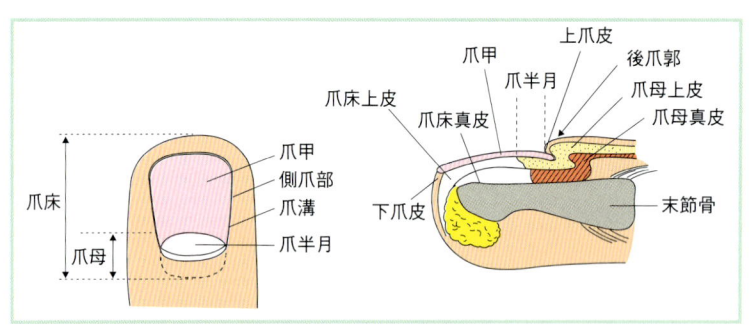

図 314 ■ 爪の解剖
(久保田潤一郎，尾郷　賢：陥入爪，爪変形の治療．手術50：1731-1737, 1996より一部改変して引用)

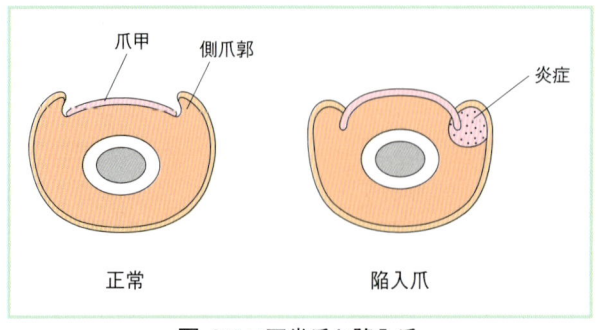

図 315 ■ 正常爪と陥入爪

2. 臨床症状

炎症の状態より3期に分類(Heifetz分類)されている。

I期(炎症期)：側爪郭に発赤・軽度腫脹・疼痛の炎症症状を認めるもの。

II期(化膿期)：側爪郭周囲の軟部組織に感染し膿貯留をきたし、発赤・腫脹・疼痛が強度となったもの。

III期(肉芽期)：爪棘・巻き爪による物理的刺激、慢性化膿炎症反応により側爪郭に肉芽を形成し、易出血性で悪臭を有するもの(図316)。

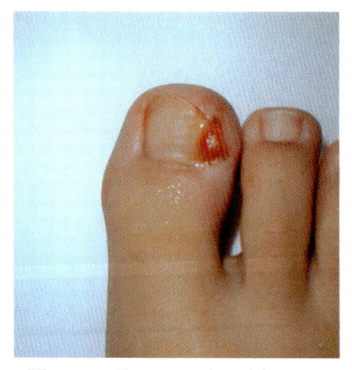

図 316 陥入爪の症状(肉芽期)
爪棘・巻き爪による物理的刺激、慢性化膿炎症反応により側爪郭に肉芽を形成し、易出血性で悪臭を有する。

3. 治療

保存療法に抵抗し感染を繰り返す症例では、形成外科などの専門医に紹介するのが望ましい。

1. 保存療法

a) 生活指導

患者は疼痛のために患趾を洗わずに不潔としていることが多く、患趾をシャワーなどでよく洗浄させて清潔を保持させる。疼痛を柔らげようしてさらに深爪とし症状を増悪させている場合も多く、正しい爪切り法を指導する。爪の角は切らずに直角に残し、爪は少し長めにさせる(図317)。また、つま先にゆとりのある平坦な靴の着用を指導する。大き過ぎる靴は、靴の中で足が前に動きつま先に負担がかかるため、足に合った靴を選ぶ。スリッポンも足趾の先で制動しようとしてつま先に負担がかかるため、中足部を安定させる靴紐のあるものとする。また、体育やクラブ活動などのスポーツを行っている児童では、炎症の強い時期は炎症の治まるまで運動を休止させる。

b) 局所処置

入浴、シャワーなどによる足趾の洗浄後に、抗生剤含有軟膏の塗布を行わせる。

III期の不良肉芽に対して、硝酸銀や液体窒素を利用して肉芽の縮小治療を行う場合があるが、これはあくまで対症療法であり他の治療法と組み合わせて行う。

III期で感染が高度で、また病悩経過が長く疼痛が強い場合などは、局所麻酔下に爪棘を切除する部分抜爪を行う場合がある。炎症が起きている原因を直接的に除去するため、短期間に炎症を抑えることが可能である。成人と異なり小児ではこれだけで陥入爪が治

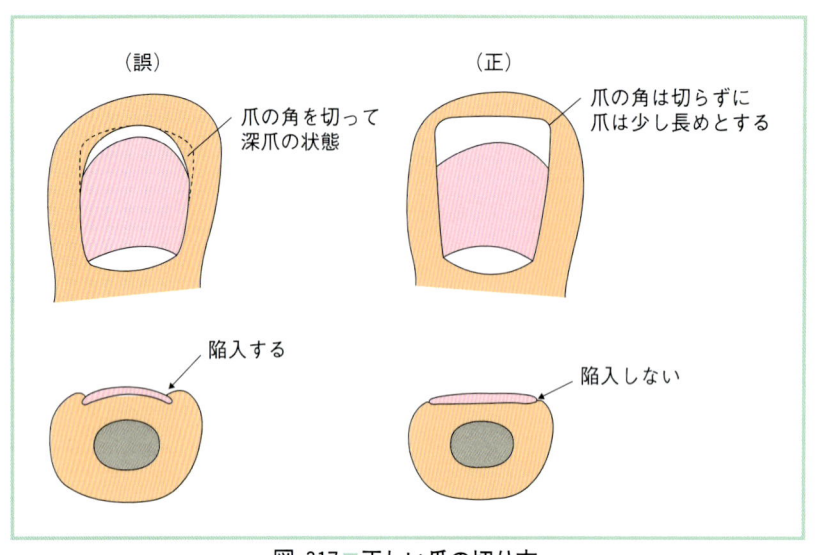

図 317 ■正しい爪の切り方

る場合が多いが、年長児では爪が伸びてくれば再発する場合がある。巻き爪変形が軽度で、治療に協力できる年齢の場合は、爪棘の皮膚への食い込みを防止し、かつ爪変形の矯正を目的とした、コットンパッキングが有効である。入浴、シャワーなどによる足趾の洗浄後に、摂子を用いて爪の角の爪下に米粒大の綿花や抗生剤付きガーゼ（ソフラチュール® など）を詰めさせる。爪棘が皮膚に食い込まなくなるため、疼痛も軽減される。

c）経口薬

抗生剤の経口投与は炎症の強い時期には行うが、陥入爪の原因は爪棘による機械的刺激であるので、抗生剤が奏効しない場合は、漫然と長期投与を行うべきではない。疼痛・腫脹の強い時期には、消炎鎮痛剤も投与する。

2．矯正療法

矯正療法とは、爪溝、側爪郭の軟部組織を傷つける原因となっている爪甲側縁の先端部と、その周囲の軟部組織間をなんらかの物質で隔てることにより炎症を鎮静化させるとともに、爪甲側縁部の先端を爪溝を越えて遠位に延ばし、巻き爪変形を直す療法である。原則的にはⅠ・Ⅱ期の症例に適応されるが、Ⅲ期にも使用可能である。

欧州ではフットケアの療法士などが行ってきたが、矯正のための装着具作成が特殊な技術を要することもあり本邦においてはほとんど行われてこなかった。しかし、最近ではよい矯正装着具が開発され、本邦においても施行されるようになってきている。

前述のコットンパッキングも簡単な1つの矯正具であるが、同じ目的で点滴用のシリコンチューブを半分に切って半周状にし、これをナイロン糸で爪郭縁に固定する方法もある。洗浄後に挿入し直すコットンパッキングと異なり、長期の装着が可能である。

形状記憶合金プレートや超弾性ワイヤーの矯正具は最近に開発され、特殊技術を要さ

ずとも装着が可能となった。特に超弾性ワイヤーは装着が簡単にでき、かつ外れにくく、小児の薄い爪甲においては装着直後から爪甲の変形が改善され、疼痛が軽減される。ワイヤーの付け替えは2〜3ヵ月に1回通院して行い、約1年から1年半かけて平坦な爪甲に矯正される。手術に比べ治療期間が長い点は欠点であるが、手術によって生じる爪甲の幅の縮小がない点などが優れている。これらのプレート、ワイヤーには現在健康保険は適応されていない。

3．手術療法

小児の場合は単に爪床、爪母のみの切除だけで、靴などの日常生活に注意すれば再発しない場合が多い。そこで、まず爪床、爪母のみの切除を行い、再発すれば爪郭爪母楔状切除術などを行う。このような保存療法に抵抗し、感染を繰り返す症例が適応となる。炎症が強度な例では鎮静化してから行う。手術は局所麻酔で可能であるが、術後の患趾の安静目的で入院治療とする場合がある。

基本的には爪縁部の爪甲が生えてこないように爪母を切除する方法であり、爪甲爪縁、爪母、爪床、側爪郭を一塊にして紡錘形に切除する方法（爪郭爪母楔状切除術）やその変法、切除後に開放したままとする開放療法、などが行われている。

そのほかに、爪母をフェノールなどの薬剤やYAGレーザーや炭酸ガスレーザーで処理する方法もある。フェノール法は外来で手軽にでき、感染例にも処置ができる利点がある。しかしこれらの方法は、創傷治癒を阻害しない程度に爪母を処理する加減が難しく術者による手技の優劣が大きく、手術による切除法よりはやや不確実である。

これらの手術により爪甲の横径は縮小して爪形態は変化し、日常生活上の注意が守られないと再発の可能性がある。

② 瘭疽

1．瘭疽とは

指尖軟部組織や爪囲の蜂巣炎・膿瘍で、進行した骨髄炎、化膿性関節炎も含まれる。陥入爪が足趾に多いのに対して手指に多く、以前は臨床的に多くみられたが抗生剤の普及により、頻度も重症例も減少した。指尖掌側の軟部組織は、皮膚と末梢骨を連結する多数の線維性中隔により小さな房状構造（pulp space）の集合となっている特異構造があるため、炎症による浮腫が房内に封じ込められ強い疼痛を生じ、循環障害による組織壊死をきたすことがある。

2．治療

グラム陽性菌を対象とした抗生剤の全身投与や抗生剤軟膏の局所塗布、患指の安静、

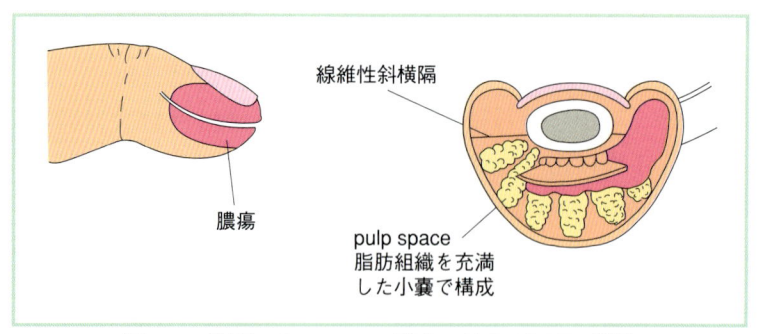

図 318 ■ 指頭 pulp space の膿瘍に対する切開・排膿
側正中切開にて pulp space を開放して排膿し、ドレーンを留置する。
(林　四郎：瘭疽，嵌入爪（巻き爪）の治療．外科治療 64：779-784, 1991 より一部改変して引用)

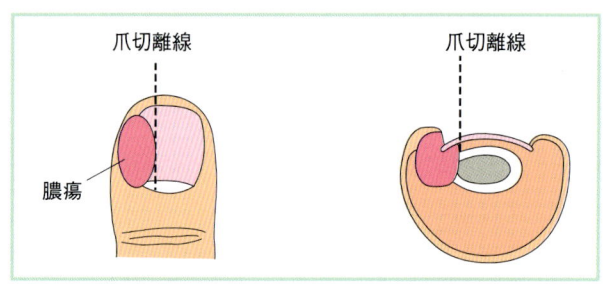

図 319 ■ 爪郭部や爪下の膿瘍に対する処置
爪縦切開により部分抜爪して排膿する。
(林　四郎：瘭疽，嵌入爪（巻き爪）の治療．外科治療 64：779-784, 1991 より一部改変して引用)

アクリノール® ガーゼなどによる冷却を行う。膿の貯留が明らかな場合は、局麻下に側正中切開にて pulp space を開放して排膿し、ドレーンを留置する（図 318）。爪郭部や爪下の膿瘍に対しては部分抜爪してドレナージする（図 319）。

(田中一郎)

各論 [3] 皮膚疾患

I 皮膚腫瘍

1. 顔面皮膚良性腫瘍

　良性腫瘍は悪性腫瘍と異なり、それ自身が隣接する組織に浸潤していったり、遠隔臓器に転移することはない。したがって顔面などの露出部に生じ、整容的に問題となるものや、将来的に悪性化の可能性のあるものが積極的な治療対象となるが、安全に手術を行える適切な時期に治療を行うことが大切である。また、稀ではあるが鑑別の困難な悪性腫瘍の可能性も考え、非典型的な腫瘍に対しては専門医にコンサルトすることも重要である。

1 皮様嚢腫

　類義語：デルモイド（dermoid cyst）

1．胎生期の胎児の身体は1つの受精卵がさまざまに分化してつくられるが、顔面の組織のできる過程に皮膚の成分が遺残として皮下に残るために生じるのが皮様嚢腫と考えられている。
2．このように発生過程に生じる腫瘍であるので、その好発部位も決まっており、形成外科の領域で最も頻度が高いのは眼窩の上外側領域に生じるものである。この領域に生じた、弾性硬で皮膚と癒着のない、表面平滑な腫瘤をみたらまず皮様嚢腫を考えてよい。その他の好発部位としては、口腔底や眼球結膜、仙骨周囲などがある。また、この腫瘍は、直接他臓器に浸潤することはないが、隣接する骨に圧迫による骨変形を生じることがある。
3．治療法は手術によるもので、眼窩周囲のなるべく傷あとの目立たない切開部位を参考に、腫瘍の近くを切開して腫瘍を嚢胞ごと摘出する。この際最も注意をはらう必要があるのは顔面神経の側頭枝である。顔面神経の側頭枝は他の枝との吻合がほとんどないため、損傷すれば眉毛の挙上障害などの神経障害をきたすことになる。したがって、できるだけ眉毛外側縁よりさらに外側へは切開を延長しないように注意し、必要に応じて内視鏡の併用も考慮する。摘出された腫瘍は平滑な球状をしていることが多く、その内腔には皮脂成分のほかに毛髪などが認められる。
4．良性腫瘍であるので完全に摘出されれば再発しないが、取り残しがあれば再発する可能性がある。
5．手術時期としては全身麻酔が比較的安全に行える8ヵ月以降になるのを待って行う。切除後は皮下の埋没縫合のみを行い、表皮はシアノアクリレート系皮膚接着剤や

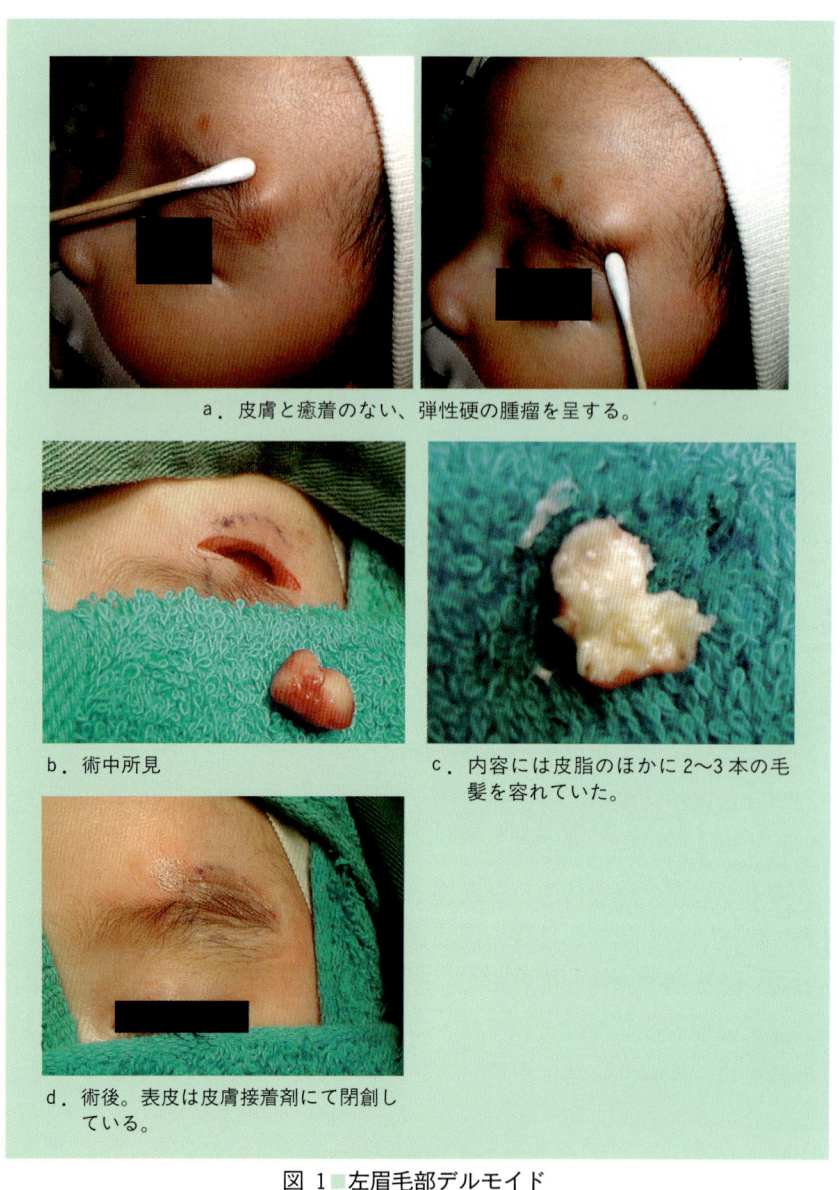

a．皮膚と癒着のない、弾性硬の腫瘤を呈する。

b．術中所見

c．内容には皮脂のほかに2〜3本の毛髪を容れていた。

d．術後。表皮は皮膚接着剤にて閉創している。

図 1 ■左眉毛部デルモイド

ポリウレタン製の半透過フィルムの貼用を行えば抜糸の必要がない(図1)。

② 粉瘤

類義語：アテローム(atheroma)、表皮囊腫(epidermal cyst)。

1．この腫瘍は子どもよりもむしろ大人に多くみられる。炎症や外傷などのなんらかの要因で表皮が皮膚の内側に向けて陥入し、その結果皮膚に表皮細胞に裏打ちされた袋が形成され、角質や皮脂成分がその中に溜まっていくために徐々に増大していく。きっかけとなる要因には覚えがないことがほとんどであるが、粉瘤を生じやすい体質の人

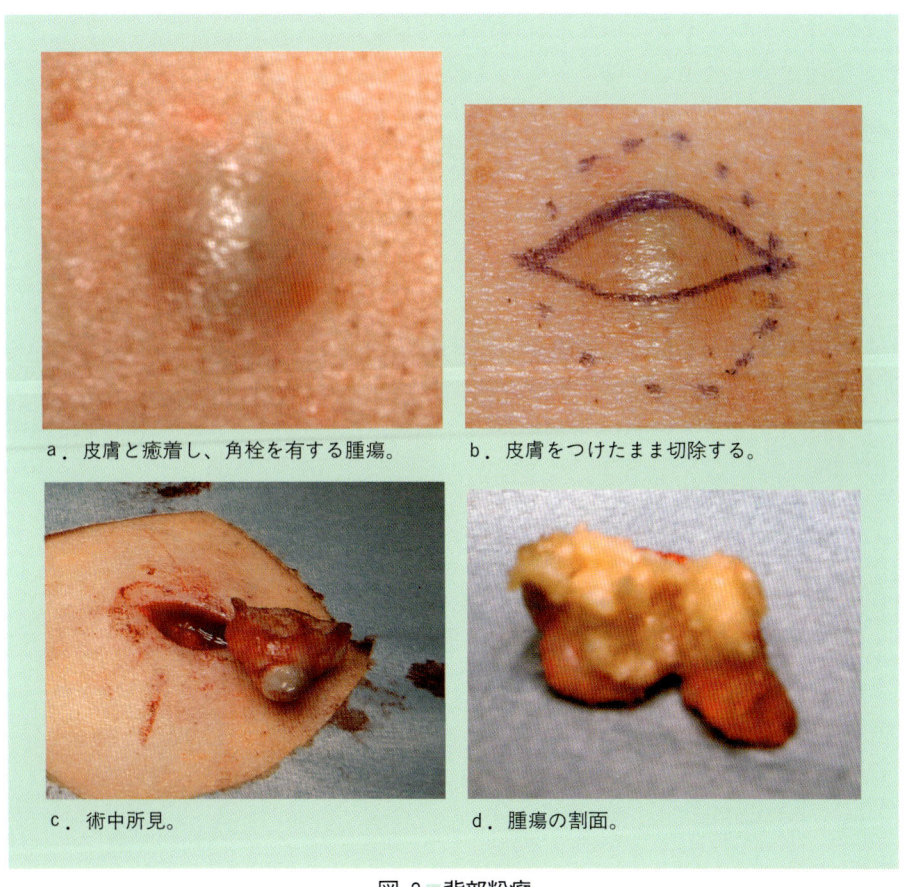

a．皮膚と癒着し、角栓を有する腫瘍。　　b．皮膚をつけたまま切除する。

c．術中所見。　　d．腫瘍の割面。

図 2 ■背部粉瘤

　もいる。もともとの陥入の中心点には黒色の角栓を認めることが多い。
2．感染を生じることがなければ痛みなどの症状はないが、感染のために疼痛と発赤を生じることは稀ではなく、自壊して排膿することもある。
3．治療としては粉瘤を陥入の中心部の皮膚とともに袋ごと摘出する手術が行われる。特別難しい手術というわけではないが、感染や炎症のある時期にはまず切開排膿のみを行い、抗菌薬の投与などを併用しつつ炎症の消退を待ってから根治手術を行うのが一般的である。切開排膿の際に上皮成分の掻爬を十分に行えばその後再発しない場合もある。
4．取り残しがなければ再発はないが、囊腫が残存していれば創の感染の可能性が高くなるほか、再発の可能性も高くなる。また、皮脂腺の開口部が閉塞しやすい体質の人の場合には、近接部位に新たな粉瘤が生じる場合もある（図2）。

３　石灰化上皮腫（Calcifying Epitherioma）

　類義語：毛根腫、毛母腫。
1．上記2種の良性腫瘍に加え、小児領域で非常に一般的な良性腫瘍の1つで、皮膚構

成成分の1つである毛根を発生母地とするとされている。
2．顔面に多く発生し、腫瘍とそれを覆う皮膚の間に可動性はなく、また、覆っている皮膚は菲薄化しており、暗青色を呈することもある。触診上、腫瘍の辺縁は不整で、骨様硬に触れる。感染を生じなければ自発痛を呈することはほとんどない。
3．手術は皮膚の皺の走行など、傷あとの残りにくい切開線を選択し腫瘍を摘出する。しかし、腫瘍の内容はもろく崩れやすいことも多いので注意が必要である。また、腫瘍を覆っている皮膚が明らかに薄く、発赤・腫脹している場合には紡錘状の切開線とし、過剰な皮膚とともに腫瘍を切除する（図3）。

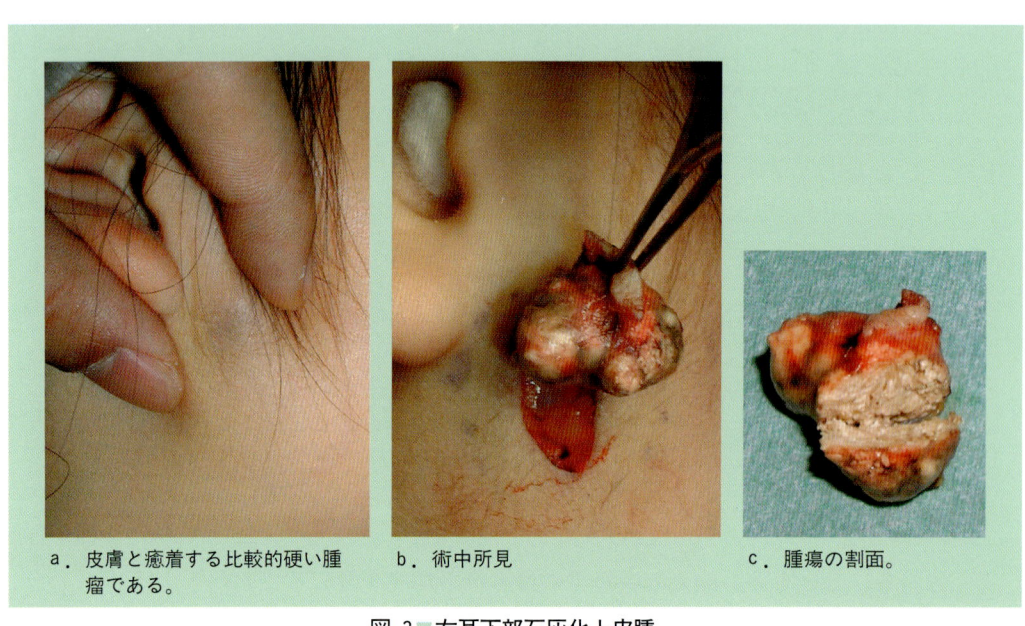

a．皮膚と癒着する比較的硬い腫瘤である。　b．術中所見　c．腫瘍の割面。

図3■右耳下部石灰化上皮腫

4　脂肪腫（Lipoma）

1．皮下から時に筋間に及ぶ良性腫瘍で、顔面よりはむしろ四肢や背部、頸部に多く発生し、外観は半球状の緩やかな突出を呈す。
2．痛みなどの症状はほとんどなく、弾性軟で皮膚と癒着せず、下床と癒着する腫瘍を触知するのみである。但し、前額部に生じる脂肪腫は弾性硬に触知することもある。また、腰部～臀部正中に存在する脂肪腫には潜在性二分脊椎を合併している可能性があるため、排尿障害をはじめとする神経症状に関する詳細な病歴の聴取に加え、MRIなどによる画像検査を行い、必要に応じて脳神経外科などにコンサルトすることが望ましい。
3．腫瘍直上の皮膚を切開して摘出する手術のほかに、髪の生え際や腋窩など目立たない場所に小切開をおき、内視鏡下に摘出する手術も行われる。整容的な改善のみを目

的として腫瘍の内容を吸引する方法もあるが、組織が脂肪肉腫などの悪性に移行していないかどうか病理学的に判断することが困難になるため、薦められる方法ではない。
4．長期的には稀に悪性化もあるとされている。
5．他の良性腫瘍同様、全身麻酔が安全に行えるようになってからの手術で十分である。

5 骨腫（Osteoma）

1．前額部に比較的多く発生し、外観上は緩やかな突出を呈する。打撲などの外傷を原因として発生することもあるといわれているが、明らかな打撲の既往には覚えがないことも多い（図4）。
2．痛みなどの症状があることは稀で、皮膚と癒着し、下床の骨とまったく可動性をもたない骨様硬の腫瘤を触知する。X線写真、CTでは周囲の骨と同様に写る。
3．手術で腫瘍直上の皮膚を切開し、突出した骨腫をノミで削る。
4．基本的には悪性の場合は少ないが、念のため病理学的に検査を行うのが望ましい（図5）。

（玉田一敬）

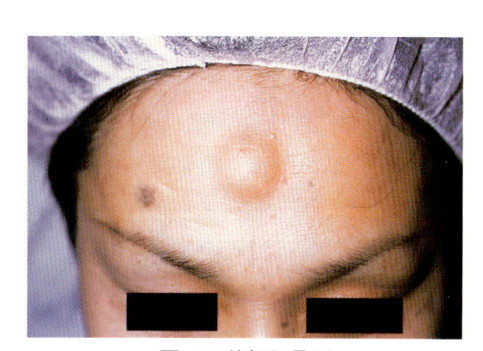

図 4 前額部骨腫

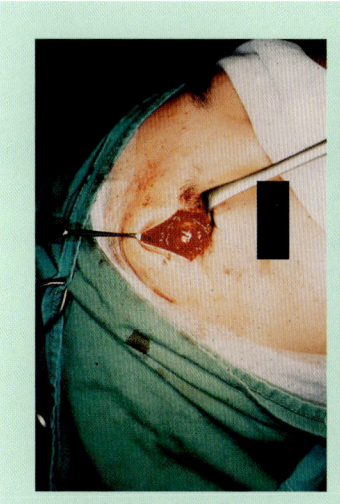

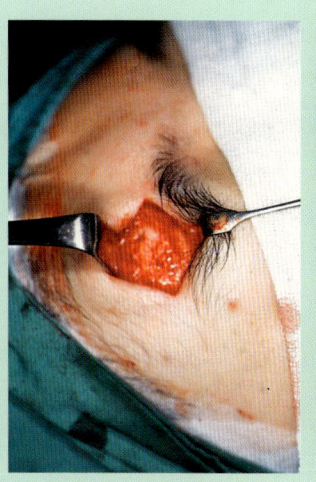

a．術中所見：摘出前　　b．術中所見：摘出後　　c．閉創後

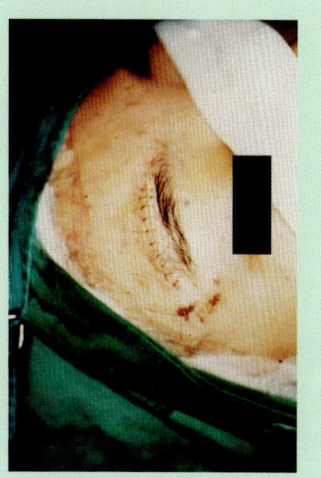

図 5 右前額部骨腫

2. 血管拡張性肉芽腫

1 概念

　外傷およびその後の感染が誘因となって発症する、血管成分に富んだ皮膚良性腫瘍である。すべての年齢において認められるが、特に小児期、青年期、妊娠中に多くみられる。

2 臨床症状

　単発性のポリープ状ないし半球状の小腫瘤で、大きさは数mm程度である。血管成分が豊富なため、紅色、暗紫色を呈し外的刺激に対して容易に出血する（図6）。

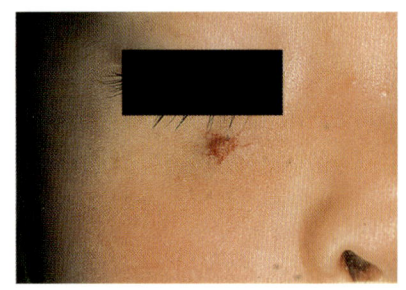

図 6 ■ 血管拡張性肉芽腫

3 治療方針

　病理組織学的診断が必要な場合は外科的に切除し、腫瘍の直径が10 mm程度の大きなものは外科的に切除するか、あるいは電気焼灼する。それ以下のものは、液体窒素による凍結療法や電気焼灼を行う。非常に小さなものに関してはステロイド含有軟膏の塗布も有効である。

4 予後

　増大傾向を示しても2～3週間で治まる。悪性化することはない。また、切除が不十分なものは再発する可能性がある。

●**注意点**
　腫瘍が易出血性のため、手でこすったり、衣類で擦れたりすることにより出血しやすい。顔面の場合、出血量が多いこともあり、その際はしっかりと圧迫止血する。緊急性はないので、慌てずに対処すればよい。

（島田卓治）

3. 口唇の腫瘍

1 疾患の病因

口唇に発生する腫瘍として、血管腫（血管拡張性肉芽腫を含む）、色素性母斑、粘液嚢腫、乳頭腫、Peutz-Jeghers 症候群による小色素斑、あるいは小児には極めて稀と思われるが口唇癌などが挙げられる。

2 臨床症状および治療

1. 血管腫

血管組織からなる良性腫瘍である。いずれ壮血管腫は自然消褪するが、海綿状血管腫は自然消褪しない（図7）。大きさは大小さまざまで、色調は濃赤色ないし赤紫色を呈する。硬さは弾性軟であり、圧迫により退色するため、診断は容易である。治療は外科的に切除するが、全切除が困難な場合は部分切除あるいは分割切除を行う。切除により口唇に変形が生じる場合があるが、上口唇の場合、症例によってわれわれは図8に示すよ

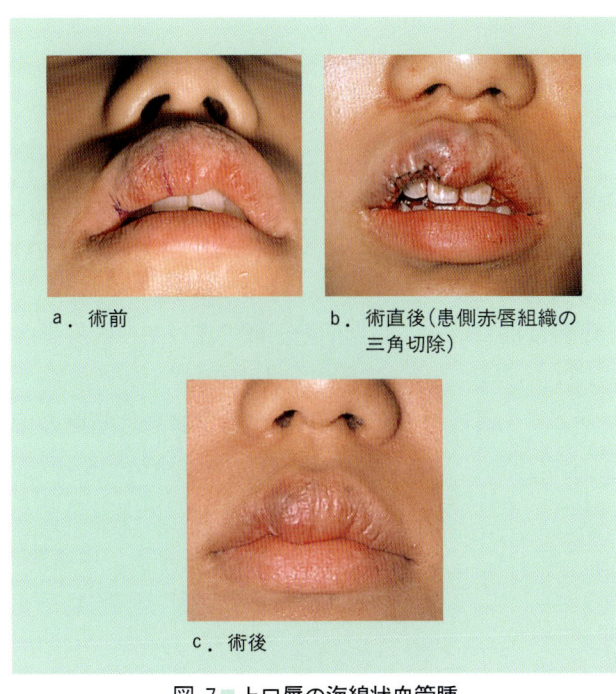

a．術前　　b．術直後（患側赤唇組織の三角切除）

c．術後

図 7 ■ 上口唇の海綿状血管腫　　図 8 ■ 三角切除（シェーマ）

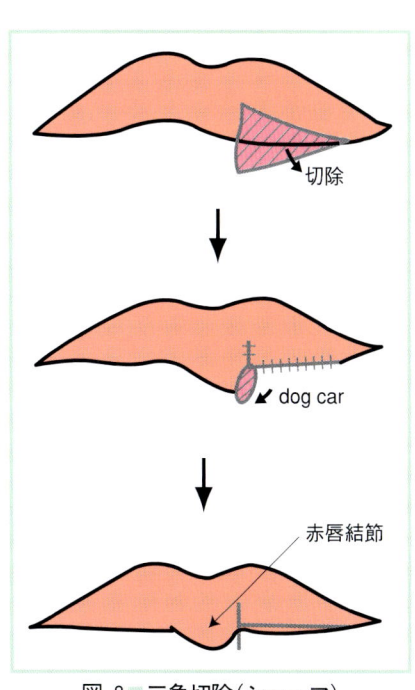

うに、三角切除を行い、赤唇結節を形成している。また、皮弁を用いることもある。他の治療法としては、レーザー治療、凍結外科療法、大きなものでは血管塞栓療法などが行われている。

2．色素性母斑（母斑細胞母斑）

母斑細胞の腫瘍性増殖による。多くの場合、直径5mm前後の黒褐色の小結節として認められる。粘膜内の母斑は悪性化の傾向は少ないが、皮膚粘膜接合部の母斑は悪性化する傾向がある。治療は外科的切除である。

3．粘液嚢腫

唾液の流出障害によって生じる貯留嚢胞である。下口唇の口角寄りに好発し、その外観は透明な半球状の軟らかい腫瘤である。治療は摘出術を行う。また、凍結外科療法も行われている。時に再発することがある。

4．乳頭腫

粘膜上皮の表層が顆粒状をなして集簇し、丘疹状あるいは半球状の腫瘤を形成している。表面が強く角化して白色調を呈するものから、逆に角化層が薄く、肉芽腫様の外観を呈するものまである。その特徴的な外観から比較的容易に診断できるが、最終的には病理組織学的診断により確定される。治療は外科的切除や凍結外科療法、電気焼灼などが行われる。

5．小色素斑

Peutz-Jeghers症候群は常染色体優性の遺伝形式をとる。上下口唇、口腔粘膜に多発する小色素斑は放置してかまわない。患者側の治療希望が強い場合は、目立つもののみ外科的切除ないしレーザー治療を行う。

6．口唇癌

小児癌は非上皮性の腫瘍が多く癌腫は稀である。胎児期の組織の遺残や血流疾患が口唇周囲に及んでいる場合が多い。

腫瘤と潰瘍を併せ持つ病変はもとより、難治性のびらんなどでは常に悪性腫瘍の可能性を念頭に入れておく必要がある。確定診断を下すためには細胞診や生検が欠かせない。治療などの詳細は他書に譲る。

（島田卓治、中島龍夫）

4. にきび

1 疾患の概念

正式には尋常性痤瘡という。P. acnes（にきび桿菌）を主な起因菌とし、脂腺毛包に炎症が生じた状態である。軽症例も含めると、ほとんどの人が経験するものである。にきびの発生には多くの因子が関与しているが、中でも以下の3つが重要である。
　①毛孔の角化異常に基づく閉塞
　②アンドロゲン増加による皮脂分泌の増加
　③にきび桿菌に対する感受性

2 臨床症状

思春期に好発し、男女差は特に認められない。顔面、前胸部、背部上方にできやすい。毛孔に一致して面皰や膿疱あるいは紅色丘疹を認める。丘疹の大きさ、深さ、炎症の程度には種々のものがある。自覚症状として、時に圧痛や瘙痒感を伴う。治癒後に瘢痕化、あるいは肥厚性瘢痕となるものもある。

3 治療方針

日常生活上の注意として、規則正しい生活を心がけるようにする。洗顔は通常どおりでよい。また指であまりいじらないようにすることも重要である。

外用薬として、ナジフロキサシンクリーム（アクアチムクリーム®）が最もよく使われている。中程度までの紅色丘疹に対して有効である。またクリンダマイシンゲル（ダラシンTゲル®）も市販化された。これは、炎症がかなり強い症例にも使用できるが、顔面に湿疹のある患者やアトピー性皮膚炎の患者には使用できない。また、保険適応ではないが、トレチノインの塗布も効果的である。これは、角質の剥離を促すことにより、角栓を除去する作用と、脂腺を萎縮させ皮脂の分泌を抑制する作用を併せ持っている。

内服薬としては、経口抗生剤も投与され、その際、テトラサイクリン系が第一選択となる（ミノマイシン®など）。少量長期投与が原則である。また数年前から、マクロライド系抗生剤の効果も注目されており、炎症の強い痤瘡病変にも用いられている。

（島田卓治）

II 母斑

A. 茶(黒)あざ

1. 扁平母斑、色素性母斑(黒子)

1 扁平母斑

　扁平母斑は俗に茶あざと呼ばれている。薄い茶色の平坦な色素斑で体表のあらゆる部位に出現する。発生頻度は高く皮膚の比較的浅い層にメラニン色素が増加する。
　治療方針はQスウィッチ付ルビーレーザーが健康保険適応となっている。しかし多く

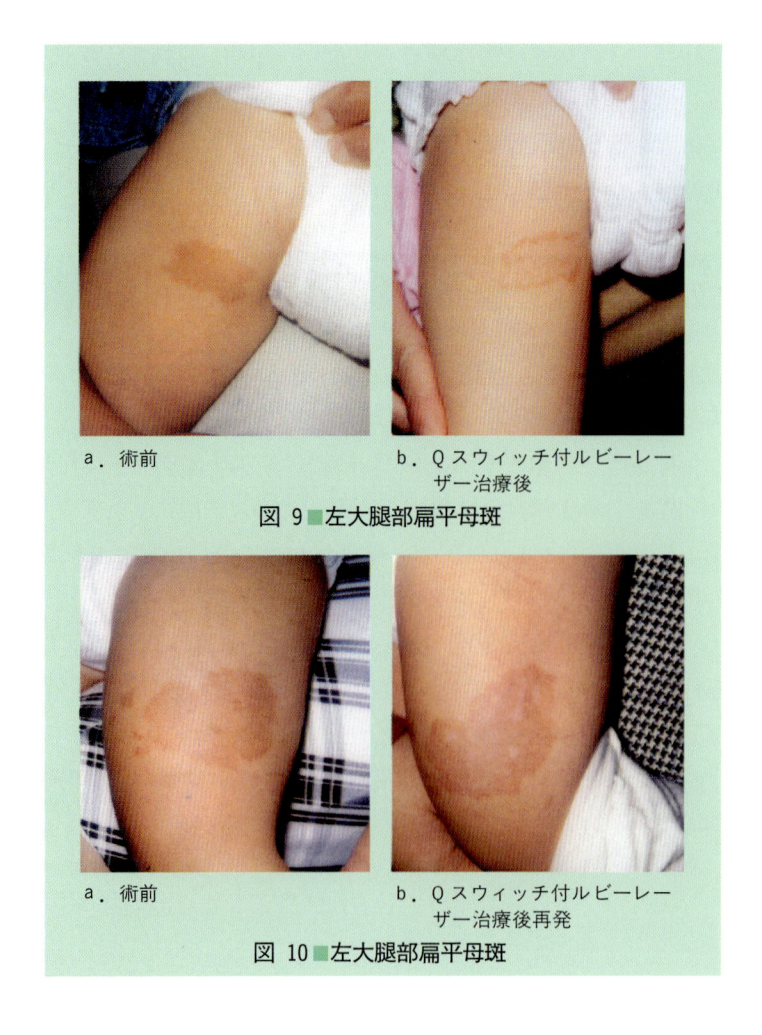

a．術前　　　　　　b．Qスウィッチ付ルビーレーザー治療後
図 9 ■左大腿部扁平母斑

a．術前　　　　　　b．Qスウィッチ付ルビーレーザー治療後再発
図 10 ■左大腿部扁平母斑

a．治療前　　　　　　　　　　b．肩部へQスウィッチ付ルビーレーザー治療後。

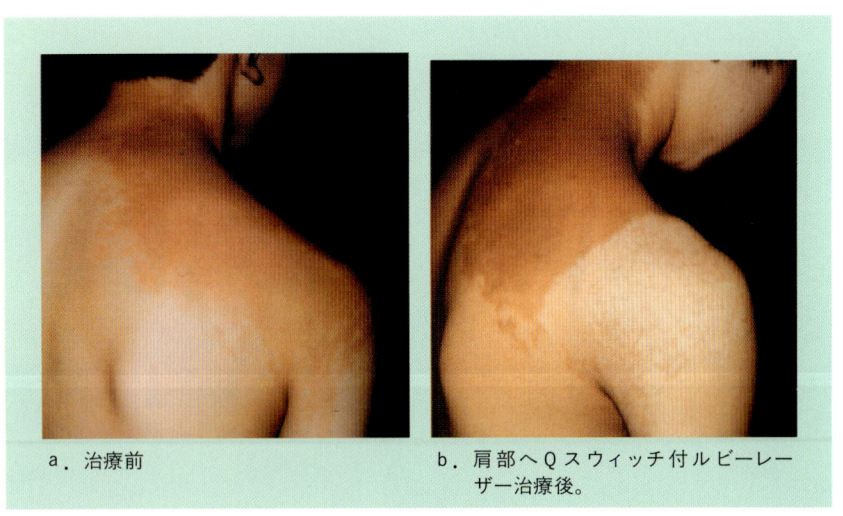

図 11 ■ Becker 母斑

の症例でレーザー治療すると色調が軽減するもののその後再発し、治療に難渋することが多い(図 9、10)。場合によりトレチノイン軟膏療法やハイドロキノンなどの脱色剤も併用する。多種類のレーザーを組み合わせた治療法も行われつつある。

放置しても悪性化することはない。

レーザー治療は新生児期に行うと効果的であることがあるので、できるだけ早い時期に専門医に相談する。

遅発性の扁平母斑は Becker 母斑と呼ばれる。CO_2 レーザーによる abration を組み合わせることで治療効果を高めることができる(図 11)。

② 色素性母斑(母斑細胞母斑)

神経節由来の母斑細胞の増殖による良性腫瘍。生下時より存在する境界明瞭な黒色斑、時に毛が混在する。小範囲のものでは切除、広範囲のものは植皮、皮弁などで修復される(図 12、13)。出生後早期であれば掻爬術が適応になる場合もある(「黒あざの早期掻爬」の項、384 頁参照)。

③ 黒子

幼小児期から出現する色素性母斑のうち帽針頭大から小豆大までの比較的小さいものを「黒子」(ホクロ)と称している。逆にホクロの母斑細胞がいくつもたくさん寄り集まると、色素性母斑(黒あざ)といわれている。さらに大きな色素性母斑は巨大色素性母斑といわれるが、どのくらいの大きさ以上を「巨大」と称するかの定説はない。組織所見では、表皮真皮境界部、真皮に母斑細胞が腫瘍性に増殖している。

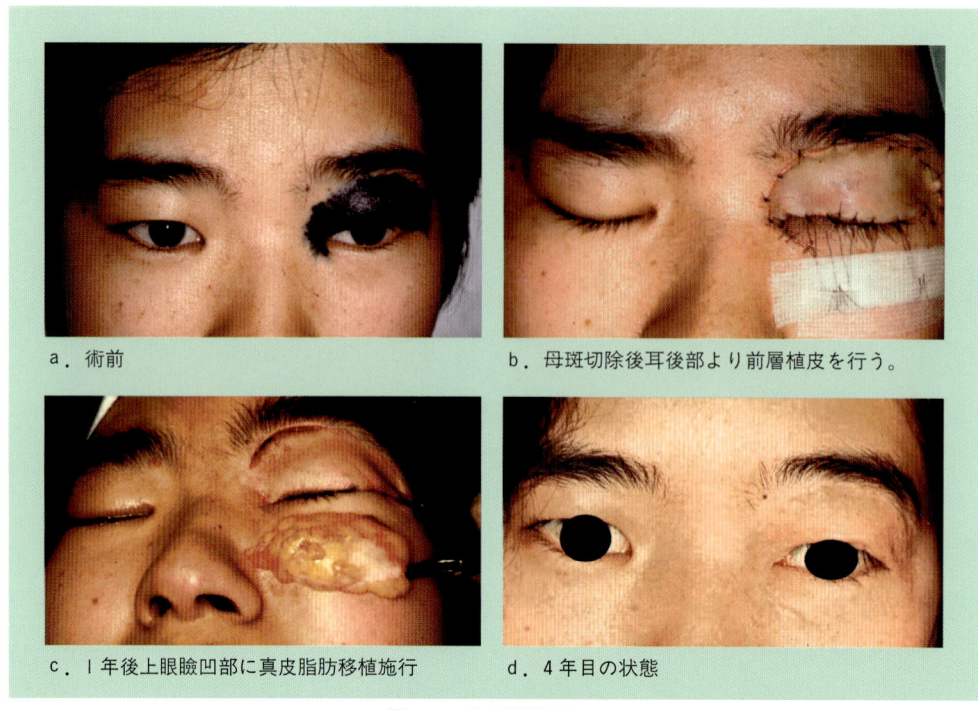

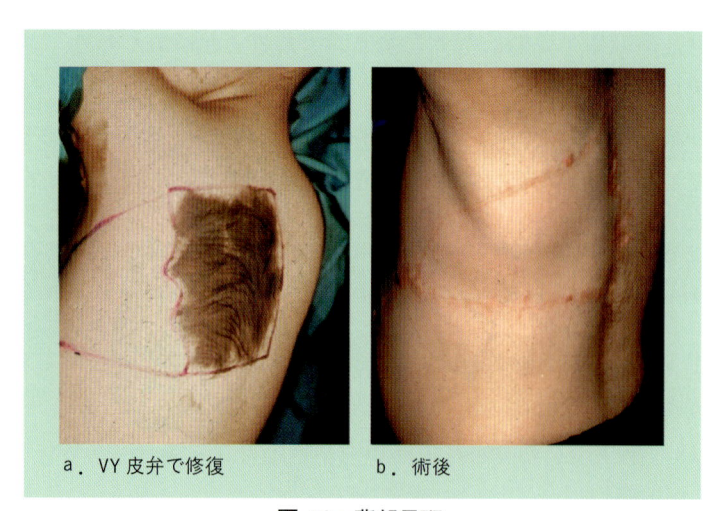

図 12 ■右上眼瞼母斑
a．術前
b．母斑切除後耳後部より前層植皮を行う。
c．1年後上眼瞼凹部に真皮脂肪移植施行
d．4年目の状態

図 13 ■背部母斑
a．VY皮弁で修復
b．術後

剛毛を有する有毛性母斑も多く存在する。

　黒子や顔面の小さな色素性母斑の治療はCO_2レーザーで切除した後にQスウィッチ付ルビーレーザーを組み合わせた治療を行うか切除術を行う。顔面の小さなものでは「くり抜き法」といって、皮膚をくり抜いただけの状態にしておいて、wet dressing を行い、創の収縮上皮化を待つ方法もよい。悪性化を疑うときは、組織検査を必ず施行する。

（貴志和生）

COLUMN ◆足裏、爪の下の黒子、悪性黒色腫

日本人には足の裏の黒い黒子からがんが発生しやすいといわれている。しかし、日本人全体では足底の黒色斑は8％程度にみられる。一方、悪性黒色腫の頻度は1/50,000なので、足裏の黒子から悪性化する可能性はそれほど多くはない（図14）。また、悪性化するのは高齢の患者に多い。

しかし悪性化した場合は悪性黒色腫（malignant melanoma）といわれて、皮膚深部に浸潤したり、リンパ節転移などを起こすと予後が不良になる。足裏にできる悪性黒色腫は末端部黒子型黒色腫（acral lentigo maligna）と呼ばれている。悪性黒色腫の中では末端部黒子型黒色腫は10％を占める。

肉眼的、またはdermascopeなどを用いて、悪性化の徴候がないかどうか定期的に調べる必要がある。

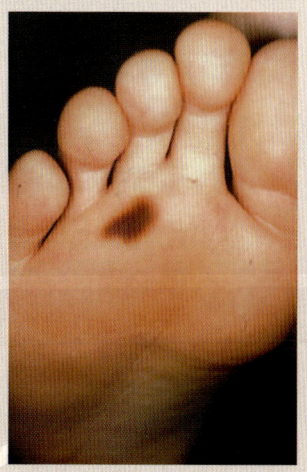

図14 足裏の色素性母斑

一方、爪床、爪母に原発する悪性黒色腫は外傷や爪母の色素性母斑の悪性化によるものが多い。

爪下の線状の黒色爪として爪甲に褐色の縦走する色素線状を認め次第に幅を増して「染み出し」現象を認めるようになったら治療が必要である。

色素性母斑の中には放置しておくと悪性化するものも稀にあるので早めに専門医の診察を一度受けるのが望ましい。色素性母斑は悪性化すると悪性黒色腫になることが多く、皮膚の深部に到達したりリンパ節などに転移すると予後は不良である。

治療を行わない場合は定期的に病変部を観察して、現在ある皮膚病変に疑わしい増殖や変化が起こっていないかどうかを確認する。疑わしい変化としては、色が変わったり、大きさの変化、質感の変化、外観の変化、痛み、炎症、出血、痒みが現れることが挙げられる。また非対称性の病変、境界が不規則またはにじみ、1つの病変にいろいろな色が混ざっている、直径が6mm以上あるものは疑わしいと考える。

II 母斑

B. 青あざ

1. 太田母斑

① 疾患の全体的な解説、疾患の概念・病因

　太田母斑は真皮メラノサイトの増生を主体とする真皮メラノサイト増殖症（dermal melanocytosis）の1つで、Qスウィッチ付レーザーによる治療を3〜5回程度行うことで多くの症例で良好な褪色を得られる。診断は色調と発症部位による臨床診断が主で、色調は全体的に淡青から濃い青色調を示し、これに淡褐色の小斑が散在する特徴的な色調を示す。

　発症部位は、顔面、前額、側頭、眼瞼、頬、鼻背、鼻翼、など主に三叉神経第1・2枝領域に多く、かつては眼上顎部褐青色母斑とも称された。眼球結膜や口腔粘膜に母斑が存在することもある。多くは片側性だが両側性にもみられる。また、肩にできる同様の母斑は伊藤母斑と称される。邦人での発症頻度は1%程度と報告され、生下時、乳児期よりみられる早発型と思春期に顕在化する遅発型がある。小児では扁平母斑や色素性母斑などと、成人では両側性遅発性太田母斑様色素斑や肝斑などとの鑑別診断が困難なことがある。これらの色素性疾患とはレーザー照射に対する経過が異なることに留意する必要がある。

② 臨床症状

　顔面の三叉神経第1・2枝領域に多く発症し、神経支配領域に応じて分節状、散在性に発現することもある（図15）。組織学的には、表皮基底層の色素沈着と真皮内メラノサイトの増生が主体である。真皮メラノサイトの増生は軽度で、表皮基底層の正常メラノサイトに比して多量のメラノソームを有しその分泌能は欠いている。眼瞼では皮下〜筋層にもメラノサイトの存在を認めることがある。

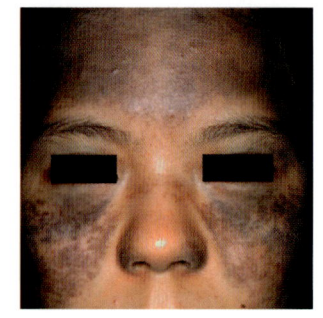

図15 ■ 三叉神経支配領域に相応して発現したと考えられ、分節状に存在する太田母斑

3 治療方針

　太田母斑などに対する治療は、ドライアイス療法、母斑切除植皮術などが行われていたが、現在では治療効果がより確実なQスウィッチ付レーザー照射療法が行われる。本治療は保険適応が認められ、現在、太田母斑に対する治療の第一選択となっている。照射手技の詳細は別項に詳しいので、ここでは治療方針について述べる。

　レーザー照射治療はいかなる年齢でも行えるが、小児は治療による色素褪色が良好で、治療期間も短く、面積も小さいため、治療効率、経済効率の点から利点が大きい。このため3歳以下で治療を開始するよう勧める報告もあり、太田母斑が疑われたら早期に専門医に相談することが望ましい。著者らは生後6ヵ月以降、患児の頸が座ってから初回治療を行うようにしている。

　レーザー照射治療は、ペンレス®、リドカインクリームなどによる表面麻酔下で行い、広範囲の治療を行う際には全身麻酔下に行うこともある。レーザー照射後はエキザルベ®軟膏などを外用し、軽度の熱傷に準じた創処置を1週間程度続ける。その後は炎症性による色素沈着を予防するため日焼け止めによる遮光を指示する。照射間隔は保険適応上3ヵ月以上あける必要があり、同部位に3～5回程度の照射が必要である。

　レーザー治療により、時に色素脱失や色素沈着をきたすことがあり、色調の濃いもの、皮膚の薄い部位などでは、当初は照射出力を控えめにして経過観察をする方がよい。

4 予後

　母斑の色調は、レーザー照射とともに消失するものではない。照射によって真皮メラノサイトが破壊され、変性したメラノゾームが放出される。この色素がphagocytosisによって処理されて褪色するため、褪色には数週間から数ヵ月の期間を要する。また、初回治療後には見かけ上青色調が強く母斑が濃くみえるようになることがあるが、治療を継続することで徐々に褪色が得られる(図16)。

　前額、頬部など皮膚の厚い部位での褪色は良好で治療を重ねるごとに色調は軽快していくが、皮膚の薄い眼瞼では完全な褪色を得られないことがある。色素が皮下にも存在するためで、レーザー照射による影響が皮下の色素には及びにくいためと考える。

　また、治療時にメラノゾームを発現していない真皮メラノサイトの消長は明らかでなく思春期での母斑再発の有無についても詳細は不明である。

●専門医へのコンサルトの時期
　太田母斑の発症年齢は生後間もなくと思春期の二峰性を示すのでこの時期の病院受診が多い。著者らは上述の如く生後半年以降で初回治療を開始しており、生後間もなく太田母斑を認めたら早期に専門医に相談することが望ましい。

a．頬から側頭部の太田母斑、レーザー治療前。

b．Qスウィッチ付レーザー治療後（頬部4回照射、側頭部2回照射後）。

c．太田母斑の真皮内メラノサイト。

d．レーザー照射後のメラノサイトの粉砕所見。粉砕して放出されたメラノソームはphagocytosisによって処理される。

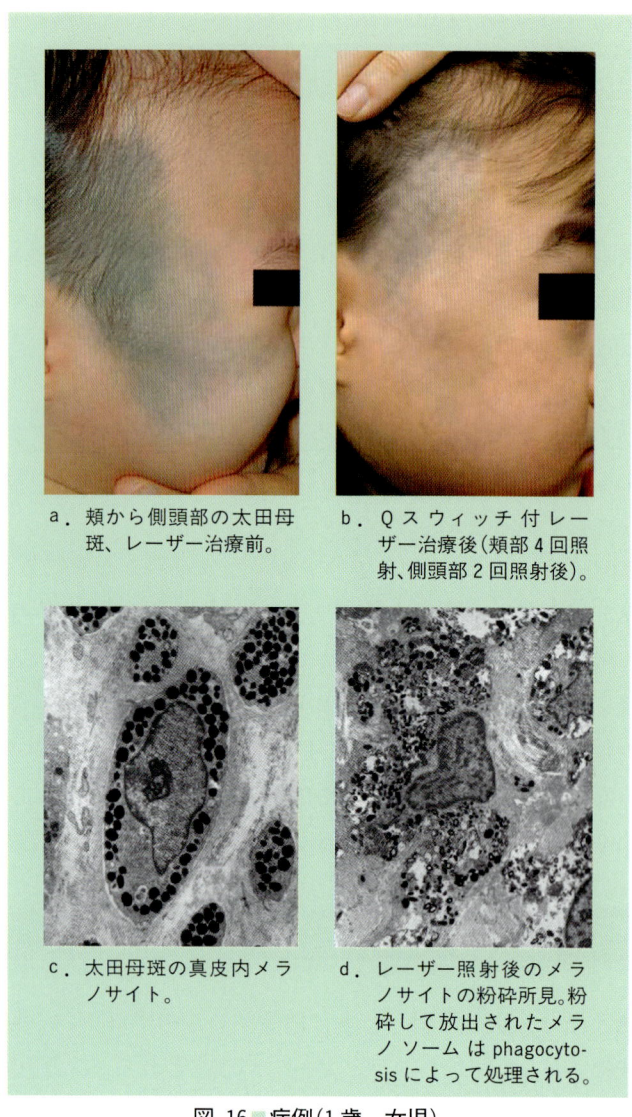

図 16 ■ 症例（1歳、女児）

● ワンポイントアドバイス

　成人例では、両側性遅発性太田母斑様色素斑や肝斑などとの鑑別診断が困難なことがあるが、小児では扁平母斑、色素性母斑の薄いものなどとの鑑別診断が難しいことがある。これらの色素性疾患はレーザー照射治療に対する経過が異なることに留意する必要があり、時に鑑別診断を兼ねた照射治療を行うことがある。また、太田母斑では鼻翼部にも小斑を認めることが少なくなく鑑別診断に役立つことがある。

（緒方寿夫）

2. 異所性蒙古斑

① 疾患の全体的な解説、疾患の概念・病因

　異所性蒙古斑も太田母斑同様、真皮メラノサイト増殖症(dermal melanocytosis)の1つで、通常の蒙古斑発現部位である臀部・背部以外のものを示す。通常蒙古斑はかなり広範囲のものでも10歳前後までに自然消褪するが異所性蒙古斑はこれより長く残存する。四肢、体幹腹部などに生じる異所性蒙古斑は通常の蒙古斑に比し遅い消褪を示す傾向があり褪色せず残存するものが少なくない(成人の3〜4%に残存)。特に色調の濃いものや灰色調の広範囲のものは残存する傾向が強い。したがって自然褪色の得られない異所性蒙古斑が治療の対象となる。
　治療は太田母斑と同様にQスウィッチ付レーザー照射が第一選択となる。

② 臨床症状

　単一青色調、灰青色調の色素斑で身体のどの部にも発症し、小さな斑状のものから広範囲の灰青白調のものまでさまざまである。尾仙骨部を主斑とし腰部、臀部、肩甲部などの体幹背側に副斑を併発する通常の蒙古斑に対して、異所性に発症し消褪化が遅れる傾向にあるものを異所性蒙古斑と称している(図17)。

③ 治療方針

　多くは学童期の年頃までに消失するので放置しておいて問題はない。衣服に隠れない

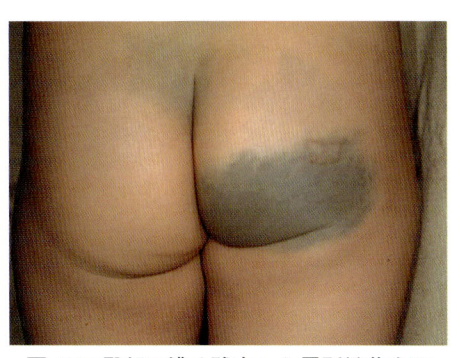

図 17 ■ 臀部に濃く残存した異所性蒙古斑

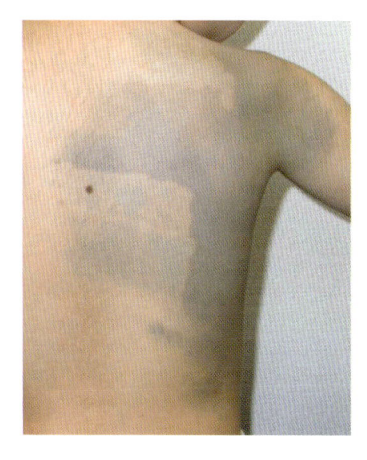

図 18 ■ 背部の広範囲を占める異所性蒙古斑
褪色部はQスウィッチレーザー治療を2回施行。

露出部などは患児の精神的問題も配慮し治療の対象とすることもある。一方、広範囲の灰青白調のもので、明らかに褪色傾向の乏しいものは幼児期からの治療を行うこともある。

具体的な治療は太田母斑と同様であるが、広範囲な場合全身麻酔下での治療を検討する(図18)。

4 予後

レーザー照射治療により色素脱失や色素沈着をきたすことがあるため、初回照射では照射出力を控えめにして経過観察をする方がよい。また、治療効果の乏しいものの中には皮下に色素を伴うものや青色母斑であることもある。

●専門医へのコンサルトの時期
通常の青色調の強い異所性蒙古斑と異なる色調の蒙古斑を診察した際には、自然褪色が期待できない場合があるので、乳児期早期にレーザー治療専門医に相談することが望ましい。特に灰青白色調のものなど。

●ワンポイントアドバイス
色調の濃いもの、青色調の強いものなど、色素が真皮深層・皮下に及ぶと考えられる症例の治療成績は不良である。また、臀部など部位によっては治療後の炎症性色素沈着が遷延し、周囲との色調の差が修正困難なことがある。

(緒方寿夫)

COLUMN　◆外傷性刺青

　擦過創や挫創などの受傷時に砂、土、アスファルト、その他の微小な異物が真皮に埋入・沈着したことによって生じる刺青である。受傷後瘢痕の発赤・紅斑が軽快してから色調が目立ってくることが多く、外傷後の瘢痕内に、青色から黒褐色調の色素沈着があれば、異物による外傷性刺青を疑ってみる。真皮内色素（異物）の残存は真皮メラノサイトーシスに似た状態と考えられ、治療は、瘢痕内に埋入した色素（異物）を対象として、真皮メラノサイトーシスと同様にQスウィッチ付レーザーの照射を試みる。

　現行のQスウィッチ付レーザーにはQスウィッチ付ルビーレーザー、Qスウィッチ付アレキサンドライトレーザー、Qスウィッチ付Nd-YAGレーザーがあり、外傷性刺青についてはいずれも相応の治療効果が期待される。

　外傷性刺青へのQスウィッチ付レーザー照射治療の留意点は、真皮メラノサイト増殖症である太田母斑などと異なり、皮内色素（異物）の量・性質がさまざまであることである。同じ出力で照射しても色素（異物）の量が多いと熱傷の原因となり、レーザー照射後の上皮化が遷延するなどの合併症がある。このため、色調の強いものでは一部で試験照射をした後に全体治療を施行する。異物が熱に強い物質の場合など照射による退色を得られないものもあり、皮膚削除術（dermal abrasion）の検討を要する場合もある。こうしたものには、炭酸ガスレーザーなどによるレーザー・アブレーション治療も行われる。また、爆粉沈着症など比較的、大きな異物の埋入については、個々の異物を炭酸ガスレーザーで焼灼する方法も有効である。

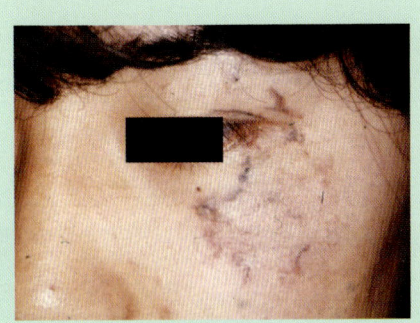

a．術前

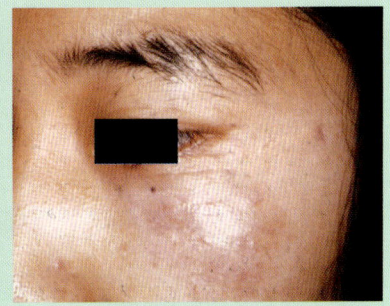

b．目立つ色素沈着はアブレーション後拡大鏡下に除去し、残る刺青に対してはQスウィッチ付Nd-YAGレーザーを3回照射した。

図19　外傷性刺青へのQスウィッチ付レーザー治療

●参考文献
1) Fusade T, Toubel G, Grognard C, et al：Treatment of gunpowder traumatic tattoo by Q-switched Nd：YAG laser；an unusual adverse effect. Dermatol Surg 26(11)：1057-1059, Review, 2000.
2) Moreno-Arias GA, Casals-Andreu M, Camps-Fresneda A：Use of Q-switched alexandrite laser(755 nm, 100 nsec) for removal of traumatic tatto of different origins. Lasers Surg Med 25(5)：445-450, 1999.

II 母　斑

赤あざ診断治療のポイント

1．単純性血管腫 hemangioma simplex

　ポートワイン血管腫とも呼ばれる。赤色、暗赤色の境界鮮明な非隆起性血管腫で色素レーザー照射が有効である。頸部や前額中央に出現する unna 母斑は 2 歳までに自然消褪する。

2．イチゴ状血管腫 strawberry mark

　乳児血管腫の中で最も多くみられる。生後間もなく発現し、6 ヵ月頃まで急速に増大する。表面はイチゴ状に膨隆し、下に硬結を触れる場合がある。大多数は 6 歳頃までに自然消褪する。眼球を圧迫したり、潰瘍を形成するものにはステロイド局注療法が有効である。レーザー照射も血管腫の表層にのみ有効である。

3．海綿状血管腫 cavernous hemargioma

　生下時より存在する軟らかく隆起した暗赤色の腫瘤。静脈性で手で圧迫すると小さくなるが、力を入れると増大する。自然消褪はなく、手術、電気凝固、血管腫硬化療法が行われる。

4．蔓状血管腫 cirsoid angioma

　本態は先天性動静脈瘻、動脈性、拍動や血管雑音、皮膚音の上昇を認める。手術前に栄養動脈の塞栓術（embolization）を行うなどの準備が必要（不用意な手術は大出血を起こすので厳禁）。

C. 赤　あ　ざ

1．単純性血管腫

　いわゆる赤あざは先天的に血管が太かったり、真皮内に細い血管が異常に増殖状態にあり、赤くみえるのはこの血管内に多くの血液が充満しているためである。

　代表的な赤あざには単純性血管腫、イチゴ状血管腫、海綿状血管腫がある。これら赤あざの中でも単純性血管腫の治療には色素レーザーを用いることが多い。波長が 585 nm の色素レーザーは赤色に対する選択吸収性が極めて高いので周囲の正常な部分へのダメージは少ない。色素レーザーを照射するとレーザー光が皮膚の血管内にあるヘモグロビンに選択的に吸収され、その熱変換エネルギーにより血管の凝固、破壊が行われる。その結果、治療後には一時的に赤色が紫色となり却って目立つ時期があるが、2〜3 週間ほどで軽快する。治療後は 4〜5 日間消毒し、傷を被覆する（図 20）。

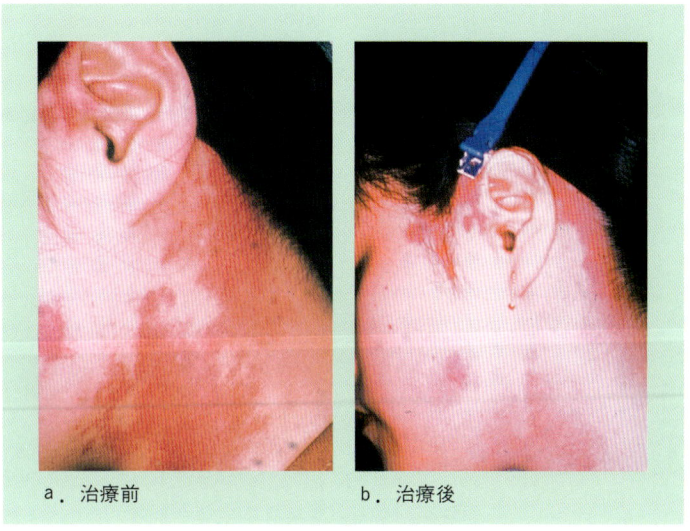

a．治療前　　　　　　　　b．治療後
図 20　頸部単純性血管腫

　レーザー照射を1～3ヵ月間隔で繰り返して治療を続けることにより、過剰に増えた血管の消失を促し、赤色調を軽減させる。しかし皮膚の深部まではレーザー光が届かないので、すべての患者が本治療のみで完全に赤色が消失するわけではなく、淡いピンク色の状態で治癒を終了する場合も多い。レーザー照射時は輪ゴムで弾いたような痛みを生じるが、局所麻酔含有テープや局所麻酔含有クリームのODTなどで傷みを軽減することは可能である。また、眼にレーザー光が入ると網膜が焼灼され失明を起こす危険があるので、コンタクトレンズ型のプロテクターで眼球を保護する。なお治療には健康保険が適応される。また色素レーザー治療装置は単純性血管腫以外にもイチゴ状血管腫の色調消退促進や、赤色調の肥厚性瘢痕などにも効果があり症状に応じて治療に供されている。

（貴志和生）

2．イチゴ状血管腫

　毛細血管が異常増殖して起きる赤あざの一種である。できる場所や大きさはさまざまである（図21、22）。
　そのまま放置するとイチゴのような表面がぶつぶつした隆起を形成してくる。扁平な隆起、結節、皮下の腫瘤など形はさまざまである。
　単純性血管腫が生下時から認められるのに対し、イチゴ状血管腫の場合、生まれた直後には通常存在しない。生後7日～2週間ぐらい経ってから、赤い斑点が現れて徐々に広

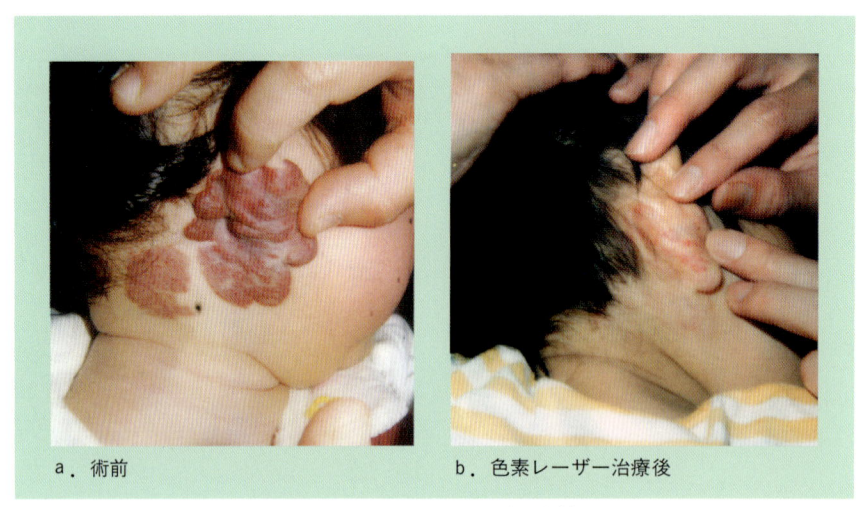

a．術前　　　　　　　　　　b．色素レーザー治療後
図 21 ■ 右耳介後面イチゴ状血管腫

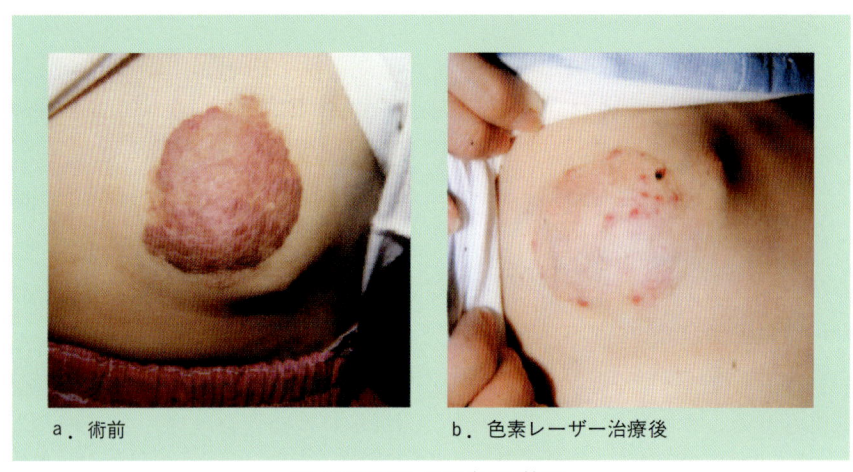

　　　a．術前　　　　　　　　　　b．色素レーザー治療後
図 22 ■ 左胸イチゴ状血管腫

がり、隆起してくる。生後半年～1 年までは隆起を続けるが、その後は徐々に褪縮して、5～6 歳くらいまでに自然に消退する。しかしごく小さな扁平型のもの以外は血管腫が消退してもちりめん皺のある薄い皮膚になる。

　症例に応じてレーザー治療が行われる。色素レーザーを用いて、異常な毛細血管を破壊する。現在は保険適応になっている。レーザー治療を行えば、血管腫の表層の色調は消退し、隆起をある程度抑え、褪縮を早めることができる（図 21、22）。

　褪縮後の過剰な皮膚は切除して形を整える。イチゴ状血管腫の隆起のために皮膚が伸展されているので、縫合に余裕のあることが多いが、脂肪組織まで含めて切除してしまうと陥凹変形が残ることがあるので、できるだけ脂肪組織は残して皮膚のみ切除する。また、円形であることが多いため、serial excision など何回かに分けて切除して、瘢痕の長さを短くする努力も必要である（図 23）。また、もみあげ部では切除後に自然な形態になるように有毛部の皮弁を利用することもある（図 24）。

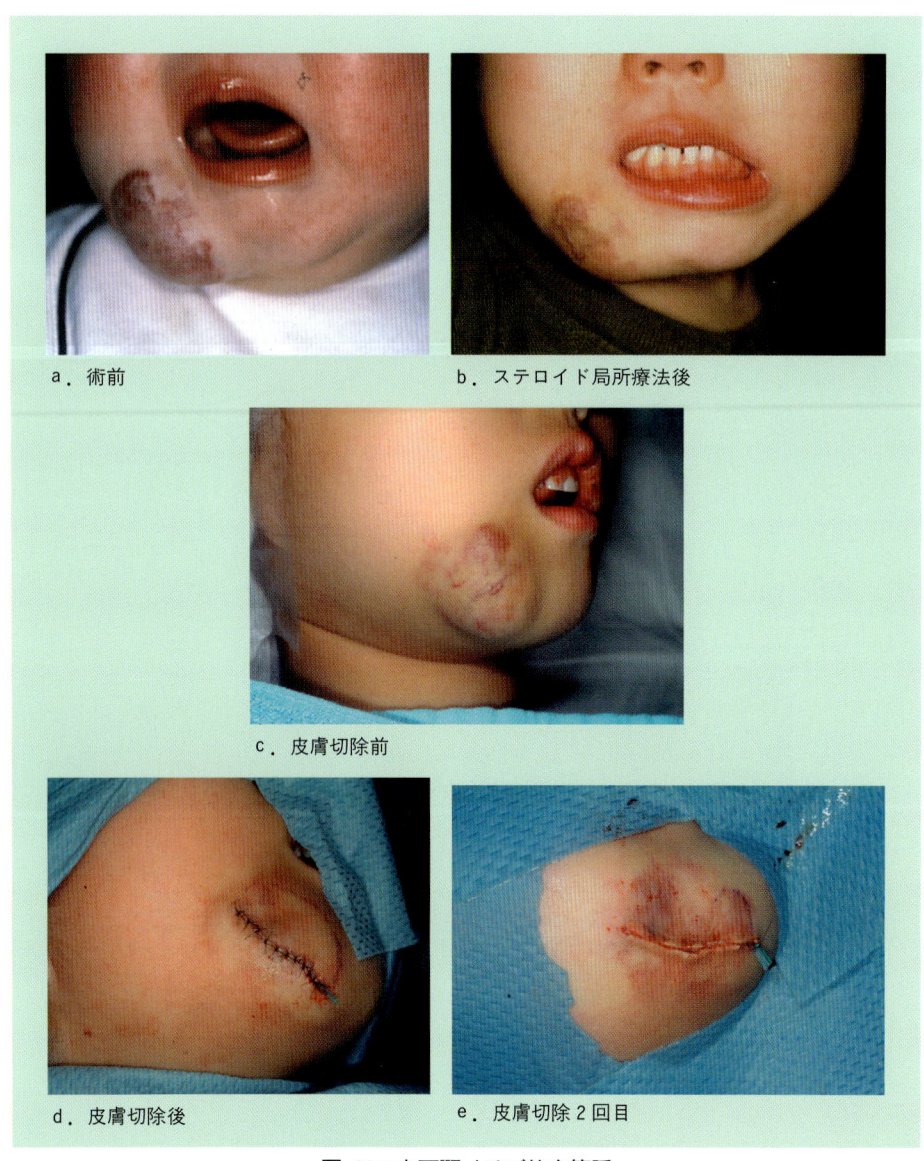

a．術前
b．ステロイド局所療法後
c．皮膚切除前
d．皮膚切除後
e．皮膚切除2回目

図 23 右下顎イチゴ状血管腫

　治療後には一時的に毛細血管が焼けるため表面が紫色に変化するが、2〜3週間程度で消失する。レーザー照射は1〜2ヵ月の間隔で数回繰り返す。
　しかし眼窩や鼻腔内、口腔周囲に生じた大きなイチゴ状血管腫は放置すると失明や呼吸困難を生じる危険があるため早期にステロイドを用いて積極的に血管腫の縮小を行う(図25)。具体的にはトリアムシノロン40 mg、デキサメサゾン® 8 mg、2%E入りキシロカイン0.5 ccを病巣部に局注すると、血管内皮細胞の線維化が促進され血管腫の消退が促進される。その後、ステロイドの含有テープの貼付やスポンジによる血管腫の圧迫を行い、血管腫の消褪程度に応じて2週後または1ヵ月後に再度同量を局所注入する。ス

a．術前

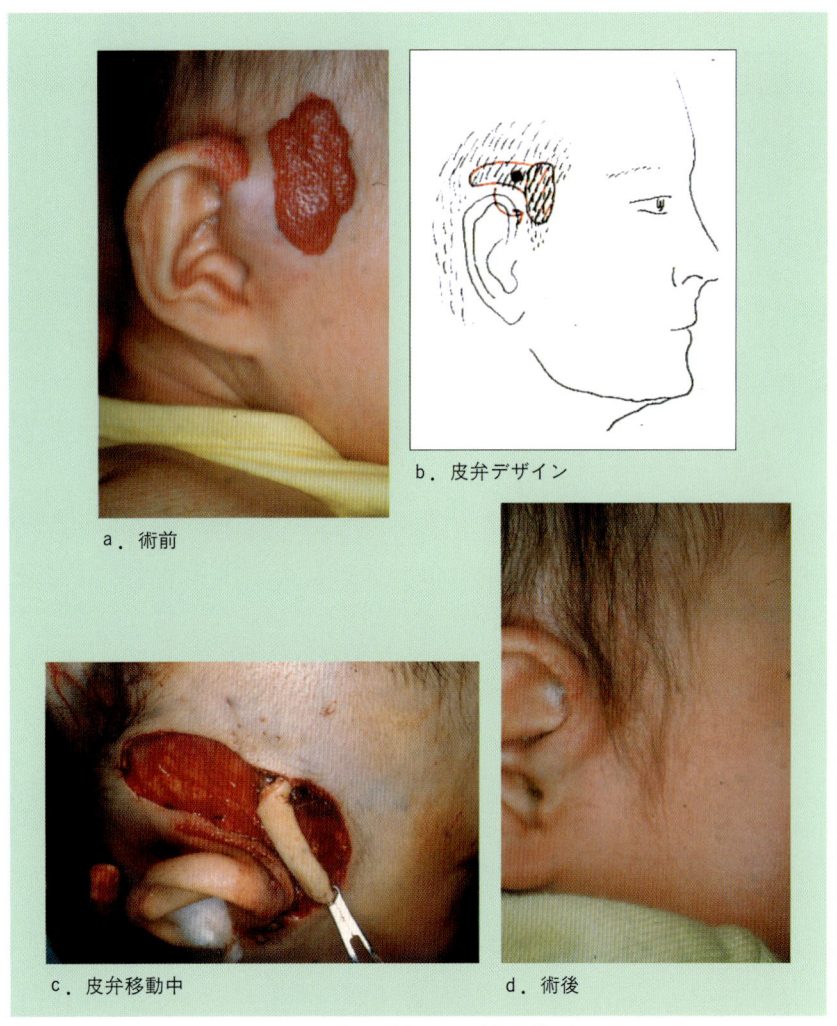

b．皮弁デザイン

c．皮弁移動中

d．術後

図 24 ■右耳前部イチゴ状血管腫

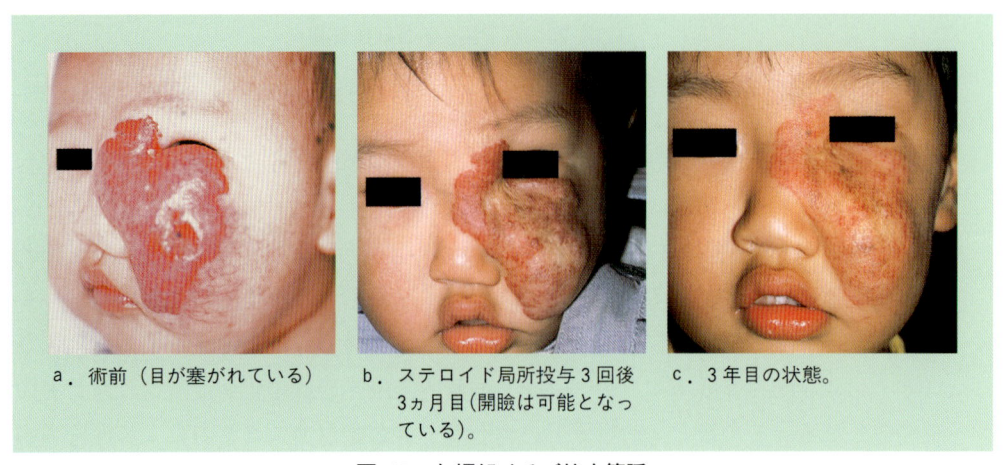

a．術前（目が塞がれている）

b．ステロイド局所投与3回後3ヵ月目（開瞼は可能となっている）。

c．3年目の状態。

図 25 ■左頬部イチゴ状血管腫

テロイド局注の作用機序はステロイドの抗炎症作用に未熟な血管組織に対する線維化促進作用といわれているが、詳細は不明である(表1)。

表 1 ■ イチゴ状血管種の局所ステロイド療法

トリアムシノロン	40 mg
デキサメサゾン®	8 mg
2%E 入りキシロカイン	0.5 cc

(貴志和生)

● 文献

1) Kushner BJ：The treatment of periorbital infantile hemangioma with intralesional corticosteroid. Plastic and Reconstructive Surgery 76：517-526, 1985.

3. 海綿状血管腫

1 疾患の全体的な解説、疾患の概念・病因

　海綿状血管腫(cavernous hemargioma)は、暗赤色から青紫色調の軟らかい球状もしくは不規則に隆起した腫瘍で、多くは生後半年以内に発症する。イチゴ状血管腫と異なり自然消退はなく成長に比例した増大を示す。同様の肉眼所見を示す脈管奇形(vascular malformation)には、蔓状性血管腫いわゆる動静脈奇形(arteriovenous malformation)やリンパ管腫がある。これらの鑑別診断は必ずしも容易でなく、臨床的には触診による血管拍動や聴診による血管音聴取が動静脈奇形との鑑別診断の指標となる。さらにCTやMRIを施行し腫瘍血管腔の状況、腫瘍の占拠範囲などを診断し、症例に応じて血管造影検査を行い栄養血管の同定、治療方針決定の材料とする。

　治療は一般に外科的切除が行われる。栄養血管が明らかで腔内血流のはやいものには塞栓術と外科的切除を行い、ほかは単純切除を行う。血液貯留が主体の海綿状血管腫では硬化療法も検討される。

2 臨床症状

　臨床的には軟らかい皮下腫瘤で、表面は正常皮膚色〜淡紫赤色である。腫瘍は皮膚皮下組織および筋肉内にも浸潤しており正常組織との境界が不明瞭であることが多い。

3 治療方針

1．切除手術

　治療は主に整容的改善を目的に行われ、切除による腫瘍の減量を図る(図26)。しかしながら、完全摘出は通常困難で切除後の再増大も少なくない。また、広範囲切除による組織欠損や機能障害も問題となるため、血管腔内を流れる血流の遅いものでは硬化療法が検討される。一方、明らかな腫瘍栄養血管を認めるものでは、術中出血を予防するために選択的血管造影によってカテーテルを腫瘍の栄養動脈(feeding vessel)近くに送り込み、血管塞栓剤を注入した直後に切除手術を行う方法が採られる(embolization)。

a．口唇の海綿状血管腫。　　b．血管腫切除後。

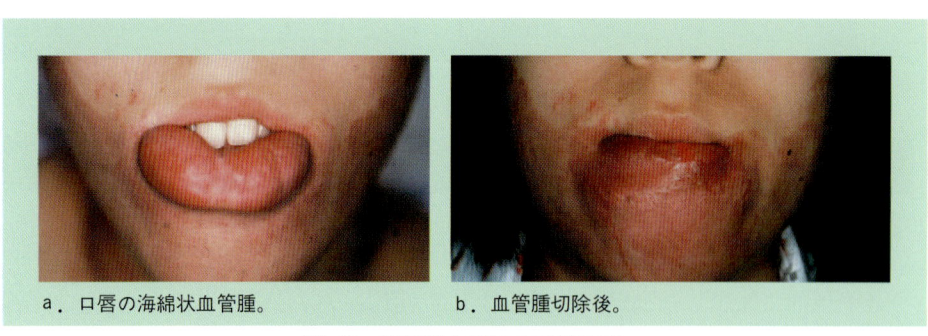

図 26 ■ 海綿状血管腫の手術治療

2．塞栓術を併用した切除手術

　血管造影とともに行う塞栓術は、腫瘍の血管異常を把握し診断と治療を兼ねた interventional radiology(IVR)として放射線科医によって行われる。塞栓術は腫瘍の栄養動脈に沿ってより末梢まで超選択的にカテーテルを進め、病変流入部により近い位置で塞栓されるようにする。塞栓物質としては一過性塞栓物質であるスポンゼル®、や永久塞栓物質であるヒストアクリル®(normal butyl cyanoacrylate)などが用いられる。栄養血管塞栓術の後、引き続き腫瘍切除手術を行う(図27)。

3．硬化療法

　腫瘍内の血流が乏しく血液貯留腔のある海綿状血管腫では硬化療法が検討される。超音波ガイド下、あるいは透視、DSA(digital substraction angiography)ガイド下に、経皮的病変造影を行い血液貯留腔を確認しながら硬化剤を注入する。治療は疼痛を伴うため小児では全身麻酔下に行われる。硬化剤は、オルダミン®(ethanolamine oleate)、ポリドカノール、無水エタノール、高張食塩水などが用いられている。

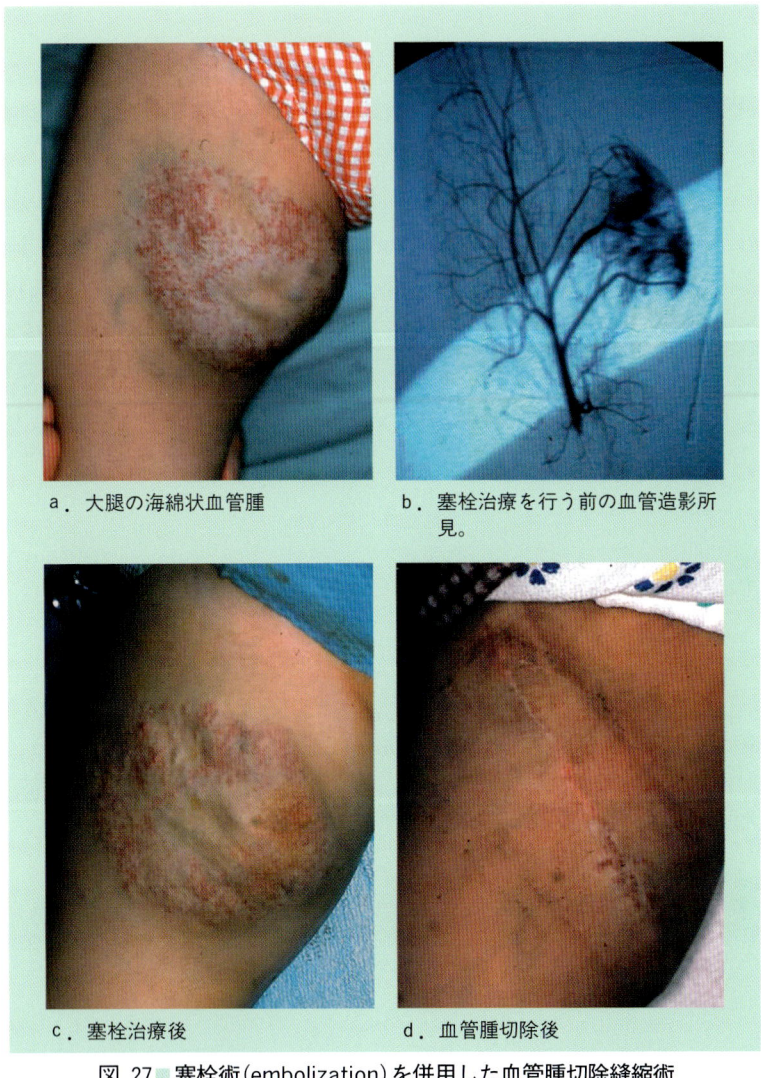

a．大腿の海綿状血管腫　　　b．塞栓治療を行う前の血管造影所見。

c．塞栓治療後　　　d．血管腫切除後

図 27 ■ 塞栓術（embolization）を併用した血管腫切除縫縮術

④ 予後

　塞栓療法を併用しても血管腫の完全摘出は困難であり、残存腫瘍の増大・再発をみることが少なくない。顔面の血管腫では頭蓋内血管と交通している危惧があり、不用意な切除により血管腫が頭蓋内や眼窩周囲に shift することがあるので切除にあたっては十分な注意が必要である。

● 専門医へのコンサルトの時期
　　腫瘤は生後 6 ヵ月頃までに出現することが多い。CT、MRI による画像診断の後、小児外科、形成外科など専門医へ依頼することが勧められる。

● ワンポイントアドバイス

　脈管性病変はMullikenらの分類に準じて、増殖性血管病変であるhemangiomaと脈管形態異常であるvascular malformationに大別される。後者vascular malformationには、Hemangioma simplex（単純性血管腫）、cavernous hemangioma（海綿状血管腫）、Arteriovenous malformation（動静脈奇形）、Arteriovenous fistulae（動静脈瘻）、lymphatic malformation（リンパ管腫）が含まれる。前者hemangiomaにはstrawberry mark（イチゴ状血管腫）が相当する。

　本稿で述べた海綿状血管腫は動静脈奇形、増大した単純性血管腫などの鑑別診断は容易ではない。このため治療方針決定のためドプラーによる血流パターン解析を行う報告もある。

（緒方寿夫）

● 参考文献

1) Mulliken JB, Glowacki J : Hemangiomas and vascular malformations in infants and children ; A classification based on endothelial characteristics. Plast Reconstr Surg 69 : 412-420, 1982.
2) Mulliken JB : Vascular anomalies. In Aston SJ, Beasley RW, Thorne CHM(eds), Grabb and Smith's Plastic Surgery, 5th ed, Lippincott-Raven, Philadelphia, 1997.
3) Vargel I, Mavili ME, Canter HI, et al : Surgical excision of cutaneous vascular lesions of after percutaneous injection of n-butyl 2-cyanoacrylate. Ann Plast Surg 46(6) : 658-659, 2001.
4) Hashimoto M, Yokota A, Ohta H, et al : Intertumoral injection of plastic adhesive material for removal of cavernous sinus hemangioma ; Technical note. J Neurosurg 93(6) : 1078-1081, 2000.

4．カサバッハ・メリット症候群

1．小児の巨大血管腫のうち、血管腫の内部で血小板などが多量に消費されるために全身的な出血傾向を示す症候群をカサバッハ・メリット症候群（Kasabach-Merritt syndrome）と呼ぶ。血管腫は暗赤色を呈し軟らかいことが多く、大多数は生後半年以内に発症し、放置した場合DIC（播種性血管内凝固症候群）に陥り死に至る。
2．腫瘍の急速な増大も症状の1つであるが、カサバッハ・メリット症候群を呈する血管腫は皮膚以外の腹腔内や肝内に発生することもあるため、そのような場合には外見からは腫瘍の変化には気づかれない。したがって特に誘因なく血小板減少や貧血が増強するような場合には、本症を疑ってCTやMRIなどで精査する必要がある。
3．治療方法に画一化された方法はないが、ステロイドの局所的投与や圧迫療法、ステ

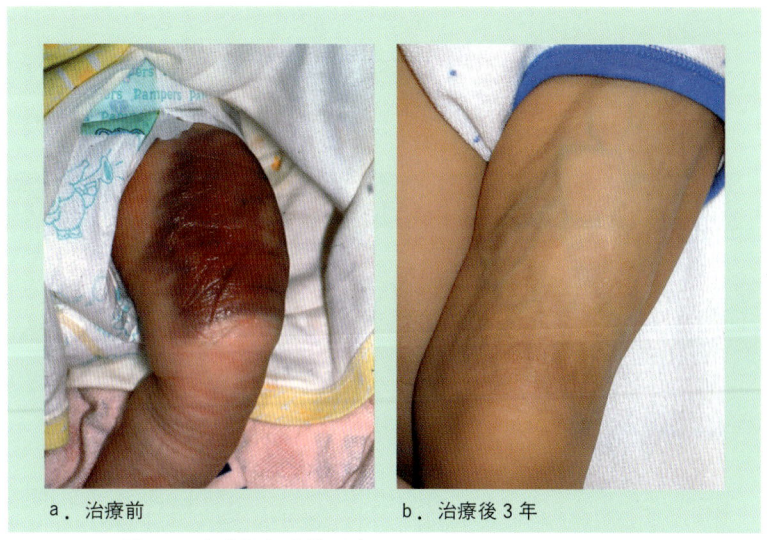

図 28 ■ 左大腿部血管腫/カサバッハ・メリット症候群
この症例では生後血小板数が17万5,000から8万8,000へと低下したが、ステロイドの内服投与に反応して血小板減少は改善し、その後ステロイド含有テープによる圧迫療法を行うことで局所での血管腫の縮小が得られた。

ロイド、ヘパリン、インターフェロン α、抗がん剤(ビンクリスチンなど)の投与に、骨・健常組織に影響しないよう放射線照射の接線照射、電子線などを組み合わせて治療するのが一般的である。

4．早期に診断を確定し適切な治療がなされれば治る可能性は高いが、診断が遅れたり、腫瘍が腹腔内にある場合などは治療効果も悪くなり、出血や腫瘍の重要臓器への浸潤、敗血症などから死亡する確率は、全体として1～3割と比較的高い率となっている。また、術後腫瘍のあった部位の皮膚が菲薄化したり、放射線照射による皮膚炎や皮膚の硬結による痛みなどの副作用も一定の割合で生じる。

5．生命にかかわる疾患であるから、巨大な血管腫をみたときには安易に経過観察とせず、このような病態があることを念頭において血算・凝固系の異常がないかどうか検査することが必要である。この疾患を疑った場合にはできるだけ早期に専門の施設に相談することが望ましい(図28)。

(玉田一敬)

5. その他の血管腫

① スタージ・ウェーバー症候群 Sturge-Weber Syndrome

　三叉神経領域の単純性血管腫と眼症状(緑内障、牛眼)、てんかんを3徴とする。胎生期の交感神経障害による血管発生異常が原因と推定され、非遺伝性である。顔面血管腫に対してはレーザー治療や、メイクアップが行われる。眼、中枢神経症状には十分な専門的治療が必要である。

② クリッペル・ウェーバー症候群 Klippel-Weber Syndrome(図29)

　小児期よりの静脈瘤や皮膚血管腫、リンパ管腫と骨・軟部組織の肥大、先天性動静脈瘻に属する末梢血管異常を特徴とする。非遺伝性。動静脈瘻があると二次的に潰瘍、出血を伴うことや心不全をきたすことがある。レーザー治療や切除術が行われる。動静脈瘻は十分な検査のうえ、塞栓や結紮、切除術が行われるが、病態の把握が不確定なまま治療を行うと難治性潰瘍に移行することがあるので注意が必要である。脚長差が著しい場合には患肢の骨切り術を行う。

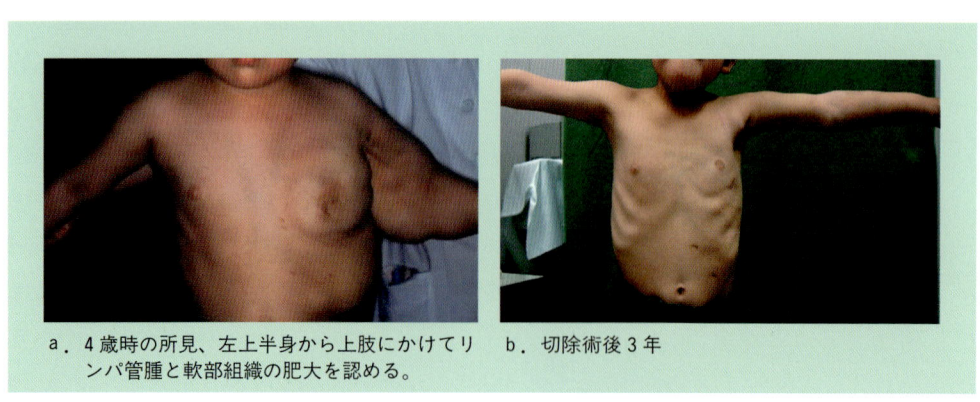

a. 4歳時の所見、左上半身から上肢にかけてリンパ管腫と軟部組織の肥大を認める。
b. 切除術後3年

図29 ■ クリッペル・ウェーバー症候群の症例

(佐藤博子)

II 母斑

D. その他のあざ

1. 脂腺母斑（nevus sebaceus）

1 概念

組織学的には脂腺成分のみならず、表皮とその付属器（アポクリン腺、毛包など）、結合織などの成分が関与するため、類器官母斑（organoid nevus）とも呼ばれる。発生率は出生1,000に対し1.2〜3といわれている。頭頸部に好発する。頭部では禿頭症と間違われることがある。癌前駆症であり、切除した方がよい。

2 臨床症状

生下時には頭部に多く脱毛斑として気づかれる。皮膚色から褐色調で表面に凹凸がある（図30）。

・第1期(小児期)：皮膚面とほぼ同高、皮膚色または黄色調を帯びた局面で頭部では脱

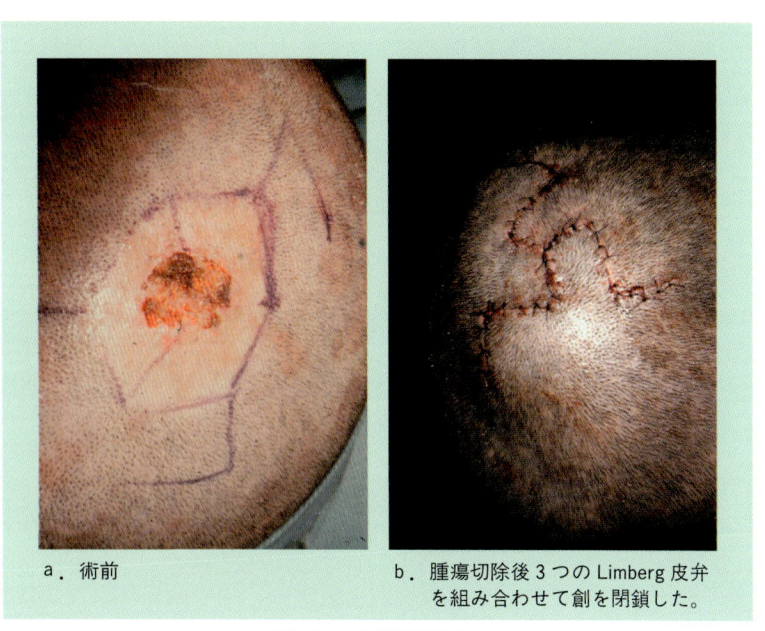

a．術前　　　　　　　　　　b．腫瘍切除後3つのLimberg皮弁を組み合わせて創を閉鎖した。

図30 ■ 頭部脂腺母斑

毛斑である。
- 第2期(思春期)：加齢とともに扁平隆起性となり表面は褐色調で凹凸を呈し疣贅状、乳頭状となる。
- 第3期(思春期以降)：第2期の特徴が強くなり加齢とともに基底細胞上皮腫に変化することが多い。ほとんどは良性であるが、時に悪性腫瘍(基底細胞癌が一番多く有棘細胞癌、脂腺癌、アポクリン腺癌なども報告されている)に移行する場合がある。

3 治療方針

整容的理由あるいは第3期で種々の付属器系腫瘍への移行を予防する意味で思春期までに外科的切除を行うのが望ましい。切除は完全に取り残しのないように行うのが望ましい。削皮術(skin abrasion)は再発が多く勧められない。単純に縫縮できる場合が多いが、大きい場合は分割切除術やティシューエキスパンダーを利用した健常頭皮伸展による再建術を用いることがある。

4 予後

無治療では思春期以降二次性腫瘍の発生頻度が加齢とともに高くなる。適切な治療が行われたあとも術後経過観察が必要である。

> ●専門医へのコンサルトの時期
> 思春期までに切除することが望ましいが、治療時期に関しては整容的な面も考慮し小児期に全麻下に手術を行うことが多い。思春期以前にも二次性腫瘍が発生することがあるので治療前であっても1年に1回程度の経過観察を行う方がよい。

(大西文夫)

2．表皮母斑(epidermal nevus)

1 概念

表皮性の腫瘍で増殖した細胞は表皮内に留まる。胎生期に生じた表皮の形成不全で、生下時はあまり目立たないが加齢により疣状あるいは乳頭腫状を呈するようになる。思

春期以降はあまり増大することはない。発生率は出生1,000に対し1といわれている。

② 臨床症状

基本的な変化は表皮のhyperplasiaで片側性、列序性の配列をとるものが多い。体幹、四肢に好発する。下記の4型に分類される。また、表皮母斑に種々の神経症状や骨の変形を伴うことがあり、これを表皮母斑症候群という。

①keratoid type 角質増殖型：褐色調で疣状の丘疹ないし結節の集合よりなり、触診状硬くザラザラするものが多い。時に鱗屑の付着を認め、瘙痒は軽度〜中等度。

②nevus keratoticus degenerativus：①の特異型で個疹が小型で時に砂粒状、黒色調が強く、融合傾向は少ない。瘙痒はかなり強い。

③acanthoid type 棘層増殖型：褐色状で柔軟な乳頭状、ポリープ状小隆起の集合よりなる。表面は滑らかで、鱗屑の付着は認めない。自覚症状はほとんどない。

④inflammatory linear verrucous epidermal nevus(ILVEN)：③の特異型で湿疹様変化が強く加わり、時に湿潤性で瘙痒感が激烈である。

③ 治療方針

整容的に問題になる場合、瘙痒など症状のある場合に対し、手術を行う。病巣が表皮内に限局しているため、皮膚剥削術がよく行われるが再発することが多い。各病型により再発傾向が異なるため、生検を行うこともある。皮膚剥削術に抵抗性のものに対しては切除術を行う。単純縫縮が不可能であれば、分割切除やティシューエキスパンダー法あるいは植皮術を考慮する。

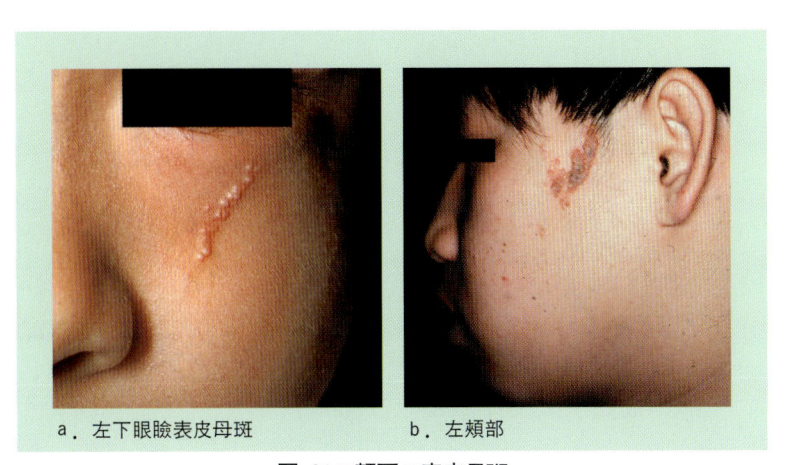

a．左下眼瞼表皮母斑　　b．左頰部

図31 ■ 顔面の表皮母斑

④ 予後

生検により組織像を確かめることにより再発傾向を予測できる。再発傾向は ILVEN 型≫keratoid 型＞acanthoid 型である。悪性化は稀である。

（大西文夫）

3．その他の母斑症

① レックリングハウゼン病 von Recklinghausen's disease（図 32）

常染色体優性遺伝の疾患であるが、わが国では約 60〜70％が孤発例である。全体として人口 10 万人に対し 30〜40 人の割合で発生する。カフェオレ斑（cafe au lait spots）、神経線維腫などの特徴的皮膚症状のほか、巨大なびまん性神経線維腫（pachydermatocele）や中枢神経系の腫瘍、骨変形、眼病変（虹彩小結節）などを合併する。本症の約 3〜5％に悪性線維腫がみられ、肺転移をきたすことがある。患児の希望があれば神経線維腫を切除するが、凝固因子の異常により手術中や術後に大量出血をきたすことがあるため注意を要する。また、カフェオレ斑はレーザー治療を試みても再発することが多い。経過中に急激に増大する皮膚腫瘍をみたときには悪性化を疑い、生検により診断を行う。特定難治疾患に指定されている。

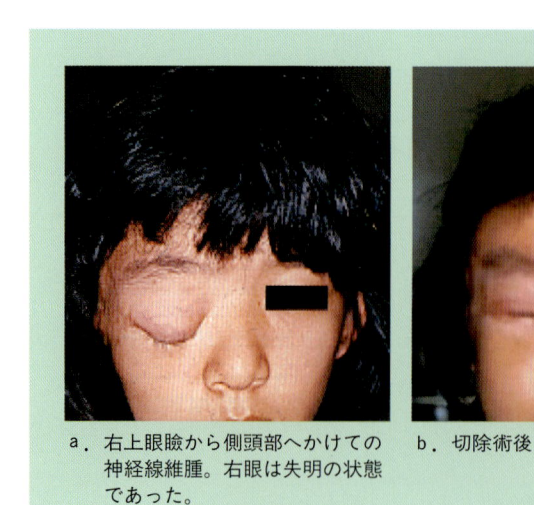

a．右上眼瞼から側頭部へかけての神経線維腫。右眼は失明の状態であった。

b．切除術後

図 32 ■ レックリングハウゼン病の症例

② (ブールヌヴィーユ・)プリングル病 Bourneville-Pringle's phacomatosis または結節性硬化症 tuberous sclerosis（図33）

顔面の血管線維腫、知能障害、痙攣発作を3徴候とする。全身の間葉系組織の発育障害によって起こると考えられている。常染色体優性遺伝。顔面の血管線維腫は約90％の症例にみられ、鼻唇溝を中心に、常色〜紅色調の小丘疹が多発する。組織学的に真皮の血管結合織の特異的変化を特徴としている。中枢神経病変のほか、葉状白斑や眼、腎、肺病変などを合併する。顔面の皮疹は、患児の希望により、レーザー治療やアブレージョン、部分切除などを行うが、完治は困難である。

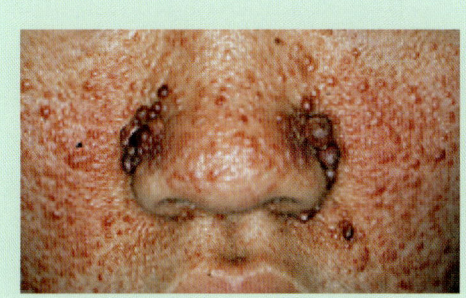

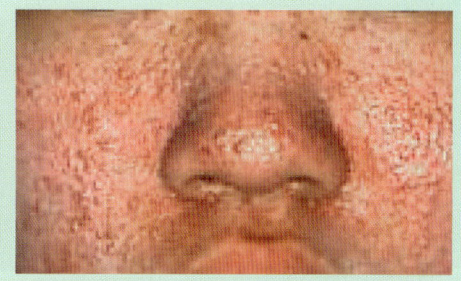

a．鼻唇溝を中心に、小丘疹が多発している。　b．数回のアブレージョンとレーザー治療後。

図33 ■ プリングル病の症例

③ 色素血管母斑症Ⅱ型 phacomatosis pigmentovascularis type Ⅱ（図34）

皮膚にメラノサイト系母斑と血管腫が重複して存在する非遺伝性の母斑症。4型に分類されるが、蒙古斑様色素斑と単純性血管腫が混在する2型が約80％を占める。レーザー治療を行う。

（佐藤博子）

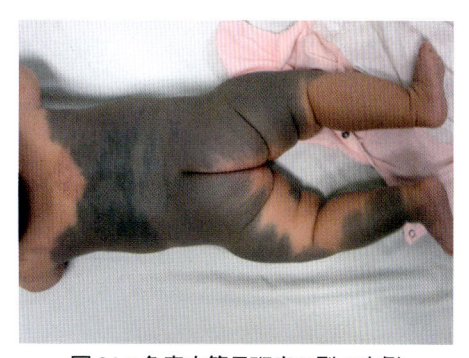

図34 ■ 色素血管母斑症Ⅱ型の症例
全身広範囲に色素斑と血管腫が混在している。

II 母斑

E. レーザー治療の実際

1. 黒あざ早期掻爬

　巨大色素性母斑は基本的には小さな色素性母斑の細胞と組織学的には同じであるが、母斑細胞が神経堤から皮膚に移動する途中で増殖を開始したために巨大な範囲を占めるようになったものと考えらている。早期掻爬術(curettage)は、1987年にMossが報告した治療法である。本法は先天性母斑細胞母斑は出生後色素をもつ母斑細胞が表層から下層に向かって次第に移動していくとされているが、新生児期には真皮浅層の色素をもつ母斑細胞と色素をもたない母斑細胞の間に容易に剝がれる層(cleavaged plane)があることに着目し、生後6ヵ月までの新生児では全身麻酔下に手術を行い、母斑部の表皮および真皮上層部を鋭匙(curette)を用いて掻爬(かきとること)すると、母斑細胞が多く存在する真皮上層を容易に切除可能であり、母斑細胞の色を少なくするともに、母斑細胞の数を減少させることで悪性黒色腫の発生頻度までも少なくすることを目的とした方法である(図35、36)。このcleavaged planeの浅層で剝離し掻爬する限り、出血は少なく、また毛根や付属器も温存される。このため術後の皮膚の質感は軟らかく、発汗機能なども温存される。一方で巨大色素性母斑に多く存在する長い体毛は残存する。症例によって差があるが、curettageによって肉眼的に母斑細胞の黒い色がほとんど取れてしまうもの、褐色の層が残るものもある。この時期を過ぎてしまうと母斑と母床の接合が強く

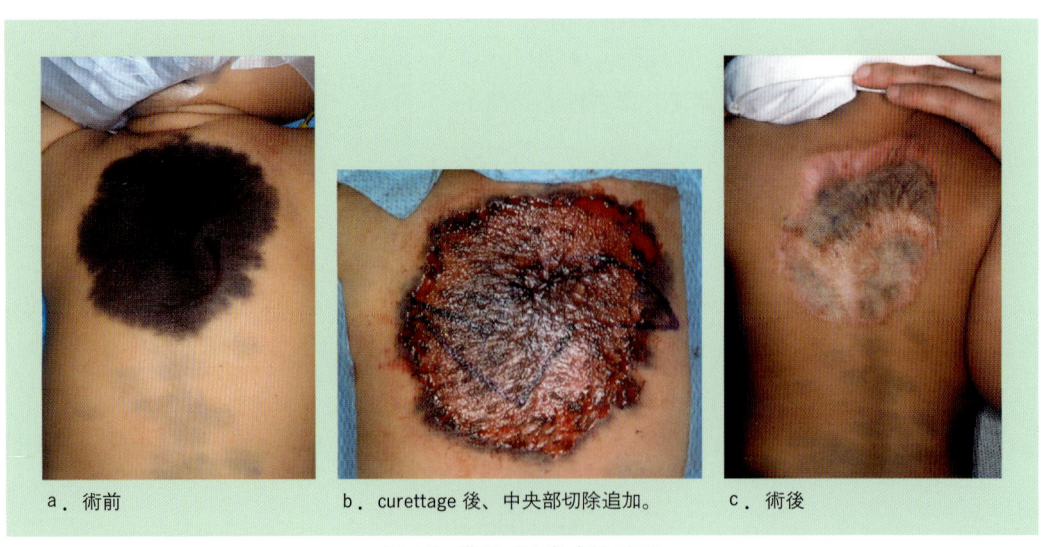

a．術前　　　　　　　　　b．curettage後、中央部切除追加。　　　　c．術後

図35 ■背部巨大色素性母斑

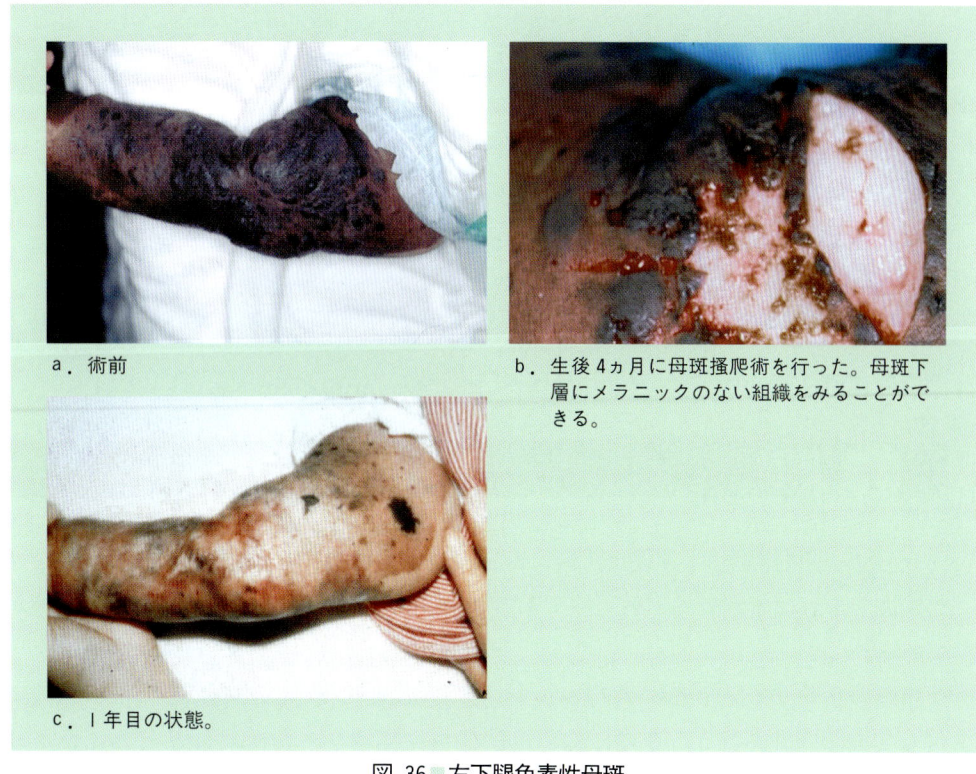

a．術前
b．生後4ヵ月に母斑搔爬術を行った。母斑下層にメラニンのない組織をみることができる。
c．1年目の状態。

図 36 右下腿色素性母斑

なるため curettage を行って切除することができても皮膚の質感が悪く肥厚性瘢痕になることが多い。培養真皮移植と頭皮からの分層植皮を併用すると治療効果を高めることができる。Curettage 後の悪性黒色腫の発生率については現在のところ不明である。すべての母斑細胞が取り切れているわけではないので、患者家族に対する説明、および慎重な経過観察が重要である。

1 その他の黒あざの治療法

　巨大色素性母斑を治療しないで放置した場合の悪性黒色腫の発生頻度は 3〜5% というのが一般的であるようである。curettage 以外の治療法には、皮弁移植法、分割切除術、ティシューエキスパンダーを用いた方法、遊離植皮術、などがある。これらはできあがりが満足のゆくものであるし、母斑細胞を完全に切除できるので、これらの方法で治療可能な大きさであれば、まずこれらの治療法を患者に薦めている。レーザー治療による報告もなされていて、curettage 後の再発例や部分的に母斑細胞が残存した部位には Q スウィッチ付ルビーレーザーが効果的であるとされている。

（貴志和生）

2. 青あざのレーザー治療

青あざに対するレーザー治療は、リドカイン含有テープやリドカイン含有クリームの使用による局所麻酔下に行う。Qスウィッチ付ルビーレーザーまたはQスウィッチ付アレキサンドライトレーザーによる照射は出力5〜8 J/cm²程度、照射時に表面が白く変化する(whitening phenomenon)強さを目安にする。治療後は、軽度の腫脹が生じ、内出血や水疱形成を生じることもあるため、軽度熱傷に準じた処置を行う。治療面積が広範囲の場合には全身麻酔下で照射することもある。

1 麻酔

レーザー照射治療は、照射時「輪ゴムを皮膚に弾いた痛み」と表現される痛みを伴う。小範囲であれば無麻酔で照射可能であるが、特に小児の場合なんらかの疼痛対策が必要である。

市販のリドカイン含有テープ(ペンレス®)が簡便である。照射前1時間ほど前より貼付して表面麻酔を行う。さらに強い麻酔効果を期待するためにはリドカインクリーム(EMLA®、LMX-5®など)のODTも有用である(コラム「外用局所麻酔薬」参照)。

これらの表面麻酔でも疼痛コントロールが不十分である場合、0.25〜1.0%キシロカイン局所麻酔を行う。広範囲治療の場合は、局麻中毒を避けるため局所麻酔薬の濃度を薄

COLUMN ◆外用局所麻酔薬

レーザー照射時に用いる皮膚表面麻酔製材として本稿ではペンレス®、EMLA®クリーム、LMX-5を示した。ペンレス®(図37)は1枚にlidocaine 18 mgを含有するテープ材である。患部に60分ほど貼布することで麻酔効果が得られ、取り扱いも容易なことから広く使用されている。

一方、EMLA®クリームはlidocaine 2.5%、prilocaine 2.5%を、LMX-5クリームはlidocaine 5%を含むクリーム製材である。処置の60〜90分前に塗布し、フィルムドレッシングなど密閉性被覆材で被覆することでより高い局所麻酔効果を得られる。

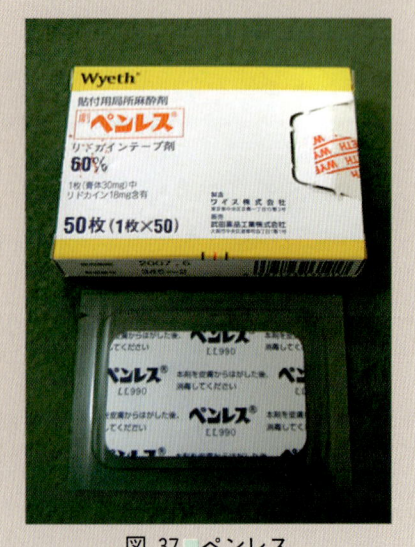

図37 ペンレス

めて使用する。0.125％キシロカインでも疼痛コントロールは可能である。

　乳幼児や小児において顔面、特に眼周囲を治療する場合は、体動が危険であるため全身麻酔の方が安全である。現在はマスク換気やラリンゲアルマスクによる全身麻酔で日帰りの治療が可能な施設もある。マスク換気の場合は、レーザー治療で発生した火花が、マスクより漏出する酸素に引火する危惧があることに留意する。

② 安全対策（眼の保護）

　レーザー治療時の眼の保護は重要である。レーザーの特性でレーザー光を直接眼に受けると失明することもある。治療時、患児の眼にレーザー光が入らぬよう、眼瞼はアイマスクやガーゼなどで被覆し完全に遮光する。眼瞼など眼に近い部の照射では、眼球保護用コンタクトシェルを装着したうえで治療を行う。

③ 青あざ治療に使用されるレーザー機器

　太田母斑をはじめとして青あざに対する照射治療は、selective photothermolysis の理論に基づき、Q スウィッチ付きの短パルスレーザーを用いる。現行の照射機器として
　①Q-switched Ruby Laser　波長：694.3 nm
　　　Spectrum Medical Technologies 社　RD-1200®
　　　日本赤外線外工業 NIIC　IB-101®
　　　東芝メディカル　LRT-301 A/QS®
　②Q-switched Alexandrite Laser　波長：755 nm
　　　Candela 社　ALEXLAZR®
　　　Cynosure 社　PhotoGenica®
　② Q-switched Nd-YAG Laser　波長 532/1064 nm
　　　Continuum Biomedical 社　Medlite®
などがあるが、Q スウィッチ付 Nd-YAG レーザーによる治療は現在のところ保険適応が認められていない。

④ 照射出力（図 38）

　出力は、照射による皮膚表面の変化を観察しながら適宜設定する。初回治療では照射後の白色変化（whitening phenomenon）を参考に増減する。2 回目以降では初回の出力と照射反応をみながら出力設定をする。通常 5〜8 J で照射している。

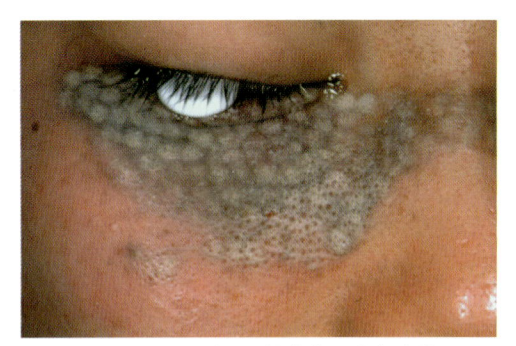

図 38 ■レーザー照射直後の白色変化

⑤ 手技

　治療範囲のマーキングは、薄い赤ペンや蛍光ペンを用い、照射時にインクが焼灼するのを最小限に抑える。照射はガイド光を目安に少しずつずらしながら照射する。未照射部が生じないよう照射辺縁部が僅かに重なるように照射する。

⑥ 照射後の創管理

　照射後の白色変化は照射後間もなく消失する。創処置は軽度熱傷に準じ、著者らはエキザルベ® 軟膏、トレックスガーゼを用いた創処置を行っている。照射後数日で痂皮が形成され、1週間ほどで脱落する。

⑦ 治療後補助療法

　痂皮が脱落し上皮化した後は遮光に十分留意させる。特に炎症性紅斑の強い症例では炎症後の色素沈着を予防するために、日中は日焼け止めクリーム、夜間はハイドロキノン軟膏などの外用による補助療法を指導する。

（緒方寿夫、陳　建穎）

●参考文献

1) 緒方寿夫：真皮メラニン増殖症のレーザー治療．皮膚レーザー治療，久保田潤一郎（編），pp 60-79，永井書店，大阪，2001．
2) Kono T, Chan HH, Ercocen AR, et al：Use of Q-switched ruby laser in the treatment of nevus of ota in different age groups. Lasers Surg Med 32(5)：391-395, 2003.
3) Anderson R, Rarrish J：Selective photothermolysis precise microsurgery by selective absorption of pulsed radiation. Science 220：524-527, 1983.

3．赤あざのレーザー治療

　いわゆる赤あざは先天的に血管が太かったり、真皮内に細い血管が異常に増殖状態にあり、赤くみえるのはこの血管内に多くの血液が充満しているためである。

　代表的な赤あざには単純性血管腫、イチゴ状血管腫がある。これら赤あざの治療には一般的には色素レーザーを用いる(図 39)。色素レーザーは赤色に対する選択性が極めて高いので周囲の正常な部分へのダメージは少ない。色素レーザーを照射するとレーザー光が皮膚の血管内にある赤血球に吸収され、そこで熱エネルギーを発し、毛細血管の内部を瞬間的に焼灼する。その結果、治療後には一時的に赤色が紫色となり却って目立ってしまうが、2～3 週間ほどでこの紫色は軽快する。治療後は 4～5 日間、傷を被覆する。

　レーザー照射を 1～3ヵ月間隔で、繰り返して治療を続けることにより、過剰に増えた血管の消失を促し、赤色調を軽減させる。しかし皮膚の深部にまで至る血管はレーザー光が届かないので、すべての患児が本治療のみで完全に赤色が消失するわけではない。レーザー照射時は輪ゴムで弾いたような痛みを生じるが、局所麻酔含有テープや局所麻酔含有クリームの ODT などで傷みを軽減することは可能である(図 40)。また、眼にレーザー光が入ると網膜が焼灼され失明を起こす危険があるので、眼球保護用のコンタクトレンズを使用する。治療には健康保険が適応される。

　出血を繰り返すイチゴ状血管腫に対しては切除後縫合術や皮弁形成術が行われる。

（貴志和生）

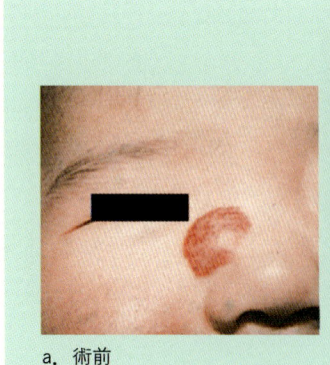

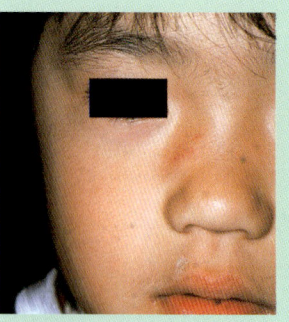

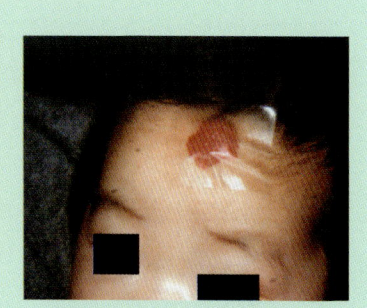

a．術前　　　b．術後 2 年　　　図 40 局所麻酔テープ
図 39 赤あざのレーザー治療

COLUMN ◆レーザー治療の保険適応について

　皮膚レーザー照射療法の保険点数は、厚生労働省が告知した医科点数表に記されている。大別して、色素レーザー照射療法とQスウィッチ付ルビーレーザー照射療法の2種類に分けて算定する。

> J 054-2 皮膚レーザー照射療法（一連につき）（3歳未満50/100加算あり）
> 1．色素レーザー照射療法　2,170点
> 　　注）照射面積が10 cm^{2}を超えた場合は、10 cm^{2}またはその端数を増すごとに所定点数に500点を加算する。但し、所定点数の400/100に相当する点数を限度とする。
> 2．Qスウィッチ付レーザー照射療法　2,800点

　色素レーザー照射療法は、単純性血管腫、イチゴ状血管腫、毛細血管拡張症に対してのみ保険点数を算定でき、その他の血管腫（海綿状血管腫、動脈性蔓状血管腫など）は算定されない。使用するレーザー機器は、パルス色素レーザー［波長585 nm SPTL-1®（Candela）、DO-101®（NIIC）など］に限定される。そのため他のレーザー、例えばロングパルス色素レーザー［波長595 nm、V-Beam®（Candela）］やアルゴンレーザー［波長588.5 nm］、Qスウィッチ付Nd-YAGレーザー［波長532 nm、Medlite®（Continum Biomedical）］、KTP-YAGレーザー［波長532 nm、DioLite 532®（IRIDERM）］などは治療効果があっても、保険の対象とはならない。
　同一箇所の色素レーザー照射は、3ヵ月に一度の保険点数の算定となり、その期間に保険内でのレーザー照射はできない。

　Qスウィッチ付レーザー照射療法は、太田母斑、異所性蒙古斑、外傷性色素沈着症、扁平母斑（2回まで）などに対して行った場合に算定できる。したがって色素性母斑や老人性色素斑（シミ）などは対象疾患にならない。頭頸部、左上肢、左下肢、右上肢、右下肢、腹部または背部のそれぞれの部位ごとに所定点数を算定し、各部位において、病変部位が重複しない複数の疾患に対して行った場合は、それぞれ算定できる。
　Qスウィッチ付レーザー照射療法で使用するレーザー機器は、①Qスウィッチ付ルビーレーザー［波長694.3 nm、RD-1200®（Spectrum Medical Technologies）、IB 101®（NIIC）、LRT-301 A/QS®（東芝メディカル）など］、②Qスウィッチ付アレキサンドライトレーザー［波長755 nm、ALEXLAZR®（Candela）、photoGenica®、（Cynosure）など］に限定される。そのため、他のレーザー機器、例えばQスウィッチ付Nd-YAGレーザー［波長532/1064 nm、Medlite®（Continum Biomedical）］などは治療効果があっても保険の対象とはならない。
　同一箇所のレーザー照射は3ヵ月に一度の保険点数の算定となり、複数回の照射治療

が必要な太田母斑などの真皮メラニン増殖症は3ヵ月ごとの照射治療を繰り返すことになる。

一方、保険上同一部位の再発に対しては初回治療を含めて2回を限度として算定するため、照射治療後の再発傾向の高い扁平母斑については複数回の（3回目以降の）照射治療は保険で行うことはできないことになる。このように、保険診療で行うレーザー照射治療は疾患、使用機器、照射治療間隔、回数などの制限があるため、自費診療で使用されているより最新の機器での治療を安易に保険診療で行うことはできないことに留意する必要がある。

（緒方寿夫、陳　建穎）

- MEMO

III やけど

1. 小児熱傷の特徴

　熱傷は小児の受ける外傷の中で最も頻度の高いものの1つである。小児熱傷を取り扱ううえでは、患者が小児であるという特殊性(生理学的、解剖学的特徴、発達・成長)を認識したうえで、治療指針を立てなくてはならない。

① 受傷機転(受傷パターン)

　受傷時の状況は、児の知的発育および運動能力に関連性があり、また生活環境に大きく影響される。以前は口角や浴槽への転落による広範囲熱傷が多かったが、近年では炊飯器やポットなどのスチームによる熱傷が増加傾向にあり、掌握反射による手掌部の小範囲熱傷が多くみられる。この受傷パターンに注意すれば、ほとんどの小児熱傷は予防できる。

② 初期管理における留意点

　小児熱傷患者を診察した場合、まず受傷範囲、熱傷面積、深達度などを診断したうえで治療にあたらなくてはならない。

1. 熱傷面積

　小児は成人と比べ、頭部の比率が大きく、躯幹に比べ四肢の面積が小さいため、「9の法則」を用いると熱傷面積が過剰に算定されやすい。一般的には「5の法則」や「Lund & Browderの法則」より算定する(図41)。

2. 輸液量・輸液法

　初期輸液量の決定においては、小児では細胞外液が多いため、熱傷受傷時には補足する輸液量も多くなる。一般的なParkland法(Baxterの公式)での算出量では、輸液量が少なくなるため1日水分維持量を加える必要があり、小児用のShriner法などを用いるべきである(表2)。

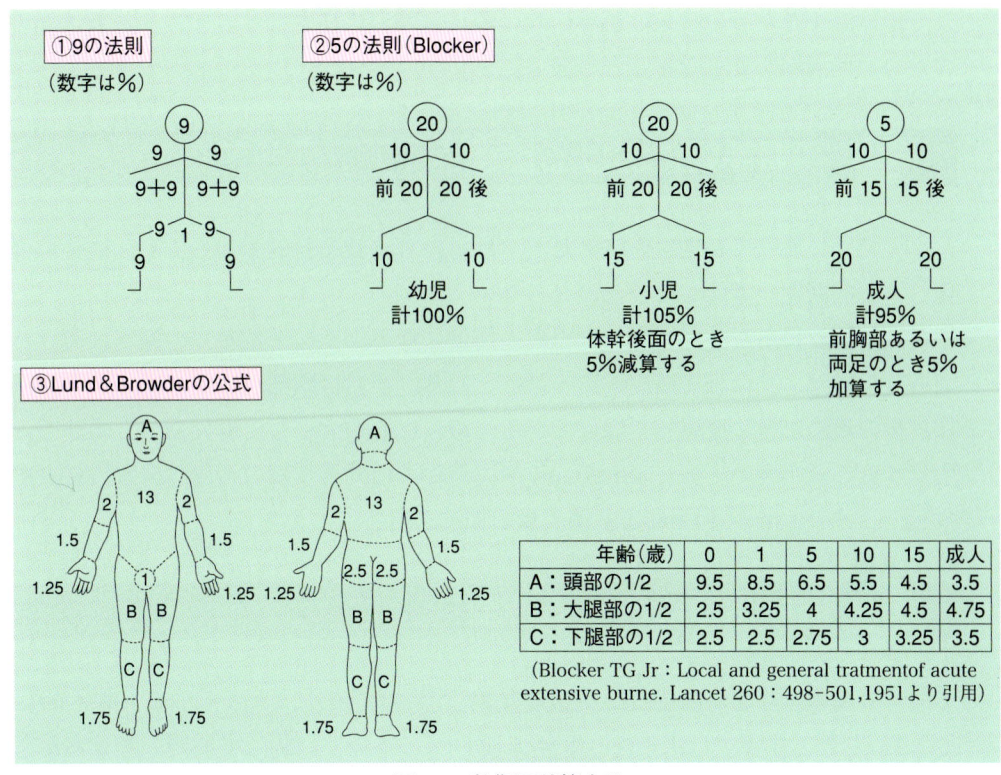

図 41 ■ 熱傷面積算定法

表 2 ■ 小児に用いられる輸液量の算定公式

輸液公式	最初の 24 時間	つぎの 24 時間	投与速度
Baxter (Parkland) 小児・成人	乳酸リンゲル 4 ml ×%BSA×体重 (kg) (小児は＋1日水分維持量)	コロイド 0.3〜0.5 ml ×%BSA×体重 (kg) ＋ 5%グルコースで血清 Na 135〜145 mEq を目標に	時間尿量 50〜100 ml 初日は全量の1/2を最初の8時間、残り1/2をつぎの16時間
revised Brooke（変法） 小児・成人	乳酸リンゲル 2〜3 ml/kg/ %BSA で投与し、循環動態に応じて乳酸リンゲルを増減する	コロイド 0.3〜0.5 ml ×%BSA×体重 (kg) ＋ 適正尿量を得るのに必要な 5%グルコース	時間尿量 30〜50 ml 循環の安定
Shriner (Galveston) 小児用	5%デキストロース加乳酸リンゲルに 12.5 g/l のアルブミンを加えた液 5,000 ml×(熱傷面積 m^2) ＋ 2,000 ml×(体表面積 m^2)	コロイド 3,750 ml×(熱傷面積 m^2) ＋ 5%グルコース 1,500 ml×(体表面積 m^2)	初日は全量の1/2を最初の8時間、残り1/2を次の16時間

3．冷却

　患部の冷却は炎症の抑制、疼痛の緩和、熱傷深度の進行の阻止のため重要である。しかし、小児重症熱傷においては、末梢循環不全に陥りやすく、また体温調節機能の未熟

より低体温をきたしやすい。患部冷却の際には体温に注意すべきであり、低体温の改善のため、保温が必要となることも多い。

③ 初期手術における留意点

　小児熱傷における初期手術にあたっては、たとえ救命目的であっても、成長に伴って生じうる諸問題を考慮しなければならない。
　初期の植皮にあたっては、二次再建の妨げになるような部位からの採皮は避けるべきであり、頭部よりの分層植皮が第一選択となる。小児は頭部が体幹に比べ大きく、また採皮後の治癒が早く反復して採皮できるため、比較的大きな皮膚欠損でも頭部のみで対応できることが多い。また skin bank や両親からの同種皮膚の利用、自家培養表皮移植や skin substitute の利用により植皮量の節約を行うこともある。

④ 局所治療における特徴

　通常の浅達性Ⅱ度熱傷(SDB)やⅢ度熱傷(DB)の治療法は大人も小児も基本的に同じである。しかし小児では深達性Ⅱ度熱傷(DDB)の治療法に関して独特の考え方がある。小児では皮膚が薄いため、感染や機械的刺激により容易に深達性になりやすい。そのため受傷面積が20％以上のDDBの場合には、保存的治療では重症感染を合併し生命予後にリスクを生じることがあり、受傷後5日以内の早期手術が推奨される。生命予後を脅かさないDDBにおいては保存的療法を原則とする。

⑤ 拘縮と成長について

　小児の組織は創傷に対する反応が強く、瘢痕形成は大人と比較すると高度になりやすい。また関節周囲組織が未熟であり、伸展性に富むため、瘢痕拘縮によって著しい変形をきたしやすい。四肢においては関節機能の障害を予防するために、シーネなどによる拘縮予防を積極的に行うべきである。小児は、大人に比べ機能不全に陥りやすいが、矯正や手術によって創が軟化して治りやすい。機能障害を残さぬように、時期を失せず手術を行うべきである。
　瘢痕が関節に及ばなくても広範にあれば、その部位の発育が抑制されることもある。年齢、拘縮期間、手術の時期に影響されるが、拘縮が解除されると今まで発育障害のあったものが徐々に正常に追いつくことが多い。特に、女児の乳房の瘢痕拘縮は少なくとも8〜10歳までに手術を行っておくべきである。

（大城貴史）

● 参考文献

1) 菅又　章,池田譲二,牧野惟男：小児熱傷の発生状況の分析；学童期以下における分析．小児臨床 44：1011-1018, 1991.
2) Wallace AB, McGill MSc, Edin ME：The exposure treatment of burns. Lancet 260：501-504, 1951.
3) Blocker TG Jr：Local and general treatment of acute extensive burns. Lancet 260：498-501, 1951.
4) 菅又　章：熱傷の治療；最近の進歩．形成外科 ADOVANCE シリーズⅡ．百束比呂(編), pp 163-169, 克誠堂出版, 東京, 2003.
5) 前田華郎：図説臨床形成外科講座 8．難波雄哉, 牧野惟男, 大浦武彦(編), 初版, pp 174-179, メディカルビュー社, 東京, 1988.

2．分類(熱傷、凍傷、化学熱傷、電撃傷など)

1 受傷原因

熱傷の受傷原因を(表3)に示す。

表 3 ■受傷原因

1．熱傷(burns、thermal injury)
2．低温熱傷、凍傷(cold injury)
3．化学損傷(chemical injury)
　①酸損傷
　②アルカリ損傷
4．電撃傷(electrical burn)
5．雷撃傷(lightning injury)
6．放射線損傷(radiation injury)
7．摩擦損傷(friction injury)

2 熱傷の深度分類

　熱傷の受傷深度は障害の及んだ深さによって3段階に分類される。わが国においては日本熱傷学会分類(表4)を用いるのが一般的である。
　①Ⅰ度熱傷(epidermal burn)
　皮膚の最上層、表皮角質層までの傷害で、受傷部位は血管拡張による紅斑を呈する。受傷後の灼熱感は強いが、水疱はつくらず、放置しても数日で瘢痕を残すことなく治癒する。
　②Ⅱ度熱傷(dermal burn)
　真皮層まで傷害されたもの。毛嚢層、汗腺、脂腺などの皮膚付属器の上皮成分の分布が真皮の浅層、深層で異なるため、傷害の深さにより上皮化が起こるまでの期間および瘢痕の程度が異なる。一般には以下の2つに分類される。

表 4 ■熱傷の深度分類

熱傷深度	障害組織	外見	症状	治療期間
Ⅰ度	表皮（角質層）	発赤、紅斑（血管の拡張、充血）	疼痛、熱感	数日
浅達性Ⅱ度	表皮（有棘層、基底層）	水疱、びらん（血管壁の透過性の亢進、血漿の血管外への漏出）	強い疼痛 灼熱感	約2週間
深達性Ⅱ度	真皮（乳頭層、乳頭下層）		知覚鈍麻	約3週間
Ⅲ度	真皮全層～皮下組織	壊死、蒼白（血管の破壊、血管内の血球破壊、血流の途絶）	無痛性	自然治癒なし 瘢痕拘縮

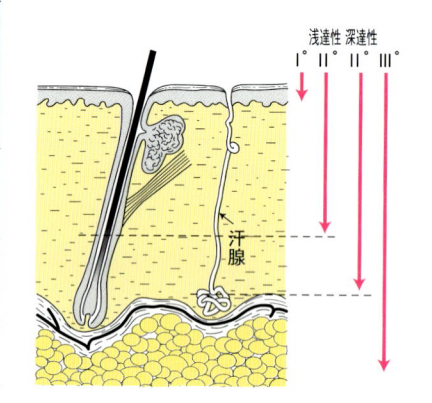

　a．浅達性Ⅱ度熱傷（superficial dermal burn；SDB）：真皮浅層までの損傷であり、発赤、水疱を形成する。水疱下の真皮は赤色調である。疼痛はⅠ度熱傷より強いことが多い。ほぼ2週間で上皮化する。

　b．深達性Ⅱ度熱傷（deep dermal burn；DDB）：真皮深層までの損傷であり、一部の毛囊と深部の汗腺が上皮成分として残るため、上皮化は3週間前後までに完了するが、瘢痕形成が強くなる。水疱を形成するが、水疱下真皮は白色調を呈する。知覚神経末端が傷害されているため、疼痛はSDBよりも軽いことが多い。感染や機械的刺激により容易にⅢ度熱傷に移行しやすいので注意が必要である。

　③Ⅲ度熱傷（deep burn；DB）

　皮膚全層、皮下組織、筋肉、腱、骨にまで障害の及ぶものをいう。創部は血流が遮断されるため光沢のある白色調を呈するか茶褐色の焼痂を生じる。疼痛はほとんどない。創部に上皮再生力がないため、創閉鎖のためには植皮術が必要となる。

（大城貴史）

3．やけど（熱傷）の初期治療

　熱傷の治療は創部の損傷を悪化させないように愛護的に行わなければならないが、子どもは、痛みと恐れのため、おとなしくはしていない。短時間での正確な診断と迅速な治療が必要である。そのためには、治療を行う前に何が原因となったか、受傷後の経過などの問診を十分に行い、必要な治療法を考え、材料を準備してから治療を行う配慮が必要である。

① 受傷直後の治療（冷却）

　熱傷は皮膚に接触する熱の温度とその作用時間によって、熱傷の深さが決まるので、速やかに熱を取り除くことが大事である。

　一般に流水で15〜30分間くらい冷やすことが勧められている。但し、乳児や広範囲の熱傷では冷やし過ぎによる低体温に気をつける。

　衣服に熱湯がかかったときには、無理に脱がさずに、まずシャワーなどで水をかけて、温度を下げてから脱がせる。場合によっては、受傷部を刺激しないように、衣服をハサミで切って脱がせるようにする。その後は清潔なバスタオルなどでくるみ、冷やしたタオルで熱傷部位を冷やす。水疱となっているときは破らないように注意する。冷やし過ぎたり、皮膚を傷つけることもあるため、氷や保冷剤で直接冷やすことは勧められない。

　自宅での消毒などの治療は、皮膚に色がついて診断の妨げになったり、治療時に皮膚に付着した薬を取り除かなければならないことがあるため、行わないようにする。

　冷やすことは熱傷の進行を防ぎ、炎症、浮腫を抑える作用と除痛効果もある。痛みや腫れがあるときは、しばらくは（6時間くらい）冷やした方がよい。但し冷やし過ぎもよくないので、皮膚が冷たくなったら一旦冷やすのを中止し、皮膚温が戻ってから冷やすようにする。

② 診断（深度の判定）

　熱傷は受傷後しばらくは組織損傷が進行していくため、初期の深度の判定は困難である。初診時に診断を確定し、予後を説明することは慎まなければならない。受傷原因や、受傷直後に冷やしたかどうかなどの経過をよく聞いて判断の材料とする。

③ 消毒

　消毒剤は殺菌力が強い必要はない。刺激の少ない0.05％ヒビテン®液などを使用する

か、洗浄だけでもよい。汚染がひどいときは、イソジン® 液などで消毒し、その後生理食塩水で洗い流すようにする。

4 Ⅰ度熱傷（皮膚の発赤）

皮膚の発赤だけの場合は特に治療の必要はないが、痛みや腫れの治療のためステロイド含有軟膏やエキザルベ® 軟膏を使用する。

Ⅰ度熱傷はいわゆる日焼けと同じであるので、顔面などの露出部では紫外線により悪化する。発赤が治まるまでは強い紫外線にさらさないように注意する。

また、水疱は受傷後 6 時間くらいしてから生じることもある。皮膚が発赤し、浮腫状であればⅡ度熱傷の可能性があるので、軟膏を塗布してガーゼで被覆しておく。

5 Ⅱ度熱傷（水疱形成）

水疱を形成する熱傷は、皮膚損傷の深さで浅達性Ⅱ度と深達性Ⅱ度に分けられるが、初期にその判定は困難である。水疱底が鮮紅色であれば浅く、白色に近ければ深いと考えられるが、手掌部など角層が厚いため白っぽくみえたり、冷却により白くなっていることもあり注意を要する。

局所の処置は浅達性、深達性どちらも抗生剤含有軟膏、エキザルベ® 軟膏を使用する。初期の 2 日間くらいにステロイド含有軟膏を使用することもある。

6 水疱の処置

創面を湿潤環境にすることが表皮形成を促進する。湿潤環境を保持するためには水疱膜は最良の被覆材であるので、なるべく温存するようにする。

水疱が大きいときは、水疱膜を消毒してから注射針や小型のハサミで小孔を数ヵ所開けて、滲出液を押し出すようにガーゼを軽く圧迫する。さらにガーゼの交換時に、水疱膜を破損しないようにソフラチュールガーゼやシリコンガーゼなどで保護する。

水疱膜が破損して膜が固まりになっていたり、感染が疑われるときには、その部分だけ膜を切除する。

水疱膜が欠損している場合には創面の湿潤環境の保持と疼痛を軽減するために、被覆材を使用する。滲出液が多いときにはソフラチュールガーゼ、非固着性ガーゼ（アダプティックなど）やシリコンガーゼと較膏を使用する。滲出液が少なく、創面にガーゼが固着するようならハイドロゲル（ニュージェルなど）やハイドロコロイド複合膜（デュオラクティブなど）を使用する。

7 創部感染

　水疱膜が残っていても4日目頃より、汗腺などの皮膚付属器の細菌から感染する危険性が出てくる。感染したときには水疱膜を除去して消毒、洗浄を行い、抗生剤含有軟膏やイソジン® ゲルなどを使用する。

　抗生剤の全身投与は創部の発熱、腫脹、疼痛、熱感などの炎症所見があるときに行う。それ以外には原則的に必要はない。投与の際には、菌の培養を行い感受性のある抗生剤を使用する。

8 治療の遷延（深達性Ⅱ度熱傷）

　10日目くらいまでに治癒していない熱傷は深達性Ⅱ度で、瘢痕上皮化して肥厚性瘢痕となったり、創の収縮により治癒して瘢痕拘縮となる。

　真皮の壊死組織が残っている場合には、温浴を行ったり、蛋白分解酵素や線維素分解酵素を含む軟膏などを使用して、薬剤によるデブリードマン（壊死組織の除去）を行う。

　壊死組織がなく、感染のない創に対しては上皮化を促進するため、アクトシン® 軟膏、プロスタンディン® 軟膏、フィブラスト® スプレーなどを使用する。

9 温浴

　温浴は36℃前後の微温湯で創の洗浄、壊死組織など、異物の除去を行う。消毒剤を混ぜる必要はない。分泌物による創周囲の皮膚炎の予防にもなる。

10 Ⅲ度熱傷（灰白色羊皮紙様、炭化）

　一般的には小範囲（数cmくらい）のもの以外は手術の適応である。早期にデブリードマンを行い植皮術を行うか、一時的にアルギネート不織布（ソーブサンなど）、人工真皮（ペルナックなど）で被覆し、肉芽ができてから植皮術を行う。

　乳幼児や、合併症があり早期手術ができないときには、感染を予防し薬剤によるデブリードマンを行い、肉芽形成や上皮化を促進する治療を行う。

　組織への浸透性のよい抗菌剤含有クリーム（ゲーベン® クリーム）などを使用する。壊死組織が硬い痂皮となっているときは、浸透性が悪いので出血しない程度にメスやハサミで痂皮に切開を入れる。壊死組織なので痛みはなく無麻酔で行える。

　壊死組織が少なくなってきたら、Ⅱ度熱傷と同じように被覆剤、軟膏を使用し治療する。肥厚性瘢痕、瘢痕拘縮となるので外科治療が必要となる。

● **専門医へのコンサルトの時期**

　Ⅲ度熱傷は早めに紹介する。Ⅱ度熱傷では10日目頃までに浅達性のものであれば、水疱膜が水疱底に固着し滲出液はほとんどなくなり、上皮化している。この時期になっても治っていないときは、深達性Ⅱ度熱傷の可能性が高く、肥厚性瘢痕や瘢痕拘縮となる。顔面(特に口角)、頸部、手足、会陰部などの特殊部位の熱傷は早めに紹介した方がよい。

（曽根清昭）

4．やけどの全身管理

　熱傷が広範囲になると、皮膚の局所反応だけにとどまらず全身の臓器に影響を及ぼす。これは熱による組織の損傷や白血球、血小板より放出される種々の化学物質（ケミカルメディエーター）によって引き起こされる。

　主な作用は血管の透過性の亢進である。血漿成分の血管外への移行が起こり、放置しておくと、循環血液量の減少と、全身の組織の浮腫を引き起こす。いわゆる、熱傷ショックという状態で血流が低下し、腎不全など多臓器に障害をもたらす。この状態は受傷後6時間くらいで最大となり、24～48時間で正常に戻る。

　48時間以後はショック離脱期となり、血管外に漏出していた体液が血管内に戻ってきて循環血液量が増加してくる。これはrefilling現象と呼ばれている。この時期には、肺水腫や心不全などを起こしやすい。

　広範囲熱傷では免疫機能の低下により感染しやすくなり、さらに皮膚のバリアを失ったために創部よりの感染や、治療のための種々の管（血管内留置カテーテルなど）よりの感染の危険性が大きくなる。

　消化管の血流低下などにより粘膜が障害され、消化管よりの細菌侵入が起こる。Bacterial translocationという現象も、感染の危険性を増す。

① 入院の適応

　Ⅱ度熱傷が体表面積の10％以上、乳幼児では5％以上、Ⅲ度では数cm以上のものは一般病院での入院を勧める。合併症のある人や乳幼児では皮膚が薄く、物理的刺激で熱傷が進行しやすいため、5％以下でも入院治療の適応がある。面積の求め方では、小児は大人と比べ頭部が大きく下肢が小さいので、9の法則ではなく5の法則(Blockerの法則)

やLund & Browderの公式を使用する。

II度20%、III度10%以上では熱傷ショックを起こす可能性があるため、専門医のいる総合病院で治療する必要がある。

顔面、手足、会陰部などの特殊な部位の熱傷では、範囲が小さくても入院治療が必要な場合があるので専門医に紹介する。

気道熱傷、熱傷面積が20〜40%以上、骨折など他の損傷が合併している場合には、集中治療室(熱傷ベッドなどを使用)での治療を行う。

重症熱傷で転送するときには、創を洗浄し清潔な布で包み、輸液を行い気管挿管など必要な処置を行えば1〜2時間の輸送は可能である。

② 全身管理

1. 輸液

広範囲熱傷では皮膚の損傷により不感蒸泄が増加するだけではなく、浮腫液の増加もあるため、多量の輸液が必要となる。

輸液は主に乳酸加リンゲル液が使用される。初期の輸液量の目安として、体重と受傷面積により計算される公式(Evans、Brooke、Baxter法)や、その変法、小児では体表面積と受傷面積から求めるSchriner法が使用される。しかし、重要なのは計算どおりに行うのではなく、その後の尿量、尿比重、血圧、脈拍、中心静脈圧などを測定し、輸液量を調整することである。

小児の特徴としては体重あたりの維持水分量が多く、心機能はよく、腎機能は尿の濃縮力が弱いので、時間尿量を1〜2 ml/kg/hrと成人より多め(wet side)に管理する。輸液が多過ぎるとショック離脱期に浮腫液が戻ってきたときに合併症を起こすので注意する。

2. コロイド輸液

コロイド(アルブミン)は創部から体外への流出と、血管から組織間への漏出により低下する。血管透過性が亢進している時期に投与すると浮腫が遷延するため、受傷後8〜24時間以後に投与を開始する。小児では循環血液量の確保のため、早期に開始することがある。プラズマネート、アルブミン、新鮮凍結血漿が使用される。

3. 呼吸管理

II〜III度の顔面熱傷や口腔、鼻腔に発赤やススの付着がある場合は、気道熱傷が疑われる。可能であれば気管ファイバースコープ検査を行う。咽頭・喉頭の浮腫を起こすと気道の確保が困難になるため、早期に気管挿管を行う。固定や管理がしやすい経鼻挿管

がよい。気管切開や浮腫を防ぐためのステロイドの全身投与は、感染を起こしやすくする。火災などによる受傷ではCO中毒の可能性があるので注意する。

気管挿管を行った場合は、分泌物や壊死した粘膜の脱落による閉塞、無気肺を防ぐため、吸引を頻回に行い、必要に応じて気管洗浄なども行う。

4．循環器管理

輸液を十分に行っていても血圧が維持できないときや、ショック離脱期には心臓を補助する目的で強心剤が使用される。少量投与で利尿作用もあるドパミンを使用する。ほかにドブタミン、ジギタリス製剤などが使用される。

5．利尿剤

ショック期には原則として使用しない。中心静脈圧が高いことや、輸液の負荷試験などを行い、腎機能が低下していることを確認し、マンニトールやフロセミドを使用する。

6．ヘモグロビン尿

II～III度熱傷では赤血球の破壊によりヘモグロビン尿(赤褐色)を起こすことがある。これは尿細管の変性壊死を起こし急性腎不全の原因となる。治療は尿量を増加させ、ハプトグロブリンを投与する。同様に赤褐色の尿のミオグロビン尿があるが、これは筋肉の破壊により起こる。治療は尿量を増加させ、炭酸水素ナトリウムの投与を行い、尿をアルカリ性にする。

7．消化器

胃拡張や急性上部消化管出血(Curling's ulcer)を起こすことがある。胃管チューブを挿入し、粘膜保護剤、H_2受容体拮抗剤の投与を行う。ショックを離脱したら、なるべく早期に経口経管栄養を開始する。

8．感染予防

広範囲熱傷では気管挿管、血管内カテーテルが留置されており、予防的にグラム陽性菌に感受性のため第一世代のセフェム系などの抗生剤を使用する。受傷後5日目以後はグラム陰性菌の感染が多いので、感染が疑われるときには、感受性の検査をして薬剤を決めるか、広域合成ペニシリン、第一・二世代セフェム剤を使用する。

3 局所処置

1．減張切開

体幹部の広範なIII度熱傷では皮膚の伸展性が悪くなり、胸郭運動が制限され換気障害を起こす。前胸部、側胸部を切開して皮膚の緊張を取り除くことを減張切開という。四肢の全周性のIII度熱傷では、組織の浮腫も加わり四肢末梢の循環障害を起こすので、神経・血管を損傷しないように側正中線に筋膜に至る減張切開を行う。電気メスを使用し、局所の緊張が緩和される深さまで切開する。後出血を起こすことがあるので十分に止血を行う。

2．軟膏治療

初期治療と同じであるが、包交時には痛みや不安のため暴れることにより熱傷の深度が進行することや、精神的苦痛を防ぐため、呼吸状態に注意しながら鎮痛剤(ケタミンなど)の静脈投与を行う。

3．温浴療法

創部を清潔にし、軟膏・壊死組織の除去を行う。36～38℃の湯で行い、入浴後は体温の低下に気をつける。

4．保温

小児は体温調整が未熟で低体温を起こしやすいので、熱傷ベッドや保育器などを使用し保温に注意する。

5．外科的壊死組織切除(デブリードマン)

広範囲の深達性II度やIII度熱傷では、壊死組織の感染によりBurn wound sepsisを起こすことがある。これは、血中には細菌が検出されないが創部感染があり、全身的には敗血症と同じ症状を起こすことである。このため、早期に壊死組織を少なくすることが感染予防、死亡率の減少につながる。

全身状態がある程度安定してから、なるべく早く壊死組織の切除を行う。超早期切除(48時間以内)、早期切除(5～7日以内)が勧められる。しかし、全身状態が不良の場合には、晩期手術(2週間以後)になることがある。あるいは、ベッドサイドで小範囲の切除を繰り返し行うこともある。

切除後は、植皮術による創閉鎖が望ましいが、困難な場合には同種皮膚移植(両親などからの皮膚の提供、スキンバンクからの凍結保存皮膚)、同種培養表皮を用いるか、人工

被覆材を使用する。

④ まとめ

　熱傷の病態の解明により広範囲熱傷の早期死亡は減少しているが、晩期の感染による死亡率はまだ高い。今後は培養皮膚などの進歩により早期創閉鎖の効果が期待される。

（曽根清昭）

5．治療あとの諸問題（保存的治療、外科療法）

　熱傷治療後で問題となるのは、主に傷あとである。色素沈着、肥厚性瘢痕については、次の項で説明するので、ここでは瘢痕拘縮について解説する。

① 瘢痕拘縮

　瘢痕拘縮とは肥厚性瘢痕が関節部位や口唇、眼瞼部などに発生して、ひきつれや運動障害を起こすことである。
　深達性II度熱傷以上の深さでは、創部全体の皮膚付属器からの表皮形成は起こらず、創周囲からの表皮形成と、創部の収縮によって創が閉鎖して治ってくる。特に関節部や、口唇、眼瞼などの皮膚の可動性のよい場所では、収縮が強く起こる。また、小児では関節支持組織が脆弱なため拘縮、変形を起こしやすい。
　瘢痕組織は成長に伴って、健常皮膚ほどには伸展しないため、小児では成長により拘縮が悪化し、変形が強度となり発育が抑制されることがあるので注意する必要がある。

② 予防・保存的治療

　熱傷の治療の際に創の収縮を防ぐため、シーネなどを使用し、拘縮を最小限に抑える。拘縮の外科的治療を行った後も、再拘縮予防のため装具による治療が必要になる。
　瘢痕拘縮の保存的治療は基本的には肥厚性瘢痕の治療と同じであるが、拘縮に対して伸展するように、装具による矯正を行う必要がある。しかし、矯正を過度に行うと、疼痛や傷ができやすいため、小児では十分に施行できないことがある。

3 手術時期

　肥厚性瘢痕の活動期(発赤や隆起が強く、痒みや痛みの強い時期)には、再発の可能性が高いため手術をしない方がよい。保存的治療を行い、発赤・隆起が消退した成熟瘢痕になってからがよい。

　手指では拘縮による機能障害を予防するため早期手術を行うことが勧められている。しかし、小児では成人と比べて不可逆性の関節拘縮を起こすことは少ないため、変形が強度であっても手術により拘縮を解除すると術後早期より運動障害が改善されることが多い。また、植皮部の成長も正常組織に比べると十分でないため、成長を待って再手術になることが多い。このため、小児では早期手術はあまり勧められない。

4 手術法

　頸部や指間部の水かき状瘢痕などの線状瘢痕の場合は、周囲が伸展性のある皮膚であれば、Z形成術やW形成術などの皮弁による手術の適応である。伸展性がやや悪く、皮弁だけで拘縮を解除できないときは、皮弁の間に植皮術を併用する。

　面状の瘢痕で拘縮が軽度のときは、瘢痕を切除して拘縮を解除し、植皮術を行う。エキスパンダー(組織拡張器)を使用し、周囲の皮膚を伸展させて、拘縮を解除してできた欠損を再建する方法もある。こちらの方が美容的には優れているが、伸展させるために痛みや時間がかかるという欠点がある。

　植皮を行う際、採皮部の瘢痕形成を考慮し、頭皮からの分層植皮が行われる場合がある。頭皮は血行にとみに上皮化が早く、毛髪が伸びてしまえば採皮部が隠されるなど理想的な条件も備えている(図42)。採皮にはフリーハンドデルマトームやパジェット電動式デルマノームが使用される。

　瘢痕が広範囲で全切除ができないときには、拘縮の方向に対して横切開を加え拘縮を解除し植皮術を行う。拘縮が解除されると、残っている肥厚性瘢痕も鎮静化してくる。再拘縮を防ぐためには、拘縮を十分に解除するように切開を加えること、辺縁をジグザグになるように作図したり、横切開部の両端をY字形にするなどの工夫が必要である。

　瘢痕を切除すると、骨、腱、神経などの重要な組織が露出する場合には、有茎皮弁や遊離皮弁などの厚い皮弁で覆う必要がある。これらの方法が困難なときは、人工真皮などを使用して、肉芽で覆ってから植皮術を行うこともある。しかし、再発を起こしやすい。

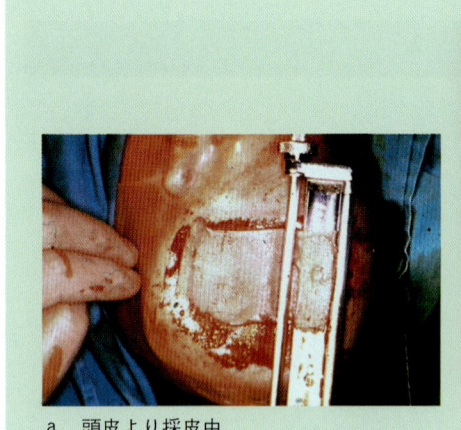

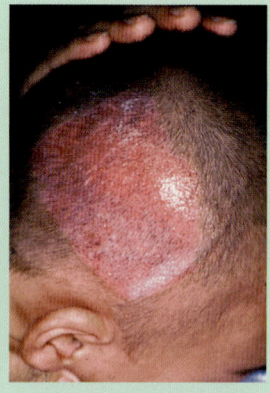

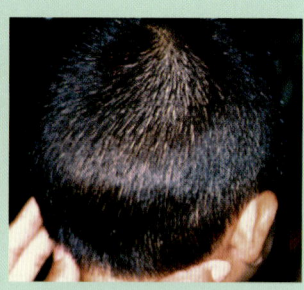

a．頭皮より採皮中。　　　　　b．採皮創が上皮化した状態。　　c．毛髪によって採皮創は隠れる。

図 42 ■頭部よりフリーハンドデルマトームによる採皮

5 主な部位での治療

1．顔面

　眼瞼が拘縮すると兎眼となり角膜障害による失明の恐れもあるため、早期に治療する必要がある。

　小児で注意すべきことは、視性刺激遮断弱視である。8～9歳頃までの幼少児では、遮眼による光の刺激がないことにより、視力障害を起こすことがある。拘縮予防のため眼瞼閉鎖術を行うときは中央部を開けておき、視覚を防げないようにする。

　鼻孔や外鼻孔は拘縮により狭少化するため、予防的に、あるいは手術後はステントなどを挿入し拘縮を防ぐ。

　口唇部も自由縁のため、拘縮により変形を起こしやすい部位であり、下口唇が外反すると食事摂取障害を起こすので、早期に手術を行った方がよい。

2．頸部

　頸部は皮膚が薄く、可動性が高いため拘縮を引き起こしやすい。二次的に口唇部の拘縮を起こすこともある。保存的治療を優先するが、運動障害が強い場合には植皮術、皮弁による手術を行う。手術後は再発予防のため、装具による伸展位の固定が6～12ヵ月必要である。

3．体幹部

　体幹部は拘縮を起こしにくい場所であり、サポーターによる圧迫療法などの保存的治

療が有効である。四肢に連続する瘢痕で拘縮を併発しているときには、手術療法が必要になる。注意するのは胸部の瘢痕で、女性の場合には、乳房の発育障害を起こすことがある。8～10歳頃までに手術を行って拘縮を解除しておく必要がある。

4．四肢

小児では拘縮を起こしやすいが、治療にも反応しやすいので、成熟瘢痕になるまで待って(待期手術)行うのがよい。この際にも再拘縮予防の装具による治療が必要である。

5．手掌部

手掌部、足底荷重部の再建には、皮膚の特徴から原則として足底部の非荷重部(土踏まず)からの全層あるいは厚めの分層植皮術がよい。ただ、小児の場合、下肢の発育が遅いので十分な大きさが採れないことがある。他部位より採皮し手術を行い、成長してから再手術を行うこともある。

全層植皮か分層植皮のどちらを行うかという問題は、理想的には皮膚成分のすべてが含まれる全層の方が優れている。しかし、採皮する大きさに制限があり、分層の方が生着率がよいため分層植皮を行うことも多い。原則的には手背部(伸展側)は分層植皮でもよいが、屈曲側は全層植皮がよい。

小児では頭部が大きく、治癒も早く、瘢痕が頭髪で隠せるため、頭皮からの分層植皮も勧められる。

6 熱傷瘢痕癌

熱傷後の瘢痕部に数十年経過してから発生する悪性腫瘍で、種類としては有棘細胞癌、基底細胞癌、悪性線維性組織球腫などがある。熱傷以外にも外傷や放射線照射後の瘢痕にもがんが発生することがあり瘢痕癌と呼ばれている。

早いものでは数年で発生することもあるが、一般に受傷年齢が若いほど潜伏期間は長くなる傾向がある。

原因は不明であるが、機械的刺激などによる炎症が繰り返されることが関係すると考えられ、下肢や頭部に多い。

発生母地としては深達性II度以上の熱傷で下部組織と癒着した硬い瘢痕が多く、植皮部や、指でつまめるような軟い瘢痕からの発生は稀である。

前癌状態としては難治性潰瘍などがある。びらん、潰瘍を繰り返すうちに徐々に拡大し、辺縁が不整となり隆起してくる。腫瘤を形成するものもある。

治療としては、拘縮や硬い瘢痕は植皮術などを行い予防的に治療しておくことが大切である。

がんと診断された場合には、一般的ながんの治療と同じである。局所を広範囲に切除

することはもちろんで、再発予防のためにも周囲の瘢痕も切除し、植皮や皮弁により被覆する。四肢では切断をせざるを得ないときもある。

必要に応じて、リンパ節郭清や化学療法を行う。

(曽根清昭)

● 参考文献
1) 島崎修次(編著)：熱傷ハンドブック．中外医学社，東京，1985．
2) 藤野豊美，田嶋定夫，波利井清紀(編)：TEXT 形成外科学．南山堂，東京，1996．
3) 平山　峻，島崎修次(編)：最新の熱傷臨床；その理論と実際．克誠堂出版，東京，1994．

6. 色素沈着、色素脱失、肥厚性瘢痕

熱傷受傷後の後遺症といえば、機能的障害である瘢痕拘縮(ひきつれ)が治療の中心となることが多い。しかし一方で熱傷は機能障害を伴わない整容的な後遺症を残すことも多い。主には色素沈着、色素脱失そして肥厚性瘢痕が挙げられる。その治療法についてはさまざまな報告があるが、確立しておらず治療効果も症例により異なることが多い。

① 色素沈着

1．原因

皮膚は外側を表皮、その下は真皮という二層に分けることができる。表皮は大部分が角化細胞より成り立ち、その最下層(基底層)に皮膚の色素であるメラニンを産生する細胞、色素細胞(メラノサイト)が角化細胞に混じって存在する。色素細胞で合成されたメラニンが周囲の細胞に分配、取り込まれて皮膚の色が構成される。

皮膚に熱傷などによる障害が発生すると、表皮の細胞からさまざまな炎症性化学伝達物質(サイトカイン、プロスタグランジンなど)が放出される。この炎症性化学伝達物質が色素細胞を刺激し、色素細胞の数の増加、メラニン生成の亢進、メラニン分配の増加などが引き起こされる。これが色素沈着である。しかし、色素沈着の発生機序についてはいまだ不明な点も多い。

2．臨床症状

皮膚が熱傷などの熱性障害を受傷すると、数時間以内に局所組織には紅斑、浮腫などの炎症反応が生じる。炎症は12〜24時間後にピークを迎え、その後は徐々に消退する。

色素沈着は炎症が消退してゆくにつれ出現してくる。そしてさらに数ヵ月、長くても1年程度で自然消失するとされている。

3．治療方針

炎症後色素沈着は前述のとおり、自然消退が期待できるため、通常は紫外線による色素細胞への余分な刺激を防ぐ目的でテープもしくは日除けクリームなどによる遮光を創面の治癒後1～6ヵ月実施し、経過観察を行う。半年以上経過し色素沈着が残存している場合は、以下のような治療法が挙げられる。

- 美白剤の外用（レチノール酸、ハイドロキノン、外用ビタミンCなど）
- ケミカルピーリング
- レーザー治療
- アブレージョン（表皮搔爬）
- 培養表皮など

> ●専門医へのコンサルトの時期
> 　創面の治癒後6ヵ月経過した段階で色素沈着が消退していない場合、専門医へ相談するのがよいだろう。また顔面、前胸部など美容的に気になる部位の場合は早めの受診が勧められる。

4．その他

受傷後、患者自身の適切なアフターケアが色素沈着の発生の予防、もしくは発生後の消退に大きく影響する。

② 色素脱失

1．原因

前述の如く、皮膚色の決定因子であるメラニン色素は色素細胞で合成される。したがって色素細胞が消失、または機能低下が起きると結果的に色素脱失となる。色素細胞は表皮の最下層（基底層）に存在するため、比較的深い熱傷、つまり深達性II度熱傷やIII度熱傷を受傷、治癒後に色素脱失を認めることが多い。

2．臨床症状

メラニンの消失、減少により皮膚の色は周辺正常皮膚に比べ白くなる（白斑）。尋常性白斑や遺伝性疾患による白斑と違い、熱傷後の白斑は進行、拡大することはない。

3．治療方針

尋常性白斑の治療に使用されるステロイドなどの外用療法は、色素細胞が消失している熱傷後の色素脱失にはほぼ無効である。

現時点で有効とされているのは主に表皮移植（吸引水疱膜、薄い分層植皮、培養表皮）や全層植皮などにより、脱色部に色素細胞を移植することで、皮膚の再着色をきたす方法である。

> ●専門医へのコンサルトの時期
>
> 毛包などの皮膚付属器官に色素細胞が残存し、表皮基底層に拡散、配列して、皮膚色が回復することもあるため、受傷後約1年経過した段階で白斑が残存していれば、専門医に相談するとよい。

3 肥厚性瘢痕(図43)

1．原因

浅い熱傷（Ⅰ度～浅達性Ⅱ度熱傷）を受傷すると、最終的に皮膚はほぼ正常に近い状態まで再生、治癒するが、深い熱傷（深達性Ⅱ度～Ⅲ度熱傷）の場合、皮膚はもと通りには再生されず、受傷部位には新生表皮の下に粗造な膠原線維（瘢痕組織）が形成される。この膠原線維が過形成され周辺皮膚より隆起した状態を肥厚性瘢痕という。

膠原線維が過形成される病因については多くの学説があり一定の見解は得られていないが、いくつかの増悪要因が共通認識として知られている。
- 創傷治癒の遷延（感染、異物、不適切な薬剤投与、繰り返す機械的刺激など）
- 関節部位の受傷により繰り返される伸縮運動
- 体質、年齢など：特に小児の場合は運動量が多い、安静にできない、ひっ掻いてしまう、膠原線維を含め細胞が活発である、皮膚が薄く損傷が深くなりやすいなどの理由もあり、肥厚性瘢痕が発生しやすい。

2．臨床症状

深い熱傷が治癒し、新しい表皮で覆われたあと、少し遅れて膠原線維の過形成が表面化してくる。通常2～6ヵ月かけて肥厚性瘢痕は増強しピークに達する。その間発赤、疼痛、瘙痒感も漸増する。その後は特に増悪因子がなければ約半年から数年かけて隆起など各症状は軽快するが、皮膚が正常化することはない。

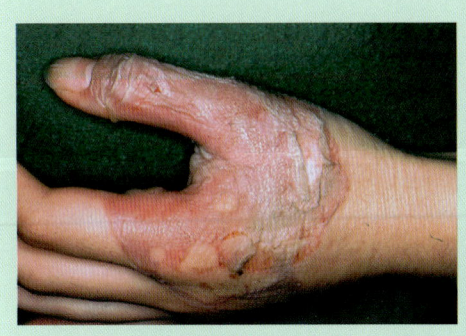

a．14歳、女性。過熱液体により受傷。受傷後5日目。水疱膜一部剥離し、白色皮膚がみえる（深達性Ⅱ度〜Ⅲ度）。その周囲は発赤、水疱膜形成を認め、Ⅰ〜浅達性Ⅱ度と思われる。

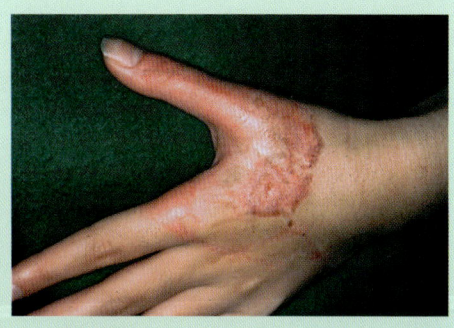

b．受傷後約1ヵ月。創はすべて上皮化した。全体に発赤が残存し、一部色素沈着も認められる。

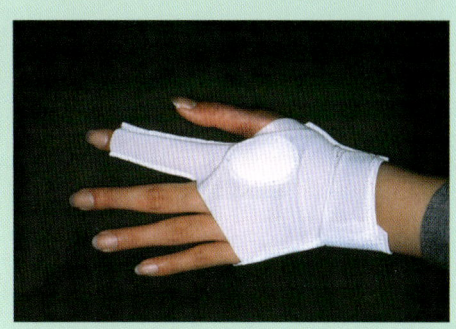

c．熱傷深度が深かった部位を圧迫するように、オーダーメードによるサポーターを装着した。

図 43 ■ 肥厚性瘢痕

3．治療方針

　前述の如く肥厚性瘢痕は変化してゆくので、各症状の増強する瘢痕の活動期には保存的治療、症状が軽快した成熟期、安定期の受傷後6ヵ月以降に外科的治療を施行するのが一般的である。これは瘢痕の活動期に手術のような組織への刺激になるような治療は、手術後肥厚性瘢痕が再発しやすいからである。しかし、肥厚性瘢痕がひきつれ（瘢痕拘縮、図44）をきたし機能障害を認めた場合は瘢痕の成熟期、安定期を待たずに減張植皮術などを行う場合もある。

1．保存的治療

・ステロイドホルモンの外用、ステロイド含有テープの貼布
・保湿剤の外用やシリコンゲルによる保湿
・スポンジ、サポーター、装具などによる圧迫
・膠原線維合成抑制薬（トラニラスト）の内服など
　上記以外に液体窒素による凍結療法やステロイドの局所注射なども効果があるとされ

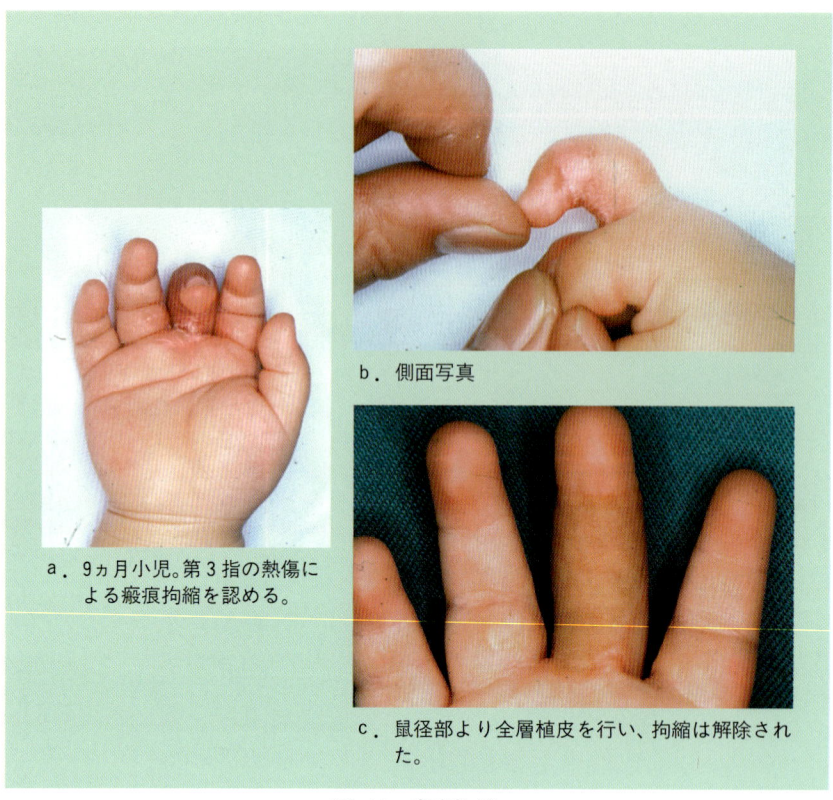

a. 9ヵ月小児。第3指の熱傷による瘢痕拘縮を認める。

b. 側面写真

c. 鼠径部より全層植皮を行い、拘縮は解除された。

図 44 ■ 瘢痕拘縮

ているが、疼痛を伴うため小児の治療には勧められない。

2. 外科的治療

手術は基本的には瘢痕組織を完全に切除し、以下ような方法で切除部をカバーする。
- 局所皮弁(Z、W 形成術など)
- 遊離皮弁
- 植皮術
- エキスパンダー法(事前に1〜2ヵ月かけて伸展させた周辺正常皮膚でカバー)

● 専門医へのコンサルトの時期
　熱傷後受傷部位が隆起してきたり、発赤、瘙痒、疼痛などの症状が継続する場合、専門医の診察を受けることを勧める。

4. その他

肥厚性瘢痕の発生は熱傷深度から予測できるため、創面の治癒後より予防的治療を行

い、諸症状の軽減をはかることができる。具体的には体幹、四肢などで比較的平坦な部位の場合、サポーターによる圧迫療法が有効である。また、各種装具による手指の伸展、指間の圧迫なども重要である。装具は患者個人の体型に合わせ、専門技師による採寸、オーダーメードが行われている施設もある。

（大原博敏、曽根清昭）

7．炊飯器熱傷、化学熱傷、電撃傷について

　小児における熱傷の受傷原因において炊飯器熱傷、化学熱傷、電撃傷は比較的稀ではあるが、小児特有の行動パターンや知能の発育レベル、特殊な生活環境（乳幼児では屋内での活動時間が多いなど）が関連している。しかも、大人が目を離しているときに受傷することが多いため、小児の行動パターンを理解、予測すれば、ほとんどの事故を防ぐことが可能と思われる。

① 炊飯器熱傷(図45)

1．原因

　炊飯器から発生する水蒸気に興味をもち、蒸気吹き出し口に手をかざしたり、塞ごうとしたりすることによって受傷する。

2．臨床症状

　受傷部位は手掌、指掌側がほとんどである。手指の場合、水蒸気が指の間の隙間を通過するため、熱傷が指の側面（指間）に及んでいることがあり、診察の際には注意が必要である。

3．治療方針

　基本的には通常の熱傷と同様に、熱傷深度に合わせた治療を行う。炊飯器熱傷に限ったことではないが、乳幼児は手指を屈曲している（握っている）状態が多いことも関連し、指関節の屈曲拘縮が発生しやすい。したがって、受傷部位がある程度治癒し、創面の保護材料（ガーゼなど）が少なくなったら、シーネ（添え木）などを使用し、手指を伸展した状態にさせておくことが拘縮予防に重要である。拘縮が発生し、手指の機能障害を認めた場合は皮弁形成や、植皮術による拘縮解除が必要である。

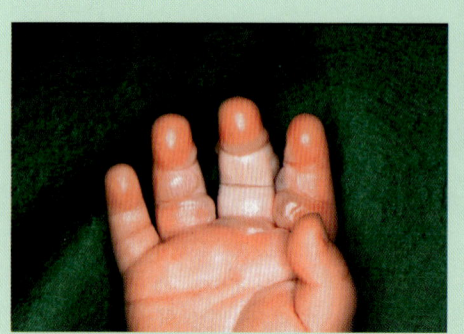

a．9ヵ月男児。炊飯器熱傷。受傷後2日目。右手第3指を中心に、第2、4指側面にも水疱形成が認められる。

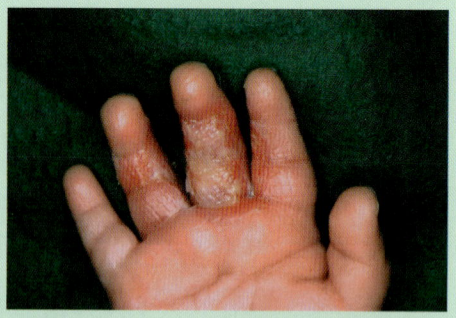

b．受傷後9日目。創の辺縁から上皮化が始まっている。

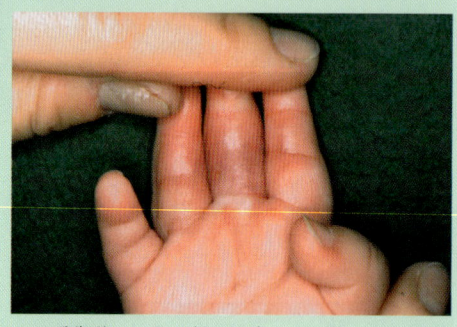

c．受傷後1ヵ月。創は治癒したが第3指の拘縮が始まっている。

図 45 ■ 炊飯器熱傷

● 専門医へのコンサルトの時期

受傷後はなるべく早期に専門医を受診することが望ましい。

専門医以外に治療を受け、傷が既に治癒した場合でも、拘縮や肥厚性瘢痕の発生の有無を確認するためにも専門医の受診は必要である。

4．その他

一般的なことだが、炊飯器を子どもの手の届く高さに置かないなど、大人が注意をしていれば未然に防ぐことはできるだろう。

② 化学熱傷

1．原因

家庭内の各種洗浄剤や、バッテリー液などに含まれる酸、アルカリに誤って接触し受傷してしまうか、もしくは学童の場合、理科の実験中に受傷することがある。

通常の熱傷は熱による組織の損傷だが、化学熱傷は化学物質と人体組織に化学反応が発生することによる損傷である。

2．臨床症状

酸との接触は蛋白変性をきたし、組織は凝固、壊死する。軽傷の場合は紅斑や水疱を認めるが、重症の場合、黒色変化、痂皮化を認めることがある。アルカリの場合、組織中の蛋白と結合して壊死、腐蝕をきたす。またアルカリは水溶性なので、皮膚深部へ容易に浸透するため、その損傷は酸よりも深達性がある。したがって、アルカリは接触直後は痛みも少なく、軽傷のようにみえても、原因物質が組織内に残留し、後に初診時に予期しなかった症状や後遺症をきたすことが多い。

3．治療方針

とにかく流水で洗い流す(洗浄)ことである。酸、アルカリを問わず1時間以上の洗浄が望ましいとされている。最低でも受傷してから15分間は洗い流してから、医療機関を受診する。洗浄には原因物質の希釈と除去の効果がある。その後は一般の熱傷深度に合わせた治療を行う。また、酸とアルカリで中和できると思いがちだが、中和による化学反応で熱が発生し、損傷が拡大する恐れがあるため、原則的に中和剤は使用しない。

●専門医へのコンサルトの時期
受傷後はなるべく早期に専門医を受診することが望ましい。

4．その他

眼に入った場合も同じく洗浄が重要である。最悪の場合、失明することもあるので、早期に眼科受診が必要である。

誤飲した場合、口腔粘膜や食道、胃などの上部消化管に化学熱傷が発生する。最悪の場合、穿孔(胃などに穴が開く)することもある。体表の損傷と違って消化管の洗浄は困難で、胃洗浄も穿孔発生後に知らずに行うと、洗浄液が消化管外(胸腔内、腹腔内)に漏れてしまうため、施行は慎重に判断する必要がある。また催吐(吐かせる)も原因物質が

逆流し食道に再度接触する可能性や、気管、肺への逆流も考えられるので行ってはいけない。誤飲したときはまず牛乳、なければ水を飲ませて、濃度を薄めることが第一処置とされている。

③ 電撃傷

1．原因

　人体に電流が流れることによって起きる損傷を電撃傷という。損傷が起きる主な原因は、電流が人体を流れる際に組織の電気抵抗によって熱が発生するためである。人体組織では骨、皮膚、神経、筋肉、血管の順に電気抵抗が大きいため、皮膚損傷が軽微にみえても、骨の周辺で損傷が起きていることがある。

　乳幼児の場合、なんでも口に入れよう、物を握ろうとする時期があり、コンセントや電気の裸コードが口と接触したために起こる口唇や手掌の電撃傷が小児の電撃傷で特徴的である(図46)。

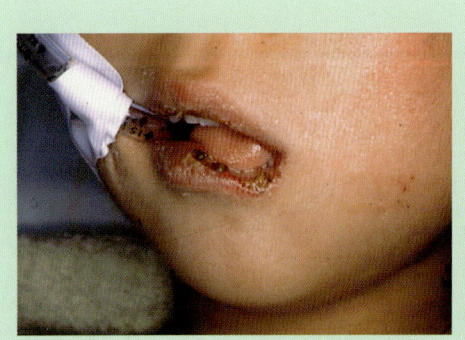

　a．4歳、男児。左口角の欠損を認める。　　b．舌弁による再建術を施行し、下口唇の形態は良好に再現された。

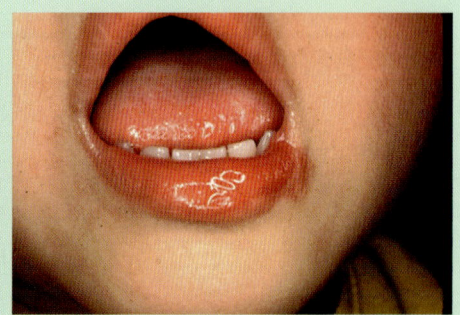

図 46 ■ 口唇電撃傷

2．臨床症状

　電気の流入部と流出部は電流が集中するため、熱による皮膚損傷が発生しやすい(これを電撃斑という)。また骨、神経、血管などに通電による損傷が発生していた場合、受傷後数日してから深部組織の壊死が発覚、進行することがあり、電撃傷が深達性、進行性であることは稀ではない。

3．治療方針

　基本的には通常の熱傷深度に合わせた治療を行うが、電撃傷は血栓形成により受傷範

囲が進行していくため深度の判定は難しい。また深達性であった場合、皮膚の損傷に比べ、深部の損傷が進んでいることがあり、継続した診察が重要である。

　口唇電撃傷の場合、機能的、整容的に重要な場所であるため、治療には慎重を要する。一般に口唇は血流豊富なので、壊死組織の切除は最小限にとどめ、軟膏などによる保存的治療で様子をみる。稀に損傷の進行が口唇動脈に波及し、予想外の出血をきたすこともあるので、受傷後数日間は入院加療を勧める。治癒後に変形、瘢痕拘縮(ひきつれ)が残ることもあり、その場合、赤唇伸展皮弁や舌弁などを利用した口唇形成術が必要になる。

●専門医へのコンサルトの時期
　前述のように、電撃傷は深達性、進行性となりやすいため、できるだけ早期に専門医を受診し、損傷の程度を継続して観察する必要がある。

4．その他

　電撃傷では俗に感電死といわれる心停止、呼吸停止をきたすことがある。また心臓のリズムに乱れが発生し、持続してしまい(心室細動、心房細動など)心停止に至ることもある。これらの変化は通常受傷直後に起こるため、事故現場での心肺蘇生術が重要である。受傷後間もなく医療機関を受診した場合は、心電図モニターの確認が必須である。

　乳幼児においては、家庭内のコンセント差し込み口、電気コードなどがちょうど触りやすい高さにあるため、コンセントキャップを利用するなど、細心の注意が必要となる。

（大原博敏、曽根清昭）

Ⅳ 外傷

1. 小児の外傷の特徴（顔面・躯幹・四肢）

① 頭部・顔面

　小児外傷の受傷機転は、成人同様、交通事故や転落などによる鈍的外傷と熱傷がほとんどである。小児は成人に比して身体全体に占める頭部の割合が大きいという解剖学的な特長を有する。成人では身長対頭長比が約7.5：1であるのに対し、乳児期では4：1である[1]（図47）。運動機能に関しては、一般的に1歳までに自立歩行を始め、1歳半頃には走ることができるようになる[1]。3歳までに階段を昇ることができるようになるが、階段を降りることができるようになるのは4歳頃である。また、3歳までに片足立ちができ、5歳までに片足飛びができるようになる。このように小児では、不安定な体型のため転倒しやすいことに加え、運動機能の未発達という観点からも、必然的に転倒・転落による頭部外傷の割合が高くなる。転倒したときの顔面受傷部位は乳児では額部、幼児では下顎部、学童期は口唇が多い傾向がある。

　頭皮は薄く皮下組織・骨膜も繊細で、それらの結合も成人より脆弱であり、少しの外力でも開放損傷ができやすい。皮膚や骨膜が剥がれやすいため、皮下血腫、骨膜血腫ができやすいとされている[2]。また、循環血液量が少ないため、少量の出血でも貧血になり

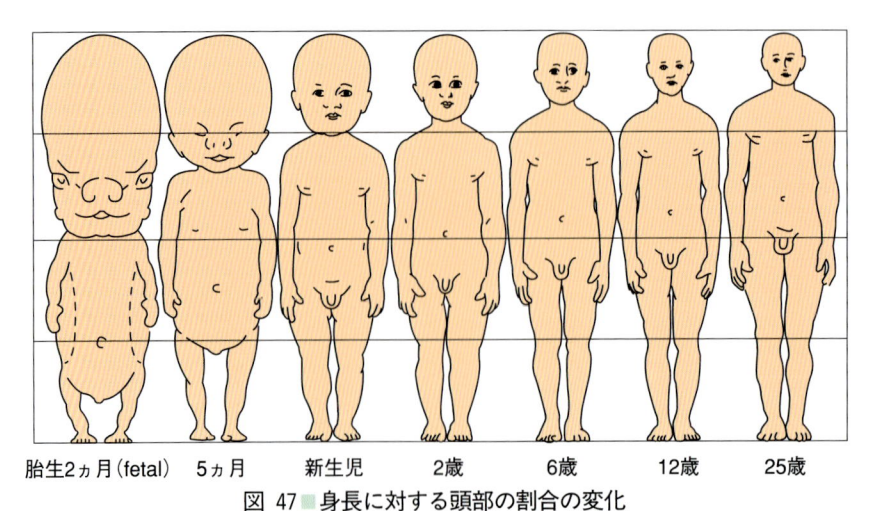

図47 ■ 身長に対する頭部の割合の変化
（Robbins WJ, Brody S, Hogan AG, et al：Growth. New Haven, Yale University Press, permission of publisher 1928 より引用）

表 5 ■ 小児用 Glasgow Coma Scale

—E；開眼—		
スケール	0〜1歳	>1歳
4	自発的に	自発的に
3	大声により	言葉により
2	痛み刺激により	痛み刺激により
1	開眼しない	開眼しない

—V：最良の言語音声反応—			
スケール	0〜2歳	2〜5歳	>5歳
5	理由のある啼泣 笑い、喃語	適切な単語 おしゃべり	見当識あり
4	啼泣	意味のない単語	会話の混乱
3	混乱した啼泣	啼泣/叫び	不適当な言葉
2	うめき	うめき	意味不明の発声
1	発声がみられない	発声がみられない	発声がみられない

—M：最良の運動反応—		
スケール	0〜1歳	>1歳
6	-------------	指示に従う
5	刺激部位に手足をもってくる	刺激部位に手足をもってくる
4	四肢を逃避させる	四肢を逃避させる
3	上肢を異常屈曲させる	上肢を異常屈曲させる
2	四肢を異常伸展させる	四肢を異常伸展させる
1	まったく動かさない	まったく動かさない

(Emergency pediatrics. 5 th. ed, P 49 を改変して引用)

やすい。

　顔面外傷では、頭部打撲を伴っていることも多く、3歳以下の乳幼児においては会話が不可能なため意識レベルの評価は困難であり、種々の所見を総合して判断する必要がある。そして、時に脳神経外科医などの専門医へのコンサルトが必要となってくることもある。また、出血の目立つ顔面にのみ気を取られてしまい、他の部位の損傷（特に鈍的外傷）の発見が遅れないように気をつけなくてはならない。頭部打撲が疑われる場合には、頭部CT・X線写真などが必要となるが、乳幼児では暴れてしまい、撮影ができないことが多い。頭部CTは、一般的には神経症状の変化［(Glasgow Coma Scale（表5)にて14点未満］や痙攣、頭蓋底骨折の疑いなどがある場合には必ず施行する。

　顔面は特に外観が重要視される部位であり、創傷として治癒するだけでは不十分である。いかに瘢痕を目立たないように治すかということが大切である。また眼瞼や手部など機能的に重要な役割を果たしている部位ではその機能をできるだけもとどおり再建することが目標となる。

　創部の深部へ異物が埋入している場合も多い。そのため、受傷時の状況を聞き出す必要がある。しかし、小児の場合は本人より聞き出すことが難しいことも多く、目撃者や周囲の状況から推測することも重要である。眼瞼・眼窩部では眼球損傷の危険が大きいため、少しでも疑われる場合には眼科医へのコンサルトが必要である。

　挫創に対しては、基本的には成人の場合と同じ処置を施行する。しかし、局所麻酔・縫合処置などの際に暴れると却って危険であり、気をつけなくてはならない。創部の感

染予防のために抗生剤を投与するのが一般的であるが、特に乳幼児では、薬物アレルギーや投与量に注意が必要である。

② 躯幹

小児の肋骨・軟骨は柔軟であり、筋肉・脂肪も未発達であるため、外力が直接的に内臓器に作用しやすい。成人と異なり、小児の肝臓・膵臓は肋骨で保護されておらず、支持性にも乏しい[3]。圧痛のある部位は常に臓器損傷を念頭において診察を行い、必要に応じて、画像検査を施行する。

③ 四肢

四肢に関しては、露出部である手部の外傷の頻度が高いとされている。骨折を伴う場合には安易に創の閉鎖をしてはならない。またそのほか、神経血管損傷の有無、コンパートメント症候群が重要であり、これらの場合は整形外科医へのコンサルトが必要となる。

(田中　宝、服部典子)

●文献

1) Behrman ER：Nelson Textbook of Pediatrics. Bralow L, 14 th ed, pp 15-28, pp 1521-1524, Saunders, Philadelphia, 1992.
2) 黒田清司, 谷口　繁：小児頭部外傷の特徴. 救急医学 21：346-348, 1997.
3) 日本外傷学会研修コース開発委員会：外傷初期診療ガイドライン JATEC. 日本外傷学会・日本救急医学会 (監修), 第1版, pp 125-137, へるす出版, 東京, 2002.

2. 傷の処置、デブリードマン、閉鎖

① 汚染創と感染創

汚染創とは、土やアスファルトの粒子、あるいはガラス片などの異物によって創内が汚染されてはいるが、洗浄やデブリードマンにより清潔な創として扱い、一期的に縫合処置などが可能となる創のことであり、多くの受傷直後の創がこれにあたる。一方、感染創とは既に感染が生じ、炎症所見を認める創のことである。一般に、golden time である 6〜8 時間を経過した創は感染創として扱う方が安全であるが、受傷機転、受傷部位、創部の状態などにより、創部の汚染状況が異なるため、一概にはいえず、頭部、顔面な

ど血流のよい部位では 12 時間程度を golden time として扱うこともある。

② 創処置の前に行うこと

1．止血

　創処置を行う前に、全身状態を把握することが重要である。バイタルサイン、意識状態などに問題がなければ、創部の状態の観察に移る。創部からの出血があれば止血を行う。通常、創部にガーゼを当てて圧迫止血を行えば、大抵の血管からの出血は抑えることができる。動脈性の出血が強く、局所の圧迫のみでは止血困難な場合は、結紮止血あるいはバイポーラーなどを用いた凝固止血を行う。出血している動脈の中枢側を圧迫し、出血の勢いを弱めると、部位を特定しやすく止血が容易となる。結紮止血を行うときは、モスキートペアンなどの鉗子を用いて出血している血管を把持し、絹糸で結紮する。四肢の動脈性出血の場合は、ターニケットや血圧測定用のマンシェットで駆血するのも効果的である。

2．局所状態の把握

　止血後、創部を直視下によく観察し、神経、血管、筋肉、腱などの損傷状況を把握することが大切である。また、局所麻酔薬を使用する前に、知覚、運動障害の有無、血行障害の有無を確認しなければならない。

3．抗生剤の投与

　汚染創に付着した菌を同定するにはその培養に数日を要するため一般的に感染頻度の高い黄色ブドウ球菌、表皮ブドウ球菌、大腸菌などを念頭において、ペニシリン系や第一、二世代のセフェム系抗生剤を、できれば受傷後 3 時間以内に投与する。もちろん汚染が軽度の症例では、内服投与でもかまわない。

4．破傷風予防

　破傷風菌の産生する外毒素は致命的な強直性痙攣を引き起こす。明らかな創部の汚染、挫滅がなくても発症することがあるので注意が必要である。破傷風トキソイドは通常、1、6、12 歳時の 3 回接種されるが、一般に 4〜5 年で抗体価が低下するため、高校生以上の患者には、破傷風トキソイド 0.5 cc を筋注しておいた方が安全である。

3 創処置

1．創の洗浄

　この操作は疼痛を伴うため、他章に詳述されているように局所麻酔、ブロック麻酔あるいは全身麻酔が必要となる場合が多い。

　まず、創周囲の健常皮膚の洗浄を行う（これを scrubbing という）。イソジン®、ヒビテン® などの消毒薬を用い、ブラシやガーゼで洗う。基本的に消毒薬は細胞毒性を有するため、創内に薬液が入らないように注意する。続いて、創内の洗浄を行うが（これを washing という）、これには多量の生理食塩水を用いる。圧をかけて勢いよく洗浄することで、異物を洗い流す。創は通常、ガーゼで拭く程度にとどめるが、アスファルトの粒子が混入している場合や、著しい感染を認める場合などは、歯ブラシなどでこするのも有効である。

2．デブリードマン

　デブリードマンとは、創感染を予防するために、汚染や挫滅の著しい組織や、血行が乏しく壊死に陥りそうな組織を切除することである。但し、どこまで切除するかを正確に見極めることは困難であり、場合によっては、primary でのデブリードマンは最小限にとどめ、壊死範囲を確認してから、後日、デブリードマンを追加することもある。特に眼瞼のデブリードマンは慎重に行うべきである。

　一般的にいって、日常診療でよく目にする切創や割創で、デブリードマンを必要とすることはあまりなく、高度の挫滅を伴う圧挫創や組織欠損創の場合に必要となるケースが多い。

3．縫合すべきか、開放創とすべきか

　多くの新鮮外傷は、創の洗浄、デブリードマン後に一期的に創閉鎖が可能であるが、以下のような場合は、開放創とする方が安全である。

1．golden time を過ぎた創の場合

　創の洗浄、デブリードマンを行うまでに、6～8 時間以上経過した創を感染創と言い切ることはできないので、場合によって縫合することもあるが、開放創のまま肉芽形成を待ち、感染がないことを確認してから、二期的に創を閉鎖した方が無難である。

2．咬傷、あるいは釘などによる刺傷の場合

　刺入部の傷が小さくても、創は深部まで及んでいることが多い。脂肪層は皮膚と比べ

て血流が乏しく、感染に対する防御能が弱いため、開放創とすることが望ましい。たとえ創が長く、rough に縫合することを選択した場合でも、創が閉鎖してしまわぬよう、ペンローズドレーンなどを挿入し、しっかりとドレナージさせることが重要である。

3．顔面、手の皮膚欠損創

軽度な皮膚欠損創であれば縫縮できることも多いが、眼瞼、口唇などの自由縁は縫縮することにより変形をきたす場合がある。また手も同様に縫縮により、機能障害を生じる可能性があるため、皮弁などによる再建を考慮に入れて、創処置を行わなければならない。

4．創の閉鎖

一期的に縫合する場合、以下の点に留意すべきである。
①止血を完全に行い、また血腫を形成しないように、皮下縫合をかけて死腔を残さない。
②皮膚の表面に段差をつくらない。また後々、幅広の瘢痕にならないように真皮縫合を行い、創縁を外反させる方がよい（顔面、頸部は外反までは必要ない）。
③皮下剝離、皮下縫合、真皮縫合などを行い、創縁にかかる緊張をとる。また、この際、愛護的な操作を心がけ、後々の瘢痕形成を最小限にとどめる。
④創処置後の出血および血腫形成、感染の可能性が疑われる場合は、積極的にドレーンを留置する。
⑤縫合糸痕を残さないよう、適切な時期に抜糸を行う。

（島田卓治）

3．創内異物および外傷性刺青

1　疾患の全体的な解説、疾患の概念・病因

受傷によって皮膚・皮下に異物が埋入すると、創の感染や創治癒の遷延につながり瘢痕を残す原因となる。皮内皮下に、石、ガラス、木片などの異物が埋入したまま治癒すると瘢痕による硬結を触れるのみでなく、後年の摘出に際しては異物の場所が把握できずに苦労することがある。爆発物による爆粉沈着による創内異物も後療法に難渋し、異物肉芽腫として感染・軽快を繰り返し表皮囊腫など他疾患との鑑別が困難なこともある。また、擦過傷に土砂などの細かい異物がびまん性に埋入したまま上皮化すると外傷性刺

青となる。

こうした創内異物を残すことなく創治癒をはかるには、可及的に異物を除去することが肝要で、異物の存在を意識した受傷後早期の創処置が必要である。具体的には、①X線写真によって大きな異物の有無をチェックする、②創面をガーゼなどで軽くこすりながら生理的食塩水で十分に洗浄する、③必要に応じて局所麻酔下のブラッシングや異物摘出を試みる、といった留意事項が挙げられる。

救急外来における小児処置はマニュアルどおりには行えず、創洗浄すら困難なことも少なくない。しかしながら、外傷による創内異物の存在を推察するには、受傷機転および受傷状況の把握に十分努める必要がある。

② 創内異物

小さなガラス片、プラスチック、木製の異物などは、単純X線写真では確認できないことがあるので、受傷機転をよく聞き取るか、CT撮影でCT値を変えて異物の有無を確認する。

症例 転倒により眼窩内に箸を突き刺した症例。折れた箸の先端が眼窩にあることが長年認識されずにいた。同部に炎症性肉芽が時折形成されたが、感染性粉瘤として処置されていた（図48）。

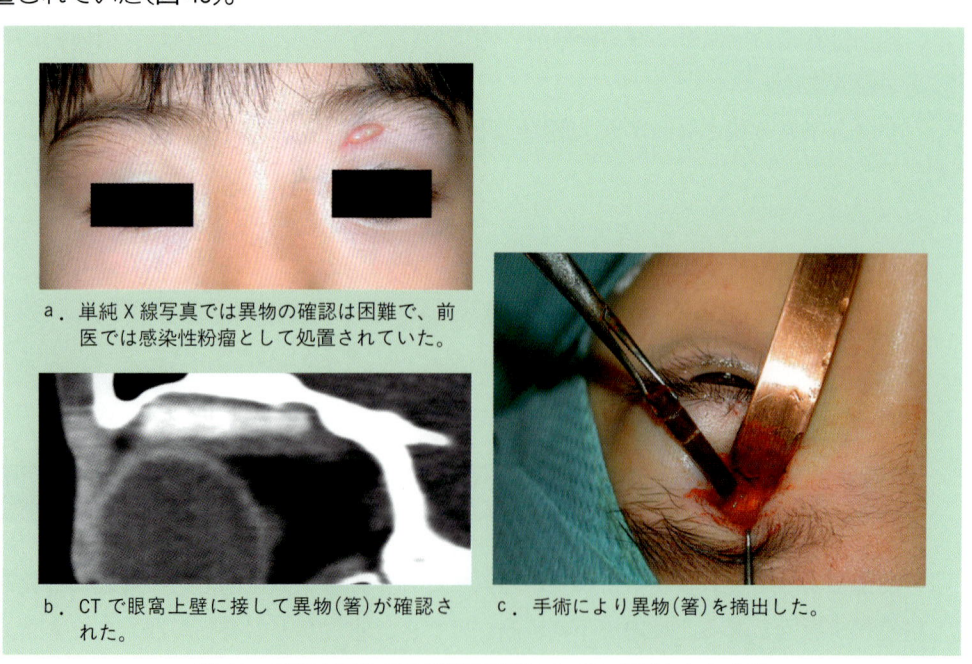

a．単純X線写真では異物の確認は困難で、前医では感染性粉瘤として処置されていた。

b．CTで眼窩上壁に接して異物（箸）が確認された。

c．手術により異物（箸）を摘出した。

図48 ■ 眼窩内異物（箸）が長年認識されずに放置された症例

③ 外傷性刺青（図49）

　新鮮創治療の際に創の洗浄やデブリードマンが十分行われずに上皮化すると、皮下に異物が残存し創瘢痕が青くみえる。細かな異物が真皮深層に散在するため、散乱によって青色調に観察される。外傷性刺青の治療は主にレーザー治療が行われるが、顕微鏡下での異物除去や、比較的深い層に残存した異物はアブレージョンや皮膚切削術も行われる（コラム「外傷性刺青」の項、367頁を参照）。

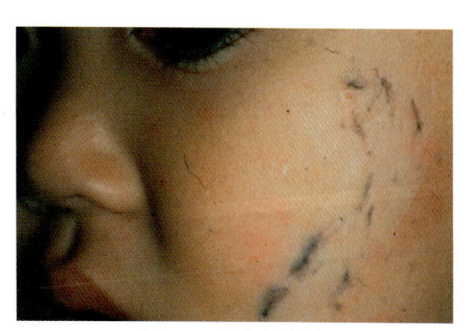

図 49 ■ 外傷性刺青

（緒方寿夫）

●参考文献

1) 石井直広，深津雅史，中西雄二：ブラッシングの効果に乏しかった新鮮外傷性刺青に対しロングパルスアレキサンドライトレーザーの照射を行った1例．日本形成外科学会会誌 23(6)：381-384, 2003．

COLUMN ◆爆粉沈着症

　爆発物による被爆外傷では、細かな爆粉が皮内、皮下に無数に埋入する。受傷後処置は可及的に異物をブラッシングなどで除去することが必要であるが、すべての除去は困難で、創治癒後に、目立つ部分をアブレージョンやレーザー治療で対応することとなる。

---

4. 動物咬創

① 疾患の全体的な解説

　動物による咬傷の中では犬によるものが最も頻度が高く、そのほとんどがペットによる被害である。小児は特に受傷しやすく、10歳以下の小児が全体の1/4を占める[1]。一般的に咬傷部位は四肢、特に右上肢に多い。しかし年齢が低いほど頭部、顔面、頸部を多く受傷する傾向がある。警戒心が乏しく種々のものに興味を示す時期に受傷することが

多いと考察されている[2]。ネズミによる咬創は新生児期にミルクが口に付着したまま放置された場合に起きることがある。

② 臨床症状

症状は puncture wound（パンクチャーウンド）といわれる小さな穴状のものから組織欠損を伴うもの、骨折を合併するものまで多彩である。受傷部は出血、浮腫がみられるが受傷直後では感染徴候は明らかではない。顔面部の組織欠損は犬を抱きかかえて頬ずりなどをしたときに咬まれることが多く、口唇、頬部、外鼻などに好発しヒトに咬まれた場合は耳に好発する。これらは一次修復不可能である。四肢の深い犬咬創では神経、筋肉、腱、関節の損傷がみられることがあり、これらにより運動障害が起こる。犬の口腔内からは *Streptococcus* 92%、*Staphylococcus* 86%、大腸菌群 78%、*Candida* 26%、*Clostridium perfringens* 12%、*Pasteurella multocida* 8%など数多くの病原微生物が検出される[3]。これらの感染により後日軟部組織の壊死が進行したり、蜂窩織炎、化膿性関節炎、骨髄炎、敗血症を併発することがある。

③ 治療方針

新鮮例ではまず、大量の生理食塩水にて洗浄を行いながら創部を観察する。洗浄処置は患児の苦痛を強いることになるが、洗浄処置の重要性を親に理解してもらい局所麻酔かまたは無麻酔で行う。パンクチャーウンドの場合や深い傷に対しては注射器の先を傷口の中に差し込み勢いよく噴出させ高圧洗浄を行う。

拍動する出血を認めるときは圧迫または結紮にて止血する。

顔面では血流がよく比較的感染に強いので、組織欠損を伴わない場合に皮膚を一層縫合することも可能である。その場合はこまめに外来診察を行い、膿瘍を認めた時点で抜糸し開放創として消毒処置を行う。

四肢では関節包や筋膜に損傷を認めても縫合を行わない。関節内への傷の穿通を見逃したり安易に縫合することにより敗血症性関節炎を起こすことがある。皮膚欠損を伴わない場合でも炎症所見の消失または軽減がみられてから縫合を行うか開放療法のまま治癒させる。小児の場合、創部の安静が保てないため副木による固定を行い患肢を挙上し浮腫の軽減をはかる。

壊死組織、異物がある場合はこれを除去し、異物、骨折が疑われる場合はX線撮影を行う。傷が骨に達する場合もX線撮影を行い、経過中骨髄炎が疑われるときの対照とする。

組織欠損がある場合は軟膏にて創面を湿潤環境に保ち密閉せずに創部を保護する。軟部組織欠損のうち口唇や指の先は保存的治療だけでも非常によく再生される。手術治療

は受傷後数日経過し、局所の感染徴候が落ちついている時期に行う。
　組織欠損に対する再建症例を示す。

症例1　右頰部犬咬創。皮膚欠損に対して下顎部の皮下茎皮弁を移動した（図50）。

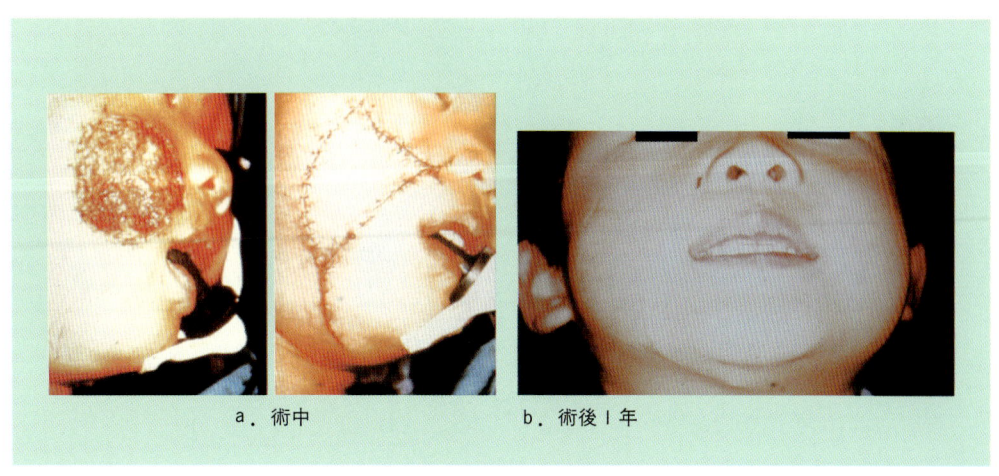

a．術中　　　　b．術後1年

図 50 ■ 症例1（犬咬創）

症例2　上口唇犬咬創。組織欠損は舌弁で再建（図51）。

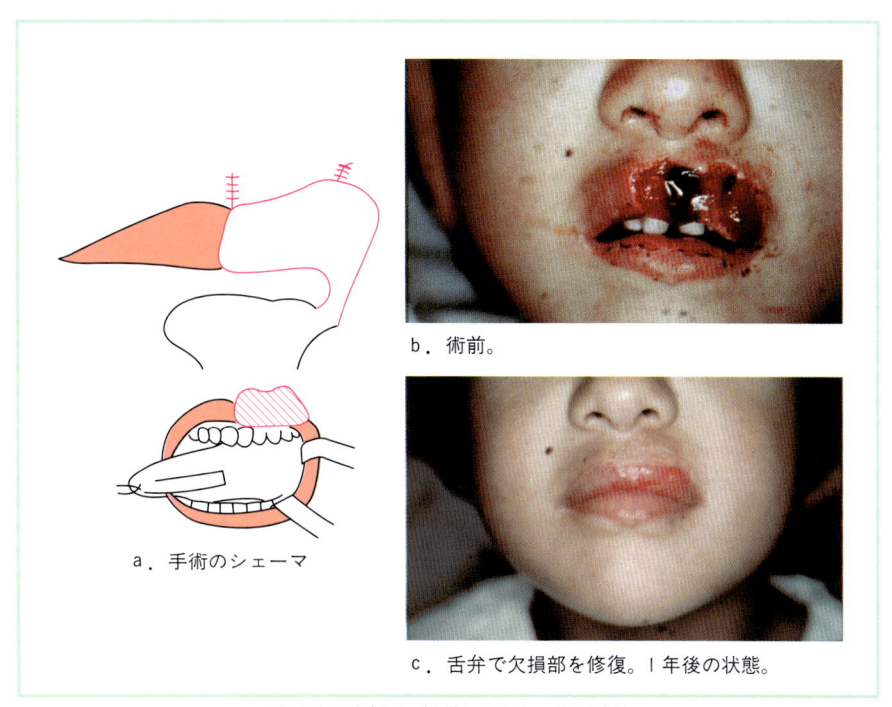

a．手術のシェーマ

b．術前。

c．舌弁で欠損部を修復。1年後の状態。

図 51 ■ 症例2（4歳、男子。犬咬創）

症例3 ネズミ咬創。頬部皮膚欠損は回転皮弁にて修復（図52）。

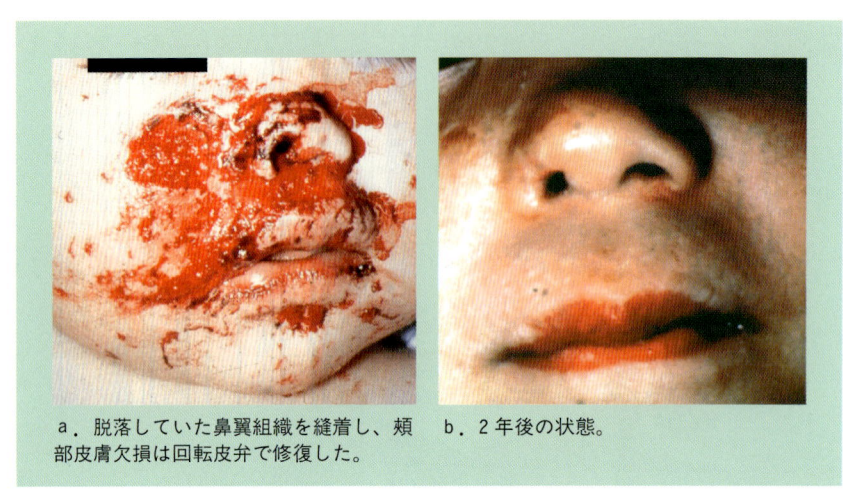

a．脱落していた鼻翼組織を縫着し、頬部皮膚欠損は回転皮弁で修復した。
b．2年後の状態。

図52 ■ 症例3（3歳、女子。ネズミによる咬創）

　犬の口腔内細菌のうち感染症として重要なものは *Pasteurella multocida*（パスツレラ・マルトシダ）、*Staphylococcus aureus*（黄色ブドウ球菌）、嫌気性菌である。パスツレラ・マルトシダ、嫌気性菌にはβラクタムが有効である。予防的に抗生剤を投与する場合は広域スペクトルのものを選択する。

　破傷風トキソイドはDTP 3種混合ワクチンの形で接種されているはずであるが、接種歴が不明の場合には破傷風トキソイド0.5 ml を皮下注射する[4]。破傷風菌は偏性嫌気性菌であるため深い傷で発病することがほとんどであるが、好気性菌との混合感染があれば浅い傷がもとで発病することもある[5]。

　狂犬病予防法により飼育犬は狂犬病予防注射を受けることが義務づけられている。そのため1957年以降国内での狂犬病発生はない。しかし1970年にネパールで犬に咬まれ帰国後発症した例が1例のみみられる。狂犬病に感染する危険があるのは狂犬病に発病した犬、または発病3日前以降の犬に咬まれた場合である。通常犬は狂犬病発病後7日以内に死亡するので被害後10日間加害犬を観察して狂犬病の発病がなければ感染の心配はない。以上の事情を親に説明しても、予防注射の接種が不明の犬に咬まれたなどの理由でワクチンの注射を希望する場合は組織培養不活化ワクチンの曝露後免疫を行う[6]。

4　予後

　経過中に局所の腫脹の悪化、発熱がみられる場合は局所、血液中の細菌検査を行い入院にて経静脈的抗菌剤の投与を行う。四肢受傷の場合は患肢を安静に保つ。コンパートメント症候群、敗血症などに注意し厳重に管理する。

創部が治癒した後は傷跡を残すことが多い。患児の希望に応じて適宜修正術を行う。

傷跡の修正術を行った後も局所のはれぼったさや違和感が続くことがある。長期経過観察してもまったく改善がみられないものもあるので、修正術の際は100％もとには戻らない旨をしっかり説明する必要がある。

（田中　宝）

● 文献

1) 小薗喜久夫，横田和典，西村　篤，ほか：犬咬傷138例の検討．形成外科 40(3)：259-264, 1997.
2) 安藤和正，中村雄幸，酒井成美：咬傷による組織欠損とその修復再建の経験．形成外科 30：426-432, 1987.
3) 森田幸雄，小野敏夫，宮下浩司，ほか：犬の口腔内における人畜共通感染症起因菌の検索．日獣会誌 46：593-597, 1993.
4) 高山直秀：小児科診療．第62巻増刊号, pp 96-95, 1999.
5) 高山直秀：当院予防接種外来における国内犬咬傷後狂犬病ワクチン接種者の検討．小児科臨床 50巻(5)：999-1002, 1997.
6) 力富直人：図解救急・応急処置ガイド　日常診療に必要な応急処置　犬咬傷．猫咬傷．Medical Practice 15巻臨時増刊号, pp 104-106, 1998.

5. 傷を綺麗に治すための工夫

　傷ができると傷あとが残る。しかし体質によっても異なるが傷ができたあとの処置が適切だと、傷がほとんどわからなくなるぐらいきれいに治ったり、あるいは不適切な治療により傷が広くなったり、隆起したり、目立つ傷あととして残ってしまうこともある。表皮と真皮を含めたごく薄い擦傷（擦過傷）は適切な処置を行うとほとんどあとがわからなくなるが、細菌感染を伴うと傷が深くなり、後に目立つ傷あととしてわかるようになることもある。

　傷をつくってしまったときにまず行うことは、傷の十分な洗浄である。土や砂などが傷に入ったまま傷が治ってしまうと外傷性刺青といって入れ墨の状態になって残ってしまう。

　ナイフなどで切ったような切り口がきれいな傷は、そのまま縫合してもよいが、挫滅した創縁の傷はきれいな切り口になるように、麻酔をした後にメスできれいな切り口にしてから縫合した方が傷はきれいに治る。また、十分に洗浄、デブリードマンを行ったあとならば、透明なナイロンの糸で真皮縫合を行った方が傷はきれいに治るが、幼少児でじっとしていられない場合は、局所麻酔下にここまでの処置を行うことは困難なことが多く、洗浄後、一層の皮膚縫合、または滅菌したテープ（steri-stripなど）によるテーピングだけでもきれいに治ることが多い。眼瞼部は皮膚が薄く、傷がきれいに治りやすい部位であり、真皮縫合は必要がない。抜糸は顔面では縫合後4〜5日、体幹では1週間、

四肢では傷が開きやすいので、2週間後に行う。傷が完全に落ち着くまでは6ヵ月間かかるといわれているので、抜糸したままにしておくと傷の幅が広がって治ってしまう。このため抜糸したあとはテーピングを3ヵ月間行う。毎日テープを貼り替えていると、皮膚が痛んでしまうので、1週間に1度程度、テープが自然と剥がれてきたらというくらいのつもりで貼り替える。テープが合わなくてテープかぶれを起こすことがしばしばあるが、そのままテーピングを続行すると色素沈着を起こしてしまうので、この際はテーピングを一時中止して、ステロイド含有軟膏を2〜3日使用し、かぶれが落ち着いたらトラニラストやアスコルビン酸原末（ビタミンC）の内服も効果がある。遮光のためテーピングを行う。

いずれの傷の場合でも、日焼けをすると色素沈着を起こすことがあるので、日差しの強いところにいく場合は、十分な遮光が6ヵ月間は必要である。

（貴志和生）

6. 小児顔面骨骨折患者の特徴と治療

1 小児顔面骨骨折患者の特徴

1. 受傷原因と頻度

顔面骨骨折は成人では、交通事故、転倒、スポーツ外傷、暴力行為、労働災害などにより受傷することが多い。小児では社会的活動範囲が限られているため、顔面骨骨折は成人に比べて稀であり、本邦での全顔面骨骨折症例に対して12歳以下は5%、6歳以下では1%未満とされる。また、小児の顔面骨骨折における年齢グループ別では、6〜12歳が40%強、8〜10歳が40%、3歳未満では10%未満とされる。

小児の顔面骨骨折の受傷原因としては転倒が最も多く、また下顎骨骨折が80〜90%を占めている。下顎骨骨折の部位では関節突起部と下顎骨体部正中が好発部位であ

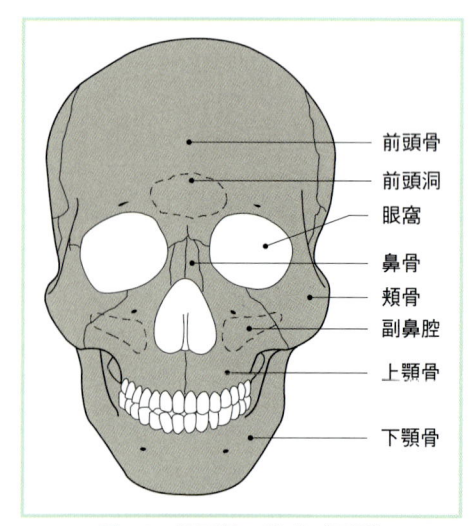

図53 ■顔面骨の構成（正面）
（井上健夫：顔面骨骨折．コアテキスト形成外科学，鬼塚卓弥，藤野豊美（編），p19, 廣川書店，東京，1989より引用）

り、この両者で下顎骨骨折の 40〜70％を占めるとの報告が多い。これは受傷原因が転倒によるものが多いこと、小児では前歯部に歯・歯胚が密集していて構造上の脆弱点であることによる。また、鼻骨骨折を除いて上・中顔面の骨折は稀である。

2．小児顔面骨骨折の治療上の要点

小児の顔面骨骨折においては、成長とともに変化する副鼻腔の含気率、埋伏歯根の存在、骨硬度、顔面骨を構成する各骨の比率などの認識が大切であり、小児では副鼻腔が発達しておらず骨が軟らかく、受傷機転も大人とは異なっているため、成人の顔面骨骨折とは異なる小児型骨折の病態を示す。治療にあたっては、年齢ごとに顔面骨は形状・性状が異なるという点や成長障害へのリスク、硬組織の再生能力を視野に入れて行うことが小児におけるポイントである。

また、小児の骨折では若木型骨折が多い、骨癒合が早い、術後変形をもたらす付着筋の筋力が比較的弱いなどの特徴をもつ。さらに小児の顔面骨は旺盛な骨補填、添加、吸収などの改変能力を有している。そして、成人の骨折治療におけるような骨膜下の広範囲剝離操作やプレートなどによる強固な骨固定などは、軟部組織の瘢痕形成や骨成長の抑制を招く恐れがある。特に骨の縫合線や下顎頭などの成長線に侵襲が加わると、著しい発育障害をきたす。そこで、小児の治療にあたっては、原則的にはできるだけ保存的な治療を選択すべきである。観血的治療を行う場合には、皮膚切開、剝離操作などは必要最小限の侵襲で骨整復を行い、小児の実情に合った固定法を選択すべきである。

② 治療内容と治療時期

治療は骨折部の固定を行わず整復だけを行う場合と、手術的に直接骨折部を整復後にワイヤー、プレートなどで固定する場合に分けられる。前者は骨折による変形の明らかな鼻骨骨折や一部の頬骨骨折などで、受傷直後あるいはなるべく早い時期に施行する。後者はその他の骨折で、一般的には外傷後の腫脹の軽減を待ってから（1〜2週間）、手術適応を検討し施行している。

受傷1ヵ月以上の長期を過ぎて変形治癒した症例では、骨折部の骨切りによる変形改善の手術を行う。この際、できるだけ骨切り線を成長線から避ける配慮が必要となる。

③ 骨折の診断

1．症状（図54）

形態的には顔面の変形、骨片の偏位、異常可動性、骨折線に沿った圧痛などを調べる。触診により骨折部で骨のずれを触知できる場合がある。機能的には、咬合不全、開口・

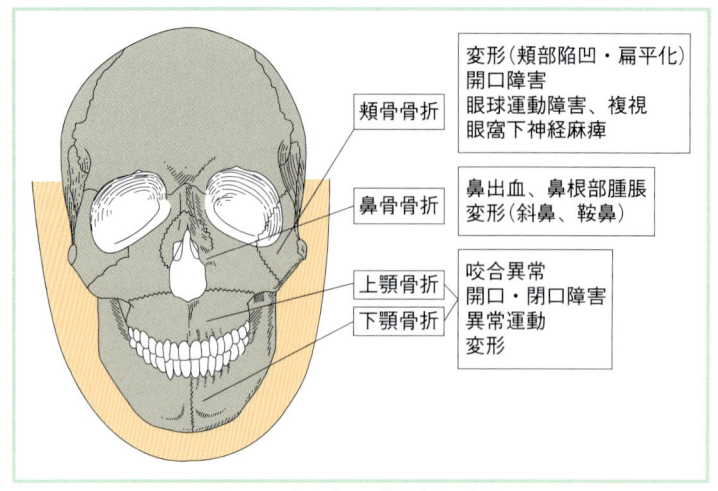

図 54 ■ 主な顔面骨骨折の症状

閉口障害、顎運動時の顎偏位、眼球運動障害、複視、知覚障害(三叉神経障害)などをチェックする。

2．画像診断

X線写真では頭部2方向に加え、Waters法(図55、56)が眼窩・鼻骨・上顎の骨折の診断に有効である。顎骨骨折ではパノラマX線が歯牙の状態も把握できる。CTや三次元CTも有効であり、乳幼児ではX線写真撮影用の頭位の固定が困難であるため、入眠下でのCT撮影を行う。

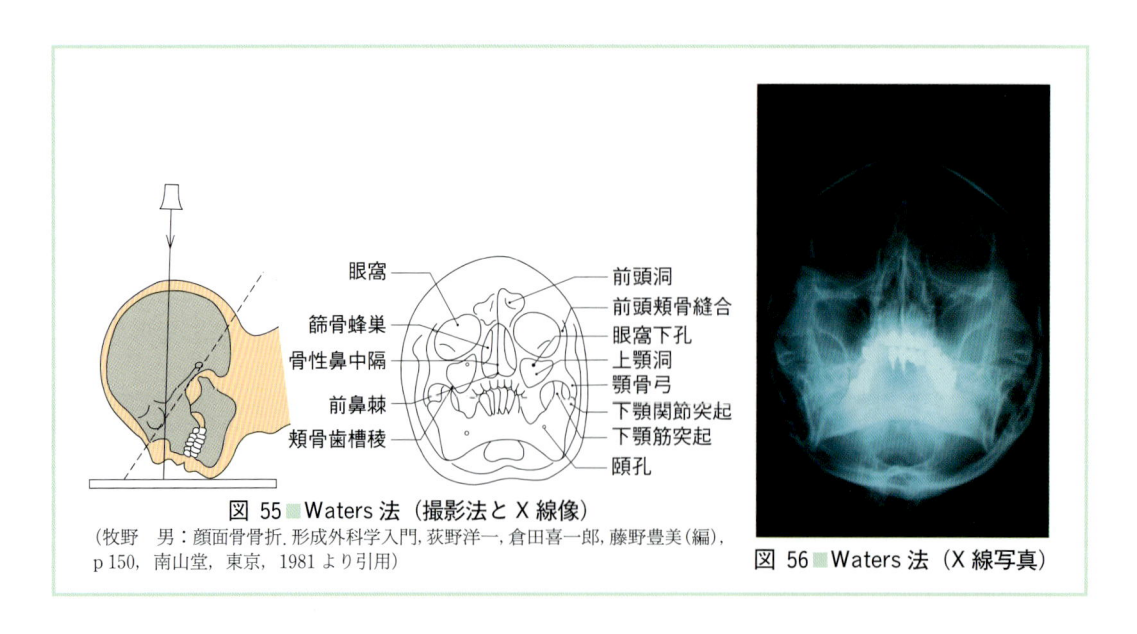

図 55 ■ Waters法（撮影法とX線像）
(牧野　男：顔面骨骨折．形成外科学入門，荻野洋一，倉田喜一郎，藤野豊美(編)，p 150，南山堂，東京，1981 より引用)

図 56 ■ Waters法（X線写真）

4 整復や手術の適応

機能障害と顔面変形の程度による。機能障害と伴わない軽度の変形は、患者の希望を考慮して慎重に適応を決める。

5 小児顔面骨各部の骨折

1．鼻骨骨折

症状は鼻出血、鼻根部腫脹、変形(斜鼻、鞍鼻)で、診断はX線写真(鼻骨2方向)(図57)による。骨折による骨転位や変形の明らかな骨折では受傷直後に局麻下に整復し(図58)、その他では外傷による腫脹の軽減を1週間程度待ってから適応を検討し施行する(図59)。通院治療で可能である。但し学童児以下では局麻下の整復は無理で、入院・全麻下の治療となる。整復後の骨固定に、鼻内ガーゼタンポン挿入による内固定を約5日間、各種シーネやスプリントによる外固定を約2週間行う。変形治癒では全麻下に鼻孔縁の切開より骨切り術を施行する。

2．頬骨骨折

症状は変形(頬部陥凹・扁平化)、眼球運動障害、複視、眼球陥凹や突出、知覚障害(眼窩下神経障害)、開口障害などで、診断はX線写真(Waters法、顔面軸位など)、CTに

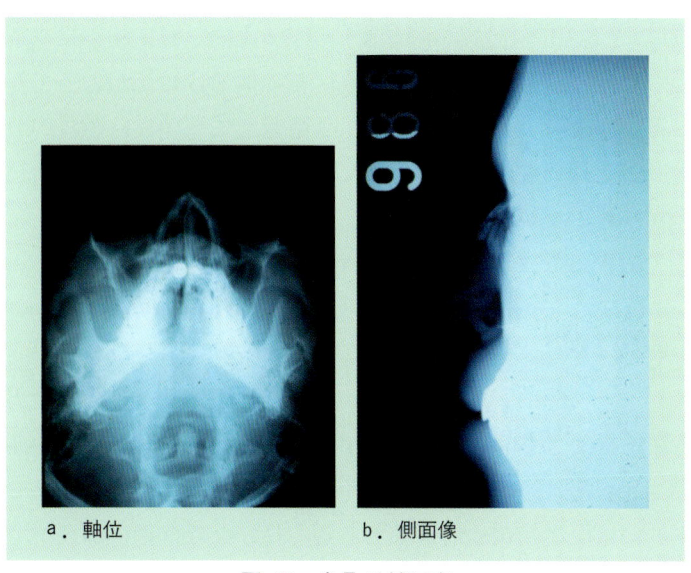

a．軸位　　　b．側面像

図 57 ■ 鼻骨X線写真

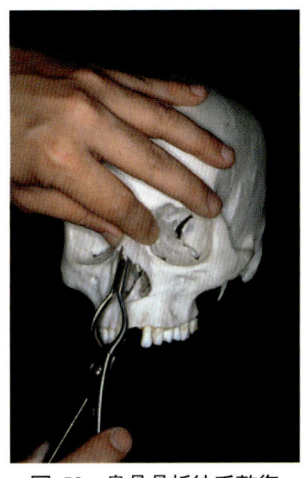

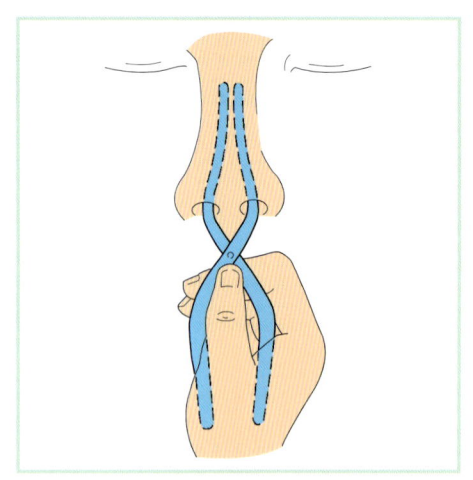

図 58 ■鼻骨骨折徒手整復　　図 59 ■鼻骨骨折の整復（整復鉗子使用）

よる。著明な顔貌の変形、眼球運動障害や複視、開口障害などがあれば手術適応である。機能障害を伴わない、あるいは知覚障害のみの軽度の変形例では、患者の希望により手術適応を検討するが、小児では成長などの観点より保存的治療を選択した方がよい場合がある。頰骨弓骨折、ワンブロックで転位している骨折では、成人では局麻でも整復が可能であるが、小児では全麻下に口腔内のアプローチにて整復する。第3骨片のある複雑骨折でも手術的に経結膜から外眥角へ至る切開で整復し、ポリ乳酸製などの吸収性ミニプレートなどを使用して固定を行う。

3．眼窩床骨折

症状は眼球運動障害、複視、眼球陥凹、（知覚障害）などで、診断はX線写真（Waters、Fueger I 法など）、CTによる。眼球運動障害が強く、MR検査にて下直筋の骨折部への拘縮が認められれば、直ちに手術を行う。その他では複視があっても、手術をせず経過観察により複視は改善する場合もあり、手術適応については意見の分かれるところである。眼球運動障害の軽度の例では自然に改善する例が多いが、場合によっては視野の周辺部で複視が残ることがある。手術は、全麻下に経結膜アプローチにて整復し、眼窩内容物の再陥入防止のため眼窩床に人工骨や自家骨を移植する。

4．下顎骨骨折

症状は咬合不全、開口・閉口障害だが、骨折部位により骨の転位方向、障害の状態が異なる。画像診断はX線写真（下顎3方向、オルソパントモ法など）やCTによる。小児下顎骨関節突起骨折は頤部の打撲による介達骨折が多く、頤部打撲では見逃してはならない。原則的には全症例が治療適応である。良好な咬合獲得が目的で、保存的治療が原則であり10～14日間の顎間固定を行う。

歯牙年齢により3つのグループに区分して治療方法を決める。

1．乳歯列期(0〜6歳)

2歳以下では歯根は完成していないため歯牙に依存する固定は困難である。徒手整復による歯列弓の連続性の回復を目指し、固定は行わない。2〜5歳では、乳歯の歯根はしっかりしているため、副子、アーチバー、マルチブラケットなどによる歯牙に支持を求めた顎間固定などが可能である。

2．混合歯列期(7〜12歳)

乳歯の歯根吸収が始まっているため、歯牙に支持を求める以外に、梨状孔縁からの下顎骨 suspension wiring などの追加的固定を要する。

3．永久歯列期(13〜16歳)

永久歯の歯根形成が進むため、成人と同様に歯牙に支持を求めた顎間固定が可能である。

体部骨折で偏位が大きい場合は、全麻下に整復してミニプレートなどで骨固定を行い、顎間固定を2週間前後行う。

5．顔面中央1/3骨折(上顎)骨折：Le-Fort 型骨折(図60)

症状は顔面中央部の扁平化や顔貌の上下延長様の変形、咬合不全で、大きな外力により生じるため顔面多発外傷が多い。小児では稀であり、また副鼻腔の未発達な幼児では成人のような Le-Fort 型上顎骨折は起こりにくい。診断はX線写真(Waters、顔面2方向、オルソパントモ法など)、CT による。治療はできるだけ愛護的、保存的に行わなければならないが、顔面多発外傷例などでは手術となる機会も少なくない。手術は全麻下に行うが、その場合でもミニプレートやワイヤーによる固定はできるだけ行わない。facial suspension など、小児では成長の観点より整復して固定をしないか、顎間固定による保存治療を2〜4週間行う場合が多い。

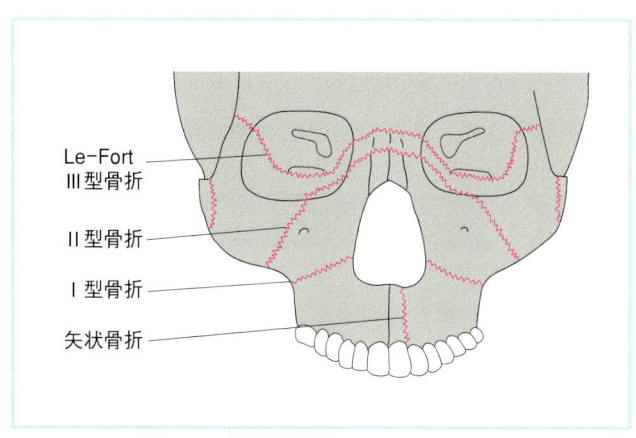

図 60 ■ 上顎骨骨折の Le-Fort 型分類

(田中一郎)

V ケロイド・肥厚性瘢痕

1. 肥厚性瘢痕

① 肥厚性瘢痕とは

　手術・外傷に起因する体表の瘢痕であり、その隆起の程度および幅が著明で整容的観点から問題となるものをいう。
　創縁を越えて拡大しない点、および誘因なく発症することはない点においてケロイドとは鑑別可能である。

② 成因

　一般の創傷治癒機転は多くの成書に記載されているので本稿においては概略のみ述べる。創傷形成後48〜72時間後にTGFβ・PDGFを代表とする各種生理活性物質の影響を受けて、線維芽細胞が遊走してくる。
　線維芽細胞はコラーゲン・エラスチンといった線維成分および、プロテオグリカン・フィブロネクチンを分泌し、瘢痕組織を形成する。
　この過程において以下のような増悪因子が作用すると肥厚性瘢痕が形成されやすい。
　①感染：創傷治癒が遷延する結果、産生される膠原線維の絶対量が増加する。
　②物理的刺激：形成直後の瘢痕組織は弾性線維の含有量が多く、伸展性に富む。
　この瘢痕の未成熟期に、創に対して張力が作用すると、瘢痕組織が伸長され幅の広い瘢痕となる。また、物理的刺激は線維芽細胞を刺激し、膠原線維の産生を促進する。

③ 予防および治療

　肥厚性瘢痕とケロイドは、その増殖の程度において大きく異なるものの、線維芽細胞がその主因である点に関しては共通している。したがって、両者の治療には共通する部分が多い。ケロイドの治療に関しては他項にて詳述（「ケロイド」の項、439頁参照）しているので、ここではよく用いられる方法について概略を述べる。
　前述のとおり瘢痕組織成分の大部分は線維芽細胞よりの分泌物により形成される。また、瘢痕は張力が作用すると伸長し、幅が太くなりやすい。

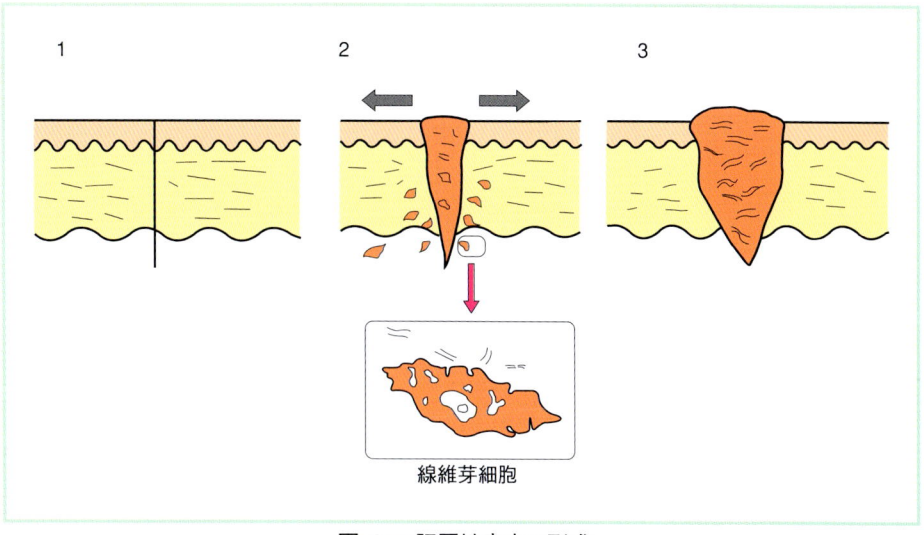

図 61 ■ 肥厚性瘢痕の形成
1．縫合直後には創の両端は密着している。
2．炎症に伴い線維芽細胞が創縁に遊走してくる。線維芽細胞はコラーゲンを分泌し、これが瘢痕の原因となる。
3．2のように創の両側に張力が作用すると線維芽細胞の活動が活発となり、幅の太い瘢痕が形成されやすくなる。

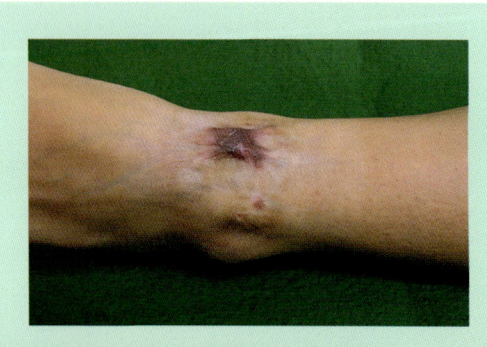

図 62 ■ 足首肥厚性瘢痕
ギプスにより生じた肥厚性瘢痕。

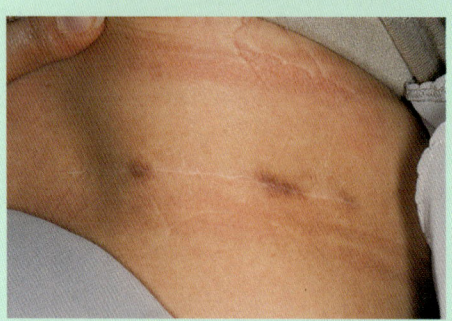

図 63 ■ 背部に生じた肥厚性瘢痕
創の一部のみに肥厚性瘢痕が認められるので、縫合糸による局所的炎症が遷延したために生じたものと考えられる。

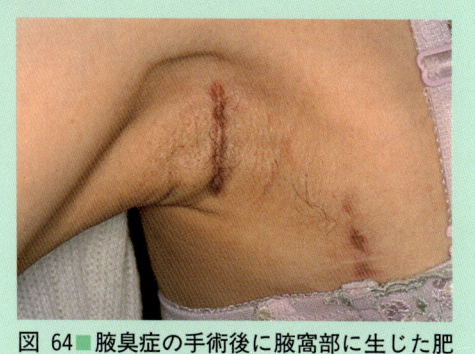

図 64 ■ 腋臭症の手術後に腋窩部に生じた肥厚性瘢痕（成人例）
腋窩は上肢の運動に伴い物理的刺激を受けやすく、手術後肥厚性瘢痕が生じる場合がある。

表 6 ■肥厚性瘢痕とケロイドの治療方法

	治療方法	ケロイド	肥厚性瘢痕	備考
保存的療法	テープ固定	×	○	
	トラニラスト内服	○	○	
	ヘパリン類似物質	○	○	ODT として用いる
	ステロイドテープ貼付	○	○	
	シリコンゲルシート貼付	○	○	
	ステロイド局注	○	○	
外科的療法	手術	△	○	Z 形成などを併用し緊張軽減
	放射線照射	○	×	
	レーザー	○	○	V ビームまたはダイレーザー

したがって肥厚性瘢痕を抑制するためには、物理的刺激(張力)を減弱させるか、線維芽細胞の機能を制御することにより肥厚性瘢痕の形成を抑制すればよい。以下の手段が用いられる。

①テープ貼付

皮膚表面にテープを貼付し創の両端にかかる張力を軽減することにより、線維芽細胞への物理的刺激と、瘢痕の伸長を予防する。

②ODT 療法(密閉療法)

ヘパリン類似物質瘢痕上に塗布し、サランラップなどで被覆する。血液凝固が抑制され、末梢循環が改善することより炎症の遷延が防止される。炎症細胞が早く除去されるために瘢痕の形成を回避することができる。

原因となる線維芽細胞の性質に若干相違がある説は存在するが、その発症に関する大方の機序はケロイドと肥厚性瘢痕で共通していると考えられている。

よって、前述のケロイドに関する治療方法はすべて肥厚性瘢痕の治療に対しても効果的であるといえる。

しかしその及ぼす副作用と得られるものを衡量した場合、例えば放射線治療などはケロイドには用いても、肥厚性瘢痕に対しては積極的に行うべき治療とはいえない。

以下、ケロイド・肥厚性瘢痕に対してのそれぞれの治療法の適応・効果・注意点に関して表6にまとめた。

(永竿智久)

2. ケロイド

① 定義

　肥厚性瘢痕と同様、体表に存在する瘢痕組織であるが2点において肥厚性瘢痕とは異なる。第一は明らかな誘因なく発生する場合もある点、第二に本来の範囲を超えて拡大する点である。

② 成因

　肥厚性瘢痕と同様、ケロイドにおいても線維芽細胞が過剰に増殖している。しかし両者の線維芽細胞において質的な相違が存在するのか、するとすればどのような点が異なるのかに関しては古くから議論の対象となってきた。

　前世紀中盤、Conway らは肥厚性瘢痕由来の線維芽細胞とケロイド由来線維芽細胞の顕微鏡的鑑別が可能であると報告した（1959）。鑑別点は細胞遊走能と細胞形態であり、後者においては細胞の遊走性が低く多数の細胞突起を出していることを指摘した。

　しかしこの説は約20年後、Russel らにより否定された（1976）。彼らは細胞の大きさには多様性が存在し、採取条件の不均一が誤った結論を招いたと Conway らの方法論を批判した。

　Diegelmann らも細胞形態・増殖速度を検討し、ケロイドに特異的な線維芽細胞の存在を否定している（1979）。

　1980以後のケロイド研究では、細胞の形態のほか各種化学物質に対する反応性の相違・細胞外マトリクスの産生量に着目した内容が隆盛となった。但し同一の測定項目に対しても、諸家により報告内容に整合性が乏しく、統一された見解はみられない。

　しかしやはりコラーゲンを中心とする物質産生能・増殖能・細胞接着能・細胞骨格（Fibronectin）などの点においてケロイドの線維芽細胞の性質は、正常瘢痕組織由来の線維芽細胞とは異なっているという報告が優勢である。

　どのような機序で異なる性質をもつ線維芽細胞が生じるのかに関しては諸説が存在する。創傷の形成と、炎症の発生により線維芽細胞が局所的な形質転換を生じるという説が有力で、遺伝的素因を基礎とする形質転換が各種物質により修飾されると説明されている。

　細胞が形質転換を起こしたとしても、それがどのようにケロイドの形成に結びつくかに関しても諸説が挙げられているが、大別すると2説に分類される。

　第一にアポトーシス減弱説が挙げられる。この説においては、ケロイド由来線維芽細

胞においてはアポトーシス抑制シグナルが通常の線維芽細胞より強く発現しているために、制限なく増殖すると説明されている。

　第二には、分泌能亢進説である。この説においては、ケロイド由来の線維芽細胞ではエネルギー代謝が亢進しており、活発に細胞間基質を産制するために過剰な隆起・増殖が発生すると説明している。

　以上のようにケロイドの成因に関しては多くの報告がなされている。しかしそのいずれも種々の現象の報告に留まっているきらいがあり、その根本原因を究明したものであるとは言い難く、今後の研究が期待される。

③ 治療方法

　現在に至るまでケロイドに対して著効を示す特効薬や、確実にこれを治療する方法は開発されていない。以下の治療方法が報告されているが、それらの多くが瘙痒感などの症状を抑制するか、手術後の再発を防止するといった消極的効果に留まる場合が多く、ケロイドよりも肥厚性瘢痕に効果がある場合が多い。そのため以下の事項は肥厚性瘢痕の治療としても用いられる（「肥厚性瘢痕」の項、436頁を参照）。

1．トラニラスト内服

　トラニラスト（リザベン®）はケミカルメディエーター抑制能をもつ薬剤として報告された最初の薬剤であり、80年代前半より臨床適応が開始された。

　当初においてはその作用機序は肥満細胞を主体とする各種炎症細胞よりのサイトカイン・活性酸素の遊離抑制と理解され、主として気管支喘息やアレルギー性鼻炎を中心対象として投与されていた。

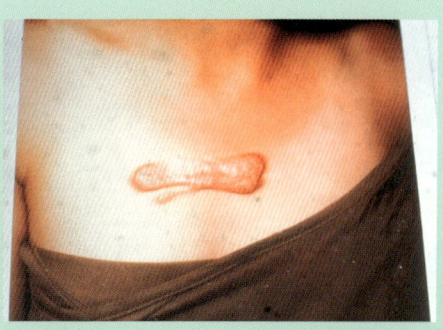

a．前胸部は呼吸により常に皮膚に物理的刺激が加わる部位であるのでケロイドが生じやすい。他にケロイドの生じやすい典型的部位としては肩・背部などが挙げられる。

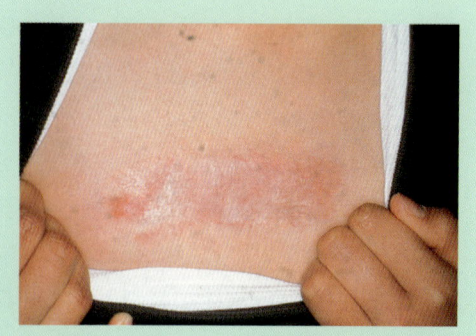

b．ケロイド切除および軟X線（デルモパン）を照射した。

図 65 ■ 典型的なケロイドの症例

しかし炎症抑制をその主たる薬効とすることより、ケロイドに対する有効性も連想され、この薬剤をケロイドに対して投与する試みも80年代中盤より少しずつなされるようになってきた。
　その結果、瘙痒感・ケロイドの増大の抑制に対しての有効性が確認され、ケロイドに対して投与される機会も次第に増加してくるようになった。
　そしてトラニラストの臨床応用が普及するに伴い、作用機序に関してもさらなる関心がもたれ、種々の基礎的実験が行われた。その結果、ケミカルメディエーターの抑制以外に、線維芽細胞のコラーゲン産生能を直接抑制する効果も提唱されるようになった。
　現在では多くの施設がケロイドの症状改善薬剤として第一選択としてトラニラストを用いている。
　投与における注意点は、トラニラストは他の抗ヒスタミン剤とは異なり速効性はないとされている点である。著者らの外来における投与経験では、瘙痒感の消失を主目的として投与した場合、1～2ヵ月程度経ってから初めて効果を患者が自覚できる場合が多いようである。内服開始直後より薬剤の血中濃度はすぐに上昇することが確認されているので、なぜこのようなタイムラグが出現するのかに関しては、現在のところ不明である。

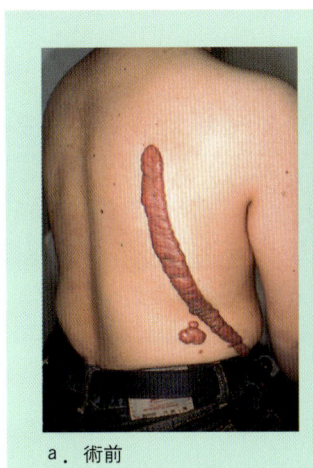

図66 ■ 胸部手術が原因となり生じた仮性ケロイドの症例
　a．術前
　b．トラニラスト内服下に合計7回のトリアケシノロン局注とスポンジによる圧迫を行った。頭側部分には若干再発の徴候が認められる。 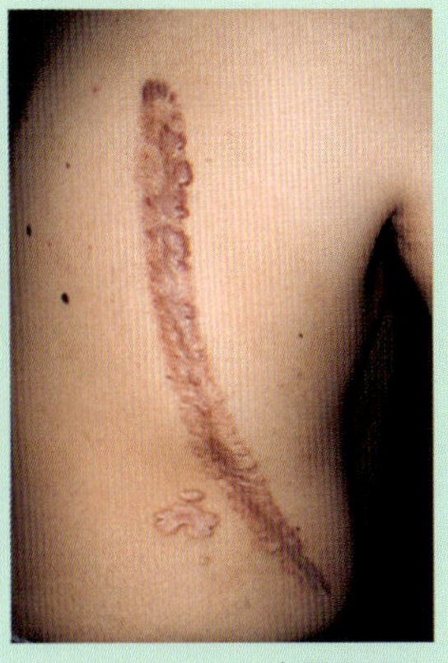

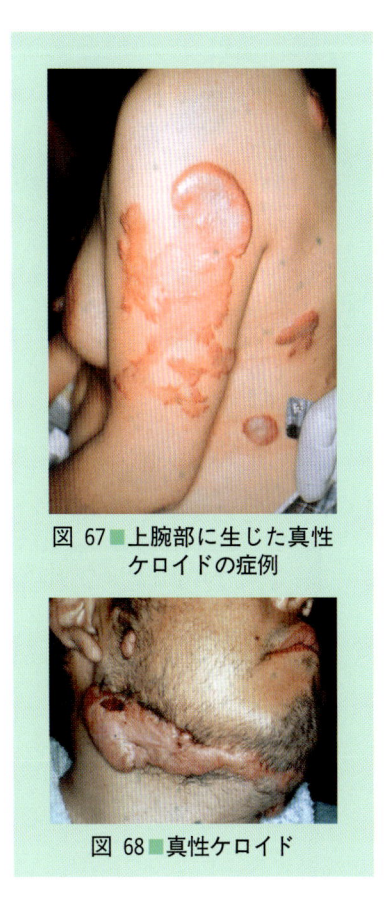

図67 ■ 上腕部に生じた真性ケロイドの症例

図68 ■ 真性ケロイド

ただ、タイムラグが存在することは経験的事実として確かなようである。したがって手術後のケロイドや肥厚性瘢痕の予防の目的で本剤を投与する場合には少なくとも手術の4週間程度前より内服を開始する必要があると考えている。

2．ヘパリン類似物質

酸性ムコ多糖類であり、通常ヒルドイド®軟膏として知られる。ヘパリン同様、血液凝固抑制作用を有し局所の血液粘度を低下させる結果、末梢循環を改善する作用を有する。このため局所組織における炎症残留時間も短縮し、結果として炎症細胞の機能も抑制される。

この機序から類推されるように、特にケロイド形成の初期において本治療法は有用である。しかし、剤型上ケロイド表面より取れやすいという点が問題である。本薬剤の塗布にあたっては、ケロイド表面が常に薬剤で被覆されているよう留意する点が必要である。サランラップなどを併用することにより、密閉療法(ODT)として用いるのが好ましい。

3．ステロイド含有テープ貼付、スポンジ圧迫

ステロイド含有テープ(ドレニゾン®テープ、図69)を貼付する。ケロイド表面より薬剤が浸透し、ケロイドの増殖に対して抑制的効果を及ぼすことを期待するものである。場合によりスポンジ(レストン)による圧迫固定を併用する。

本治療を施行することにより、硬い瘢痕が軟らかくなるケースが多く、他剤と併用しつつ本法を用いることが多い。

本テープを貼付する際、ケロイドを越えて正常皮膚に貼付されると「かぶれ」が生じる場合が多い。したがってケロイドの形に沿って貼付を行うよう指導する必要がある。

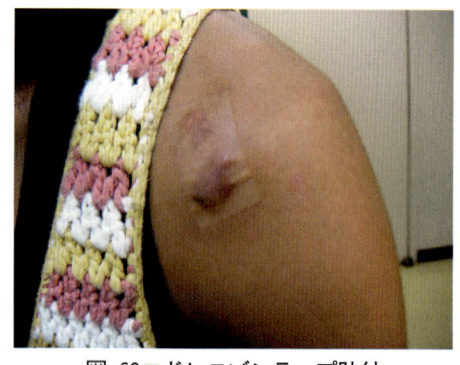

図69 ■ ドレニゾンテープ貼付

4．シリコンゲルシート貼付

瘢痕の形成を抑制する手法として1980年代はじめに初めて報告された方法である。3〜5 mm程度の厚さのシートをケロイド患部に貼付することで、縮小をはかることが可能と報告された。

作用機序に関しては種々の機序が報告されている。シリコンゲルの圧迫効果がケロイドの隆起を抑制するとする説、シリコン表面に帯電した電荷がケロイドに対して抑制効果を及ぼすという説や、シリコンがケロイド表面に密着し、空気との接触が絶たれる結

果線維芽細胞の機能が抑制されるという説などがいわれている。

隆起性のケロイドに対してステロイド局注や、放射線療法を施行して一旦ケロイドが平坦化した後、隆起を防止するうえでも効果的である。

5．ステロイド局注

1950年代よりケロイド治療に用いられている方法であり、ステロイドをケロイド内に注入することにより線維芽細胞をはじめとする各種炎症細胞の機能抑制をはかるものである。

通常はケナコルト®（トリアムシノロンアセトニド）を局所注射に使用する。

1回20mg（0.5cc）を注射し、間隔は最低4週間空けるようにしている。注射の際には疼痛を伴う場合が多いので、エピネフリン入り2％キシロカイン® 0.5ccと混合して用いる（図66）。

ケロイドの組織は硬く、注入にあたっては相当な圧が要求される。このため注射針とシリンジの間の連結が外れやすく、ロック付き注射器を用いることが望ましい。

また、組織内に薬液が注入されにくく注射部周辺にかなりの強制浸透圧が負荷されるために疼痛もかなり強い。キシロカイン®を混合して注入することにより、疼痛を緩和することができる。

しかしこうした工夫を用いてもなお、ケロイドの硬度があまりに高いが故に、ほとんど薬液が組織に浸透していかない場合も少なくない。このような場合には注入前にマッサージを行うか、半導体レーザー照射を行う。

半導体レーザーはかなり組織の軟化には効果的であり、3分間程度、組織をつまみ上げながら照射を行う。この前処置を行うことにより注入時における患児の疼痛はかなり改善するようである。

ステロイドの局所注射療法はケロイドの組織内部に直接アプローチを行うだけに、効果は他の保存的療法に比較して早く得られ、かつ形態の改善も著明である。したがって著者らは隆起の程度が強いタイプのケロイドに対して積極的に使用を行っている。

しかし、投与にあたりステロイドの副作用には十分に留意する必要がある。

すなわち、クッシング症候群や不正性器出血・性器感染症を惹起する場合もある。よって、特に思春期の女児に対しては慎重に投与する必要がある。

また、注射液が組織外の健常組織に漏出すると、高率に萎縮が発生する。この変化は可逆性である場合が多いが、甚だしい場合には潰瘍形成を生じることもあるので注意が必要である。

6．レチノイン酸塗布

レチノイン酸は表皮に分化促進・真皮血管増生作用を有することより色素沈着・にきび・光老化といった皮膚病変に使用されている。

ほかに、炎症抑制作用も有するのでケロイドに対しても使用される場合がある。

ケロイドに対し直接、またはケロイド切除後再発予防目的にて塗布を行う。

0.2〜0.5%のレチノイン酸含有ゲルを1日2回、8〜12週間行う。通常ほかの療法と併用する。

本薬剤は瘙痒感軽減や色調改善といった効果は得られるものの、局注療法とは異なり隆起性のケロイドに対しての改善効果は薄い。しかし疼痛が少ないことは本治療法の大きな利点である。特に広範囲にケロイドが存在する場合には有用な治療法であるといえるであろう。

7．手術

ケロイドの形成には体質的素因の関与するところが大きい。また、病変部とはいえ一定のボリュームをもつ組織を切除するとその部分の幅が減少するだけ、創にかかる張力は増加することになる。したがってケロイドの場合、手術を行っても再発する率が高く、手術適応の決定には相当慎重になる必要がある。

手術を行うのは、

①ケロイドの内部に多数膿瘍を形成していることが明白で、かつ、それが熱源になるなどして生活上著明な支障が存在する場合。

②ケロイド形成の起因が明らかに特定でき、かつ手術によりそれよりは良好な条件が提供可能と思われる場合(汚染された場所での外傷がケロイドのきっかけとなったようなケース)。

③皮弁形成などの技術を駆使することにより、創に加わる緊張を顕著に分散することがかなり期待できる場合。

などに限られる。

また、手術を行う場合には、放射線治療やシリコンシートによる圧迫など、他の療法を積極的に併用する。

8．放射線照射

線維芽細胞の機能抑制を目的として、治療に用いられる。単独で用いられることは少なく、手術療法と併用して再発防止の目的で使用される場合が多い。

デルモパンと電子線が用いられる。

従来使用されてきており、最も普及しているのは軟X線装置であるデルモパンである。手術直後から照射を行い、合計20〜40 Gyの線量を照射する。数回に分割し、1〜2週間に1回照射する。

但し近年は電子線を使用する施設も増加しつつある。X線は皮下深度が増加するにつれて指数関数的に照射効果が減弱し、ケロイドが比較的深い部位にまで存在する場合には深部に対しての効果は薄いことが予想される。これに対し、電子線はX線に比較して

ケロイド深部への浸透性が良好で、ケロイド全体に対して線量が均等に分布する点で優れている。通常 10〜20 Gy の照射を行う。

いずれの場合においても問題となるのは短期的、長期的観点からみた皮膚への合併症である。

短期的合併症としては色素沈着および皮膚潰瘍が挙げられる。放射線を照射するとまず皮膚に発赤が生じ、次いで表皮が剝脱してびらん状になる場合がある。このような徴候がみられたら一旦照射を中止し、軟膏塗布による保存療法に切り替えることにしている。

長期的合併症で問題となるのは、皮膚腫瘍の発生である。耳鼻科領域において頭頸部領域の悪性腫瘍の治療目的で放射線を照射した場合、数十年経過後に照射を原因とする悪性腫瘍の発生がみられる場合があるのはよく知られた事実である。そこでケロイドの治療において放射線を使用した場合も同じような現象が生じるのではないかという懸念が生じるのも当然ではある。

しかし現実には、ケロイドの照射目的で放射線を使用しその結果、発がんが生じたとする報告はごく僅かであるが、照射後、皮膚炎により後日種々の障害を残すことがある。

放射線照射はケロイドの増殖抑制には確かに効果的であるが、その発がん性と副作用を患者に十分説明し、必要な場合には照射を行う。

9. レーザー

疼痛や瘙痒感といったケロイドの症状が改善し、かつ形状が平坦化すれば患者は一通り満足することが多い。しかし色調の赤色変化に関しては上記の方法を組み合わせて治療を行っても最後まで残存する場合が多い。これは特にケロイドが肩部や前胸部といった露出部に存在する場合には外見上の問題となる。

レーザー治療は正常皮膚に近い色調を得るうえで有用である。Dye レーザーや V ビームレーザーが使用される。

〈永竿智久〉

COLUMN ◆耳垂ケロイドの治療

　一般にケロイドの治療は困難で、期待する効果が得られない場合が多い。しかし耳垂に発生するケロイドのみは例外的に治療に対する反応性が良好で、手術の施行のみで治癒することも多い。特にピアスに起因するものは、良好な成績が期待できる。よって耳垂ケロイドを一般のケロイドとは特に区別して、重症肥厚性瘢痕に分類する考えもある。

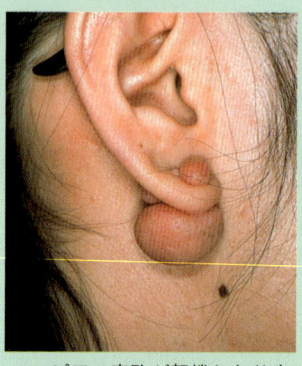

a．ピアス穿孔が契機となり生じた。

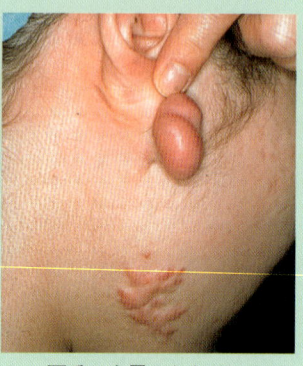

b．耳垂の全層にわたりケロイドが認められた

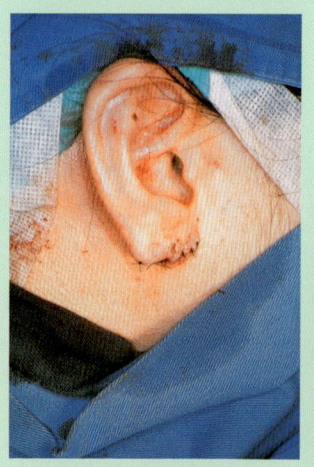

c．ケロイド組織の切除を行った。

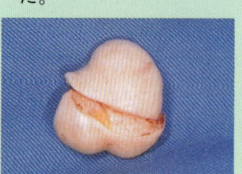

d．切除された検体

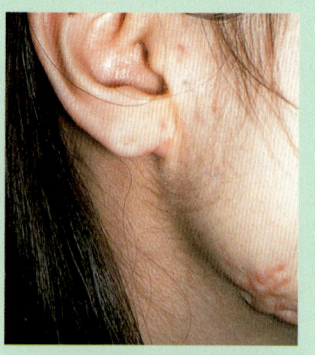

e．術後2年の所見。一般的に耳垂部のケロイドは治療によく反応し、他部位に比較して再発も少ない。本例では手術とトラニラスト内服のみで再発を認めていない。

図70　耳垂部に発生した仮性ケロイドの症例

和文索引

あ

アテローム	350
アポクリン汗嚢腫	313, 315
アポクリン腺	28
アポトーシス減弱説	440
アルジネート印象材	95
赤あざ	368, 389
悪性黒色腫	385
足裏	361
圧迫療法	413
鞍鼻	54

い

いぼ	30
イチゴ状血管腫	216, 368, 369
インフォームド・コンセント	10, 63
異所性蒙古斑	365
遺伝カウンセリング	11
育成医療	168
一次口蓋	71
印象採得	94
咽頭X線造影	132
咽頭弁形成術	133
咽頭弁手術	88

う

う蝕	155
――の評価	156
――予防	158
右痕跡唇裂	74
魚の目	30
運動機能	418

え

エキスパンダー法	282
エピネフリン入り局麻剤	35
永久歯列期	161
腋窩乳腺症	300
腋臭症	28

お

汚染創	420
折れ耳	242
太田母斑	362

か

カサバッハ・メリット症候群	376
カップ耳	242, 245
カフェオレ斑	382
下顎延長治療	204
下顎骨骨折	434
下顎枝垂直骨切り術	201
下顎枝矢状分割術	167
下顎枝矢状骨切り術	201
下顎前突症	200
下口唇反転皮弁法	75, 113
下口唇瘻	138
化学熱傷	415
化膿性中耳炎・乳様突起炎に合併する麻痺	277
仮骨延長法	198
仮性半陰陽	312
仮性包茎	311
過蓋咬合	162
過剰歯	159
――の治療	159
回転皮弁	45
海綿骨	53
海綿状血管腫	216, 368, 373
開咬	162
開窓合指	336
開鼻声	132, 146, 150
外陰	309
――部血管種	314
――部リンパ管腫	314
外耳道閉鎖症	265
外傷性刺青	367, 423, 425
外側鼻軟骨	228
外尿道口	309
外胚葉形成異常	142
――症	340
外鼻形態	226
外鼻変形	104
角膜	217
――上皮幹細胞	218
拡大床装置	164
顎発育	124, 129
――誘導	91, 93
顎裂骨移植	53
完全唇顎口蓋裂患者の咬合異常	175
完全唇顎口蓋裂乳歯咬合の矯正治療	174
肝斑	364
陥入爪	342
――の矯正療法	344
嵌頓	303
感染創	420
眼窩	371
――縁	221
――隔膜	221
――床骨折	434
眼球突出	185
眼球のデルモイト	145
眼球癒着症	219
眼瞼	206, 221
――下垂	207
――外反症	215
――内反症	213
――の解剖	206
眼輪筋前頭筋連合筋弁法	210
顔面規格写真	132, 196
顔面交叉神経移植術	277
顔面神経損傷	278
顔面神経麻痺	65, 274
顔面正中裂	230
顔面中央1/3骨折（上顎）骨折	435
顔面皮膚良性腫瘍	349
顔面裂	230

き

キューピッド弓	113
ギリシャの兜様	140
気道熱傷	401
奇形	3
――症候群	79
規定哺乳時間	93
機能的矯正装置	164
傷	429
逆U字型皮膚切開	114
逆台形縫合	107
虐待	7
――の分類	7
巨口症	137
巨指症	326
巨趾症	327
巨大血管腫	376
巨大色素性母斑	384
挙筋短縮術	209, 210
狂犬病	428
胸骨挙上法	290
胸骨飜転法	291
頬骨骨折	433
頬粘膜筋弁	134
頬粘膜全層移植	129
頬部粘膜移植	121, 127
頬部副耳	257
矯正歯科	89
筋束の再建	127

筋皮弁	48
筋膜皮弁	48

く

クリッペル・ウェーバー症候群	378
クローバーリーフ頭蓋	185, 187
黒あざ	384

け

ケミカルメディエーター	400, 440
ケロイド	436, 439
──・肥厚性瘢痕	436
外科的矯正治療	165
形成外科	89
──的皮膚縫合法	34
──の麻酔	23
──用の手術器械	34
頸部	284
──副耳	258
鶏眼	30
血管拡張性肉芽腫	354
血管腫	216, 313, 355, 368
血管線維腫	383
血算・凝固系の異常	377
血小板減少	376
犬咬創	427
剣状強皮症	281
剣創状強皮症	281
瞼裂狭小症	211
言語機能	131
言語訓練	179
言語治療室	89
言語聴覚士	150
言語発達	149
言語療法士	134
減張切開	403

こ

コットンパッキング	344
コンパートメント症候群	420, 428
呼気鼻漏出	150
固定式拡大装置	164
鼓膜チューブ留置	177
──術	178
口蓋化構音の訓練	152
口蓋形成術	118
口蓋床	90
口蓋帆挙筋	127
口蓋帆張筋	127
口蓋裂	78, 169
口蓋瘻孔	55, 125, 133
口唇外鼻変形	76, 77
口唇口蓋裂	71
──児におけるう蝕の特徴	157
──の発生機序	78
口唇電撃傷	416
口唇の腫瘍	355
口唇裂	169
──手術シミュレーター	76
──の形態の特徴	76
──の手術時期	103
口輪筋	71, 86, 103
甲状舌管	284
更生医療	168
咬合・骨格性変形	194
咬合異常の分類	169
後耳介動脈	254
後葉	206
硬化療法	274
硬口蓋粘膜移植	115
硬口蓋粘膜の後方移動	126
硬口蓋の後方移動	124
硬組織疾患の特殊性	158
絞扼輪症候群	336
構音	147
──障害	152
合指症	181, 330
告知	4
黒子	361
骨延長器	140
骨延長術	189
骨延長治療	56
骨芽細胞	53
骨形成蛋白	53
骨腫	353
骨性合指症	330
骨伝導能	53
骨伝導補聴器	267
混合歯列前期	161
痕跡唇裂	107

さ

サージカルテープによる創閉鎖	37
再生医学	60
再罹患率	11, 80
臍	303
──欠損	304
──腸管遺残	303, 307
──突出症	303
──肉芽	307
──の異常	303
──ヘルニア	303
逆さまつげ	213

三角頭	181, 184, 189
三角弁法	99
三次元画像情報	76
三次元実体モデル	65
霰粒腫	217
残存耳垂	269

し

シリコンゲルシート貼付	442
シリコン製肋軟骨モデル	269
止血	36
四角弁法	99
使用メスの種類と把持法	35
脂腺母斑	32, 379
脂肪腫	352
視性刺激遮断弱視	406
歯科矯正治療	160, 202
──開始時期	173
──の流れ	173
歯科口腔外科	89
歯科的問題	169
歯根膜炎	157
歯髄炎	157
歯槽骨欠損	53
歯槽歯肉溝	77
篩骨	228
耳介	238
──横筋	248
──筋	239
──形成術	269
──斜筋	248
──小丘	238
──靭帯	239
──低位	245
──軟骨	238
──軟骨移植	55, 133
──の解剖	238
──の形態異常	241
耳管咽頭口付近	176
耳後側頭皮弁	236, 237
耳垂ケロイド	446
耳垂裂	244, 262
耳長	242
耳鼻咽喉科	89
耳幅	242
耳輪棘	261
耳瘻孔	260
自家骨移植	53
自家肋軟骨フレームワーク	267
自己硬化型アパタイト	66
色素細胞	408
色素性母斑	359
色素脱失	409
色素沈着	408, 430

色素レーザー	389	真性半陰陽	312	先天奇形症候群	84
失明	371	真皮	14, 15	先天奇形をもつ子どもの誕生に対する親の反応パターンの仮説的モデル	5
斜頭	181, 183, 189	——縫合法	37		
弱視の予防	209	——メラニン増殖症	391		
手術シミュレーション	63, 165, 196, 201	真皮メラノサイト	362	先天性異所爪	339
		——増殖症	365	先天性一側口唇麻痺	276
集学的早期治療	103	深達性II度	398, 399	先天性下口唇瘻	138
出生前診断	11	進行性顔面片側萎縮症	279	先天性外反症	215
術前矯正（歯科）	165	新鮮例に対する治療	277	先天性外鼻孔腫瘤	231
純音聴力検査	180	滲出性中耳炎	176, 177	先天性外鼻腫瘤	230
女性化乳房	301	人工材料補填法	292	先天性形態異常	3
（思春期）——	302	人工真皮	127	——の成因	3
（新生児期）——	301	——充填	121	——の発生機序による分類	3
（生理的）——	301	人中稜形成術	112	先天性示指爪甲形成異常（不全）症	341
（病的）——	302	尋常性痤瘡	357		
小顎症	139	尋常性疣贅	30	先天性示指爪甲欠損	341
小奇形	8			先天性爪肥厚	340
小三角弁法	102	**す**		先天性内反症	213
小耳症	242, 265	スキンケア	15	先天性皮膚洞	315
——再建	65	スタージ・ウェーバー症候群	378	先天性皮膚隆起	313
小児科	89			先天性鼻咽腔閉鎖不全	148
小児顔面骨骨折	430	スタール耳	242	尖圭コンジローマ	30
——の受傷原因と頻度	430	ステロイド含有テープ貼付	442	尖頭	185
——の治療上の要点	431	スピーチエイド	133	浅側頭動脈	254
小児歯科疾患	155	水頭症	192, 320	浅達性II度	398
小児熱傷	392	炊飯器熱傷	413	洗浄	429
小児の顔面神経麻痺の原因	275			染色体異常	84
小鼻翼軟骨	228	**せ**		——症	79
床矯正装置	164	セファログラム	150	潜在性二分脊椎	318
硝子軟骨	229	正中頸囊胞	284	線維芽細胞	436, 438, 439
睫毛内反症	213	正中口蓋裂	231	繊維性合指症	330
聳立	245	正中唇裂	231	全層植皮	40
上顎移動治療	198	生理的皮膚老化	17	前額皮弁	236
上顎骨	228	成長障害	12	前葉	206
——形成不全	185	声門破裂音	152		
——の発育不全	196	性染色体検査	309	**そ**	
——骨切り	198	性的虐待	7	組織液循環	55
上顎前突	162	青年性扁平疣贅	30	組織拡張器	49
上顎発育不全	196	精神発達	149	双茎皮弁	321
上気道狭窄	205	——遅延	186	爪異常	339
上下顎骨切り術	201	静的再建手術	278	——（全身疾患に伴う）	339
上唇小帯短縮症	136	赤唇縁	107	——（先天性疾患に伴う）	339
常染色体優性遺伝	194	赤層縁の下垂	104	——（皮膚疾患に伴う）	339
植皮	40	脊髄係留症候群	316, 319, 320	爪郭爪母楔状切除術	345
心理的虐待	7	脊髄髄膜瘤	318	爪棘	342
伸展皮弁	45	石灰化上皮腫	351	爪膝蓋症候群	340
身体的虐待	7	舌根沈下	139	早期搔爬術	384
神経移植術	277	舌小帯	136	創傷治癒	17
神経管閉鎖障害	315	——短縮症	136	創内異物	423, 424
神経血管柄付き遊離筋移植術	278	舌状突出	195	創閉鎖	37
		舌弁	134	叢生	162
神経線維腫	382	仙骨ブロック	27	臓器損傷	420
神経縫合術	277	仙骨部の形態異常	315	側頸囊胞	285
唇顎口蓋裂の咬合異常	169	舟状頭	181, 184, 189		

た

たこ	30
ターナー症候群	286
タイオーバー	42, 43
ダーマトーム	40
立ち耳	242, 245
多因子遺伝	80
多血小板血漿	67
多指症	322
多発奇形症候群	9
体重発育速度	93
対象喪失の悲哀の過程	4
胎児超音波所見	81
袋耳	242
大奇形	8
大口蓋動静脈	124
大鼻翼軟骨	228
第一・第二鰓弓形成不全	194
第一・第二鰓弓由来の発育不全	193
第一鰓溝	238
第一鰓弓	238
第一第二鰓弓症候群	137, 193, 266
第二鰓弓	238
高木憲次	99
正しい爪切り法	343
脱毛斑	379
単純性血管腫	368, 378
短指症	328
短頭	181, 183
弾性軟骨	257, 259

ち

チュービング	88
チンキャップ	201
茶あざ	358
中咽頭腔拡大	205
中隔皮弁	48
中間顎の突出	101
中節型	294
長期咬合管理	161
超音波検査	81
超弾性ワイヤー	344
聴性脳幹反応	178
聴力	149
直視下骨切り術	291
直線法	106
陳旧例に対する治療	278

つ

吊り上げ法	209
爪	338
――の異常の原因	338
――の形態異常	338
蔓状血管腫	368
蔓状性血管腫	373

て

テーピング	429
ティシューエキスパンジョン	49
ティシューエキスパンダー	50, 385
デキサメサゾン®	371
デブリードマン	399, 403, 422
デルモパン	444
低侵襲手術	296
定形的裂手	333
転位皮弁	45
伝染性軟属腫	31
電撃傷	416
電子線	377, 444
臀部	318

と

トラニラスト	440
トリーチャーコリンズ症候群	194
トリアムシノロン	371, 443
ドライアイス療法	363
ドレーン	38
兎眼	210
島状皮弁	47
頭蓋・顔面骨	181
頭蓋横径拡大	189
頭蓋縫合早期癒合症	181, 230
頭頸部腫瘤	273
頭部X線規格写真	150, 200
動静脈瘻	378
動的再建手術	278
動物咬創	425

な

内眼角開離	231
内眼角贅皮	141, 232
内脚隆起	112
内耳介筋	248
内軟骨骨化	56
中島法	101
軟性レジン	95

に

にきび	357
二回法	129
二期的閉鎖法	101, 129
二次口蓋	71
二分脊椎	352
――症	318
乳歯咬合	131
乳頭腫	356
乳幼児風邪スコア因子	25
尿道下裂	309
尿膜管遺残	307

ね

ネグレクト	7
ネズミ咬創	428
熱傷	397
――ショック	400
――瘢痕癌	407
――面積	392
粘液嚢腫	356
粘膜骨膜弁	127
粘膜弁	127

の

濃縮多血小板血漿	220

は

ハイドロキシアパタイト	66
ハイドロキノン軟膏	388
バーチャルリアリティ	64
パッチグラフト	42
破骨細胞	53
破傷風	428
――トキソイド	421
歯の構造	156
播種性血管内凝固症候群	376
肺血管抵抗	23
敗血症性関節炎	426
培養皮膚	59
薄層筋皮弁	48
爆粉沈着症	425
発達障害	13
抜糸後のテープ固定	39
抜糸の時期	39
鳩胸	294
鼻	226
――の解剖	226
――の先天異常	230
反対咬合	162
半陰陽	309
半透過性フィルム	37
瘢痕癌	407
瘢痕形成術	19
瘢痕拘縮	404
瘢痕性外反症	215
瘢痕性禿髪症	281
瘢痕性内反症	214

● 索　引

ひ

皮下茎皮弁	47
皮下組織	14, 15
皮下剥離	36
皮質骨	53
皮膚	14, 16
——削除術	367
——削皮術	112
——性合指症	330
——切開線	34
——軟骨複合移植	236
——表面接着剤	37
皮弁	45
——法	283
皮様嚢腫	215, 349
披裂縁粘膜筋弁	121, 126, 127
肥厚性瘢痕	405, 410, 436, 439
非観血的矯正治療	297
非対称性顔貌	194
非定形的裂手	333
被覆材	398
悲哀の過程	5
眉毛再建	223
鼻咽喉ファイバースコープ	132
鼻咽喉閉鎖機能	124
鼻咽喉閉鎖不全	132
鼻咽腔ファイバースコープ	150
鼻咽腔閉鎖機能	86, 118, 146, 150
鼻骨	228
——骨折	234, 433
鼻深	226
鼻中隔軟骨	55, 228
——移植	55
鼻中隔彎曲	109
鼻柱口唇角度	226
鼻長	226
鼻軟骨の吊り上げ縫合	107, 109
鼻幅	226
鼻翼	226
——縁	77
光老化	17
菱形皮弁	46
左完全唇裂	74
左不完全唇裂	74
表情筋	71
表皮	14, 15, 16
——移植	410
表皮母斑	380
——症候群	381
瘭疽	345

ふ

フェイシャルマスク	164
フェノール法	345
ブローイング検査	150
プリングル病	383
不正咬合	160
部分抜爪	343
深爪	342
副乳	300
副鼻	230
——腔炎	177
——軟骨	228
副耳	256
双葉皮弁	46
物理的・化学的刺激による異常や腫瘍に伴う爪異常	339
粉瘤	350
分割切除法	282
分層植皮	40
分娩外傷	277
分離母斑	217

へ

ヘッドギアー	164
ヘパリン類似物質	442
ヘモグロビン尿	402
ヘリカルCT	64
ヘルニア門	303
ペーパーサージャリー	201
ペンレス®	363
柄型	294
片側唇裂初回手術	106
片側性眼瞼下垂	209
片側性唇顎口蓋裂（左側完全裂）	174
扁平母斑	358
胼胝腫	30

ほ

ホクロ	359
ホッツ床	91, 94
ポーランド症候群	299
ポリープ	315
——状線維腫	314
ポリドカノール	374
保定装置	163
補綴的治療	147
包茎	310
包帯交換	38
縫合材料と結紮法	36
縫合の基本的な考え方	36
傍臍ブロック	27
膀胱、直腸障害	320

ま

マイクロサージャリー	39
マタニティーブルー	5
マルチスライスCT	64
マルチブラケット装置	161, 164
巻き爪	342
麻酔科	89
麻痺性外反症	215
麻痺による症状	274
埋没耳	247, 424
丸弁法	104
慢性的な悲嘆	6

み

みずいぼ	31
ミニプレート	202
耳	238

む

| 無爪症 | 340 |
| 虫歯 | 155 |

め

| メラノサイト | 408 |
| メラノゾーム | 363 |

も

| 蒙古斑様色素斑 | 383 |
| 網状植皮 | 42 |

や

| やけど | 392, 397 |

ゆ

有茎皮弁	47
有限要素法	64
疣贅	30
遊戯聴力検査	180
遊離皮弁	47

よ

羊膜	218
葉状白斑	383
横顔面裂	137

ら

| ラテックスアレルギー | 320 |
| ラリンゲアルマスク | 387 |

り

リティナー	109
リドカイン含有テープ	386
リドカインクリーム	363, 386

リン酸三カルシウム	66	**れ**		**ろ**	
リンパ管腫	273,313	レーザー・アブレーション	367	ロングリティナー	104
隆鼻術	54,232	レーザー照射	362	老人性色素斑	390
両側性唇顎口蓋裂(両側完全裂)	174	レーザー治療	386	漏斗胸	287
両側完全唇裂	109	——の保険適応	390	**わ**	
両側不完全唇裂	111	レチノイン酸	443	腕神経叢ブロック	26
輪部組織	218	レックリングハウゼン病	382		
る		冷却	397		
類器官母斑	379	裂手症	332		

欧文索引

2 phase 3 step method	173	Arnold-Chiari 奇形	320	digital substraction angiography (DSA)	374
3 D-CT	196	arteriovenous malformation	373	distraction osteogenesis	198
3 M flap (marginal musculo-mucosal flap)	126,127,129	auditory brainstem response (ABR)	178	double opposing Z-plasty	125
——法	126	auricular appendage, accessory ear	256	——法	122
4 p-症候群	140			dressing	38
5 の法則	392			——change	38
13 トリソミー症候群	142	**B**		**E**	
Ⅰ度熱傷	395,398	bacterial translocation	400	EEC 症候群	142
Ⅱ度熱傷	395	Baxter の公式	392	EMLA クリーム	386
Ⅲ度熱傷	396,399	Bell 現象	210,212	epidermal burn	395
		Bilhaut-Cloqutte 法	323	epidermal nevus	380
β-TCP	66	blepharophimosis	211	**F**	
		BMP	53		
Bowlby J	4	boneless bone graft	67	facial artery musclo-mucosal flap	134
Broadbent TR	101	brachycephaly	183	feeding vessel	374
Cronin TD	99	burn wound sepsis	403	fibronectin	439
D. Drotar	5	**C**		FISH 検査	10
Freud S	4			Flap	45
Hagedron W	99	Carpenter 症候群	181,186	Folked flap 法	116
Le Mesurier AB	99	CATCH 22 症候群	144	Frontal advancement 法	188
Millard RJ	100	cavernous hemargioma	368	Frontonasal Dysplasia	230,232
Mirault G	99	chronic sorrow	6	fronto-orbital advancement	190
Mulliken JB	102	cirsoid angioma	368	Furlow 法	121,122,125
Olshansky S	6	CO_2 レーザー	30	**G**	
Randall P	99	coloboma palpebrae	194		
Rose W	99	composite graft	55	Glasgow Coma Scale	419
Skoog T	99	craniofrontonasal dysplasia	230	Goldenhar 症候群	24,145,203
Solnit AJ	4	craniosynostosis	181	**H**	
Tennison C	99	cross bone	333		
Veau V	101	Crouzon 症候群	185,190,198	hair tongue	195
Yperman J	99	curettage	384	hemangioma simplex	368
A		**D**		hemifacial microsomia	203
ABR	180			**I**	
AFP 測定	321	deep burn	396		
ALEX レーザー	28	dermal burn	395	interventional radiology	
Angle の分類	200	dermoid cyst	349		
Apert 症候群	185,191,198	DIC	376		

索 引

（IVR）	374
intravelar veloplasty	122, 125

K

Kernaharn と Stark の国際分類	71

L

Langenbeck 法	119, 122
lateral pharngoplasty	131
Lattice 構造	76
Le-Fort Ⅰ型骨切り術	167
Le-Fort Ⅲ型	190
Le-Fort 型骨折	435
Le-Fort 型骨切り	199
lobster-claw hand	333
loose fixation	202
Lund & Browder の法則	392

M

mandibular prognathism	200
Marcus Gunn 現象	212
maxillary hypoplasia	196
median craniectomy	189
menirgocele	318
Moebius 症候群	277
mourning process	4
mourning work	4
Müller 筋	207

N

nevus sebaceus	379
Non push-back 法	122
nostril sill	112
Nuss 法	289, 292, 293

O

oculo-vertebral displasia	145
ODT 療法	438
OK-432	274
Optiz 症候群	143
organoid nevus	379
oxycephaly	185

P

parasagittal craniectomy	189
Parkland 法	392
Perko 法	124
Peutz-Jeghers 症候群	356
Pfeiffer 症候群	181, 188
Pierre Robin 症候群	24, 139, 203
plagiocephaly	183, 189
primary palate	71
progressive hemifacial atrophy	279
PRP	220
puncture wound	426
Push-back 法	119, 122, 123, 124

Q

Q スウィッチ付レーザー	362

R

Ravitch 法	290
raw surface	119
re-push-back	131
refilling 現象	400
Rethi 法	114
retroauricular artery (RAA)	254
rigid fixation	202
Romberg 症候群	279
rotation-advance 法	100

S

Saethre-Chotzen 症候群	187
scaphocephaly	184, 189
secondary palate	71
short folked flap	118
spina bifida	318
——occnlta	318
strawberry mark	368
strip craniectomy	188
superficial temporal artery (STA)	254
supraorbital bar	189

T

Tessier 分類	230
tongue-lip-adhesion	139
Treacher Collins 症候群	24, 203
trigonocephaly	184, 189

V

vascular malformation	373
Veau-Wardill-Kilner 法	123
vomer flap	129, 130
von Recklinghausen's disease	382
VY 型皮下茎皮弁	253
VY 形成術	115

W

W 形成術	45, 113
Walsham 鉗子	234
Wassel 分類	322
Waters 法	432
Widow's peak	231

Z

Z 形成術	112, 121, 251

よくわかる子どものための形成外科

ISBN4-8159-1718-3 C3047

平成17年3月30日　第1版発行

編　　集	中　島　龍　夫
発行者	松　浦　三　男
印刷所	三　報　社　印　刷株式会社
発行所	株式会社　永　井　書　店

〒553-0003　大阪市福島区福島8丁目21番15号
電話(06)6452-1881(代表)/Fax(06)6452-1882

東京店
〒101-0062　東京都千代田区神田駿河台2-10-6(7F)
電話(03)3291-9717(代表)/Fax(03)3291-9710

Printed in Japan　　　　　　　　© NAKAJIMA Tatsuo, 2005

・本書の複製権・翻訳権・上映権・譲渡権・公衆送信権（送信可能化権を含む）は
　株式会社永井書店が保有します．
・ JCLS ＜㈱日本著作出版権管理システム委託出版物＞
　本書の無断複写は著作権法上での例外を除き禁じられています．複写される場合
　には，その都度事前に㈱日本著作出版権管理システム（電話03-3817-5670, FAX
　03-3815-8199）の許諾を得て下さい．